医药卫生类高等职业教育校企合作“双元规划”精品教材

基础护理学

陈明瑶　于　兰　韩金华　主编

天津出版传媒集团

天津科学技术出版社

内容提要

本书主要内容包括：医院和住院环境、医院感染的预防与控制、入院和出院护理、舒适和安全护理、清洁护理技术、生命体征的观察与护理、饮食护理技术、排泄护理技术、给药技术、静脉输液和输血技术、护士职业防护、冷热疗技术、标本采集技术、危重患者的病情观察和抢救技术、临终患者的护理技术、病案管理与护理文书书写。

本书可作为职业院校护理专业教材，也可作为相关人员参考用书。

图书在版编目（CIP）数据

基础护理学 / 陈明瑶，于兰，韩金华主编．—天津：天津科学技术出版社，2021.9（2025.1重印）

ISBN 978－7－5576－9503－3

Ⅰ.①基… Ⅱ.①陈… ②于… ③韩… Ⅲ.①护理学—教材 Ⅳ.①R47

中国版本图书馆 CIP 数据核字（2021）第 128447 号

基础护理学

JICHU HULIXUE

责任编辑：孟祥刚

责任印制：赵宇伦

出　　版：天津出版传媒集团 / 天津科学技术出版社

地　　址：天津市西康路 35 号

邮　　编：300051

电　　话：（022）23332390

网　　址：www. tjkjcbs. com. cn

发　　行：新华书店经销

印　　刷：廊坊市国彩印刷有限公司

开本 889×1194　1/16　印张 23　字数 662 000

2025 年 1 月第 1 版第 2 次印刷

定价：69. 80 元

前言

“基础护理学”是护理专业的一门专业核心课程，包含护理专业知识、专业理论和专业技能。本课程是专业基础课和临床专科护理之间的桥梁科目，在专业体系中处于承前启后的重要位置，其任务是通过学习现代护理理论与技术，达到能够运用现代护理理论及护理模式，以护理程序为指导从事护理实践的目标。

为了适应护理教育事业的发展，满足卫生服务的需要，进一步深化教育教学改革，本教材在编写上努力体现高职高专职业教育的特点，以全面提高学生的综合职业素质和培养高技能、应用型护理人才为目标，在内容上体现了教育部对职业教育的要求：基础课教学要以必须、够用为度，以讲清概念、强化应用为教学重点。本教材以案例导入引出知识要点，运用各种插图，图文并茂地增强学生的直观感受；增设“链接”，增加人文知识，提升学生的兴趣，开阔视野，增强学生的沟通技巧；操作流程应用清晰的表格形式，层次分明，使学生一目了然，利于学生记忆和对技术的掌握。编写中力求做到思想性、科学性、先进性、实用性、创新性相结合，拓展学生的学习内容和视野，很好的引领学生对本专业的热爱；并结合历年护士执业资格考试进行相应的命题作为课后练习，以帮助学生理解记忆。

在编写过程中，虽经反复讨论，但鉴于编者学识水平有限，书中难免有不足和疏漏之处，敬请同行专家及师生提出宝贵意见。

编　者

编委会

主　编　陈明瑶　于　兰　韩金华

副主编　杨成华　李建波　龙　亚

李燕飞　郭莎莎　林　慧

编　者　（排名不分先后）

陈亚雪（达州职业技术学院）

龚　亚（达州职业技术学院）

潘燕飞（上饶卫生学校）

甘烈杰（达州职业技术学院）

闫春晓（达州职业技术学院）

唐佳玉（达州市人民医院）

邓铭清（广东茂名健康职业学院）

李建波（达州职业技术学院）

熊　璐（达州职业技术学院）

林　慧（江西医学高等专科学校）

蒙　莉（达州职业技术学院）

唐淑华（遂宁市第三人民医院）

陈明瑶（达州职业技术学院）

郭莎莎（山东药品食品职业学院）

韩金华（伊春职业学院）

刘俊俐（达州市第二人民医院）

侯　奕（陕西省汉中市过街楼社区卫生服务站）

吕娜娜（达州职业技术学院）

李燕飞（广东茂名健康职业学院）

于　兰（达州职业技术学院）

向国平（四川省人民医院）

龙　亚（达州中医药职业学院）

周　萍（江苏卫生职业技术学院）

孙　玲（达州职业技术学院）

杨成华（达州职业技术学院）

曾扬眉（达州职业技术学院）

喻建玲（达州职业技术学院）

李德华（华西第二人民医院）

邹　晓（达州职业技术学院）

杜洪瑶（达州职业技术学院）

王　娟（达州职业技术学院）

周素芳（西南医科大附属医院）

王金群（广州医科大学附属第四医院）

基础护理学教学大纲

课程性质：《基础护理学》是护理专业的一门核心课程，是护理专业学生必修的专业基本技能课程。本课程是专业基础课和临床专科护理之间的桥梁科目，在专业体系中处于承前启后的重要位置。

课程任务：本课程是以护理程序为框架，以人为中心，通过护理评估、诊断、计划、实施和评价，使学生掌握护理基本技能以及相关的基本理论与基本知识；培养学生发现问题、独立思考、分析问题及解决问题的能力。

学时：160 学时，其中理论课 44 学时，实践课 112 学时，机动 4 学时。

授课学时分配

章	教学内容	学时
一	医院和住院环境	20
二	医院感染的预防与控制	18
三	入院和出院护理	6
四	舒适与安全护理	6
五	清洁护理技术	10
六	生命体征的观察与护理	6
七	饮食护理技术	6
八	排泄护理技术	26
九	给药技术	16
十	静脉输液与输血技术	6
十一	护士职业防护	2
十二	冷热疗技术	6
十三	标本采集技术	6
十四	危重患者的病情观察和抢救技术	8
十五	临终患者的护理技术	6
十六	病案管理与护理文书书写	8
机动		4
合计		160

第一章　医院和住院环境

【目的要求】

一、了解环境定义、分类。

二、了解环境与人类健康的关系。

三、熟悉环境与护理的关系。

四、熟悉医院环境的分类及特点。

五、掌握护士为病人提供良好物理环境与社会环境的内容和要求。

六、掌握各种铺床法的目的、方法和具体要求。

【教学内容】

一、环境与健康：环境的概念；环境中影响健康的常见因素；环境与护理的关系中护理人员的职责。

二、医院环境的概念、特点、分类方法。

三、医院环境的调控：物理环境的调控、社会环境的调控。

四、提供舒适安全的环境：病人床单位的概念及设备；人体力学的概念；常用的力学原理；人体力学的运用原则；各种铺床法：备用床、暂空床、麻醉床、卧床病人床的整理、卧床病人更换床单法。运用节力原则在规定时间内完成各种铺床法。

【重点难点】

一、重点：医院物理环境的要求。

二、难点：运用节力原则完成各种铺床法。做到态度认真、步骤有序、方法正确、过程完整，达到平、紧、美、实的要求。

第二章　医院感染的预防与控制

【目的要求】

一、掌握医院感染、清洁、消毒、灭菌的概念。

二、熟悉医院感染的形成及预防措施。

三、掌握物理、化学消毒的方法及注意事项。

四、熟悉常见消毒液的名称和适应范围。

五、掌握无菌技术操作和隔离技术的方法和原则。

六、熟悉隔离的种类和措施。

七、掌握隔离技术基本操作的方法。

八、了解供应室的作用和工作内容。

【教学内容】

一、医院感染的概念和特征，医院感染发生的三个基本条件、感染的类型、预防和控制措施。

二、清洁、消毒、灭菌的概念，物理消毒灭菌的几种方法及其适应范围、消毒标准，化学消毒灭菌的几种方法、常用的消毒剂、影响消毒效果的因素和使用化学消毒剂的注意事项，医院各种物品日常清洁、消毒、灭菌工作的常用方法和效果评价。

三、无菌技术的概念、操作原则、方法和注意事项。

四、隔离的分类，传染性隔离和保护性隔离的定义和重要作用，隔离的目的、隔离区的区域设置、工作区的划分及隔离的原则，隔离的种类、适应范围、措施，隔离效果的评价，各种隔离技术的操作规程及注意事项。

五、供应室的作用和工作内容。

【重点难点】

一、重点：医院感染、清洁、消毒、灭菌的概念；物理、化学消毒方法及注意事项。

二、难点：无菌技术操作和隔离技术的方法和原则。

第三章　入院和出院的护理

【目的要求】

一、熟悉患者出、入院程序及护理。

二、掌握分级护理的内容。

三、掌握正确搬运患者的方法。运用人体力学原理用轮椅、平车运送患者，做到节力、关心患者，使患者舒适、安全。

【教学内容】

一、患者入院的护理：入院程序，入病房后的初步护理。分级护理中各级护理的适用对象及护理内容。运用分级护理的标准，为具体患者制订合理的护理计划。

二、患者出院的护理：患者出院前的护理；出院当日护理和出院后的护理。

三、运送患者法：轮椅运送法和平车运送法的目的；平车运送法的注意事项。

【重点难点】

一、重点：分级护理中各级护理的适用对象及护理内容。

二、难点：各种搬运病人的方法及注意事项。

第四章　舒适与安全护理

【目的要求】

一、熟悉舒适的概念，熟悉导致不舒服的原因及护理原则。

二、掌握卧位的性质，掌握常用卧位的适用范围和要求。根据病情和治疗的需要，运用所学知识及人体力学原理，为患者安置卧位及变换卧位，做到方法正确、动作轻柔、患者舒适、安全。

三、掌握疼痛的概念，了解特征及发生机制。

四、熟悉影响疼痛的因素、疼痛的护理。

五、熟悉影响患者安全的常见因素。

六、掌握保护具适用范围、注意事项。

【教学内容】

一、满足患者舒适的需要：舒适、主动卧位、被动卧位和被迫卧位的概念。了解患者不舒适的原因，护理不舒适患者的原则。常用卧位的适用范围及临床意义。

二、疼痛患者的护理：疼痛、疼痛阈和疼痛耐受力的概念。疼痛的发生机制；疼痛的原因；影响疼痛的因素。疼痛患者的评估。运用疼痛评估工具测量患者疼痛的程度，并根据疼痛的原因为患者制订出合适的护理措施。

三、满足患者安全的需要：医源性损害的概念。影响安全的因素；保护具的种类及使用保护具的注意事项。根据患者的病情，正确选择和使用各种保护具。

【重点难点】

一、重点：舒适、卧位、疼痛的概念；常用卧位的适用范围和要求；保护具适用范围、注意事项。

二、难点：运用所学知识及人体力学原理，为患者安置卧位及变换卧位；根据患者的病情，正确选择和使用各种保护具。

第五章　清洁护理技术

【目的要求】

一、熟悉口腔护理的意义、口腔卫生评估内容、口腔卫生的护理评估。

二、掌握特殊口腔护理。

三、熟悉床上梳头、洗头的方法和头虱、头虮的除灭方法。

四、熟悉皮肤的功能和结构、皮肤的评估内容。

五、熟悉皮肤卫生指导，淋浴或盆浴、床上擦浴的方法和注意事项。

六、掌握压疮的定义、原因、评估、预防、治疗和护理措施。

七、熟悉晨晚间护理的目的和内容。

【教学内容】

一、患者清洁卫生的重要性。

二、口腔护理对预防疾病及对患者的康复的重要性，护士在口腔护理方面的职责，口腔卫生的评估、口腔卫生指导及护理措施，特殊口腔护理的适应证、操作步骤、注意事项。

三、皮肤的结构和功能，皮肤的评估，清洁皮肤的护理措施：淋浴或盆浴、床上擦浴。

四、压疮的定义、原因、好发部位、预防压疮的护理程序，压疮的临床分期及护理措施。

五、头发的护理评估和清洁护理，床上洗头的操作步骤和注意事项，头虱、虮的除灭法。

六、晨、晚间护理的主要内容。

【重点难点】

一、重点：压疮的定义、原因、好发部位、压疮的临床分期。

二、难点：压疮的预防措施及各期护理措施；口腔卫生的评估及特殊护理措施。

第六章　生命体征的观察与护理

【目的要求】

一、掌握以下几个概念：生命体征、体温、脉搏、呼吸、血压。

二、了解体温的形成、产热和散热的方式。

三、熟悉体温的调节、正常体温及其生理变动。

四、掌握体温的评估、测量方法。

五、掌握体温过高的护理措施；熟悉体温过低的护理措施。

六、熟悉体温计的种类、消毒及检查方法。

七、熟悉正常脉搏的生理变化。

八、掌握脉搏的评估、测量方法。

九、熟悉血压的形成、影响因素。

十、掌握血压的正常值和生理变动。

十一、掌握血压的评估和护理测量方法、健康教育。

十二、了解正常呼吸的过程、呼吸调节，熟悉正常呼吸的生理变化。

十三、掌握呼吸的评估、测量方法。

【教学内容】

一、生命体征的定义和调节机制，生命体征对机体的重要意义。

二、体温的定义、形成、产热和散热的过程及体温的调节机制，正常体温及其生理波动，体温过高的定义和判断标准，发热的过程、主要症状和伴随症状、热型，体温过低的原因和分期及症状，常见的几种体温计，测量体温的三种方法、适应证、禁忌证和注意事项，体温过高的护理程序，体温过低的护理措施。

三、脉搏的定义、形成、正常脉搏及其生理波动，异常脉搏的评估，脉搏的测量部位、方法和注意事项。

四、血压、收缩压、舒张压、脉压和平均动脉压的定义，血压的形成、影响因素、正常值及其生理变化，高血压、临界高血压、低血压的诊断标准，常见的几种血压计，测量血压的方法和注意事项。

五、呼吸的定义、过程、调节机制、正常呼吸及其生理变化，异常呼吸的观察与护理。呼吸的测量。

【重点难点】

一、重点：生命体征、体温、脉搏、呼吸、血压的概念；血压的正常值和生理变动。

二、难点：体温、脉搏、呼吸、血压的评估、测量方法；体温过高的护理措施。

第七章　饮食护理技术

【目的要求】

一、了解饮食、营养与健康的关系。

二、掌握以下几个概念：普通饮食、治疗饮食、试验饮食、要素饮食、管饲饮食。

三、熟悉营养状况的评估。

四、了解患者的一般饮食护理。

五、掌握鼻饲法及相应的适应证和注意事项。

【教学内容】

一、人体营养的需要：营养对人体健康的重要性。

二、医院饮食：基本饮食、治疗饮食、试验饮食的概念。基本饮食的适用范围、饮食原则和用法；治疗饮食的使用范围、原则和用法；试验饮食的使用范围、原则和用法。

三、饮食护理：运用所学知识，正确进行营养评估。根据患者的具体情况，进行饮食护理。

四、特殊饮食护理：管饲法、鼻饲法、要素饮食的概念。根据患者具体情况，正确进行鼻饲法。正确评估患者，根据患者具体情况，进行要素饮食。

【重点难点】

一、重点：普通饮食、治疗饮食、试验饮食、要素饮食、管饲饮食的概念；鼻饲法的适应证和注意事项。

二、难点：鼻饲法护理操作及注意事项。

第八章　排泄护理技术

【目的要求】

一、了解大肠的结构和功能。

二、熟悉排便活动的评估。

三、掌握便秘、粪便嵌塞、腹泻、排便失禁、肠胀气、灌肠法的概念。

四、掌握便秘、腹泻、排便失禁的护理措施；熟悉粪便嵌塞、肠胀气的护理。

五、掌握大量不保留灌肠、小量不保留灌肠、保留灌肠的目的和操作要点；熟悉高渗溶液清洁肠道、简易通便法及肛管排气法的目的、操作要点。

六、了解泌尿系统的结构与功能。

七、熟悉排尿活动的评估。

八、掌握多尿、少尿、无尿、膀胱刺激征、尿潴留、尿失禁的概念。

九、掌握排尿异常的护理。

十、掌握导尿术的目的和方法；掌握留置导尿患者的护理。

十一、了解膀胱冲洗的目的、护理要点。

【教学内容】

一、大肠的结构和功能；粪便的观察内容；影响排便的因素；排便护理：便秘、粪便嵌塞、腹泻、排便失禁、肠胀气、灌肠法。各种灌肠术的目的、使用溶液和操作方法；简易通便法的目的、操作方法和注意事项。

二、排尿系统的结构和功能及排尿的生理。

三、排尿活动的评估：影响正常排尿的因素，正常尿量、气味、pH 值范围和比重，多尿、少尿、无尿、脓尿、菌尿、血尿等概念，性状异常的病理意义。

四、正常泌尿系统功能和异常泌尿系统功能时的护理措施，尿失禁的定义、原因和分类，尿潴留的定义、原因。

五、导尿的目的、操作步骤和注意事项，男女患者导尿操作步骤的异同点，留置导尿管和几种膀胱冲洗法及其护理措施。

【重点难点】

一、重点：排尿、排便的相关概念；便秘、腹泻、排便失禁的护理措施；排尿异常的护理、留置导尿患者的护理。

二、难点：大量不保留灌肠、小量不保留灌肠、保留灌肠的操作方法；正确实施导尿术；留置导尿患者的护理 。

第九章　给药技术

【目的要求】

一、掌握安全用药原则和给药护士的职责。

二、熟悉药物的领取、保管及影响药物疗效的因素。

三、熟悉给药的程序，掌握处方常用外文缩写。

四、熟悉口服给药的评估、操作要点及健康教育内容。

五、掌握注射原则；熟悉注射用物的准备；掌握药液抽吸法。

六、掌握皮内、皮下、肌内、静脉注射的目的、部位、方法和注意事项；熟悉动脉注射的目的、部位、方法和注意事项。

七、掌握超声雾化吸入法；熟悉氧气雾化吸入法、压缩雾化吸入法、手压式雾化吸入法。

八、掌握青霉素过敏实验与过敏反应的处理。

九、熟悉链霉素、TAT、普鲁卡因、碘过敏试验法；掌握 TAT 脱敏疗法。

【教学内容】

一、影响药物作用的因素：药物因素、机体因素、饮食对药物作用的影响。

二、给药中护士的角色与职责，给药的护理程序，药物的领取与保管。

三、口服给药的优点，摆药、发药、发药后的处理原则，各种口服药的注意事项。

四、注射给药的基本知识，注射前的患者和护士的准备，吸取药液的方法和原则，注射给药的护理程序。

五、各种常用注射法的目的、注射部位、方法和注意事项。

六、药物的原理和常见的临床表现，青霉素过敏的原理，皮试液的配制方法，过敏试验的操作过程和结果判断，过敏性休克的发生机制和抢救措施。各种过敏试验的操作过程和结果判断，破伤风的脱敏注射法。

七、吸入给药法：蒸气吸入法、氧气雾化吸入法和超声波雾化吸入法的操作过程和适应证及注意事项。

【重点难点】

一、重点：安全用药原则；注射原则；药液抽吸法；皮内、皮下、肌内、静脉注射的目的、部位；超声雾化吸入法。

二、难点：皮内、皮下、肌内、静脉注射的方法和注意事项；青霉素过敏实验与过敏反应的处理。

第十章　静脉输液与输血技术

【目的要求】

一、熟悉静脉输液的原理，常用溶液的种类及作用。

二、掌握静脉输液的目的、常用穿刺部位的选择原则、操作步骤、注意事项。

三、掌握静脉输液速度及时间的计算；熟悉输液泵的使用。

四、掌握常见输液故障及排除方法。

五、掌握输液反应及其护理。

六、掌握输血的目的、血液制品种类及适应证。

七、熟悉血型及交叉相容配血实验。

八、掌握输血前准备、间接静脉输血法及注意事项。

九、掌握常见输血反应及护理。

十、掌握概念：静脉输液、静脉输血、输液微粒、成分输血、自体输血、溶血反应。

【教学内容】

一、输液的定义和原理，常用溶液及作用，临床补液的原则，周围静脉输液的目的、操作步骤、注意事项和护理程序。

二、几种常见的输液故障及其排除方法，输液点滴速度与时间的计算，输液微粒的污染，输液反应和护理。

三、输血的定义，血制品的种类、特点和作用，ABO 血型和 Rh 血型，交叉配血试验。

四、输血的分类、操作步骤、护理程序和注意事项；输血反应和护理。

【重点难点】

一、重点：静脉输液、静脉输血、输液微粒、成分输血、自体输血、溶血反应的概念；周围静脉输液的目的、常用部位；常见输液故障及排除方法；输血的目的、血液制品种类及适应证。

二、难点：周围静脉输液法操作步骤、注意事项、穿刺失败原因；静脉输液速度及时间的计算；输液反应及其护理；常见输血反应及护理。

第十一章　护士职业防护

【目的要求】

一、掌握职业损伤的危险因素，护理职业损伤的防护。

二、能正确识别护理职业防护的危险因素，积极寻找有效的防护方法，达到保护自己和病人的目的。

三、通过本节课的学习，增强学生的自我保护意识，加强护理工作的认同感。

【教学内容】

一、护士职业防护的相关概念。

二、职业损伤的危险因素。

三、职业损伤的主要防护措施。

【重点难点】

一、重点：职业损伤危险因素。

二、难点：常见护理职业损伤的防护。

第十二章　冷热疗技术

【目的要求】

一、掌握冷热疗法的定义。

二、熟悉影响冷热疗法效果的因素。

三、掌握冷热疗法的目的和禁忌。

四、掌握各种冷热疗法的实施措施及注意事项。

【教学内容】

一、冷、热疗法的目的。

二、冷、热疗法的生理效应、继发效应。

三、对实施冷、热疗法患者的身体、心理、社会评估，影响冷、热疗法的因素和禁忌，应用冷、热疗法的方法、护理措施和注意事项及效果评价。

【重点难点】

一、重点：热疗法的定义；冷热疗法的目的和禁忌。

二、难点：各种冷热疗法的注意事项。

第十三章　标本采集技术

【目的要求】

一、掌握标本采集的原则。

二、掌握静脉血标本采集的方法和注意事项。

三、熟悉痰标本、咽拭子标本、尿标本、粪标本的采集。

【教学内容】

一、标本采集的意义；标本采集的原则。

二、静脉血标本采集的目的、步骤、注意事项。

三、痰标本、咽拭子标本、尿标本、粪标本采集的目的、步骤和注意事项。

【重点难点】

一、重点：标本采集的原则。

二、难点：静脉血标本采集的方法和注意事项。

第十四章　危重患者的病情观察和抢救技术

【目的要求】

一、熟悉病情观察的方法和内容。

二、熟悉常用的抢救设备和抢救药品。

三、掌握基本生命支持技术。

四、掌握洗胃的目的、禁忌证、操作步骤及注意事项；熟悉各种药物中毒的灌洗溶液。

五、熟悉简易呼吸器的使用方法。

六、了解维持呼吸功能的护理技术：有效咳嗽、叩击、体位引流；熟悉清除呼吸道分泌物的护理措施；掌握吸痰法及注意事项。

七、熟悉缺氧程度的评估、氧气表的结构、氧疗的种类。

八、掌握氧疗的措施、注意事项和副作用。

【教学内容】

一、病情观察：病情观察的意义；病情观察的方法；病情观察的内容。

二、危重患者的抢救和护理：常用抢救技术。

三、抢救工作的组织管理与抢救设备及抢救的准备。

四、基础生命支持的定义、目的、评估内容及其操作过程和注意事项。

五、各种洗胃方法的异同；各种洗胃溶液的用途。

六、维持呼吸功能的护理技术：有效咳嗽、叩击、体位引流、吸痰法。

七、人工呼吸器的使用方法和注意事项。

八、氧气疗法的定义、适应证、方法、注意事项及副作用的观察和处理。

九、吸痰法的定义、导管吸痰法的方法、注意事项。

【重点难点】

一、重点：洗胃的目的、禁忌证；基础生命支持、洗胃法的概念。

二、难点：心肺复苏术；洗胃法。吸氧法。

第十五章　临终患者的护理技术

【目的要求】

一、掌握临终护理、濒死、脑死亡、安乐死的概念。

二、熟悉临终关怀的组织形式和理念。

三、熟悉死亡过程的分期；掌握尸冷、尸斑、尸僵和尸体腐败的概念和临床表现。

四、掌握临终患者的生理反应、心理变化及护理要点。

五、了解临终患者家属的护理。

六、熟悉尸体护理和丧亲者的护理。

【教学内容】

一、濒死与死亡的概念，脑死亡的标准。

二、临终患者阶段的生理变化及心理反应和身心护理。

三、护理人员照顾临终患者家属的职责，护理人员对临终患者护理时的心理反应与调适。

四、尸冷、尸斑、尸僵和尸体腐败的概念和临床表现，尸体护理的目的、操作步骤和注意事项。

【重点难点】

一、重点：临终护理、濒死、脑死亡、安乐死的概念；尸冷、尸斑、尸僵和尸体腐败的概念和临床表现。

二、难点：临终患者的生理反应、心理变化及护理要点。

第十六章　病案管理与护理文书书写

【目的要求】

一、熟悉医疗文书记录的意义；掌握记录的原则。

二、熟悉医疗护理文书的排列顺序和保管要求。

三、掌握体温单、护理记录单、病室交班报告的记录方法和书写要求。

四、掌握医嘱的种类、处理方法和注意事项。

【教学内容】

一、记录的重要性、意义、原则及注意事项。

二、体温单、医嘱单、特殊护理记录单的书写方法、注意事项。

三、病室报告的书写要求、书写顺序、交班内容。

四、入院患者和住院患者评估表、患者问题项目表、标准护理计划、标准健康教育和标准出院指导、护理记录单的正确书写要求和书写内容。

【重点难点】

一、重点：记录的原则。

二、难点：体温单、护理记录单、病室交班报告的记录方法和书写要求；医嘱的种类、处理方法和注意事项。

目录

CONTENTS

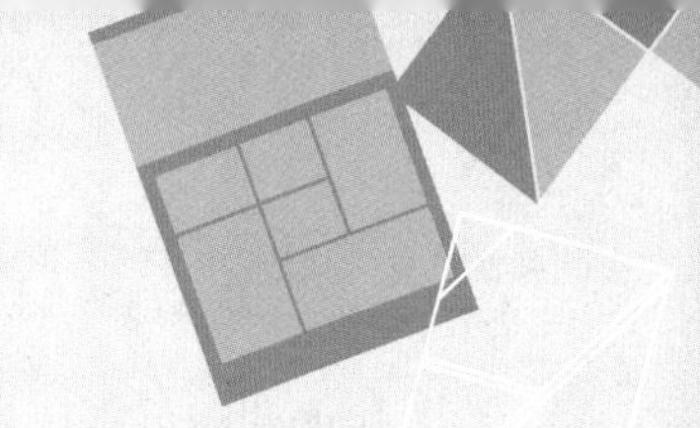

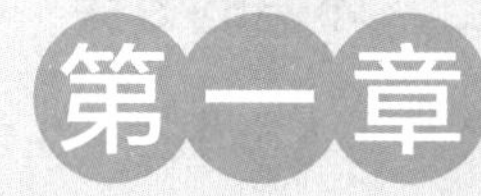

第一章 医院和住院环境

案例

患者甲，男，71岁，因突发车祸股骨干骨折、出血性休克；患者乙，女，65岁，高血压史15年，近日头痛加重，来医院就诊。

问题

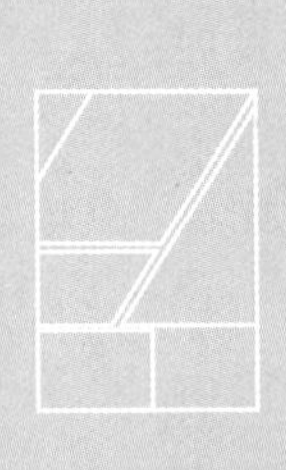

1.环境中影响患者健康的因素有哪些？如何解决？
2.如何利用所学知识安排患者就诊？
3.找出门诊部和急诊科的设置和护理工作的不同点。

第一节 环 境

人类的一切生产和生活活动都离不开环境，人类与环境之间相互依存、相互作用。人类的健康与环境息息相关，良好的环境条件有助于患者康复，促进健康；恶劣的环境条件和人为的环境破坏则对人类健康造成巨大威胁。随着社会经济发展，人口数量增加，自然资源被不断开发利用，相继出现的环境污染和环境破坏问题已经严重威胁到人类的生存与健康，人类所患疾病中有许多与环境中的某些致病因素有关。因此，人类在不断适应和改造环境的过程中，要深刻认识到环境因素对人类生存和发展的影响，既要适应和改造环境，又要保护和改善环境，二者协调发展，保持平衡，积极促进环境向有利于人类健康的方向发展，推动人类社会文明不断进步。

一、环境的定义

环境是人类进行生产和生活活动的场所，是人类生存和发展的物质基础。环境对支持人类生命、生存及活动十分重要。环境与人的关系就像鱼和水一样密不可分，是辩证统一的关系。环境创造了人类，人类依存于环境，受其影响，不断与之相适应；人类又通过自身的生产活动不断改造环境，使人与自然更加和谐。生活环境对人类的生存和健康意义重大，适宜的生活环境，可以促进人类的健康长寿。反之，如果对人类生产和生活活动中产生的各种有害物质处理不当，使环境受到破坏，会导致人类健康近期和远期的危害，威胁子孙后代。流行病学研究证明，人类的疾病70% ~90%与环境有关。

二、环境的分类

环境是人类生存和生活的空间，分为内环境和外环境。

（一）内环境

内环境包括人的生理环境和心理环境。

（1）生理环境：即身体的内环境。人体包括九大系统，即呼吸系统、循环系统、内分泌系统、消化系统、泌尿系统、神经系统、运动系统、生殖系统、免疫系统。各系统之间持续不断地相互作用，并与外环境不断地进行物质交换，共同维持生理平衡状态。

（2）心理环境：心理因素会对疾病的预后产生重要的影响。研究表明，某些心理因素对高血压、心脏病、应激性溃疡等疾病有促进作用。此外，心理因素对患者所患疾病的进程、配合治疗的程度和疗效都有不同程度的影响。

（二）外环境

外环境是指对生物体有影响的所有外界事物，包括自然环境和社会环境。

（1）自然环境：指人类周围的外环境，是环绕于人类各种自然条件的总和，是人类赖以生存和发展的基础。包括生活环境和生态环境。生活环境是指与人类社会生活相距较近、关系最密切的各种自然条件和人工条件，有人工环境特征。生态环境是指与人类社会生活相距较远，由生物群落及其非生物环境组成的不同类型、不同层次的生态系统所构成的大自然环境。

（2）社会环境：指人类生存及活动范围内的社会物质条件和精神条件的总和，包括社会交往、风俗习惯、政治、经济、文化、法律、教育和宗教等。社会环境对人的成长和发展具有重要作用。同时人类活动对社会环境产生深刻影响，而人类本身在适应和改造社会环境的过程中也在不断变化。

人的生理环境、心理环境、自然环境、社会环境之间是相互影响、相互制约的。无论生理、心理、自然和社会环境中任何一个方面出现问题，都可能影响人的健康。

三、环境中影响健康的因素

（一）自然环境对健康的影响

良好的自然环境对健康有着促进作用，如美丽的自然风光、清洁的空气和水、充足的阳光等。但是恶劣的自然环境会损害人类的健康，如沙漠、雪原、土壤中缺少或含有过多某种矿物质、自然灾害等。近年来，良好的自然环境不断遭受破坏，是有害物质或因素过多进入自然环境，使自然环境的自洁能力受到破坏，引起自然环境质量下降，严重影响人类健康，如大气污染、水污染、辐射污染、土壤污染、噪声污染、食品污染等。

（二）社会环境对健康的影响

随着社会的不断发展与进步，人类的社会环境越来越复杂，越来越多样化，其对人类健康的影响也日益突出。主要包括：社会经济、国际形势、文化教育、劳动条件、食品安全、医疗与保健、人际关系等。其中食品安全直接威胁人类健康。

四、环境与护理的关系

提倡保护自然环境、有节制的改善自然环境是人类为了生存和健康奋斗的主要目标，护理专业鼻祖南丁格尔指出环境和健康密不可分，国际护士会在1975年明确要求每一个人和每一个专业团体都应承担以下职责：保护人类环境，保护世界资源，研究它们的应用对人类的影响及如何避免人类受到影响。其中护士的职责是：

（1）帮助发现环境对人类的不良影响和积极影响。

（2）护士在与个体、家庭、社区和社会接触的日常工作中，应告知他们如何防护具有潜在危害的化学制品及有放射线的废物等，并应用环境知识指导预防和减轻潜在危害。

（3）采取措施预防环境因素对健康所造成的威胁。同时加强宣传，教育个体、家庭、社区及社会对环境资源进行保护。

（4）与卫计委门共同协作，提出住宅对环境与健康的威胁。

（5）帮助社区处理环境卫生问题。

（6）参加研究和提供措施，早期预防各种有害环境的因素；研究如何改善生活和工作条件。

第二节　医　院

医院是对群众或特定人群进行防病治病的场所，具备一定数量的病床设施、相应的医务人员和必要的设备，通过医务人员的集体协作，达到对住院或门诊、急诊患者实施科学和正确的诊疗护理为主要目的的卫生事业机构。

一、医院的基本性质和任务

（一）医院的基本性质

卫计委颁发的《全国医院工作条例》指出：“医院是治病防病、保障人民健康的社会主义卫生事业单位，必须贯彻党和国家的卫生工作方针政策，遵守政府法令，为社会主义现代化建设服务。”这是我国医院的基本性质。

（二）医院的任务

卫计委颁发的《全国医院工作条例》指出，医院的任务是：“以医疗工作为中心，在提高医疗质量的基础上，保证教学和科研任务的完成，并不断提高教学质量和科研水平。同时做好扩大预防、健康教育、指导基层、计划生育的技术工作。”

二、医院的种类

（一）医院的分类

根据不同的划分方法，可将医院划分为不同的类型（表1－1）。

表1－1　医院的分类

划分方法	医院类型
按收治范围	综合医院、专科医院、康复医院、职业医院
按特定任务	军队医院、企业医院、医学院校附属医院、临终医院
按地区	城市医院（市、区、街道医院）、农村医院（县、乡、镇医院）
按所有制	全民所有制医院、集体所有制医院、个体所有制医院、股份制医院、中外合资医院
按分级管理	三级医院（特、甲、乙、丙等）、二级医院（甲、乙、丙等）、一级医院（甲、乙、丙等）
按经营目的	营利性医院、非营利性医院

（二）医院的分级

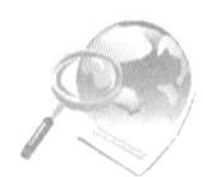

知识链接

卫计委三级甲等医院的评审标准

医院建设成绩显著，科室设置、人员配备、管理水平、技术水平、工作质量和技术设施等按分等标准综合考核检查达900分及以上。

1. 科室设置　医院科室设置应与其功能、任务、规模相适应。业务科室应在区域性卫生规划的指导和综合性发展的基础上，加强专科建设，实行二级分科，突出专科优势。

2. 人员结构　医院应配备与其功能相适应的技术力量，卫生技术人员及其他专业技术人员结构必须满足要求。

3. 管理水平　必须实行科室管理。各级管理人员应具有与其管理职责相应的管理专业知识和技能。

4. 技术水平　应具有与其功能相适应的医、教、研全面发展的基础水平。能接受二级以上医院的转诊，能正确处理复杂疑难病症，有两个以上重点专科水平进入国内或国际先进行列。

5. 教学、科研　建立完善的教学管理组织，教学、科研达到相应要求。

6. 医疗设备　医疗设备应与其他功能相适应，应具有保证完成医、教、研任务的基本设备，并达到有关规定的标准。

7. 信息管理　必须与医疗、预防、教学，科研和管理工作相适应。

8. 各项统计指标　共50项，列举其中10项做参考①院内感染率≤10%；②无菌手术切口甲级愈合率≥97%；③常规器械消毒合格率100%；④护理技术合格率≥98%；⑤五处护理表格书写合格率≥95%；⑥医务人员三基考核合格率100%；⑦急救物品完好率100%；⑧医疗事故发生次数0；⑨昏迷和瘫痪患者压疮发生数0；⑩一人一针一管执行率100%。

我国从1989年开始，实行医院分级管理制度。医院分级管理是按照医院的功能和相应规模、技术建设、管理及服务质量综合水平，将其划分为一定等级和等次的标准化管理。按照卫计委医院分级管理标准，医院被分为三级（一、二、三级），十等（每级分甲、乙、丙三等，三级医院增设特等）。

1. 一级医院　是直接向一定人口（小于10万）的社区提供预防、医疗、保健、康复服务的基层医院、卫生院。如农村乡、镇卫生院，城市街道卫生院等。

2. 二级医院　是向多个社区（其半径人口在10万以上）提供综合医疗卫生服务和承担一定教学、科研任务的地区性医院。如市、县医院等。

3. 三级医院　是向多个地区提供高水平专科性医疗卫生服务和执行医学高等教学、科研任务的区域性以上的医院，指导一、二级医院业务工作与相互合作。如全国、省、市直属的大医院，医学院校的附属医院等。

三、医院的组织机构

根据我国医院的组织结构模式，医院大致由三大系统构成：医疗部门、医疗辅助部门和行政后勤部门。各部门之间既分工明确，各尽其责，又相互协调，相互合作（图1－1）。

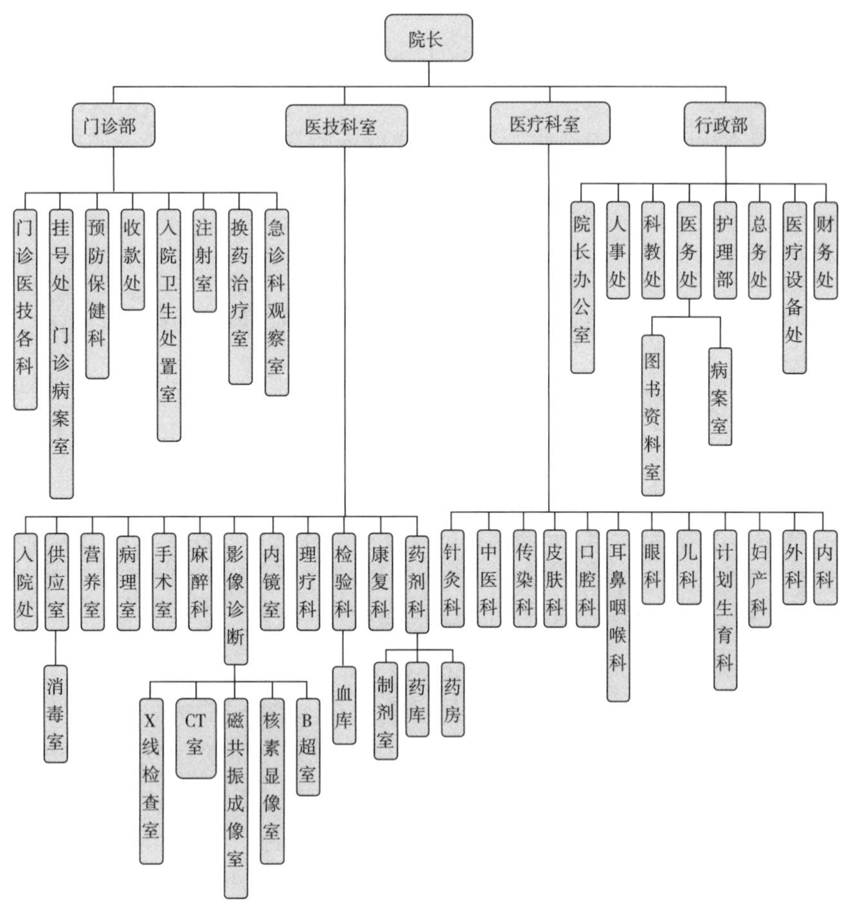

图1－1　医院组织结构图

第三节　门诊部

门诊部是医院面向社会的窗口，是医院医疗、护理工作的第一线，是直接对广大人群进行诊断、治疗和预防保健的场所。门诊部的医疗护理工作质量直接影响人民群众对医院的认识和评价。门诊部包括两大部分，即门诊与急诊。

一、门诊

门诊是集诊察、治疗、处置日常医疗与保健、科研教学、心理咨询、卫生宣教、计划免疫及行政管理于一体的功能部门。具有人员多、流动性大、病种复杂，季节性强，就诊时间短，对医生技术要求标准高等特点，护理人员应提供优质的服务，使患者能得到及时的诊断和治疗。

（一）门诊的设置和布局

1. 设置　门诊设有和医院各科室相对应的诊室，并设有挂号室、收费室、化验室、药房、候诊室等。诊室内配备诊察床 1～2 张，床前设有遮隔设备，室内设有洗手池和诊断桌 2 张，其上放置各种体检用具、各种化验、检查申请单、处方等。门诊设有治疗室并备有必要的急救物品和设备，如供氧装置、吸引装置、急救药品等。

2. 布局　门诊的候诊、就诊环境以方便患者为目的，以注重公共卫生为原则，做到美化、绿化、安静、整洁、布局合理，指示路牌、标志醒目。设立总服务台、导医台，有的医院门诊配备有多媒体查询触摸屏和电子显示屏，使各种服务项目清晰、透明，使就诊程序简便、快捷，使患者产生亲切感、安全感，从而对医院产生信任感，愿意配合医院工作。

（二）门诊护理工作

门诊工作是在常规工作时间里进行的。是对一般常见病、多发病进行检查、诊断、治疗的场所。其工作内容有以下几种。

1. 预检分诊　即先预检分诊，后挂号。需由临床经验丰富的护士承担。工作中应热情、主动接待来院就诊的患者，在简明扼要询问病史、观察病情的基础上，做出初步判断，给予合理的分诊和传染病管理。做到先预检分诊，后挂号诊疗。

2. 安排候诊与就诊　患者挂号后，分别到各科候诊室等候就诊。候诊室护士工作内容如下。

（1）开诊前准备：环境清洁、舒适，诊疗过程中使用的各种器械和用物齐全，性能良好。

（2）按挂号顺序组织安排就诊，必要时协助医生进行诊疗检查。

（3）分理初诊和复诊病案，收集整理各种检查、检验报告单等。

（4）根据患者病情测量体温、脉搏、呼吸、血压等，并记录在门诊病历上。

（5）指导就诊患者正确留取标本的方法，并耐心指导。认真听取患者及家属意见，优化护理工作。

（6）随时观察候诊患者病情变化：遇高热、剧痛、呼吸困难、出血、休克等患者，应立即安排就诊或送急诊处理；对病情较重或年老体弱者，也可适当调整就诊顺序。

3. 健康教育　可采用口头、图片、电视录像或健康教育宣传资料等不同方式进行卫生知识的宣传教育。对患者提出的询问应耐心、细心、热情地给予解答。

4. 治疗工作　及时完成各项治疗工作，如注射、输液、换药、导尿、灌肠、穿刺等，严格执行操作规程，确保治疗安全、准确、及时、有效。

5. 消毒隔离　门诊人员流量大，患者相对集中，极易发生交叉感染，要认真做好消毒隔离工作。门诊环境及设备，应定期进行清洁、消毒处理，医疗垃圾分类后及时处理。遇传染病或疑似传染病患者，应分诊到隔离门诊就诊或转院，并做好疫情报告工作。

6. 保健门诊　由经过专门培训的护士参与各类保健咨询工作。

二、急诊

急诊科是医院诊治急、危重症患者的场所，是抢救患者生命的第一线。对危及生命的患者及意外灾害事件，能提供快速、高效的服务。急诊科护士应有良好的职业素质，高度的工作责任心，具备丰富的抢救知识和经验，技术熟练、动作敏捷。急诊的管理工作，应达到标准化、程序化、制度化。

（一）急诊科的设置和布局

1. 设置　急诊科设有护士站、预检处、诊疗室、抢救室、治疗室、监护室、观察室、清创室、药房、挂号室及收费室等，形成一个相对独立的单元，以保证急救工作的顺利完成。

2. 布局　急诊室抢救患者生命的第一线，急诊环境以方便抢救患者为目的，以最大限度地缩短候诊时间、争取抢救时机、提高抢救效率为原则，一般位于医院大门附近。急诊应做到宽敞、明亮、空气流通、安静整洁。应设有专用电话、急救车、平车、轮椅等运送、通信工具，设有专用路线和宽敞的通道通往医院各临床科室，标志清晰，路标指向明确，夜间有明显的灯光，以保证患者尽快得到救治。

（二）急诊护理工作

1. 预检分诊　预检护士负责接待前来就诊的患者，通过简要评估确定患者就诊的科室，并护送患者到相应的诊室或抢救室。护士必须掌握急诊就诊的标准，做到一问、二看、三检查、四分诊。遇有急、危重症患者，立即通知值班医生及抢救室护士进行抢救；遇到意外灾害事件或成批患者，立即通知相关部门并救治伤员；遇有法律纠纷、刑事伤害、交通事故等事件，尽快通知医院保卫部门或直接与公安部门取得联系，并请家属或陪送者留下。对烈性传染病、职业病按要求上报，并做好登记记录。

2. 抢救工作　包括抢救物品准备和配合抢救。

（1）物品准备：一切抢救物品及药品要求做到“五定”，即定数量品种、定点安置、定人保管、定期消毒灭菌和定期检查维修。护士必须熟悉各种抢救物品的性能和使用方法，并能排除一般性故障，使所有抢救物品处于良好的备用状态，急救物品完好率要求达到100%。

①一般物品：血压计、听诊器、张口器、压舌板、舌钳、手电筒、止血带、输液架、氧气管、吸痰管、胃管等。

② 无菌物品及无菌急救包：各种型号注射器、输液器、输血器、气管插管包、气管切开包、开胸包、导尿包、各种穿刺包、无菌手套及各种无菌敷料等。

③ 抢救药品：各种中枢神经兴奋剂、强心剂、利尿剂、镇痛镇静剂、抗休克、抗心力衰竭、抗心律失常、抗过敏及各种止血药；急救用激素、解毒药、止喘药；纠正水、电解质紊乱及酸碱平衡失调类药物以及各种输入液体；局部麻醉药及抗生素类药等，并有简明扼要的说明卡片。

④ 抢救设备：急救车、中心供氧装置（加压给氧设备）、简易呼吸器、电动吸引器、心电监护仪、电除颤器、心脏起搏器、呼吸机、超声波诊断仪、洗胃机等，有条件可备X射线机、血气分析仪、血液净化仪、手术床、多功能抢救床等。

⑤ 通信设备：设有自动传呼系统、电话、对讲机等。

（2）配合抢救。

① 护士需按抢救程序、操作规程争分夺秒实施抢救：在医生到达之前，护士应根据患者病情做出初步判断，并立即实施必要的紧急处理，如进行人工呼吸、胸外心脏按压、给氧、吸痰、止血、配血、建立静脉输液通路等，为患者的抢救争取时间，为医生治疗收集信息。医生到达后，立即汇报处理情况和效果，并积极配合医生采取各项抢救措施，包括正确执行医嘱、严格执行抢救程序和操作规程，密切观察病情变化，为医生提供可靠的相关资料。

② 做好抢救记录和查对工作：应及时、准确、清晰地做好抢救记录，要详细记录与抢救有关的事件并注明时间，如患者和医生到达时间、各项抢救措施执行及停止时间（如用药、吸氧、心肺复苏等），要详细记录执行医嘱的内容及患者病情动态变化。在抢救过程中，凡口头医嘱必须向医生复诵一遍，双方确认无误后再执行，抢救完毕后，请医生及时据实补写医嘱和处方。各种抢救药品的空安瓿、需经两人核对后方可弃去。输液空瓶、输血空袋等应集中放置，以便进行统计和查对。

（3）病情观察：通常急诊观察室设有一定数量的床位，以收治暂时未确诊的患者，或明确诊断但因各种原因暂时不能住院的患者，或只需短时观察即可返家的患者。观察时间一般为3～7d。观察室护士应做好下列工作。

① 入室登记、建立病案，详细填写各项记录，书写观察室病情报告。
② 巡视和观察患者，及时执行医嘱，做好各项护理工作，加强心理护理。
③ 严格执行查对制度，准确执行医嘱。
④ 做好消毒隔离，防止交叉感染。
⑤ 做好出入急诊观察室的患者及其家属的管理工作。

第四节　病　区

病区是住院患者接受诊断、治疗、护理和休养的场所，也是医护人员开展医疗、预防、教学、科研活动的重要基地。创造一个安静、整洁、安全舒适的环境以满足患者的身心需要，有利于疾病的康复以及各种护理活动的开展。做好病区工作是保证医疗护理质量的重要环节。

一、病区的设置和布局

（一）设置

病区设有病室、危重病室、抢救室、治疗室、护士办公室、医生办公室、配餐室、盥洗室、浴室、库房、洗涤间、厕所、处置室、医护值班室和示教室等。在儿科病房还可设置活动室，学习室以及游戏室等。

（二）布局

病区的布局应科学合理，以方便治疗和护理工作。如护士办公室（或护士站）应设在病区的中心位置，与抢救室、危重病室及治疗室邻近，以便观察病情、抢救患者和准备物品。每个病区设30～40张病床，每间病室设2～4张病床为宜，病床之间的距离至少为1m，床与床之间应设有遮隔设备，以保护患者的隐私。病室除基本的病床、床旁桌椅、遮挡设备外，还可设置中心供氧装置和中心吸引装置、呼叫系统、电视、电话、壁柜等。病室向家庭化发展的趋势更有利于患者放松、促进患者舒适和恢复健康。

二、病区环境的管理

病区环境包括社会环境和物理环境。

（一）社会环境

病区是一个特殊的社会组织，既是患者休养、生活、治疗的场所，又是特定的交往与沟通的社会区域。患者生病时往往会有一些情绪和行为上的变化，为了保证患者能获得安全、舒适的治疗性环境，得到适当的健康照顾，必须为患者创造一个良好的医院社会环境，兼顾患者生理、心理、社会多方面的需求。

1. 建立良好的护患关系　患者来到医院这样一个陌生的环境，与护士接触最多，护士要让他们感受到是受欢迎与被关心的，要维护他们的自尊，一视同仁，并根据患者的具体情况，给予恰当的身心护理。护士端庄的仪表、得体的言谈、和蔼的态度、娴熟的技术、丰富的专业知识、良好的医德医风都会给患者带来心理上的安慰，从而产生安全感和信赖感。护士应充分发挥患者的主观能动性，一切治疗护理活动均应取得患者及其家属的理解。建立良好的护患关系，可以激发患者良好的心理反应，有助于增强患者战胜疾病的信心。

2. 建立良好的群体关系　同一病室的患者构成了一个特殊的群体，护士是这个群体的协调者，有责任引导患者相互关心、帮助、鼓励，共同遵守医院各项规章制度，积极配合治疗和护理。良好的群体关系，可使病友间呈现愉快、和谐的气氛，有利于身心健康。但对病情轻重不同的患者，应尽量分别安置，避免相互间的不良影响，同时注意根据性别不同设计病室，以免特殊治疗时尴尬。

3. 协调与患者家属的关系 家属是患者重要的支持系统，家属的关心和支持，可增强患者战胜疾病的信心和勇气，解除患者的后顾之忧。因此，护士应加强与患者家属的沟通，相互配合，共同做好患者的身心护理。

4. 医院规则 每家医院都会设立规章制度，如探视，陪护制度。但医院规则既是对患者的保护也是对患者的约束，容易使患者产生压抑，不满，影响病情。所以医院规则应尽量考虑患者的实际情况，做到人性化服务。

（二）物理环境

病区的物理环境是患者身心是否舒适的重要因素，环境的优劣决定患者的心理状态，同时关系着治疗效果及疾病的康复。南丁格尔说过："症状和痛苦一般认为是不可避免的，并且发生疾病常常不是疾病本身的症状而是其他的症状——全部或部分需要空气、光线、温暖、安静、清洁、合适的饮食等"，护士应对病室环境进行适当的调控，为护理对象提供一个整洁、安静、舒适、安全的治疗和护理环境，满足患者休养、生活、治疗的需要，促进患者疾病的痊愈和健康的恢复。

1. 整洁 主要指病区病床单元、患者和医疗护理操作环境应整洁。保持病区环境整洁的措施有以下几点。

（1）病床单元设备，规格统一，布局合理，摆放整齐，方便取用。

（2）患者被服、衣裤要定时更换，做好患者的日常生活护理。

（3）及时清除治疗护理后的废弃物及患者的排泄物，保持病室整洁。

2. 安静 病室内应避免噪声，保持安静。安静的病室环境可使患者减轻焦虑，得到充分的休息和睡眠，促进其早日康复。凡是不悦耳、不想听的声音，或足以引起人们心理上或生理上不愉快的声音都称为噪声。根据 WHO 规定的噪声标准，白天病区的噪声强度应控制在 35～40 分贝（dB）。噪声强度在 50～60dB 即能产生相当的干扰。突发性噪声，如爆炸声、鞭炮声、警报声等，其频率高、音量大，虽然这些噪声持续时间短，但当其强度高达 120dB 以上时，可造成高频率的听力损害，甚至永久性失聪。长时间处于 90dB 以上的高音量环境中，能导致耳鸣、血压升高、血管收缩、肌肉紧张，以及出现焦躁、易怒、头痛、失眠等症状。对噪声的耐受性因人而异，与患者的性格、职业、病情轻重程度、心理状态、既往经验及个体敏感性等密切相关，它可造成患者生理和心理上的应激反应。医院周围环境的噪声虽非护士所能控制，但护士应尽可能地为患者创造安静的环境，具体的措施有以下几点。

（1）病区的桌椅脚应钉上橡胶垫，推车、治疗车的轮轴、门窗合页应定期注油润滑。

（2）医护人员应做到"四轻"：走路轻、说话轻、操作轻、关门轻。

（3）加强对患者及家属的宣传工作，共同保持病室安静。

护士在注意自身行为时，还应向患者及家属宣传，共同保持病室安静，创造一个良好的休养环境。

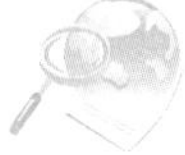

知识链接

表 1－2 我国保证健康安宁的环境噪音试用标准（dB）

场合、场所	理想值	极限值
睡眠	35	50
交谈、思考	50	75

续表

场合、场所	理想值	极限值
听力保护	75	90
特别安静区（医院、疗养院）	35	45
一般住宅	45	50
工业区	50	55～60

3. 舒适　主要是指病室的温度、湿度、通风、采光、色彩和绿化等方面对患者的影响及调节。

（1）温度：适宜的温度有利于患者的休息、治疗及护理工作的进行。一般病室适宜的温度为18～22℃，手术室、产房、新生儿室及老年病室温度以保持在22～24℃为宜。室温过高会使神经系统受到抑制，干扰消化及呼吸功能，不利于散热，会使患者感到烦躁；室温过低则因冷的刺激，使人畏缩，缺乏动力，肌肉紧张，患者在接受诊疗时容易受凉。因此，病室应备有室温计，随时观察室温并给予调节，可根据季节和条件采用不同的措施，如夏天可用风扇使室内空气流通，或使用空调设备调节；冬天可采用火炉取暖，或使用暖气设备保持室温。此外，在执行护理活动时，应尽量避免不必要的暴露，以防止患者受凉。

（2）湿度：病室的相对湿度以50%～60%为宜。相对湿度是指在单位体积空气中，一定温度的条件下，所含水蒸气的量与其达到饱和时含量的百分比。即：

$$相对湿度=\frac{现存水蒸气量}{该气温饱和水蒸气量}\times 100\%$$

湿度会影响皮肤蒸发散热的速度，从而影响患者的舒适感。湿度过高，蒸发作用减慢，可抑制出汗，患者感到潮湿、闷热不适，尿液排出量增加，加重肾脏的负担，对心肾疾病患者不利；湿度过低，空气干燥，人体蒸发大量水分，患者感到呼吸道黏膜干燥、口干、咽痛，对气管切开患者或呼吸道感染患者尤为不利。因此，病室应备有湿度计，以便对湿度观察和调节，可根据季节和条件采用开窗通风、地面洒水、暖气上放置湿毛巾、使用加湿器，或利用空调设备等措施调节室内湿度。

（3）通风：通风换气不仅可以调节室内温度和湿度，而且可以增加空气中的含氧量，降低二氧化碳浓度和微生物的密度，使患者感到舒适，有利于患者康复。呼吸道疾病的传播，多与空气不洁有关，所以通风是降低室内空气污染的有效措施。一般每次通风时间为30min左右。通风时应注意保护患者，避免吹对流风防止受凉，冬季时还应注意保暖。

（4）光线：病室光线有自然光源和人工光源两种。

日光是维持人类健康的要素之一。日光包括可见光、红外线、紫外线，各种射线都有很强的生物学作用。如紫外线有强大的杀菌作用，能直接杀死细菌和病毒，净化室内空气；红外线能使照射部位温度升高，血管扩张，血流增快，改善皮肤和组织的营养状况，使人食欲增加，舒适愉快。适当的日光照射可以使患者心情舒畅，减少隔离感，但注意：日光不宜直射眼睛，以免引起目眩。

人工光源可以保证夜间照明及特殊检查和治疗护理的需要。根据作用可以调节光源的亮度，楼梯，药柜、抢救室、监护室内的光线要强，患者休息、睡眠时光线应较弱，午睡时可用窗帘遮挡光线，夜间睡眠时，应开地灯或壁灯，既可使患者入睡，又可保证夜间巡视患者。病室内还应有一定数量的立式鹅颈灯，以适用于不同角度的照明，为特殊诊疗提供方便。

（5）装饰：优美的环境让人感觉舒适愉快。病室是患者在医院停留时间最长的空间，病室布置应简单、整洁、美观。这样不但可以增进患者身心舒适，而且可以使患者精神愉悦。现代医院不仅按各病室不同需求来设计并配备不同颜色，而且应用各式图画、各种颜色的窗帘、被单等来布置患者单位，如儿科病室的床单和护士服用暖色，使人感到温馨甜蜜。医院环境的颜色如调配得当，不仅可促进患者身心舒适，还可以产生积极的医疗效果。

医院流动人群中，老弱病残者的聚集比例远大于一般公共场所。因此对包括地材在内的建材安全性能提出了很高的要求。按照防滑系数的不同，防滑等级通常分为3级（表1－3）。1级是指不安全，防滑系数小于0.50；2级是指安全，防滑系数为0.50～0.79；3级是指非常安全，防滑系数不小于0.80，通常医院的防滑等级不应低于1级；对于老人、儿童、残疾人等活动较多的室内场所，防滑等级应达到2级；对于室内易浸水的地面，防滑等级应达到3级。

表1－3　建材的安全性评价

防滑等级	防滑系数	安全性
1级	＜0.50	不安全
2级	0.50～0.79	安全
3级	≥0.80	非常安全

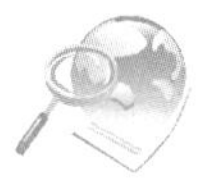

知识链接

表1－4　色彩与联想、情绪的关系

色彩	联想	情绪
红色	血液	热情、活泼
红黄色	蜜橘	快活、爽朗
黄色	太阳	希望、光明
绿色	绿叶	安息、和平
蓝色	海洋	恬静、冷淡
紫色	葡萄	优美、温厚

4. 安全　安全需要是人的基本需要。护理对象在住院期间，由于疾病的影响，日常活动能力的降低，医院环境的复杂等而易发生意外。因此，护士应为患者提供一个安全的治疗、护理环境。

（1）医院不安全的因素。

① 物理性因素：a. 跌倒和坠床：肢体功能障碍者、视力减退者、服用镇静药和麻醉药者、年老体弱及婴幼儿等均易发生坠床意外。b. 温度性损伤：治疗性用热、用冷时，操作不慎可致烫伤、冻伤；医院内存放的易燃易爆物品（乙醇、乙醚、氧气、布类、纸张）较多，若处置不当极易造成火灾。c. 其他：触电、微波、X线及放射线物质等。

② 化学性因素：药物使用不当或错用，化学消毒剂使用不当，吸入有害气体等。

③ 生物学因素：包括微生物及昆虫等伤害。微生物可致医院内感染的发生，给患者带来不应有的痛苦甚至造成严重的后果；昆虫的叮咬爬飞，不仅影响患者休息，干扰睡眠，还可致过敏性伤害，更严重的是传播疾病，直接威胁患者的生命。

④ 医源性损伤：医源性损伤是指由于医务人员语言、行为上的不慎，或操作不当、失误造成患者心理或生理上的损害。如有些医务人员对患者不够尊重，缺乏耐心，语言欠妥当，使患者心理上难以承受而造成痛苦。还有个别医务人员责任心不强，工作态度不严谨，导致医疗差错、事故的发生，轻者加重病情，重者危及生命。

（2）预防和消除不安全因素的措施。

① 避免各种原因导致的躯体损伤：如浴室、厕所地面应有防滑设备；昏迷患者加床档或使用约束带；小儿或意识障碍者热疗时应注意温度控制及保护皮肤，防止烫伤；护士应掌握药物的保管原则及药

疗原则；注意易燃物品、消毒剂的安全使用和保管；有完好的防火设施；有消灭蚊、蝇等措施。

② 避免医院内感染：病区应有严格的管理系统和措施，预防医院内感染。如操作中严格执行无菌技术操作原则和消毒隔离制度，定期对病室及各种设备进行清洁、消毒、灭菌等。

③ 避免医源性损伤：医院需重视医务人员的职业品德教育，加强素质培养，并严格遵循操作规程和查对制度，防止差错事故发生；加强工作责任心，语言、行为符合职业规范，以免造成患者生理和心理上的损伤，保障患者的安全。

三、病床单位及设备

（一）病床单位

病床单位是医疗机构提供给患者使用的家具和设备。它是患者住院期间用以休息、睡眠、饮食、排泄、活动和治疗的最基本的生活单位。

（二）病床单位的设备

每个病床单位应配备固定的设施，包括：床、床垫、床褥、棉胎或毛毯、大单、被套、枕芯、枕套、中单、床旁桌、床旁椅、床上桌、护栏、围帘、床头墙壁上有照明灯、呼叫装置、供氧和负压吸引管道等（图1-2）。

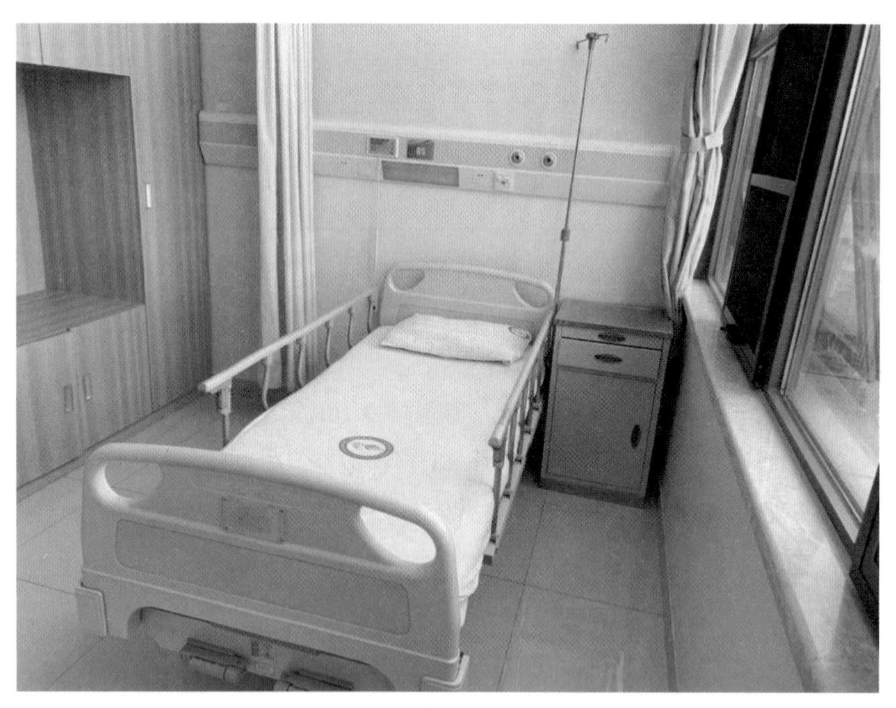

图1-2　病床单位的设备

病床设备规格与要求如下所列。

1. 病床　病床是患者睡眠和休息的用具，是病室中的主要设备。卧床患者的饮食、活动、娱乐都在床上，所以病床一定要符合实用、耐用、舒适、安全的原则。病床长200cm、宽90cm、高60cm，种类有不锈钢床：床脚有滑轮，便于移动，床头、床尾可支起或摇起，以调节体位；木板床：骨科患者用，有的则在不锈钢床上放一块木板，以利于骨折断端的固定；电动控制多功能床：患者可通过按钮自行控制床的升降或改变体位。

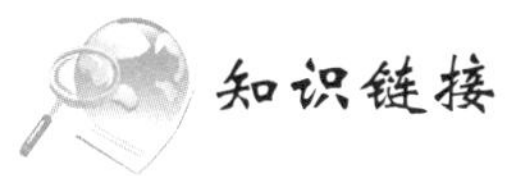

多功能病床

目前，多功能病床的样式较多，其设计均以方便患者床上活动及诊疗护理活动的顺利展开为原则。多功能病床种类繁多，如部分多功能病床在具有普通病床的床体各部分扩升功能的基础上，增设了输液杆（互相嵌套的不锈钢管，内管上下调节可挂输液瓶等）、活动挂钩（便于各种引流袋的悬挂，不用时可收起）、陪护床（低于病床，使用时可由病床下拉出）等。再如，部分多功能病床在床体部分留有大便口（于床体中间设有可活动挡板），其下方可取便器。部分多功能病床还可以完成手术床与病床的对接，方便术后患者的接送，减少搬动。另外，多功能翻身床可做到顺利左右翻身、定位，使患者始终处于床中间位置，患者翻身过程中可保持被褥平整。此外，配套的多功能病床护理架，能支放在各种病床上使用，还能拆分组合作为担架使用抬放患者，方便运输。

2. 床上用品　根据患者需要放置有床垫、床褥、大单、中单、被套、棉胎、枕套、枕芯等。

（1）床垫：长宽与床规格相同，厚9～10cm，棕丝、棉花或海绵作垫芯，包布选用牢固的布料制作。

（2）床褥：长宽与床垫规格相同，用棉花作褥芯，棉布作褥面，可防止床单滑动。

（3）大单：长宽与床垫相同，四角有缩紧。

（4）中单：长170cm，宽85cm，大多数医院由一次性材料提供。

（5）被套：长230cm，宽170cm，用棉布制作，尾端开口处钉有系带两至三对。

（6）棉胎：长210cm，宽160cm，多用棉花胎，也可用人造棉或羽绒填充。

（7）枕套：长75cm，宽45cm，用棉布制作。

（8）枕芯：长60cm，宽40cm，内装羽绒、木棉或人造棉等，用棉布作枕面。

3. 床旁用品

（1）床旁桌：放于病床床头一侧，用于放置日常用品。

（2）床旁椅：宽大、有靠背，一般放于病床床尾一侧，供患者或探视者坐用。现在大多数医院的床旁椅可以变成陪伴床，这样可以节省病房空间。

（3）床上桌：可移动，高度可调节，供患者在床上进食、写字、阅读等活动时使用。

（三）各单折叠法

1. 大单　床罩式大单“S”形从床尾牵向床头，再横向对折；床单式大单在床头部分反折30cm，再两次从床尾折向床头，再横向对折。

2. 中单　横向对折两次，方向相反。再纵向对折一次。

3. 被套　卷筒式铺床法反面朝外，床尾纵向折向床头两次，在横向对折一次。“S”式铺床法正面朝外，床尾纵向折向床头两次，在横向对折一次。

4. 棉胎　同被套折法。

5. 床褥　同被套折法。

四、铺床法

病床是患者休息和睡眠的用具，是患者单位的主要设备。患者的生活、休息、治疗等都需借助病床来完成，因而病床要经常保持整洁，床上用品要定期更换，整理的床单位应符合实用、耐用、平紧、舒适、安全的原则。临床铺床有：备用床、暂空床和麻醉床。

（一）备用床

铺备用床的目的是保持病室整洁、舒适和美观；准备接收新患者（图1-3）。

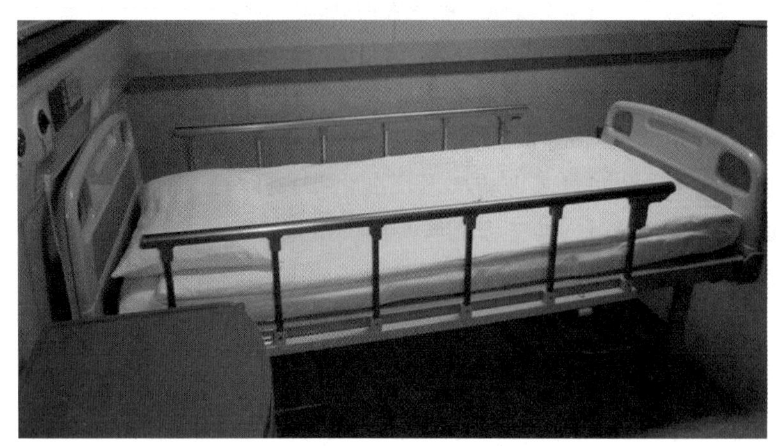

图1-3　备用床

【评估】

1. 检查床单位设施是否齐全，功能是否完好。
2. 检查床上用品是否符合病床规格要求、适应季节需要。
3. 观察床单位周围环境，是否适宜进行铺床操作。

【计划】

1. 护士准备　衣帽整洁，洗手，戴口罩。
2. 用物准备　床、床垫、床褥、棉胎、枕芯、大单、被套、枕套、床旁桌、床旁椅、床刷及湿布套（不滴水为宜）、弯盘，必要时备消毒小毛巾。
3. 环境准备　病室清洁、通风，患者未进行治疗或进餐。

【实施】

1. 操作流程　操作流程及说明见表1-5所列。

表1-5　铺备用床（被套法）

操作流程	流程说明	要点
准备	• 洗手、戴口罩．备齐用物，按取用顺序放于治疗车上，推车至床旁	• 物品一次性备齐，提高工作效率
翻床垫	• 观察床褥，翻转床垫，上缘紧靠床头，自床头至床尾清扫床垫，铺床褥于床上	• 避免局部床垫长期受压变形，保持床垫舒适
移开桌椅	• 移开床旁桌，离床约20cm，移床旁椅至床尾正中，离床约15cm	• 留出适当的操作空间
摆放用物	• 用物按使用顺序置于床尾椅上	• 方便取用
铺大单	• 松紧式大单：取大单放于床褥上，上端与床头平齐，中线与床中线平齐；打开大单，先铺近侧床头，面向床角，右手将床头床垫托起，左手伸过床头中线，将大单一角缩紧扣在床垫上（图1-4），至床尾拉紧大单，同法铺近侧床尾角，拉紧大单中部，双手掌心向上，将大单塞于床垫下，转至床对侧，同法铺对侧大单（图1-5～图1-8） •舒展式大单：取大单放于床褥上，上端与床头平齐，中线与床中线平齐；打开大单，先铺近侧床头，面向床角，一手托起床垫一角，一手伸过床头中线将大单折入床垫下，在距床头约30cm处，向上提起大单边缘使大单头端呈等边三角形，然后再将两底角分别塞于床垫下	• 操作者靠床头站立，减少走动，两腿前后或左右分开以确保身体平衡；使用肘部力量，动作平稳，有节律，连续进行，避免多余动作

续表

操作流程	流程说明	要点
套被套	• 卷筒式：被套反面向上，铺于床头，中线对齐床中线（图1－9），两手拉起床尾被单上层，面向前进方向拉至床尾（图1－10），将折好的棉胎置于床头打开，将棉胎上缘两角与被单平齐，将棉胎与被套上层一并自床头卷至床尾，再展开平铺于床上系好带子（图1－11至图1－13） • “S”式：被套正面朝上，中线对齐床中线，两手拉起床尾被单，面向前进方向拉至床尾，将被单开口端上层打开至1/3处，将折好的“S”形棉胎放于开口处，拉棉胎至被套头端，分别对齐床头两角与两侧，于床尾拉直被套与棉胎，系好带子	• 棉胎与被套吻合，避免头端空虚，棉胎与被套紧贴，使其平整、舒适
折被筒	• 将盖被的两侧向内折叠与床沿平齐，折成被筒，将盖被尾端向内折叠齐床尾或塞于床垫下	• 盖被整齐，中线对齐，两端平床两侧
套枕套	• 将枕套套于枕芯上，四角充实，系带，整理枕头，平放于床头，枕套开口处背门	• 枕头平整、四角充实、整齐
座椅还原	• 移回床旁桌椅，保持床单位整洁美观	• 统一放置，保持病室整洁美观

2. 注意事项

（1）患者进餐或做治疗时应暂停铺床。

（2）应用省时、节力原则。

① 能升降的床，应将床升至适当高度，以免腰部过度弯曲。

② 铺床时身体应靠近床边，上身保持直立，两脚前后或左右分开与肩同宽扩大支撑面，降低重心，增加身体的稳定性。

③ 应用肘部力量，动作平稳协调，有节律地连续进行，避免多余动作，减少走动次数。

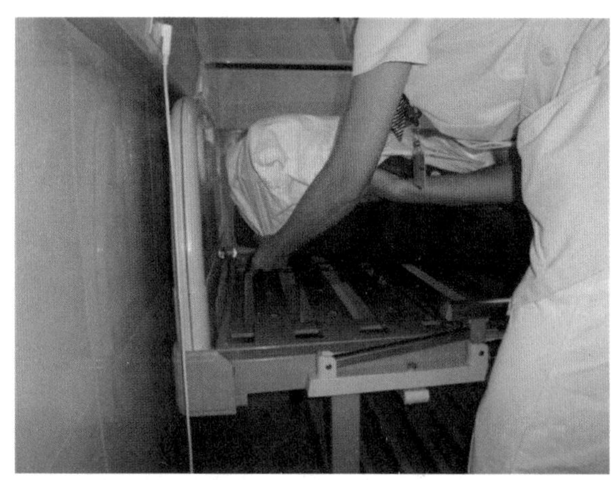

图1－4　铺备用床（1）

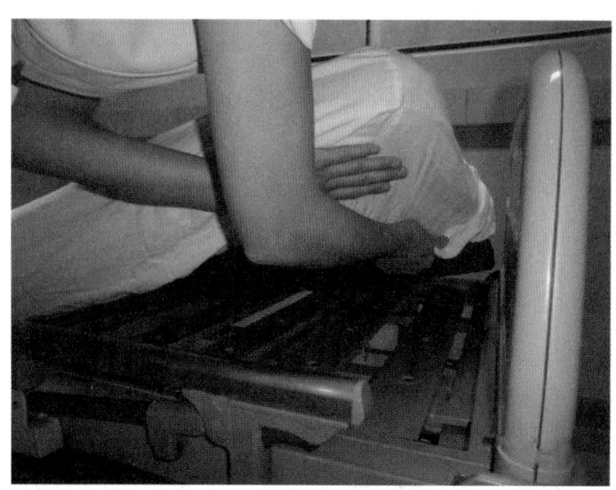

图1－5　铺备用床（2）

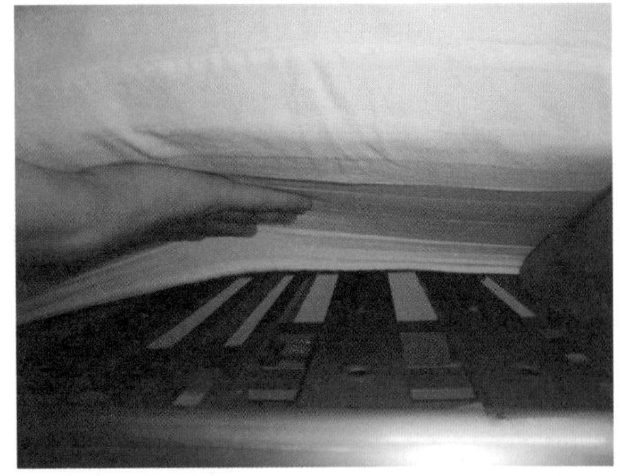

图1－6　铺备用床（3）

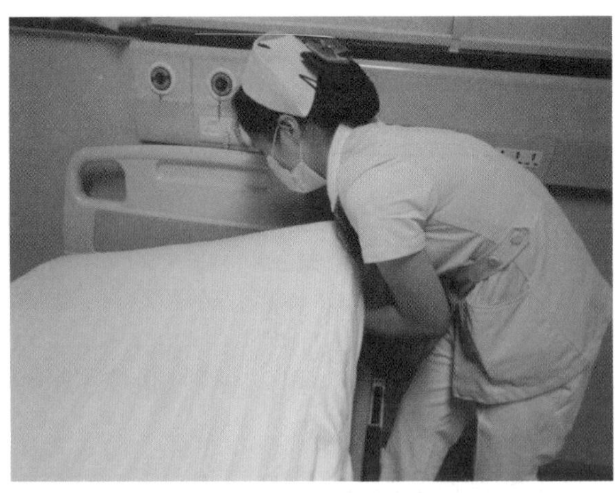

图1－7　铺备用床（4）

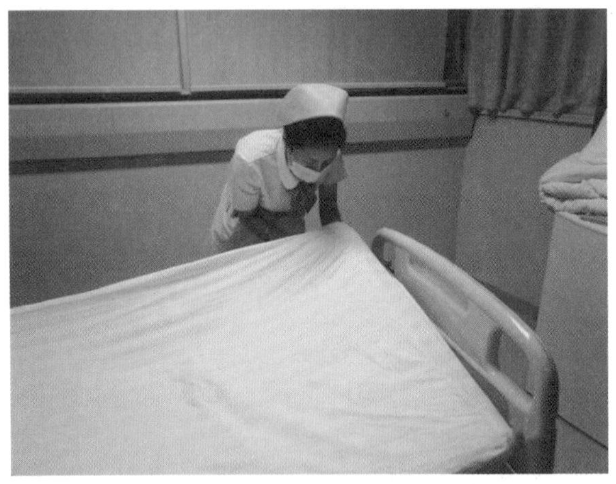

图1－8　铺备用床（5）

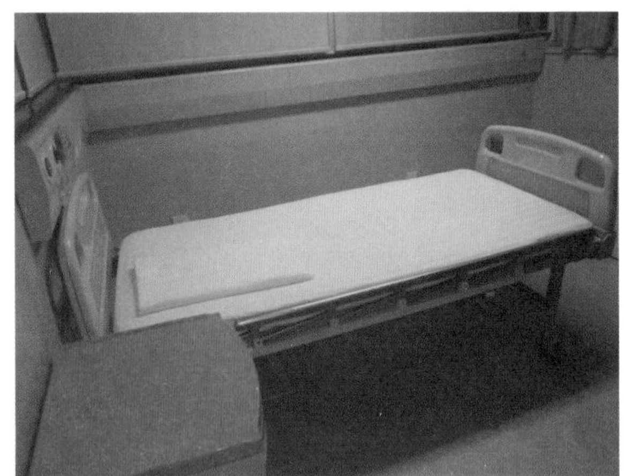

图1－9　铺备用床（6）

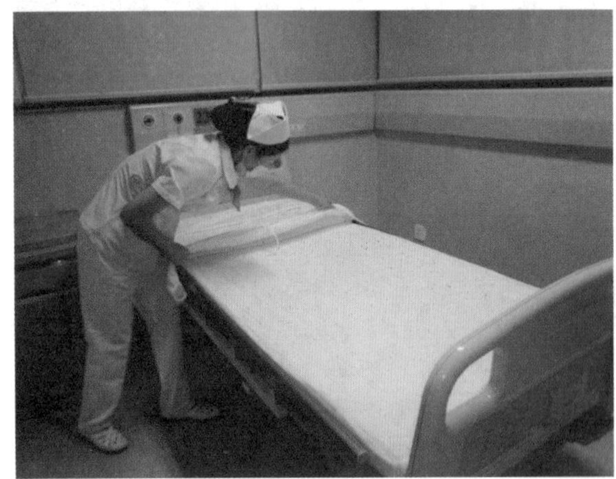

图1－10　铺备用床（7）

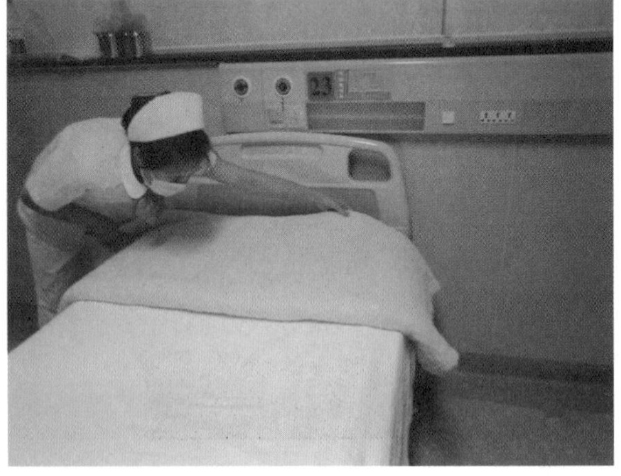

图1－11　铺备用床（8）

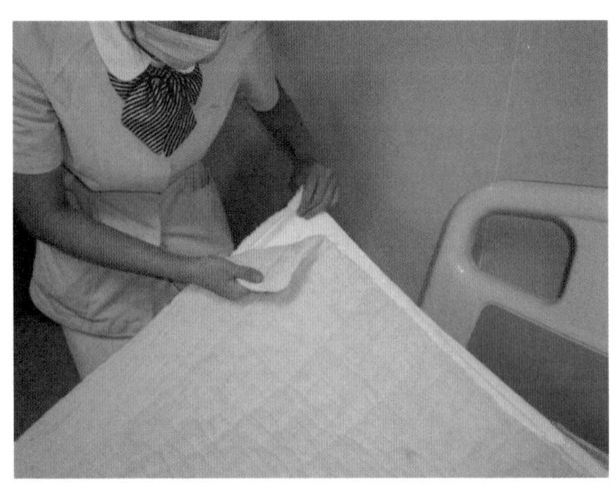
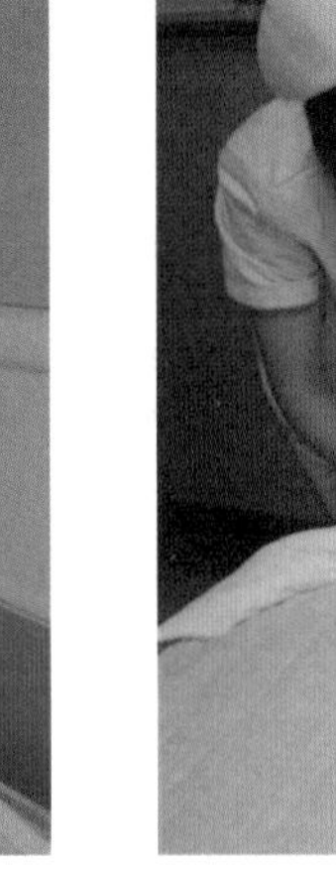
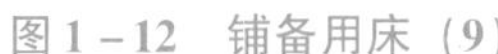

图1－12　铺备用床（9）

图1－13　铺备用床（10）

【评价】

（1）病床平、紧、无皱褶；符合方便、实用、耐用、舒适、安全的原则。

（2）病室及患者单位环境整洁、美观。

（3）手法正确，动作轻稳，符合省时节力原则，工作效率高。

（二）暂空床

铺暂空床的目的是供新入院患者或暂离床活动的患者使用，保持病室整洁、美观（图1－14）。

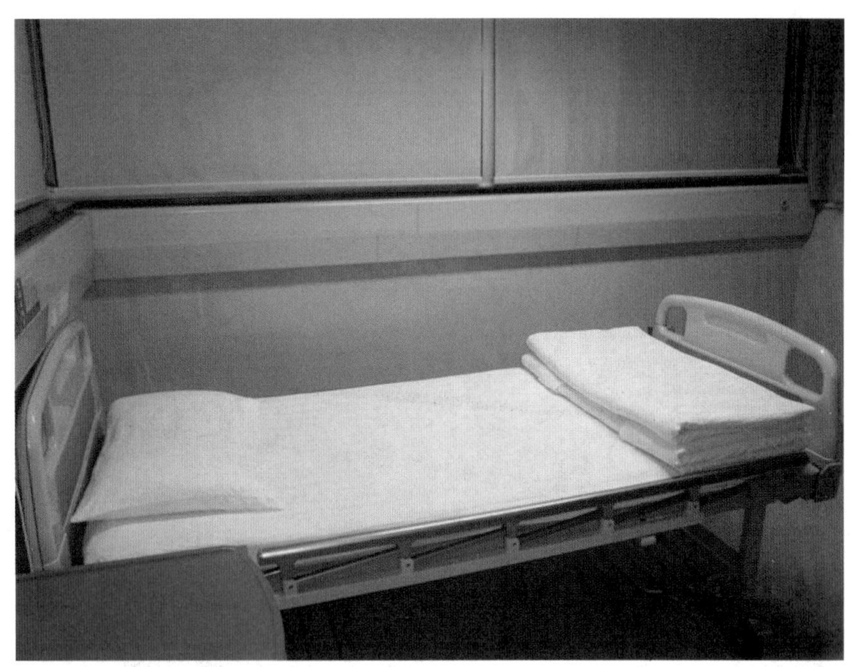

图1－14　暂空床

【评估】

（1）根据新入院患者病情需要准备用物，了解患者病情及诊断。

（2）住院患者的病情是否可以暂时离床活动。

【计划】

（1）护士准备：同备用床。

（2）用物准备：同备用床。必要时另备中单。

（3）环境准备：病室清洁、通风，无患者进行治疗或进餐。

【实施】

（1）操作流程：操作流程及说明见表1－6所列。

表1－6　暂空床铺法（被套式）

操作流程	流程说明	要点
用物准备	• 同备用床	
移桌椅	• 同备用床	
翻床垫	• 同备用床	
铺大单	• 同备用床	
套被套	• 按备用床铺法套被套，折成被筒，将盖被尾端向内折叠齐床尾，将盖被头端，向内折叠1/4，再将扇形三折于床尾，并使各层平齐	• 方便患者上下床，保持病室整齐、美观
套枕套	• 同备用床	
桌椅还原	• 同备用床	

（2）注意事项：同备用床铺法。

【评价】

（1）同备用床铺法。

（2）用物准备符合患者病情需要。

（3）患者上下床方便，躺卧时感觉舒适。

（三）麻醉床

铺麻醉床的目的是便于接受和护理麻醉手术后患者；使患者安全、舒适，预防并发症；保护被褥不被伤口渗液、呕吐物、排泄物等污染，保持床铺整洁（图1－15）。

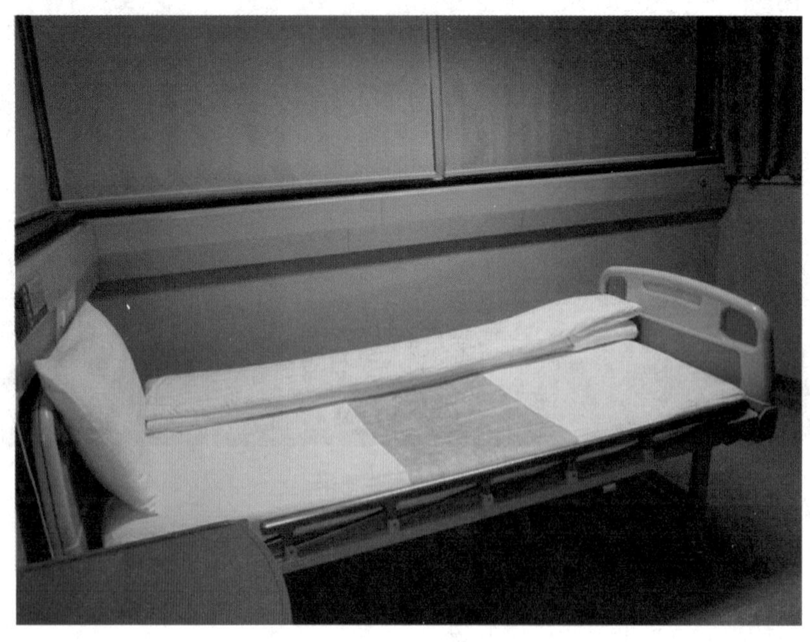

图1－15　麻醉床

【评估】

（1）患者的诊断、病情。

（2）患者的手术部位和麻醉方式。

（3）术后需要抢救和治疗的器械是否完好，物品是否齐全。

【计划】

（1）护士准备：了解患者的病情、手术部位、麻醉方式等。

（2）用物准备：同备用床，另备橡胶中单和中单各两条。麻醉护理盘（无菌巾内：压舌板、张口器、舌钳、牙垫、治疗碗、镊子、通气导管、输氧导管、吸痰导管和纱布数块；无菌巾外：血压计、听诊器、护理记录单和笔、弯盘、棉签、胶布、手电筒），输液架，必要时备负压吸引器、氧气、胃肠减压器，热水袋、毛毯。

（3）环境准备：病室无患者进餐或治疗护理操作进行。

【实施】

1. 操作流程　操作流程及说明见表1－7所列。

表1－7　铺麻醉床法（被套式）

操作流程	流程说明	要点
撤床消毒	• 拆除原有枕套、被套、大单等用物，放于污物袋内；洗手或消毒	• 减少患者术后感染机会
用物准备	• 备齐用物，按取用顺序放于治疗车上，推车至床旁	
翻床垫	• 同备用床	
移桌椅	• 同备用床	
铺大单及中单	• 铺一侧大单和中部中单、根据手术情况的需要，铺另一中单于床头或床尾，转至对侧，同法铺好大单和中单	• 避免床褥及大单受到污染
套被套	• 按铺备用床法套盖被并折成被筒，盖被尾端向内折叠齐床尾，将盖被纵向三折于一侧床边，开口处向门	• 便于接收患者
套枕套	• 套枕套同备用床法，将枕横立于床头，开口处背门	• 保护患者头部，避免撞伤
桌椅归位	• 移回床旁桌，椅子置于盖被折叠侧	• 便于术后患者上床
整理	• 将麻醉护理盘置于床旁桌上，其他用物妥善放置	• 便于患者需要抢救患者时取用物方便

2. 注意事项

（1）同备用床铺法。

（2）应换上清洁被单，中单按患者需要放置，保证术后患者舒适。

（3）所需用物应齐全。

【评价】

（1）同铺备用床法。

（2）适合术后患者使用，患者感觉舒适、安全。

（3）护理术后患者用物准备齐全，患者能及时得到抢救和护理。

目标检测

一、A型题（以下每题下面有A、B、C、D、E五个答案，请从中选择一个最佳的答案）

1. 对培养合格的医疗技术人员，医院承担的任务是（　　）。

A. 教学　　B. 医疗　　C. 科研　　D. 疾病预防

E. 健康促进

2. 医院种类按分级管理划分的是（　　）。

A. 综合性医院　　B. 一级医院

C. 专科医院　　D. 军队医院

E. 全民所有制医院

3. WHO 规定的白天病区较理想的噪声强度应控制在（　　）。

A. 15～20dB　　B. 25～30dB　　C. 35～40dB　　D. 45～50dB

E. 55～60dB

4. 对前来门诊的患者，护士首先应进行（　　）。

A. 健康教育　　B. 卫生指导　　C. 预检分诊　　D. 治疗

E. 消毒隔离

5. 一般病室适宜的温度和相当湿度是（　　）。

A. 16～18℃，0%～60%　　B. 18～20℃，55%～60%

C. 18～22℃，50%～60%　　D. 22～24℃，50%～60%

E. 24～26℃，55%～70%

6. 病区的环境管理中社会环境的内容是（　　）。

A. 安全　　B. 安静　　C. 整洁　　D. 舒适

E. 良好的护患关系

7. 李先生，60 岁，因喉头阻塞行气管切开，为其安置病室环境时应特别注意（　　）。

A. 调节温湿度　　B. 保持安静　　C. 加强通风　　D. 合理采光

E. 适当绿化

8. 急诊科护士进行预检分诊时应做到（　　）。

A. 一问二检查三看四分诊　　B. 一问二看三检查四分诊

C. 一看二问三检查四分诊　　D. 一分诊二问三看四检查

E. 一检查二看三问四分诊

9. 铺备用床的目的是（　　）。

A. 供住院患者使用，保持病室整洁　　B. 准备接受新患者

C. 术后未清醒患者用，使之安全舒适　　D. 保护被褥不被血液或呕吐物污染

E. 为暂离床的患者使用

10. 铺床时不符合节力原则是（　　）。

A. 备齐用物　　B. 先铺远侧再铺近侧

C. 按使用顺序放置　　D. 铺床时身体靠近床沿

E. 两腿前后分开稍屈膝

11. 抢救物品管理的“五定”不包括（　　）。

A. 定数量　　B. 定位置　　C. 定期更换　　D. 定人保管

E. 定期检查维修

12. 急诊科护士在紧急处理中不妥的一项是（　　）。

A. 询问外伤原因　　B. 迅速与保卫部门联系

C. 安排观察病房，等待医生　　D. 记录患者达到的时间

E. 请陪伴者留下

13. 赵某急诊手术后进入病区，护士为其准备床单位正确方法是（　　）。

A. 立即将备用床改为暂空床　　B. 将盖被三折于床尾
C. 橡胶中单和中单铺于床　　D. 将备用床改为麻醉床
E. 将枕头置于床头，开口向门

14. 赵某所在手术室适宜的温度应为（　　）。
A. 16～18℃　　B. 20～22℃　　C. 18～22℃　　D. 22～24℃
E. 24～26℃

二、B 型题（以下每题提供有 A、B、C、D、E 五个备选答案，请选择一个最佳答案，有的可多次被选）

A. 头晕、疲倦、食欲减退
B. 呼吸道黏膜干燥、咽痛、口渴
C. 影响机体散热
D. 食欲减退、腹胀、腹痛
E. 闷热、难受

15. 病室湿度过高时患者可生产（　　）。
16. 病室湿度过低时患者可生产（　　）。

第二章

医院感染的预防与控制

案例

1998 年，深圳市某医院工作人员将新购进未标明有效浓度的戊二醛（浓度为 1%）当作 20% 的稀释 200 倍，供有关科室使用，致使浸泡手术器械的戊二醛浓度仅为 0.005%（实应为 2%），且长达半年之久未能发现。发生严重医院感染暴发事件，2 个月内 292 例手术中发生感染 166 例，切口感染率为 56.85%。

问题

造成此次事件的原因是什么？

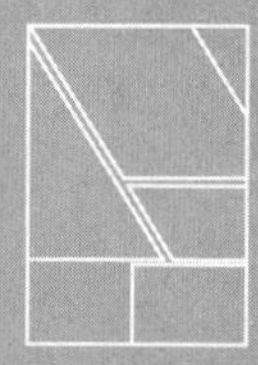

医院作为患者的集中场所，病原微生物种类繁多，加上大量新疗法和新医疗技术的广泛应用以及抗生素和抑制剂的广泛使用等，促使医院内的感染的发生不断增多，医院内感染成为医学发展中的一个重要课题。医院内感染不仅影响到患者的身心健康，增加患者的痛苦，还给家庭和国家造成严重的经济损失。对医院内感染的预防和控制受到各级卫生行政部门和医院的高度重视。WHO 提出有效控制医院内感染的关键措施为：清洁、消毒、灭菌、无菌技术、隔离、合理使用抗生素、消毒与灭菌的效果监测。这些措施跟护理工作密切相关，贯穿护理工作全过程，因此护士在医院内感染的预防和控制中扮演重要的角色，掌握相关医院内感染的知识和技术十分必要。

第一节　医院内感染

一、医院内感染的概念及分类

（一）概念

医院内感染，又称医院获得性感染（hospital - acquired infections，HAI），是指患者、探视者和医院工作人员在医院内受到感染并出现症状。医院内感染定义的内涵包括：

（1）感染获得或发生在医院内，不包括入院时既有的或已潜伏的感染。

（2）医院内感染包括一切在医院内活动的人群的感染，其主要对象是住院患者。

（二）分类

1. 外源性感染　也称交叉感染，是指病原体来自患者体外，通过直接或间接感染途径，病原体由一个人传播给另外一个人形成的感染。

2. 内源性感染　也称自身感染，是指患者遭受其自身携带的感染源侵袭而发生的感染。病原体来自患者自身的体内和体表，主要是在人体定植、寄生的正常菌群，在正常情况下对人体无感染力并不致病，但当人的免疫功能受损，健康状态不佳，或者正常菌群发生移位时就可能引起感染。

二、医院感染的形成

医院感染的形成必须具备三个条件，即感染源，传播途径和易感宿主，三者组成感染链，当它们同时存在并相互联系时便导致感染的发生。

（一）感染源

感染源：即感染的来源，是指病原微生物的自然生存，繁殖及排出的场所或宿主。

1. 已感染的患者及病原携带者　病原体可来自患者的特定部位，如胃肠道、呼吸道、皮肤等，这是主要的感染源。从感染患者体内排出的微生物具有较强的毒力，其数量也多，更为严重的是，已受到感染的患者，大部分受过抗生素治疗，因而排出的微生物可能更具有耐药性，而且容易在其他患者体内定植。

2. 患者自身正常菌群　患者的肠道、上呼吸道、皮肤、泌尿生殖道及口腔黏膜等处寄居的人体正常菌群，或来自环境并定植在这些部位的微生物，在一定条件下可能引起患者自身感染或传播感染。

3. 医务人员　医务人员在治疗和护理患者时，通过手或工作服等可将携带的致病性微生物传播给患者，属于交叉感染。

4. 医院环境　医院的特殊环境可成为某些微生物存活并繁殖的场所，是不可忽视的感染源“储存库”。如洗手池常有革兰氏阴性杆菌繁殖，可污染洗手者，再进一步传播引发感染。

5. 其他

（1）患者家属和探视者：患者家属和探视者可为感染源，如呼吸道感染、病毒性感冒在病房的流行，其感染源可来自社会上的感染人群。

（2）未彻底消毒的器械：此种感染尚属非生物环境，一般是受污染的仪器、设备，如呼吸机湿化管道、氧气湿化瓶、牙钻及内镜消毒不彻底，而成为感染源。

（3）不合格血液制品：血液制品可成为严重的感染源。

（4）动物感染源：在动物感染源中，以鼠类意义最大，鼠类在医院的密度较高，不仅是沙门菌的宿主，而且是鼠疫，流行性出血热等传染病的感染源。

（二）传播途径

传播途径是指病原体从感染源到易感宿主的途径和方式，包括以下四种。

1. 接触传播　是外源性感染的主要传播途径。

（1）直接接触传播：病原体由已感染的个体不经媒介传递给易感宿主的方式，如母婴间的传播感染。

（2）间接接触传播：病原体经过媒介传递给宿主的方式，最常见的传播媒介是医务人员的手，其他包括共同媒介，如水，食物，医疗器械及生物媒介，如昆虫等。

2. 空气传播　空气传播是以空气为媒介，空气中带有病原微生物的微粒随气流流动而造成感染传播，也称为微生物气溶胶传播。包括以下三种形式。

（1）飞沫传播：在咳嗽、打喷嚏、谈笑时，可从口腔、鼻腔喷出许多飞沫液滴，它含有呼吸道黏膜的分泌物及病原体，由于其液滴比较大，在空气中悬浮时间不长即降落于地面或物体表面，只在易感者和感染源近距离接触时才能发生感染。其本质是一种特殊形式的接触传播。

（2）飞沫核传播：从感染源排出的直径较大的飞沫粒很快降落，而较小的飞沫粒在其降落前表层水分可以完全蒸发，形成含有病原体的飞沫核，能在空气中长时间漂浮随气流流动，能长距离传播。

（3）菌尘传播：物体表面上的感染性物质干燥后形成带菌尘埃，通过吸入或菌尘降落于伤口，引起感染，或菌尘降落于室内物体表面，引起间接传播。

3. 生物媒介传播　动物或昆虫携带病原微生物作为人类疾病传播的中间宿主，如蚊子可以传播疟疾，乙型脑炎等。若蚊子叮咬了患者再去叮咬健康的人，则易致病。

4. 共同媒介传播　也称为共同途径传播，常可导致医院感染暴发流行，具有重要意义，主要有以下三种分类。

（1）水源传播：通常由于医院资深供水系统的水源，受到粪便或污水的污染，未经严格净化消毒供给饮用，或洗涤食品等引起。

（2）饮食传播：食品中常带有各种条件致病菌，可引起免疫功能低下的患者肠道定植，增加自身感染机会，尤其是铜绿假单胞菌及大肠杆菌等。

（3）注射、输液、输血传播：通过污染的血液制品，污染的药液，污染的输液、注射用具形成疾病传播。

（三）易感宿主

易感宿主是指对感染性疾病缺乏免疫力而易感染的人，包括以下几类人群。

（1）患有严重影响或损伤机体免疫系统功能疾病的患者，如白血病患者。

（2）侵入性诊断治疗的患者。

（3）接受各种免疫抑制疗法的患者。

（4）大量长期使用抗生素的患者。

（5）老年人、婴幼儿、营养不良者。

三、医院感染的管理

为了有效预防与控制医院感染，保障医疗安全，各级各类医院必须成立医院感染管理委员会，由医院感染管理部门、医务部（或医务科）、护理部、临床科室、消毒供应室、手术室、临床检验部门、药事管理部门、设备管理部门、后勤管理部门及其他有关部门的主要负责人和抗感染药物临床应用专家等组成，在院长或业务副院长的领导下开展工作，从而将医院感染管理纳入医院管理工作。

（一）建立三级监控体系

在医院感染管理委员会领导下，建立由专职医生、护士为主体的医院感染监控办公室以及层次分明的三级护理管理体系，负责评估医院感染发生的危险性，及时发现，及时处理。

（二）健全和贯彻落实各项制度

医院感染管理委员会应依据有关政策法规，规定全院控制医院感染管理制度、监测制度及消毒质量控制标准，并组织实施。与医院感染管理检测相关的制度有：清洁卫生制度、消毒灭菌制度、隔离制度、环境卫生学监测制度、消毒灭菌效果监测制度、各重点科室的感染管理制度、医院污染管理制度、医务人员医院感染知识制度及医院感染管理报告制度等。

（三）加强医院感染学的教育

提高全体人员的理论技术水平，增强预防和控制医院内部感染的自觉性，在各个环节上把好关，各部门人员都应该认真履行在医院感染管理中的职责。

第二节 清洁 消毒 灭菌

案例：

患者刘某，男性，左前臂刀切割伤经急诊缝合处理，3d后来医院门诊换药，请遵医嘱为患者进行伤口换药。

问题：

1. 换药用物如何清洁、消毒、灭菌？
2. 如何完成无菌治疗盘（换药盘）的用物准备？
3. 如何在无菌技术操作原则的指导下为患者实施换药？

一、概念

清洁 是指用清水及去污剂清除物体表面的污垢及部分微生物。常用于医院地面、墙壁、家具等物体表面的处理以及物品消毒、灭菌前的处理。

消毒 是指用物理或化学的方法清除或杀灭除芽孢以外的所有病原微生物，使其数量减少到无害程度的过程。

灭菌 是指用物理或化学等方法杀灭全部微生物，包括致病和非致病的微生物，以及细菌芽胞的过程。

二、消毒灭菌的方法

消毒灭菌方法有两大类，包括物理消毒灭菌法和化学消毒灭菌法。

（一）物理消毒灭菌法

物理消毒灭菌法是利用物理因素作用于病原微生物，将之清除或者杀灭，常用的方法有热力、光照、辐射、过滤除菌等。

1. 热力消毒灭菌法 是利用热力破坏微生物的蛋白质、核酸、细胞壁和细胞膜，从而导致其死亡。

（1）燃烧法：是一种简单、迅速、彻底的灭菌方法，常用于无保留价值的污染物品，如避污纸及破伤风、气性坏疽、铜绿假单细胞菌等特殊感染的敷料处理，可在焚烧炉内焚烧或直接点燃。微生物实验室接种环、试管口的灭菌，直接在火焰上烧灼。某些金属器械和搪瓷类物品，急用时也可以用燃烧法灭菌，但锐利剪刀不用此法，以免锋刃变钝，金属器械可在火焰上烧灼20s，搪瓷类容器可倒入少量95%以上乙醇，慢慢转动容器后使乙醇分布均匀，点火燃烧直至熄灭，注意不可中途添加乙醇、不得将引燃物投入消毒容器中，同时要远离易燃、易爆物品以确保安全。

（2）干烤法：在特定的干烤箱内进行灭菌，主要靠热空气的对流与介质的传导，灭菌效果可靠。灭菌条件为150℃持续2.5h；160℃持续2h；170℃持续1h；180℃持续0.5h。适用于耐热、不耐湿、蒸汽或气体不能穿透物品的灭菌，如油剂、粉剂、玻璃容器、金属制品等的灭菌。

（3）煮沸消毒法：是应用最早的消毒法之一，也是家庭常用的消毒法之一，适用于耐湿、耐高温的物品，如金属、搪瓷、玻璃和橡胶类等。

① 方法：将物品刷洗干净，全部浸没在水中，加热煮沸，从水沸开始计时，经 5 ~ 10min 可以杀灭繁殖体，多数细菌芽孢煮沸 15min 可将其杀灭，但某些热抗力极强的细菌芽孢需煮沸更长时间，如破伤风杆菌芽孢需煮沸 60min 才能杀灭，而肉毒杆菌芽孢则需要煮沸 3h 才能杀灭。将碳酸氢钠放入水中，配成 1% ~2% 的浓度时，沸点可达 105℃，除增强杀菌的作用外，还有去污防锈的作用。

② 注意事项：煮沸消毒前，物品必须刷洗干净，空腔导管内预先灌水；玻璃类物品用纱布包裹，应在冷水或温水时放入，消毒时间为水沸后 10 ~ 15min；橡胶类物品用纱布包好，水沸后放入，消毒时间为 5min；器械的轴节及容器的盖要打开，大小，形状相同的容器不能重叠；如煮沸途中加入物品，则在再次水沸后开始计时；高山地区气压低，沸点低，应适当延长消毒时间，海拔每增高 300m，延长消毒时间 2min。

（4）压力蒸汽灭菌法：是热力消毒灭菌中效果最为可靠，临床使用最广的一种方法，主要用于耐高温、耐高压、耐潮湿物品的灭菌，如各类器械、敷料、搪瓷、橡胶玻璃制品等。

根据排放冷空气的方式和程度不同，分为下排气式压力蒸汽灭菌器和预真空压力蒸汽灭菌器。

① 下排气式压力蒸汽灭菌器是利用重力置换的原理，使热蒸汽在灭菌器中从上而下，将冷空气由下排气孔排出，利用蒸汽释放的潜热使物品达到杀菌。其工作参数为：温度 121℃，压力为：102. 8 ~ 122. 9kPa，器械灭菌时间为 20min，敷料灭菌时间为 30min。

② 预真空压力蒸汽灭菌器是利用机械抽真空的方法，使灭菌柜室内形成 2. 0 ~ 2. 7kPa 的负压，蒸汽得以迅速穿透到物体内部进行灭菌，其工作参数为：最短灭菌时间为 4min，温度 132℃，压力 184. 4 ~ 210. 7kPa；134℃时，压力 201. 7 ~ 229. 3kPa。

③ 注意事项：器械或物品灭菌前需洗净并晾干或擦干；灭菌包的体积不可过大，用下排气式压力蒸汽机的物品不大于：30cm × 30cm × 25cm，用预真空压力蒸汽灭菌器的物品，包不得超过 30cm × 30cm × 50cm；灭菌包放置合理，各包之间留有空隙，布类物品放于金属，搪瓷物品之上；盛装物品的容器应该有孔，消毒前容器孔打开，以利于蒸汽进入，消毒完毕，关闭容器孔；被灭菌的物品待干燥后才能取出；随时观察压力及温度状态；定期监测灭菌效果。

④ 压力蒸汽灭菌效果的监测：物理监测法：将留点温度计甩至 50℃以下，放入待灭菌包内，灭菌后检查其读数是否达到灭菌温度；化学监测法：用化学指示卡或者指示胶带，在 121℃，20min 或 135℃，4min 灭菌后观察颜色或性状的改变来判断灭菌效果；生物监测法：是最可靠的监测法，利用热耐受力较强的非致病性嗜热脂肪芽孢杆菌作为指示剂，灭菌后取出培养，全部菌片均无细菌生长表示灭菌合格。

2. 光照消毒法　又称辐射消毒，主要利用紫外线的杀菌作用，使菌体蛋白光解变性而导致细菌死亡。

（1）日光暴晒法：日光具有热、干燥和紫外线作用，有一定的杀菌能力，常用于床垫、毛毯、衣服等消毒。将物品放在阳光下暴晒 6h，并定时翻动，使物品各面接受日光照射，达到消毒目的。

（2）紫外线灯管消毒法：紫外线属于电磁波辐射，根据波长分为 A 波，B 波，C 波和真空紫外线。消毒使用的是 C 波紫外线，其波长范围为 250 ~ 270nm，杀菌作用最强的波段为 253. 7nm。

① 作用机制：破坏菌体蛋白质使其光解变性；使 DNA 失去转化能力；降低菌体内氧化酶的活动；使空气中的氧电离产生极强杀菌作用的臭氧。

② 使用方法：由于紫外线辐照能量低，穿透力弱，主要适用于空气、物品表面和液体的消毒。空气消毒，首选紫外线空气消毒器，不仅消毒效果可靠，而且可在室内有人时使用，也可用室内悬吊式紫外

线灯照射，紫外线消毒灯距离地面 1.8 ~ 2.2m，数量≥1.5W/m³，照射时间不少于 30min；物品表面消毒，最好使用便携式紫外线表面消毒器近距离移动照射，小件物品可放入紫外线消毒箱内照射，也可采取紫外线灯悬吊照射，有效距离为 25 ~ 60cm，物品摊开或挂起，使其充分暴露以受到直接照射，消毒时间为 20 ~ 30min；液体消毒，可采用水内照射法或水外照射法，紫外线光源应装有石英玻璃保护罩，水层厚度应小于 2cm，并根据紫外线的辐照的强度确定水流速度。

③ 注意事项：经常保持灯管清洁，一般每周 1 次用 70% ~ 80% 乙醇布巾擦拭，如发现灰尘、污垢，应随时擦拭；紫外线对眼和皮肤有刺激作用，可引起眼炎或皮炎，照射过程当中产生的臭氧对人体不利，故照射时人应离开房间，必要时给患者戴防护镜，肢体用被单遮盖；由于紫外线的穿透力差，消毒物品时应将物品摊开或者挂起，并定时翻动，使其表面受到直接照射；紫外线消毒的适宜温度为 20 ~ 40℃，相对湿度为 40% ~ 60%；消毒时间需从灯亮 5 ~ 7min 后开始计时，照射后病室应通风换气；关灯后如需要开启，应该间歇 3 ~ 4min；为保证消毒效果，应该每隔 3 ~ 6 个月定时检测灯管照射强度，如灯管强度低于 70uW/cm³ 时应更换，或建立使用登记卡，凡使用时间超过 1000h 者应予以更换；定期进行空气培养，以监测消毒效果。

（3）臭氧灭菌灯消毒法：灭菌灯内装有臭氧发生管，在电场作用下，将空气中的氧气转换成高纯度的臭氧，臭氧以其强大的氧化作用杀菌。臭氧灭菌灯主要用于空气、医院污水、诊疗用水、物品表面等消毒。臭氧对人体有害，有人情况下不能使用，消毒结束后 30min 人员方可入内。

3. 微波消毒灭菌法　微波是频率高，波长短的电磁波，在电磁波的高频交流电场中，物品中的极性分子发生极化，高速运动，并频繁改变方向，相互摩擦，使温度迅速上升，达到消毒灭菌的作用。微波可以杀灭微生物，包括细菌繁殖体、真菌、病毒和细菌芽孢、真菌孢子等，常用于食品及餐具的处理，医疗药品及耐热非金属材料、器械的消毒灭菌。

4. 电离辐射灭菌法　应用 γ 射线或者电子加速器产生的高能电子束进行辐射灭菌。由于此法是在常温下进行的，又称为冷灭菌，适用于不耐热的物品灭菌。金属、橡胶、塑料、高分子聚合物、精密医疗器械、生物制品及节育用具等均可用此法灭菌。因放射线对人体有害，应选用机械传递物品。

5. 过滤除菌　通过三级空气过滤器，选用合理的气流方式，除掉空气中 0.5 ~ 5μm 的尘埃，达到洁净空气的目的。

（二）化学消毒灭菌法

利用液体和气体的化学药物抑制微生物的生长和繁殖或者杀灭微生物的方法。凡不适用热力消毒灭菌的物品，都可以采用化学消毒灭菌法，如患者皮肤、黏膜、排泄物及周围环境、光学仪器、金属锐器和某些塑料制品的消毒。

1. 化学消毒剂的使用原则　应根据消毒对象，要达到的消毒水平，以及可能影响消毒效果的因素选择最适宜、最有效的消毒剂。

（1）根据物品的性能及不同微生物的特性选用恰当消毒剂。

（2）严格掌握消毒剂的有效浓度，消毒时间及使用方法。

（3）消毒剂应定期更换，易挥发的要加盖，并定期检测，调整浓度。

（4）待消毒的物品必须洗净，擦干。

（5）消毒液中不能置放纱布，棉花等物，因为这类物品可吸附消毒剂，降低效力。

（6）消毒后的物品须用无菌生理盐水冲洗后方可使用，以免消毒液刺激组织。

2. 化学消毒剂的使用方法

（1）浸泡法：将物品洗净，擦干后浸没于消毒液中，按标准的浓度与时间达到消毒灭菌的作用。如用 70% ~ 75% 的乙醇浸泡体温表 30min。

（2）擦拭法：用标准浓度的消毒剂擦拭物品表面，如桌椅，墙壁等，达到消毒作用的方法。一般选用易溶于水，穿透力强，无显著刺激的消毒剂。

（3）喷雾法：用喷雾器均匀喷洒消毒剂于空气中和物体表面，如墙壁，地面等，按标准浓度和时间达到消毒作用。

（4）熏蒸法：将消毒剂加热或加入氧化剂，使消毒剂呈气体，在标准浓度和时间内达到消毒灭菌作用。如使用甲醛熏蒸电灼刀等。

3. 常用的化学消毒剂（表2－1）

表2－1　常用的化学消毒剂

消毒剂名称	消毒效力	作用原理	适用范围	注意事项
戊二醛	高效	与菌体蛋白质反应，使之灭活，能杀灭真菌、病毒、细菌和芽孢	2%戊二醛溶液加入0.3%碳酸氢钠，成为2%碱性戊二醛，用于浸泡不耐高温的医疗器械，内镜等，消毒需60min，灭菌需10h	• 浸泡金属类物品时，加入0.5%亚硝酸钠作为防锈剂 • 戊二醛易氧化分解，应现用现配，并密闭保存 • 使用时注意防护，戴好口罩和橡胶手套，避免溅到眼睛、皮肤或者黏膜上 • 灭菌后的物品，使用前用无菌蒸馏水冲洗擦干
甲醛溶液（35%～40%即福尔马林）	高效	使菌体蛋白质变性，酶活性消失，能杀灭细菌真菌芽孢和病毒	熏蒸消毒空气和某些物品 （1）甲醛溶液2～10ml/m^3，加入4～20ml水，加热熏蒸，密闭门窗6～12h （2）甲醛溶液2～10ml/m^3，高锰酸钾1～5g/m^3。先将高锰酸钾倒入盆中，加等量水搅拌成糊状，再将甲醛溶液倒入，密闭门窗熏蒸2～12h （3）备甲醛消毒柜，取甲醛溶液40～60ml/m^3，加入高锰酸钾20～40g/m^3，柜内熏蒸，密封6～12h	• 熏蒸穿透力弱，因此衣物和物品应充分暴露消毒 • 熏蒸消毒要求室温在18℃以上，相对湿度70%～90% • 对人有一定毒性和刺激性，使用时注意防护
环氧乙烷	高效	低温为液态，超过10.8℃为气态，与菌体蛋白质结合，使其代谢受阻而导致死亡。能杀灭细菌、真菌、病毒、立克次体和芽孢	（1）少量物品放入丁基橡胶袋中消毒，大量物品放入环氧乙烷灭菌柜，可自动调节温度，相对湿度和投药量进行消毒灭菌 （2）精密仪器、化纤、器械的消毒，灭菌剂量为450～1200mg/L，温度为37～63℃，相对湿度为40%～80%，时间为1～6h	• 易燃易爆而且有一定的毒性，工作人员应严格遵守操作程序 • 放置阴凉通风，无火源及电源开关处，严禁放冰箱 • 贮存温度不超过40℃，以防爆炸 • 灭菌后的物品，清除环氧乙烷残留量方可使用 • 每次消毒时应该进行效果监测和评价

续表

消毒剂名称	消毒效力	作用原理	适用范围	注意事项
过氧乙酸	高效	能产生新生肽氧，将菌体蛋白质氧化，使细胞死亡，能灭杀细菌、芽孢、真菌和病毒	（1）0.2%溶液用于手消毒，浸泡1～2min （2）0.5%溶液用于餐具消毒，浸泡30～60min （3）0.2～0.5%溶液用于物体表面擦拭，或浸泡10min （4）1%～2%溶液用于室内空气消毒，加热蒸熏，密闭门窗30～120min	• 对金属有腐蚀性 • 易氧化分解而降低杀菌力，故需现用现配 • 浓溶液有刺激性及腐蚀性，配置时要戴口罩和橡胶手套 • 存于阴凉避光处，防高温引起爆炸
碘酊	中效	使细菌蛋白质氧化变性，能杀灭大部分真菌、细菌芽孢	（1）2%溶液用于皮肤消毒，擦后待干，再用70%乙醇脱碘 （2）2.5%溶液用于脐带断端的消毒，擦后待干，再用70%乙醇脱碘	• 对皮肤有较强的刺激性，不能用于黏膜消毒 • 皮肤过敏者禁用 • 对金属有腐蚀性，不可用于金属器械消毒
含氯消毒剂	中、高效	在水溶液中可放出有效的氯，破坏细菌酶的活性而导致死亡，能杀灭各种致病菌、病毒、芽孢	（1）0.5%含氯石灰溶液、0.5%～1%氯胺溶液用于浸泡餐具、便器等，浸泡30min （2）1%～3%的含氯石灰溶液，0.5%～3%的氯胺溶液喷洒或擦拭地面，墙壁及物品表面 （3）排泄物等消毒：含氯石灰与粪便以1：5用量搅拌后，放置2h，尿液100ml加含氯石灰粉1g，放置1h	• 消毒剂保存在密闭容器内，置于阴凉、干燥、通风处，减少有效氯的丧失 • 配置的溶液性质不稳定，应现用现配 • 有腐蚀剂漂白作用，不宜用于金属制品，有色衣服及油漆家具的消毒 • 定期更换消毒液
乙醇	中效	使菌体蛋白凝固变性，但对肝炎病毒及芽孢无效	（1）以70%～75%溶液作为消毒剂，多用于消毒皮肤 （2）以95%溶液可用于燃烧灭菌	• 易挥发，需要加盖保存定期调整，保持浓度不低于70% • 有刺激性不宜用于黏膜消毒 • 易燃，应存放于阴凉避火处
聚维酮碘	中效	是碘与表面活性剂的不定型结合物，破坏细菌细胞膜的通透性屏障，使蛋白质漏出或与细菌酶蛋白起碘化反应而使之失活，能杀灭细菌病毒等	（1）0.5%～1%有效碘溶液用于外科手术及注射部位皮肤消毒，涂擦两次 （2）0.1%有效碘溶液用于消毒体温计 （3）0.05%有效碘用于黏膜、创面消毒	• 聚维酮碘稀释后稳定性差 • 避光密闭保存 • 皮肤消毒后不用乙醇脱碘
苯扎溴铵（新洁尔灭）	低效	是阳离子表面活性剂，能吸附带阴电的细菌，破坏细菌的细胞膜，最终导致自溶死亡，又可使菌体蛋白质变性而沉淀，对细菌繁殖体有杀灭作用，但不能杀灭结核分枝杆菌、芽孢和亲水性病毒	（1）0.01%～0.05%溶液用于黏膜消毒 （2）0.1%～0.2%溶液用于皮肤消毒，亦可用于金属器械消毒，浸泡15～30min（加入0.5%的亚硝酸钠可防锈）	• 对肥皂、碘、高锰酸钾等阴离子表面活性剂有拮抗作用 • 有吸附作用，会降低药效，所以溶液内不可投入纱布棉花 • 对铝制品有破坏作用，不可用铝制品盛装

续表

消毒剂名称	消毒效力	作用原理	适用范围	注意事项
双氯苯双胍乙烷（洗必泰）	低效	能破坏菌体细胞膜的酶活性，使细胞质膜破裂，对细菌的繁殖体有较强的杀菌作用，但是不能用于杀灭芽孢，分枝杆菌和病毒	（1）0.02% ~0.1%溶液用于手的消毒，浸泡3 ~5min （2）0.05%溶液用于创面消毒 （3）0.1%溶液用于物体表面的消毒	• 同苯扎溴铵

注：

高效：能杀灭一切微生物包括芽孢。

中效：杀灭细菌繁殖体、结核分枝杆菌、病毒，不能杀死芽孢。

低效：杀灭细菌繁殖体、部分真菌和亲脂性病毒、不能杀灭结核分枝杆菌、亲水性病毒和芽孢，含氯消毒剂在浓度高时属高效消毒剂，低浓度时为中效消毒剂。

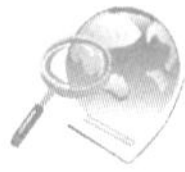
知识链接

表2-2　医院各类环境空气、物体表面、医护人员手的消毒卫生标准

环境类别	范围	标准		
		空气 cfu/m^3	物体表面 cfu/cm^2	医护人员手 cfu/cm^2
Ⅰ类	层流洁净手术室、层流洁净病房	≤10	≤5	≤5
Ⅱ类	普通手术室、产房、婴儿室、早产儿室、普通保护性隔离室、供应室无菌区、烧伤病房、重症监护病房	≤200	≤5	≤5
Ⅲ类	儿科病房、妇产科检查室、注射室、换药室、治疗室、供应室清洁区、急诊室、化验室、各类普通病房和房间	≤500	≤10	≤10
Ⅳ类	传染病科及病房	—	≤15	≤15

注：

1. 致病性微生物　不得检出乙型溶血性链球菌、金黄色葡萄球菌及其他致病性微生物。在可疑污染情况下进行相应指标的检测。母婴同室、早产儿室、婴儿室、新生儿及儿科病房的物体表面和医护人员手上，不得检出沙门氏菌。

2. 使用中消毒剂与无菌器械保存液卫生标准

（1）使用中消毒剂：细菌菌落总数应≤100cfu/mL；致病性微生物不得检出。

（2）无菌器械保存液：必须无菌。

3. 医疗用品卫生标准　进入人体无菌组织、器官或接触破损皮肤、黏膜的医疗用品必须无菌。接触黏膜的医疗用品，细菌菌落总数应≤20cfu/g或$100cm^2$；致病性微生物不得检出。接触皮肤的医疗用品，细菌菌落总数应≤200cfu/g或$100cm^2$；致病性微生物不得检出。

4. 污物处理卫生标准　污染物品无论是回收再使用的物品，或是废弃的物品必须进行无害化处理。不得检出致病性微生物。在可疑污染情况下，进行相应指标的检测。

第三节　无菌技术

无菌技术是指在医疗护理操作过程中，保持无菌物品不被污染，防止一切微生物入侵或传播给他人的一系列操作技术和管理方法，是预防医院感染的一项重要的基本措施。

一、基本概念

1. 无菌物品　经过物理或化学方法灭菌后，未被污染的物品。

2. 无菌区　经过物理或化学方法处理后未被污染的区域。

3. 非无菌区　未经灭菌处理或经灭菌处理后被污染的区域。

二、无菌技术操作原则

（一）环境清洁宽敞

环境要宽敞并定期消毒，操作前半小时须停止扫地、更换床单等工作，减少走动，避免不必要的人群流动，防止尘埃飞扬。

（二）工作人员着装符合无菌操作要求

无菌操作前，工作人员要衣帽整洁、洗手、戴口罩，口罩盖住口鼻，最好用一次性口罩，一般情况下，口罩应每4～8h更换，一经潮湿细菌易于穿透，应及时更换。

（三）物品管理有序

无菌物品必须与非无菌物品分开放置，且有明显标志；无菌物品不可暴露于空气中，应存放于无菌包或无菌容器中；无菌包外需标明物品名称、灭菌日期，按失效期先后顺序摆放；无菌包有效期为7d。

（四）取放无菌物品

取用无菌物品时应使用无菌持物钳；无菌物品一经取出，虽未使用，也不得放回容器内。

（五）保持无菌，明确无菌区与非无菌区

操作者身体应与无菌区保持一定距离；取放无菌物品时，应面向无菌区；手臂应保持在腰部或操作台面以上，不可跨越无菌区，手不可接触无菌物品；避免面对无菌区谈笑、咳嗽、打喷嚏；未经消毒的物品不可触及无菌物品或跨越无菌区域；物品疑有或已被污染，即不可使用，应予更换并重新灭菌。

（六）防止交叉感染

一套无菌物品只供一位患者使用，以防交叉感染。

三、无菌技术基本操作法

无菌技术的操作方法包括无菌持物钳的使用、无菌容器的使用、无菌包的使用、铺无菌盘法、取用无菌溶液法和戴无菌手套法。

（一）无菌持物钳的使用

用于夹取或传递无菌物品的钳子或镊子称为无菌持物钳（无菌镊）。

【评估】

（1）操作环境是否符合无菌操作的要求。

（2）持物钳的种类，需取物品是否为无菌物品。

（3）无菌持物钳及需取物品是否在有效期内。

【计划】

1. 护士准备　着装整洁，修剪指甲、洗手、戴口罩。

2. 用物准备　无菌浸泡罐、无菌持物钳（镊）。

（1）无菌持物钳的种类：临床常用的持物钳有卵圆钳、三叉钳和长、短镊子三种。①卵圆钳：有直

头和弯头两种，钳的持物端有两个圆形的小环，可用于夹取刀、剪、钳、镊及治疗碗、弯盘等无菌物品。但由于卵圆钳的下端较细，而且两环平行紧贴，故不能持重，不能用于夹取较大物品。② 三叉钳：结构和卵圆钳相似，不同之处是其下端为三叉形，呈弧形向内弯曲。可用于夹取盆、盒、罐等较重物品。③ 镊子：镊子的尖端细小，使用时灵巧方便，适宜于夹取棉球、针头、缝针等小物品。

（2）无菌持物钳的存放：无菌持物钳的存放通常采用消毒液浸泡保存法。持物钳经过压力蒸汽灭菌后，浸泡在盛有消毒液的容器内，消毒液应浸没无菌持物钳关节轴以上 2～3cm（持物镊的 1/2 处）（图 2－1），此法常用于病室存放；另外，也可将其保存在灭菌后的干燥容器中，此法常用于手术室。注意每个容器只放 1 把持物钳，以免使用时互相碰撞污染。

【实施】

1. 操作流程　操作流程及说明见表 2－3 所列。

表 2－3　无菌持物钳的使用

操作流程	流程说明	要点
准备	• 护士着装整洁，洗手、戴口罩。根据操作目的准备环境及用物	• 物品一次性备齐，提高工作效率
持钳	• 操作者手固定在持物钳上 1/3 部分，闭合持物钳前端，并将钳移至容器中央	• 以防钳端触及容器口边缘及液面以上的容器内壁，造成污染
取钳	• 保持前端向下取出持物钳，在容器上方滴尽消毒液后再使用（图 2－2）	• 以免消毒液倒流至钳（镊）柄后再流下污染无菌部分
使用	• 使用无菌持物钳时，始终保持钳端向下，且持物钳只能在持物者的胸、腹部水平移动，不可过高或过低	• 防止在视线以外造成污染
放回	• 持物钳使用后，应闭合钳端垂直放入容器内，并打开钳端浸泡消毒备用	• 使钳端与消毒液充分接触，以保持无菌

2. 注意事项

（1）无菌持物钳只用于夹取无菌物品，不能用于夹取油纱布或换药。

（2）使用无菌持物钳时，钳端不可高举，手不可触及无菌持物钳的浸泡部分。

（3）无菌持物钳使用后应立即放回容器内，不得在空气中暴露过久。

（4）如到远处夹取物品，应将持物钳放入容器内一同搬移。

（5）无菌持物钳和存放容器要定期消毒。无菌持物钳及其浸泡器每周清洁、消毒 2 次，同时更换消毒液；使用频率较高的部门应每天清洁、灭菌；干燥保存可持续使用 4h。

【评价】

（1）取放无菌持物钳方法正确。

（2）使用过程中钳端始终保持向下。

（3）不可使无菌持物钳在空气中暴露过久。

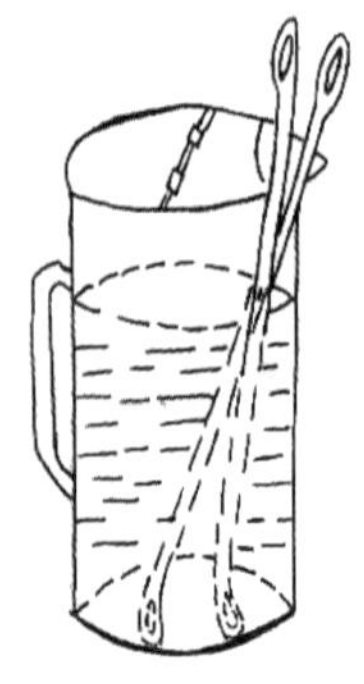

图 2－1　无菌持物钳浸泡在消毒液中

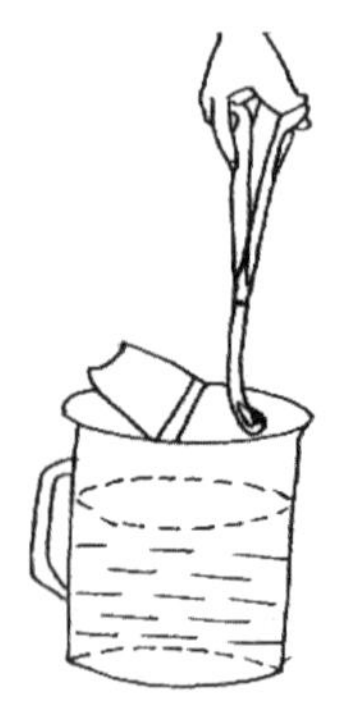

图 2－2　无菌持物钳的使用

（二）无菌容器的使用

无菌容器是指用于盛放无菌物品并保持其无菌状态的容器。

【评估】

操作环境、无菌容器的种类及有效期。

【计划】

1. 护士准备　着装整洁，修剪指甲、洗手、戴口罩。

2. 用物准备　无菌容器（如无菌盆、罐、贮槽等）、无菌物品（如治疗碗、棉球、纱布等）、无菌持物钳、弯盘。

3. 环境准备　操作环境与操作台清洁、干燥、宽敞、明亮。操作前30min停止清扫等工作。

【实施】

1. 操作流程　操作流程及说明见表2-4所列。

表2-4　无菌容器的使用

操作流程	流程说明	要点
准备	• 护士着装整洁，洗手、戴口罩。根据操作目的准备环境及用物	• 物品一次性备齐，提高工作效率
查对	• 查对无菌物品名称及灭菌有效期	
使用	• 打开无菌容器盖，内面向上 • 用无菌持物钳从容器中取出无菌物品 • 取毕无菌物品立即将容器盖严	• 防止污染盖内面，如需将容器盖放于桌面上，应放于稳妥处并使盖的内面朝上（图2-3） • 注意手不可触及盖的内面

2. 注意事项

（1）夹取无菌容器内物品时，无菌持物钳及无菌物品不可触及容器的边缘。

（2）移动无菌容器时，应托住底部，手不可碰及无菌容器内边缘（图2-4）。

（3）从无菌容器内取出的无菌物品，虽未使用，也不得再放回无菌容器内。

（4）无菌容器应定期灭菌，一般有效期为7d。

【评价】

（1）打开及关闭无菌容器的方法正确。

（2）无菌持物钳取物时，钳及物品未触及容器边缘。

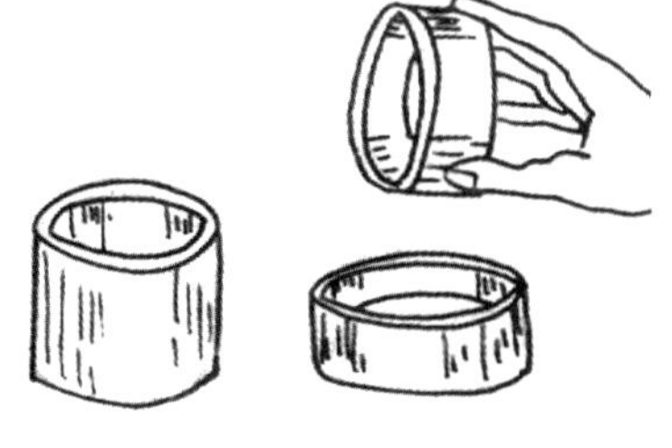

图2-3　打开无菌容器

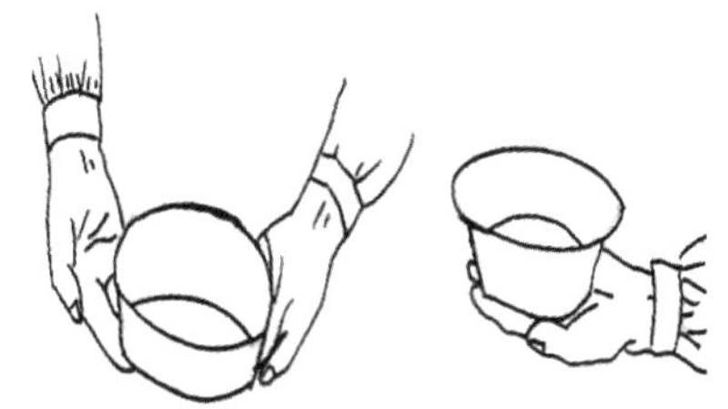

图2-4　无菌容器的托取

（三）无菌包的使用

无菌包是指用无菌包布包裹无菌物品，使无菌物品保持无菌状态。

【评估】

操作环境、操作台面、无菌包的名称及有效期。

【计划】

1. 护士准备　着装整洁，修剪指甲、洗手、戴口罩。
2. 用物准备　无菌持物钳、无菌包。
3. 环境准备　操作环境与操作台清洁、干燥、宽敞、明亮。操作前30min停止清扫等工作。

【实施】

1. 操作流程　操作流程及说明见表2－5所列。

表2－5　无菌包的使用

操作流程	流程说明	要点
准备	• 护士着装整洁，洗手，戴口罩，备齐用物（图2－5）	• 物品一次性备齐，提高工作效率
检查	• 检查无菌包的名称、灭菌有效期及灭菌指示胶带；查看无菌包有无破损及潮湿等不能使用的情况	• 一般灭菌物品有效期为7d，如超过有效期则不可使用
放置	• 将无菌包放在清洁、干燥、平坦处，解开系带	• 潮湿环境可因毛细现象而造成污染
开包	• 打开无菌包外角，再揭开左右两角，最后打开内角（图2－6）	• 开包时手不可触及无菌区域
保存	• 如包布内用物一次用不完，则按原折痕包起扎好，并注明开包日期及时间	• 有效时间为24h

2. 注意事项

（1）严格执行无菌操作原则。

（2）如无菌包内物品超过有效期、被浸湿或包内物品被污染，均需重新灭菌。

【评价】

（1）打无菌包方法正确、松紧适宜。

（2）开包和关包均未污染包布内面及无菌物品。

（3）开包日期和时间记录准确。

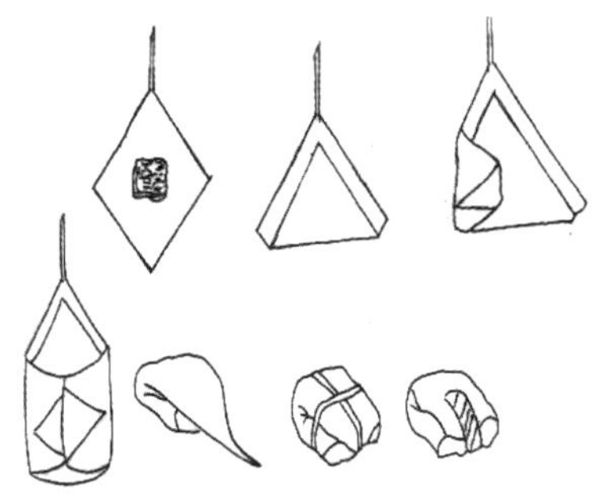

图2－5　无菌包包扎法

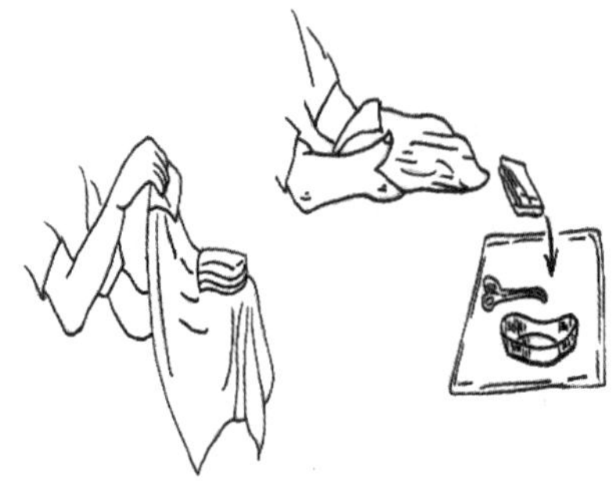

图2－6　无菌包内物品的取出

（四）无菌溶液取用法

【评估】

操作环境、无菌溶液的名称及有效期。

【计划】

1. 护士准备　着装整洁，修剪指甲、洗手、戴口罩。
2. 用物准备　无菌溶液、棉签、开瓶器、弯盘、消毒液等。
3. 环境准备　操作环境与操作台清洁、干燥、宽敞、明亮。操作前30min停止清扫等工作。

【实施】

1. 操作流程　操作流程及说明见表2－6所列。

表 2－6 无菌溶液取用法

操作流程	流程说明	要点
准备	• 护士着装整洁，洗手，戴口罩，备齐用物	• 物品一次性备齐，提高工作效率
检查	• 检查无菌溶液的名称及使用有效期，瓶盖有无松动，瓶体及瓶底有无裂痕，查看溶液有无沉淀、浑浊、絮状物、变色等不能使用的情况	• 确定质量可靠方可使用
开瓶塞	• 用两拇指将瓶塞边缘向上翻起，再用一手拇指和食指拉出瓶塞	• 手不可触及瓶塞盖内面及瓶口的部分
倒液	• 另一手握瓶签侧，倒出少量溶液冲洗瓶口后，再由原处倒出无菌溶液至无菌容器中（图 2－7）	• 以防沾湿瓶签，影响查对 • 保证所取溶液的无菌，防止污染
保存	• 塞进瓶塞，消毒后盖好，并注明开瓶日期和时间	• 已开启的溶液瓶内的溶液可在 24h 内使用

2. 注意事项

(1) 检查溶液质量时要倒转瓶体，对光检查。

(2) 翻开瓶塞时，手不可触及瓶塞盖住瓶口的部分。

(3) 倒溶液时，瓶口不可触及无菌容器，亦不能将无菌敷料堵塞瓶口或伸入瓶内蘸取溶液。

(4) 已倒出的溶液，虽未使用也不得倒回瓶内。

(5) 剩余溶液如继续使用，有效时间为 24h。

【评价】

(1) 开瓶时手未触及瓶口。

(2) 倒溶液时，瓶签未浸湿，瓶口未接触容器口周围。

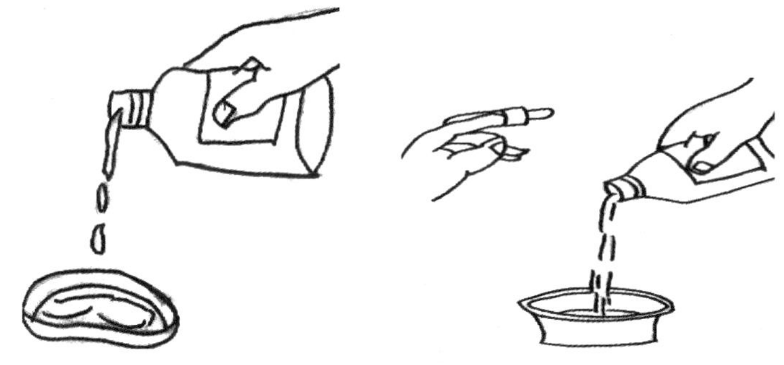

图 2－7 取用无菌溶液

(五) 铺无菌盘法

通过铺无菌治疗巾，形成无菌区域，放置无菌物品，供治疗护理用。

【评估】

操作环境、检查与治疗项目、无菌物品有效期。

【计划】

1. 护士准备 着装整洁，修剪指甲、洗手、戴口罩。

2. 用物准备 无菌持物钳、无菌包（内置无菌治疗巾数块、灭菌指示卡、包布外贴化学指示胶带）、治疗盘、无菌物品及容器、记录卡、签字笔、弯盘等。

3. 环境准备 操作环境与操作台清洁、干燥、宽敞、明亮。操作前 30min 停止清扫等工作。

【实施】

1. 操作流程 操作流程及说明见表 2－7 所列。

表 2－7　铺无菌盘法

操作流程	流程说明	要点
准备	• 护士着装整洁，洗手，戴口罩，备齐用物	• 物品一次性备齐，提高工作效率
检查	• 检查无菌物品名称、包装是否完整及灭菌有效期	• 确定质量可靠方可使用
开包取巾	• 打开无菌治疗巾包，按无菌包的使用法取出治疗巾放于治疗盘内	• 如包内治疗巾未用完则按原折痕折好，注明开包日期和时间
铺治疗巾	• 单层底铺法：双手捏住上层外面两角将其双折平铺于治疗盘上，将上层扇形折叠至对侧，开口向外（图 2－8） • 双层底铺法：双手捏住治疗巾一边外面两角，轻轻抖开，从远到近 3 折成双层底，上层呈扇形折叠，开口向外（图 2－9）	• 手不可触及治疗巾的内面
放入物品	• 根据需要将无菌物品放于无菌治疗巾内	
盖治疗巾	• 双手捏住反折治疗巾两角的外面，向下覆盖，将无菌治疗巾边缘对齐 • 开口处向上反折两次，两侧边缘向下反折一次（图 2－10）	
注明时间	• 注明铺盘名称及时间，整理用物	• 保持盘内无菌，4h 内有效

2. 注意事项

（1）操作时，非无菌物品及身体应与无菌盘保持适当的距离，身体部位不可跨越无菌区。

（2）无菌盘应保持干燥，避免潮湿污染。

（3）已铺好的无菌盘应尽早使用，保留时间不得超过 4h。

【评价】

（1）操作中无菌巾内面未被污染。

（2）取放无菌物品时，手臂未跨越无菌区。

（3）无菌巾在治疗盘内放置适当，放入无菌物品后上下两层的边缘能对齐，并折叠整齐。

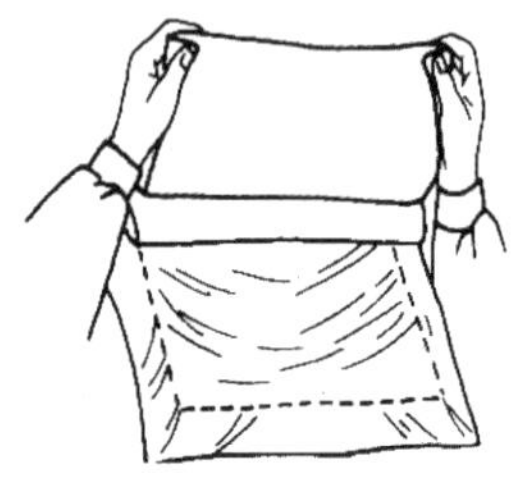

图 2－8　单层底铺盘法

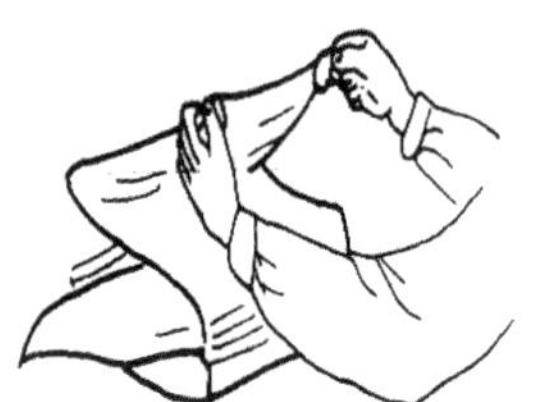

图 2－9　双层底铺盘法

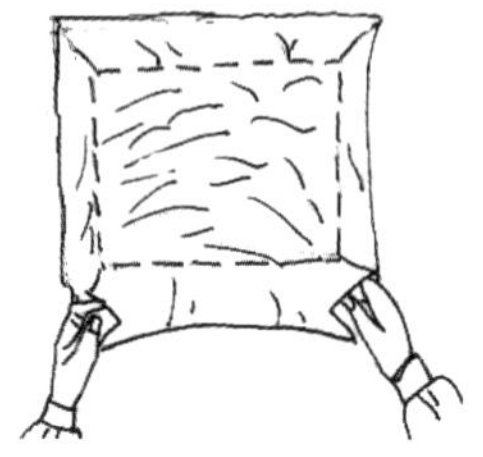

图 2－10　双巾铺盘法

（六）戴无菌手套法

在某些医疗护理操作时为确保无菌效果，操作者需戴无菌手套。

【评估】

操作环境、无菌手套的号码及有效期。

【计划】

1. 护士准备　着装整洁，修剪指甲、洗手、戴口罩。

2. 用物准备　无菌手套、弯盘、指甲剪。

3. 环境准备　操作环境与操作台清洁、干燥、宽敞、明亮。操作前 30min 停止清扫等工作。

【实施】

1. 操作流程　操作流程及说明见表 2－8 所列。

表 2-8　无菌手套的使用

操作流程	流程说明	要点
准备	• 护士着装整洁、洗手、剪指甲、戴口罩，备齐操作用物，放于适当处	• 修剪指甲防止刺破手套
核对	• 核对手套号码、灭菌有效日期及包装是否完整	• 确定质量可靠方可使用
开包	• 打开手套包装（图 2-11）	• 避免污染
戴手套	• 提取手套，戴手套（图 2-12） • 分次提取法：一手掀开手套袋开口处，另一手捏住一只手套的反折部分（手套内面）取出手套，对准五指戴上；未戴手套的手掀起另一只袋口，再以戴好手套的手指插入另一只手套的反折内面（手套外面），取出手套，同法戴好。 • 一次性提取法：两手同时掀开手套袋开口处，分别捏住两只手套的反折部分，取出手套；将两手套五指对准，先戴一只手，再以戴好手套的手指插入另一只手套的反折内面，同法戴好 • 双手推擦手指与手套贴合	• 戴手套时，防止手套外面（无菌面）触及任何非无菌的物品
脱手套	• 操作毕，一手捏住另一手套的外口翻转脱下，将手套的内面翻在外面 • 脱下手套的手，伸入另一只手套内口反转将其脱下将用过的手套放入医用垃圾袋内处理	• 避免脏手套污染手

2. 注意事项

(1) 未戴手套的手不可接触无菌手套的外面，已戴手套的手不可触及未戴手套的手及手套的内面。

(2) 戴手套后如发现手套破损或不慎污染，应立即更换。

(3) 戴手套后，手臂不可下垂，应保持在腰以上、肩以下范围内活动。

【评价】

(1) 操作始终在腰部以上水平、视线范围以内。

(2) 戴、脱手套没有污染，没有强行拉扯手套边缘。

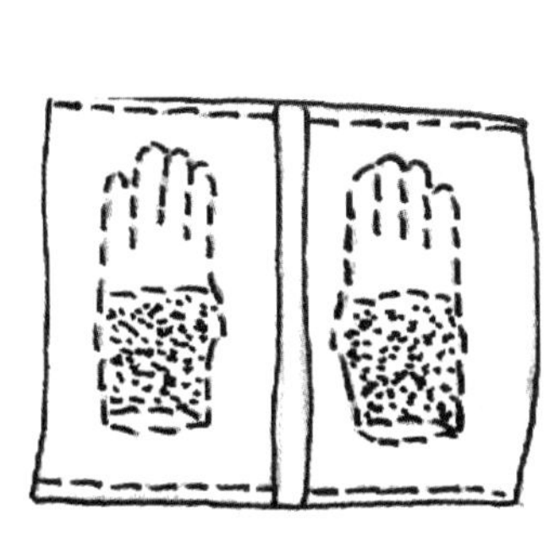

图 2-11　打开手套袋

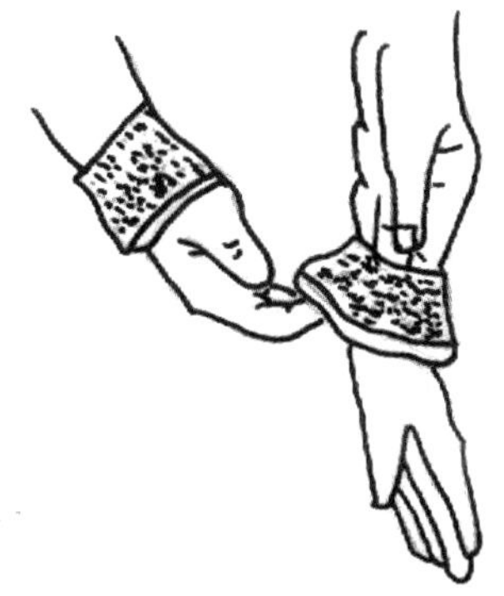

图 2-12　戴无菌手套

第四节　隔离技术

案例：

患者男，32 岁，因长期持续低热、日益消瘦等症状到医院住院治疗，诊断为“艾滋病”。

问题：

1. 对病人应采取何种隔离方法？

2. 具体隔离措施有哪些？

隔离是通过控制感染源、切断感染途径、保护易感人群的措施，达到防止微生物在患者、工作人员及媒介物中扩散的目的。隔离（isolation）可分为传染病隔离和保护性隔离两大类。传染病隔离是指将处于传染期的传染病患者、可疑传染病患者及病原携带者安置在特定区域，与一般人群暂时分离，缩小污染范围，减少传染病传播机会，同时，也便于污染物的集中消毒及处理；保护性隔离是指将免疫功能极度低下的少数易感者置于基本无菌的环境中，使其免受感染。

一、隔离病区的管理

（一）传染病区隔离单位的设置

传染病区与普通病区分开并远离食堂、水源和其他公共场所，相邻病区楼房相隔大约30m，侧面防护距离为10m，以防空气对流传播。病区设多个出入口，以便工作人员与患者分门进出。病区内配置必要的卫生、消毒设备。

（1）以患者为隔离单位：每个患者有单独的环境与用具，与其他患者及不同病种患者间进行隔离。

（2）以病室为隔离单位：同一病种患者安排在同一病室内，但病原体不同者，应分室收治。

（3）凡未确诊，或发生混合感染，或有强烈感染性及危重患者应住单独隔离室。

（二）工作区域的划分及隔离要求

1. 清洁区（clean area）　指凡未和患者直接接触、未被病原微生物污染的区域。如男女更衣室、配餐室、值班室、储物间等工作人员使用的场所。

隔离要求：①患者及患者接触过的物品不得进入清洁区。②工作人员接触患者后需消毒手、脱去隔离衣及鞋方可进入清洁区。

2. 半污染区（clean – contaminated area）　凡有可能被病原微生物污染的区域。如医护办公室、治疗室、病区的走廊、化验室等。

隔离要求：①患者经过走廊时，不得接触墙壁、家具等物。②各类检验标本有存放盘和架，检查完的标本及玻璃管、玻片等严格按要求分别处理。

3. 污染区（contaminated area）　指患者直接或间接接触的区域。如病房、厕所、浴室等。

隔离要求：①污染区的物品未经消毒处理，不得带到他处。②工作人员进入污染区时，务必穿隔离衣，戴口罩、帽子，必要时换隔离鞋。③离开该区前脱隔离衣、鞋，消毒双手。

4. 两通道（two passages）　指进行传染病诊治的病区中的医务人员通道和患者通道。医务人员通道、出入口设在清洁区一端，患者通道、出入口设在污染区一端。

5. 缓冲间（buffer room）　指进行传染病诊治的病区中清洁区与潜在污染区之间、潜在污染区与污染区之间设立的两侧均有门的小室，为医务人员的准备间。

（三）隔离原则

1. 一般消毒隔离原则

（1）根据隔离种类，应在病室或病床前挂隔离标志，并采取相应的隔离措施，如门口的消毒脚垫、门外的洗手池、消毒泡手用具及隔离衣悬挂架等。

（2）工作人员进入隔离室应按规定戴口罩、帽子，穿隔离衣，且只能在规定范围内活动。护士进入隔离室做治疗护理前，须备齐用物并周密计划，集中护理，以减少穿、脱隔离衣和洗手次数。

(3) 凡患者接触过的物品或落地的物品应视为污染，消毒后方可给他人使用；患者的衣物信件、钱币等经消毒后方能交家属带回；患者的排泄物、分泌物、呕吐物须经消毒处理方可排放；病室每日空气用紫外线或喷雾消毒；需送出病区处理的物品，应有专门的污物袋，袋外有明显的标记。

(4) 在严格执行隔离要求的同时，要对患者热情、关心，减轻患者在心理上产生恐惧或因被隔离而孤独、自卑，向患者及家属解释隔离的重要性及暂时性，以取得其信任与合作。

(5) 传染性分泌物三次培养结果均为阴性或已渡过隔离期，经医生开出医嘱后方可解除隔离。

2. 终末消毒

(1) 概念：终末消毒是对出院、转科或死亡患者及其用物、所住病室和医疗器械进行的消毒处理。

(2) 患者的终末处理：患者转科或出院前应进行沐浴，换上清洁衣服；个人用物须消毒后方能带离隔离病区；死亡患者应用消毒液浸湿的棉花球塞住口、鼻、肛门及阴道，尸体用消毒液浸湿的尸单包裹，尸体放入注有“传染”标记的不透水的袋子内火葬。

(3) 病室单位的终末处理：被服放入污物袋，消毒后再清洗；将棉被展开，床垫、枕芯竖放，打开抽屉、柜门，紧闭门窗后用紫外线灯或熏蒸消毒，消毒后开门窗通气；用消毒液擦拭家具、墙面及地面。

二、隔离的种类和措施

按传播途径的不同将隔离分为以下几类，并以切断传播途径为制定措施的依据。

(一) 严密隔离

严密隔离（strict isolation）适用于经飞沫、分泌物、排泄物直接或间接传播的烈性传染病，如霍乱、非典、鼠疫等。凡传染性强、死亡率高的传染病均需采取严密隔离。主要措施有以下几点。

(1) 患者应住单间病室，通向走廊的门窗须关闭；室内用具力求简单、耐消毒，室外挂有明显的标志；禁止患者出病室，并禁止探视与陪护。

(2) 接触患者时，必须戴好口罩和帽子，穿隔离衣裤和隔离鞋，必要时戴手套，消毒措施必须严格。

(3) 患者的分泌物、呕吐物和排泄物应严格消毒处理。

(4) 污染敷料装袋标记后集中焚烧处理。

(5) 室内空气和地面用消毒液喷洒或紫外线照射消毒，每天一次。

(二) 呼吸道隔离

呼吸道隔离（respiratory tract isolation）主要用于防止通过空气中的飞沫传播的感染性疾病，如肺结核、流脑等，主要措施有以下几点。

(1) 同一病原菌感染者可同住一室，有条件时尽量使隔离病室远离其他病室。

(2) 通向走廊的门窗须关闭，患者离开病室要戴口罩。

(3) 工作人员进入病室要戴口罩，并保持口罩干燥，必要时穿隔离衣。

(4) 为患者准备专用痰杯，口鼻分泌物需经消毒处理后方可丢弃。

(5) 室内空气用紫外线照射或消毒液喷洒，每天 1 ~ 2 次。

(三) 肠道隔离

肠道隔离（enteric isolation）适用于由患者的排泄物直接或间接污染了食物或水源而引起传播的疾病，如伤寒、菌痢、甲肝等。通过隔离可切断粪 - 口传播途径，主要措施有以下几点。

(1) 不同病种患者最好能分室居住，如住同一病室，须做好床边隔离；每一病床加隔离标记，患者不得互相交换物品。

（2）接触不同病种患者时，需分别穿隔离衣，接触污物时戴手套。

（3）病室应有防蝇设备，并做到无蟑螂、无鼠。

（4）患者的食具、便器各自专用，严格消毒，剩余的食物或排泄物均应消毒后才能倒掉。

（四）接触隔离

接触隔离（contact isolation）适用于经体表或伤口直接或间接接触而感染的疾病，如破伤风、气性坏疽等。主要措施有以下几点。

（1）患者住单间病室，不允许接触他人。

（2）接触患者时须戴口罩、帽子、手套、穿隔离衣；工作人员的手或皮肤有破损者应尽量避免接触患者。

（3）凡患者接触过的物品，如被单、衣物、换药器械等均应先灭菌，然后再进行清洁、消毒或灭菌。

（4）被患者污染的敷料应装袋标记后集中焚烧处理。

（五）血液－体液隔离

血液－体液隔离（blood－body fluid isolation）主要用于预防直接或间接接触血液或体液的传染性疾病，如乙型肝炎、艾滋病、梅毒等。主要的措施有以下几点。

（1）同种病原体感染者可同住一室，必要时单人隔离。

（2）为防止血溅，应戴口罩及护目镜。

（3）若血液或体液可能污染工作服时需穿隔离衣。

（4）接触血液或体液时应戴手套。

（5）注意洗手，严防被注射针头等利器刺破；若手被血液、体液污染或可能污染，应立即用消毒液洗手；护理另一患者前也应洗手。

（6）被血液或体液污染的物品，应装袋标记后集中消毒或焚烧；患者用过的针头应放入防水、防刺破并有标记的容器内，焚烧处理。

（7）被血液或体液污染的室内表面物品，立即用消毒液擦拭或喷洒。

（8）探视人员应采取相应的隔离措施。

（六）昆虫隔离

昆虫隔离（insect isolation）适用于以昆虫为媒介而传播的疾病，如乙型脑炎、流行性出血热、疟疾、斑疹伤寒等。应根据昆虫种类采取隔离措施，如蚊帐，灭鼠、灭虱等。

（七）保护性隔离

保护性隔离（protective isolation）也称反向隔离，适用于抵抗力低或极易感染的患者，如严重烧伤、早产儿、白血病、脏器移植及免疫缺陷患者等。主要措施有以下几点。

（1）设单独隔离室，患者住单间病室。

（2）工作人员进入病室应戴帽子、口罩、手套，穿隔离衣及拖鞋。

（3）接触患者前、后均应洗手。

（4）凡患呼吸道疾病者或咽部带菌者，包括工作人员均应避免接触患者。

（5）未经消毒处理的物品不可带入隔离室。

（6）室内空气、地面、家具等均应严格消毒并通风换气。

（7）探视者应采取相应的隔离措施。

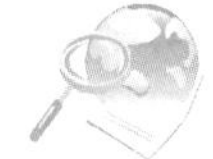

知识链接

中华人民共和国传染病防治法

第三条规定，传染病分为甲类、乙类和丙类。

甲类传染病是指：鼠疫、霍乱。

乙类传染病是指：传染性非典型肺炎、艾滋病、病毒性肝炎、脊髓灰质炎、人感染高致病性禽流感、麻疹、流行性出血热、狂犬病、流行性乙型脑炎、登革热、炭疽、细菌性和阿米巴性痢疾、肺结核、伤寒和副伤寒、流行性脑脊髓膜炎、百日咳、白喉、新生儿破伤风、猩红热、布鲁氏菌病、淋病、梅毒、钩端螺旋体病、血吸虫病、疟疾。

丙类传染病是指：流行性感冒、流行性腮腺炎、风疹、急性出血性结膜炎、麻风病、流行性和地方性斑疹伤寒、黑热病、包虫病、丝虫病，除霍乱、细菌性和阿米巴性痢疾、伤寒和副伤寒以外的感染性腹泻病。

上述规定以外的其他传染病，根据其暴发、流行情况和危害程度，需要列入乙类、丙类传染病的，由国务院卫生行政部门决定并予以公布。

第四条　对乙类传染病中传染性非典型肺炎、炭疽中的肺炭疽和人感染高致病性禽流感，采取本法所称甲类传染病的预防、控制措施。其他乙类传染病和突发原因不明的传染病需要采取本法所称甲类传染病的预防、控制措施的，由国务院卫生行政部门及时报经国务院批准后予以公布、实施。

三、隔离技术基本操作

（一）使用口罩、帽子

1. 口罩、面罩及护目镜的应用　各种类型的口罩、面罩和护目镜可单独使用或组合使用，以提供屏蔽保护，防止感染性血液、体液溅到医护人员眼睛、口腔及鼻腔黏膜。使用口罩时注意：①口罩应盖住口鼻部。② 勤换洗，潮湿后应立即更换，接触严密隔离患者后应立即更换，一次性口罩使用时间不超过4h。③口罩不能挂在胸前反复使用。④戴、脱口罩前应洗手。

2. 帽子的使用　帽子可以防止灰尘及病原微生物附着在头发上，避免造成污染。帽子要将头发全部遮住，并保持清洁。

（二）手的清洁与消毒

美国疾病控制中心（CDC）将洗手定义为：将手涂满肥皂，并对其所有表面进行强有力的短暂的摩擦，产生大量泡沫，然后用流动水冲洗的过程。包括使用单纯的肥皂或清洁剂洗手和用含有消毒剂的洗涤剂洗手两种方法。前者为机械去污过程，能使皮肤脂肪乳化和微生物悬浮于表面，再用水将其冲洗干净；后者为化学去污过程，能杀死或抑制微生物的生长繁殖，达到消毒灭菌的目的。洗手是重要的隔离预防技术之一，为保护患者、保护医护人员自己，必须坚持认真洗手。

医护人员在执行各种操作前，要用皂液和流动水洗手。在进行各种操作后，应进行手的卫生消毒。

【评估】

手被污染的程度、患者目前隔离的种类。

【计划】

1. 护士准备　衣帽整洁，符合隔离原则要求；修剪指甲，取下手表。

2. 物品准备　流动水洗手设备，采用感应式、脚踏式或肘式开关（无洗手设备时可另备消毒液、清水各一盆）；洗手液、清洁干燥小毛巾（纸巾或干手器），盛放擦手纸巾或毛巾的容器；已消毒的手刷（至少4把）。

3. 环境准备　操作环境整洁宽敞、明亮；物品放置合理。

【实施】

1. 操作流程　操作流程及说明见表2－9所列。

表2－9　洗手及手的消毒法

操作流程	流程说明	要点
准备	• 护士着装整洁，符合隔离原则要求；修剪指甲，取下手表。根据操作目的准备环境及用物	• 物品一次性备齐，提高工作效率
洗手	• 取下手上饰物，卷袖过肘，调节合适水流及水温，流水浸湿双手 • 以清洁肥皂或无菌皂液涂抹双手，揉搓双手至少15s，具体揉搓步骤为：①掌心相对，手指并拢相互摩擦。②手心对手背沿指缝相互搓擦，交换进行。③掌心相对，双手交叉指缝相互揉搓。④弯曲各手指使关节在另一手掌心旋转搓擦，交换进行。⑤拇指在掌中转动搓擦，交换进行。⑥指尖在掌心中转动搓洗，交换进行 • 从上至下彻底冲洗双手，关闭水管 • 取纸巾擦干或烘干双手	• 注意清洗双手所有皮肤，包括指背、指尖和指缝 • 必要时增加手腕的清洗，要求握住手腕回旋揉搓手腕部及腕上10cm，交换进行
消毒手	• 首先进行卫生洗手并擦干 • 用消毒剂依次涂擦双手，方法为：手掌对手掌、手背对手背、指尖对手掌、两手指缝相对互擦，重复三遍，任其自干；也可将双手完全浸入消毒液的液面下，并在消毒液中互相揉搓约2min，顺序同涂擦法。任其自干	• 时间为2min

2. 注意事项

（1）刷洗时注意身体勿靠近水池，以免污染水池或水溅湿隔离衣。

（2）流水冲洗时，指尖应低于腕部，腕部低于肘部，使污水流向指尖。

【评价】

（1）未污染清洁的刷子、洗手液、水龙头。

（2）按顺序刷洗，无遗漏，隔离衣保持干燥。

（三）避污纸使用

避污纸是备用的清洁纸片，做简单隔离操作时，可使用避污纸保持双手或物品不被污染，以省略消毒手续。取避污纸时从页面抓取，不可掀开撕取（图2－13）；避污纸用后随即丢入污物桶，集中焚烧处理。使用过程中注意保持避污纸清洁以防交叉感染。

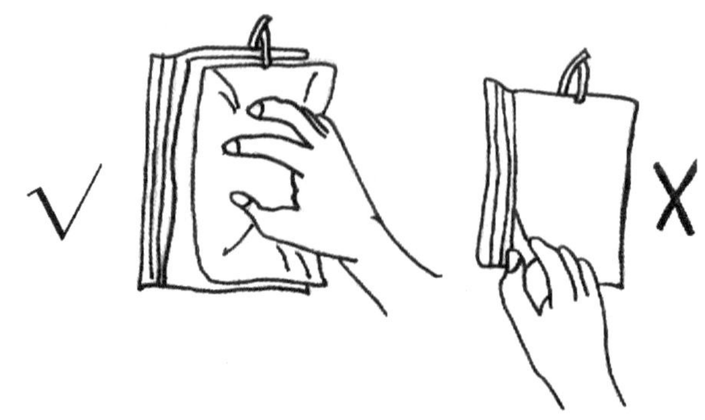

图2－13　取避污纸

（四）穿、脱隔离衣。

穿、脱隔离衣是为了防止病原体的传播，保护患者和工作人员免受病原体的侵袭，防止交叉感染的发生。

【评估】

下列情况需使用隔离衣。

（1）护理患者有可能被传染性的分泌物、渗出物和排泄物污染时。

（2）进入易引起播散的感染性疾病如水痘患者的隔离室时。

（3）护理免疫力低下的患者时，如大面积烧伤患者、器官移植患者等。

【计划】

1. 个人准备　洗手、戴口罩，准备好所需操作项目的用物。

2. 用物准备　隔离衣。

3. 环境准备　符合隔离要求、宽敞。

【实施】

1. 操作流程　操作流程及说明见表2－10所列。

表2－10　穿、脱隔离衣

操作流程	流程说明	要点
准备	• 护士着装整洁，洗手，戴口罩，取下手表，卷袖过肘；备齐操作中所需用物 • 环境宽敞，适于操作	• 穿隔离衣前应准备好工作中的一切需用物品
穿隔离衣	• 手持衣领取下隔离衣，双手将衣领的两端向外折，清洁面朝自己，露出衣袖内口 • 右手持衣领，左手伸进袖筒内。右手上拉衣领，使左手露出袖口 • 左手持衣领，依上法穿好右袖 • 双手顺衣领边缘向后将领口（带）系好 • 系好左右两袖口 • 系腰带：自一侧衣缝顺腰带下移约5cm处将隔离衣后身向前拉，见到衣边捏住外侧，再依同法将另一边捏住。两手在背后将隔离衣的后开口边对齐，一边向另一边折叠，将腰带在背后左右交换，然后到前面系一活结（图2－14）	• 隔离衣长短合适，需完全遮盖内面工作服，并完好无损 • 系领口时，勿使衣袖触及面部、衣领及工作帽 • 注意此时手已污染 • 手不可触及清洁面，穿隔离衣后，只限在规定区域内活动，不得进入清洁区
脱隔离衣	• 解开袖口，将衣袖轻轻上拉，在肘部将衣袖向内塞入工作服袖内 • 消毒清洗双手，擦干 • 右手伸入左侧衣袖内拉下袖口过手，用遮盖的左手捏住右袖外面，将右袖拉下过手，双手在袖笼内解开腰带，在前面打一活结 • 右手自袖管内退出，右侧衣服搭于左侧手臂上，用右手解开领带。左手自袖管内退出后，双手提起衣领，将隔离衣边缘对齐折好 • 双手持衣领将隔离衣挂在衣钩上。如隔离衣不再穿，则将清洁面向外折叠放入污衣袋内（图2－15）	• 避免袖口污染隔离衣的清洁面 • 洗手时，隔离衣不得污染洗手设备 • 注意保持双手的清洁 • 注意保持衣领清洁 • 挂隔离衣时，若在半污染区，不得露出污染面；若在污染区，不得露出清洁面

2. 注意事项

（1）穿隔离衣前应准备好操作中所需物品。

（2）隔离衣长短合适，需完全遮盖内面工作服，并完好无损。

（3）穿隔离衣后，只限在规定区域内活动，不得进入清洁区。

（4）系领口时，勿使衣袖触及面部、衣领及工作帽。

（5）洗手时，隔离衣不得污染洗手设备。

（6）隔离衣每日更换，如有潮湿或被污染，应立即更换。

（7）挂隔离衣时，若在半污染区，不得露出污染面；若在污染区，不得露出清洁面。

【评价】

（1）隔离衣长短合适。

（2）穿脱隔离衣未污染。

（3）刷洗手时隔离衣未溅湿，也未污染水池。

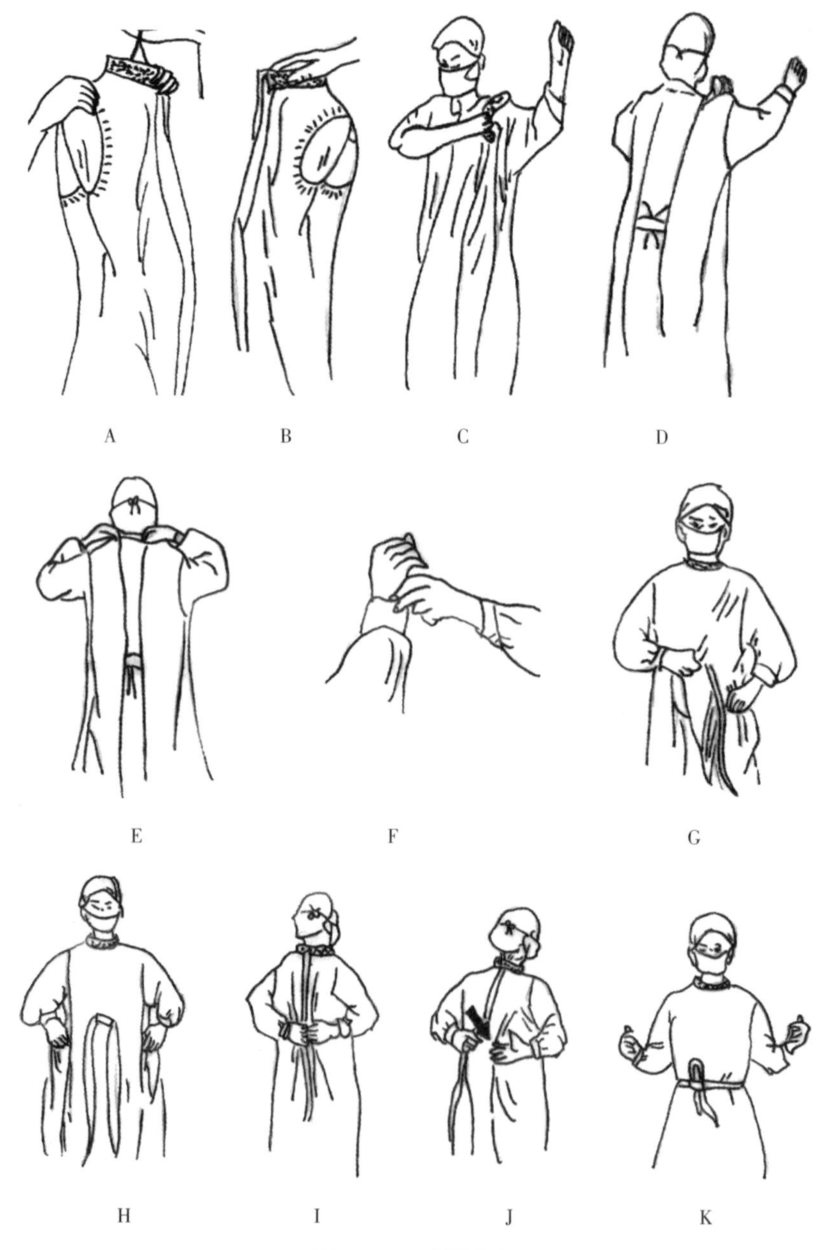

图 2－14　穿隔离衣

A. 取下隔离衣；B. 清洁面朝自己，露出袖笼；C. 穿一只衣袖；D. 穿另一只衣袖；E. 扣领扣；F. 扣袖扣；G. 捏住一侧衣边；H. 捏住两侧衣边；I. 将两侧衣边向后拉并对齐；J. 将对齐的衣边向一侧折叠；K. 系好腰带

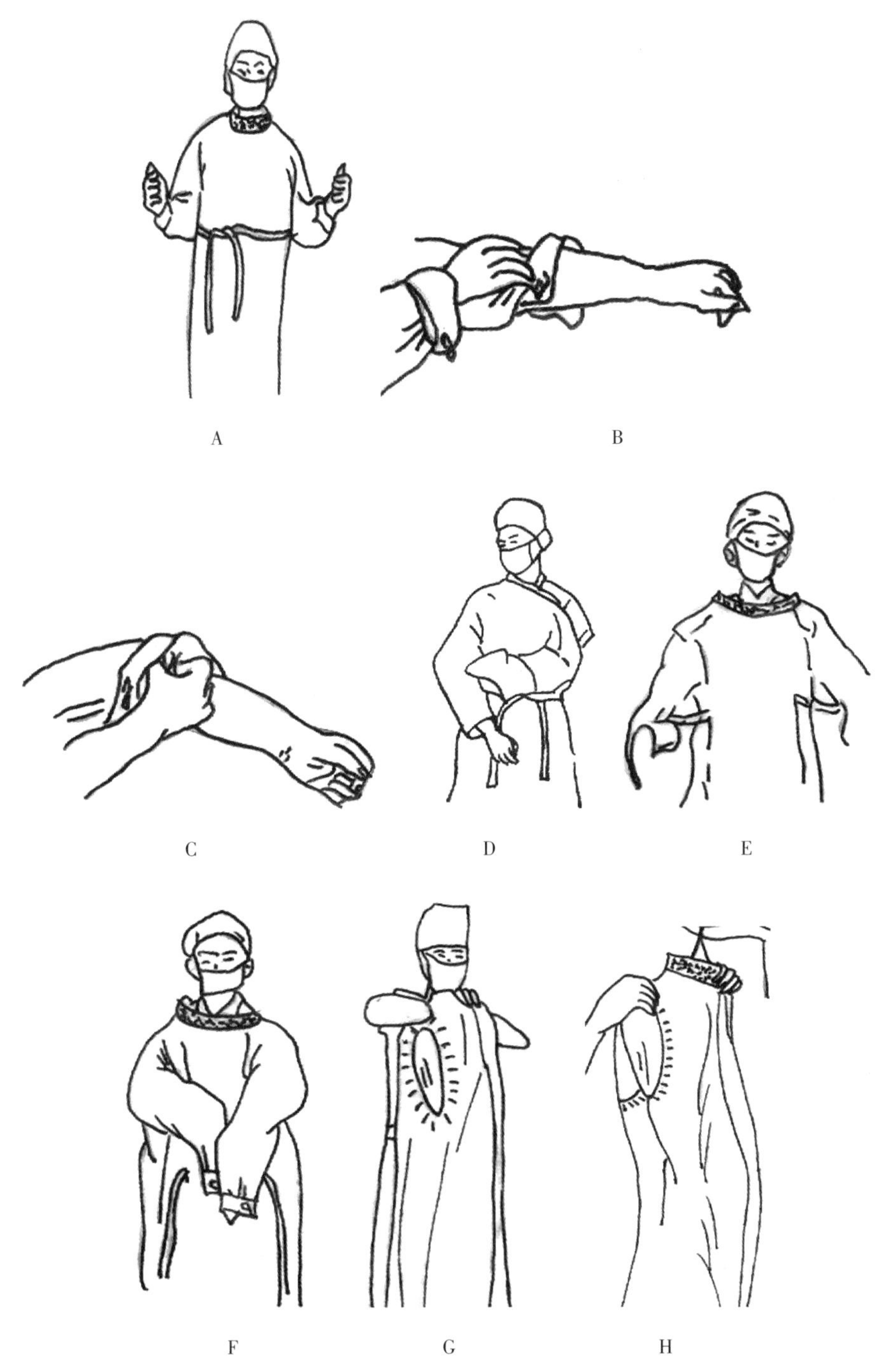

图 2－15　脱隔离衣

A. 解开腰带活结；B. 解开袖扣，将部分衣袖塞入工作服袖内；
C. 消毒双手后，将一手伸入另一衣袖内拉下衣袖；D. 衣袖遮住的手拉另一衣袖的污染面；
E. 用衣袖遮住的双手解开腰带、放下；F. 对齐衣袖，退出双臂；
G. 将一侧衣边向另一边覆盖，将污染面折向内面；H. 手持衣领，将衣挂在衣钩上

第五节　供应室

一、供应室在预防和控制医院感染中的作用

随着现代医学的发展和人们对医院感染认识的不断提高，医院感染的监测控制已被广泛关注。供应室是医院各种病菌污染物最集中的场所，同时又是各种无菌物品的供应基地，所供物品的灭菌质量关系到每一名患者的诊治，是最容易造成医院感染的媒介之一。因此供应室是控制医院感染的关键部门，它除了承担全院各项工作所需的器械、用具等供应任务外，还集中了物品的回收、清洗、消毒、灭菌、保管、发放等任务。从现代感染控制的角度看，它是医院的心脏。

二、供应室的布局

供应室房间安排布局要科学合理，内部要明确划分为污染区、清洁区和无菌区，并强制性采取由污到净的通行路线。三区间应设隔离屏障，以利于供应室的各项工作组成流水线。

1. 污染区　该区为回收临床使用后的物品的区域，范围不宜过大，一般设污物回收室、一次性物品处理室、洗涤室（包括初洗和精洗区）和推车清洗室。该区的工作是固定专人、专车将用过的污染物品回收并进行分类、预处理和清洗。

2. 清洁区　清洁区包括包装和灭菌两个区域，一般设包装室、消毒灭菌室和下送车存放室。该区的工作是将已去污的物品进行检查、配备，妥善包装并灭菌。凡进入清洁区的物品必须是经过严格去污处理的干燥物品。

3. 无菌区　此区设置灭菌监测室、无菌物品储存室、一次性物品存放库及无菌物品发放室。凡灭菌处理后的物品均存放于无菌区。无菌物品存放区要求有较高的洁净度，应安装空气净化装置，进出无菌区仅限于负责运送和发放无菌物品的人员，且要求穿规定的服装。

三、供应室的工作内容

1. 物品回收、初步处理　供应室固定专人、专车回收医院各部门的用品。回收后的物品初步处理分三类。

（1）送物车回本室后先进行清洗、消毒再送入专用存放间备用。

（2）送出供应室或各科室未使用的器械包装物品，不能再放回无菌间，需重新灭菌处理。

（3）病房使用后的污染物品，在固定专用的房间内拆包、分类，并选用适宜有效的方法浸泡消毒，然后送入洗涤室。

2. 物品洗涤　进入人体无菌组织或腔隙的各种诊疗器械，使用后会附着大量的有机物，这些有机物如不彻底清洁干净，可在器械表面形成生物被膜，将微生物包裹其中，阻止消毒灭菌因子的穿越，导致灭菌失败。物品洗涤应分类进行，洗涤过程包括去污、去热源、去洗涤剂、精洗四个环节。每一步均要认真操作，达到要求。要求玻璃类物品光亮透明不挂水珠、无划痕；金属器械光亮清洁、无锈、无污、无血迹；橡胶类表面光滑、管腔通畅、弹性良好。

3. 灭菌　灭菌是供应室工作的重点，消毒人员应严守操作规程，每日灭菌前对灭菌器进行常规检查和卫生清洁。根据各类灭菌物品的特点和灭菌要求选用不同的灭菌方法，一般诊疗包、金属器械、敷料首选压力蒸汽灭菌，油剂、粉剂、膏剂采用干热灭菌，不耐热的物品如介入导管、内镜、精密仪器、植入物等选用环氧乙烷气体灭菌。各类物品灭菌合格率应达100%。

4. 无菌物品的储存和发放　灭菌物品应摆放在距地面 20cm、距天花板 50cm，距墙壁超过 5cm 的储物架上，储物架每日擦拭。无菌物品存放室每日湿式清扫，室内空气按规定消毒。工作人员每日检查无菌物品的有效期，存放有序。无菌室的物品由专人发放。

5. 一次性使用物品的管理　在一次性使用物品的管理上应严把采购、使用和回收消毒处理三个环节质量关。除认真检查各包装标识及省级以上卫生部门颁发的“生产许可证”“卫生许可证”“产品准销证”外，还对每批号输液器、注射器、头皮针等按卫计委规定抽样热源检测，合格后方可进行发放。使用过的一次性器具严格实行以旧换新制度，认真清点，高效消毒剂浸泡消毒后分类进行毁形处理，达到无害化。

目标检测

一、A 型题（以下每题下面有 A、B、C、D、E 五个答案，请从中选择一个最佳的答案）

1. 有关医院内感染的概念，正确的是（　　）。

A. 感染和发病同时发生

B. 探视陪住者是医院内感染的主要对象

C. 出院后发生的感染不属于医院内感染

D. 患者在住院期间遭受的感染

E. 入院前处于潜伏期而住院期间发生的感染也属于医院内感染

2. 下列关于消毒灭菌说法正确的是（　　）。

A. 煮沸消毒时，为节省空间可把碗、盆重叠放置

B. 压力蒸汽灭菌时，布类物品应放在金属类物品之上

C. 紫外线灯只要不坏，可以一直使用

D. 手术刀片可以用燃烧法灭菌

E. 消毒液的浓度越高其消毒效果越好

3. 使用无菌容器时错误的是（　　）。

A. 打开无菌容器盖后，盖内面朝上放置　　B. 无菌物品取出后，未用应立即放回

C. 手持无菌容器时应托住底部　　D. 手不可触及无菌容器的内面

E. 取物后，立即将无菌容器盖盖严

4. 王某，42 岁，因脚被铁钉刺伤，发热、抽搐、牙关紧闭入院，诊断为破伤风，则其换下的敷料应（　　）。

A. 先清洗再浸泡消毒　　B. 先浸泡消毒再清洗

C. 先清洗再蒸汽灭菌　　D. 先蒸汽灭菌再清洗

E. 焚烧

5. 强强，2 岁，因高热、频繁呕吐，颈项强直入院，诊断为流脑，应施行（　　）。

A. 接触性隔离　　B. 昆虫隔离

C. 呼吸道隔离　　D. 保护性隔离

E. 血液－体液隔离

6. 引起医院内感染的主要因素不包括（　　）。

A. 医务人员不重视　　B. 易感人群增加

C. 消毒灭菌效果的严格监控　　D. 抗生素的广泛应用

E. 介入性诊疗手段增加

7. 在无菌技术操作原则中，预防交叉感染的关键措施是（　　）。

A. 操作区域要清洁、宽敞
B. 取无菌物品时，必须使用无菌持物钳
C. 一份无菌物品只能供一个患者使用
D. 无菌物品与非无菌物品分别放置
E. 无菌物品疑有污染不可再用

8. 为传染患者工作后，刷洗手的方法是（　　）。

A. 由手指尖自手臂刷洗 2 遍，共 2min
B. 由手臂自手指尖刷洗 2 遍，共 2min
C. 由手指尖自手臂刷洗 3 遍，共 2min
D. 由手指尖自手臂刷洗 1 遍，共 2min
E. 由手指尖自肘上 10cm 刷洗 2 遍，共 2min

9. 下列不符合隔离原则的是（　　）。

A. 隔离单位标记鲜明
B. 脚垫用消毒液浸湿
C. 门口设消毒盆，毛巾，手刷
D. 使用过的物品冲洗后立即消毒
E. 穿隔离衣后不得进入清洁区

10. 内镜用 2% 戊二醛浸泡消毒，下述正确的是（　　）。

A. 浸泡前用清水冲洗
B. 打开轴节全部浸于液面下
C. 加入 5% 亚硝酸钠防锈
D. 浸泡时间需 15min
E. 浸泡取出后即可使用

11. 用紫外线灯消毒空气，下述错误的是（　　）。

A. 灯管用无水乙醇纱布擦净
B. 消毒过程用纱布遮盖患者双眼
C. 灯亮 5min 开始计时
D. 关灯后须冷却 3 ~ 4min 再开
E. 使用超过 2000h 的灯管应更换

12. 取用无菌溶液应首先检查（　　）。

A. 瓶盖有无松动
B. 瓶签是否符合
C. 溶液有无变色
D. 瓶子有无裂缝
E. 溶液有无沉淀物

13. 正确的无菌技术操作是（　　）。

A. 用无菌持物钳夹取无菌油纱布
B. 将无菌敷料接触无菌溶液瓶口倒溶液
C. 打开无菌容器盖使外面向上放于桌上
D. 解开无菌包系带卷放在包布上
E. 将无菌盘盖巾扇形折叠开口边向外

14. 有关使用隔离衣的要求，正确的是（　　）。

A. 每周更换一次
B. 要保持袖口内外面清洁
C. 必须完全盖住工作服
D. 隔离衣潮湿后立即晾干
E. 隔离衣挂在走廊内应外面向外

15. 下列传染病患者可安置在一室的是（　　）。

A. 流感、百日咳
B. 伤寒、痢疾
C. 破伤风、炭疽
D. 流脑、乙脑
E. 肺结核、白喉

16. 煮沸消毒时为提高沸点，可加入（　　）。

A. 氯化铵
B. 亚硝酸钠
C. 碳酸钙
D. 碳酸氢钠
E. 碳酸铵

二、B 型题（以下有 A、B、C、D、E 五个答案，均是后面题的答案。请从中选择一个最佳的答案）

A. 清洁区
B. 物理消毒
C. 化学消毒
D. 物理灭菌
E. 化学灭菌

17. 用环氧乙烷杀灭一切包括芽孢在内的微生物，是（　　）。

18. 特殊感染的敷料燃烧是（　　）。

19. 换药室用紫外线照射是（　　）。

A. 4h 内可使用　B. 12h 内可使用　C . 24h 内可使用　D. 7d 内可使用

E . 14d 可使用

20. 无菌包已打开未用完（　　）。

21. 无菌手套袋未打开（　　）。

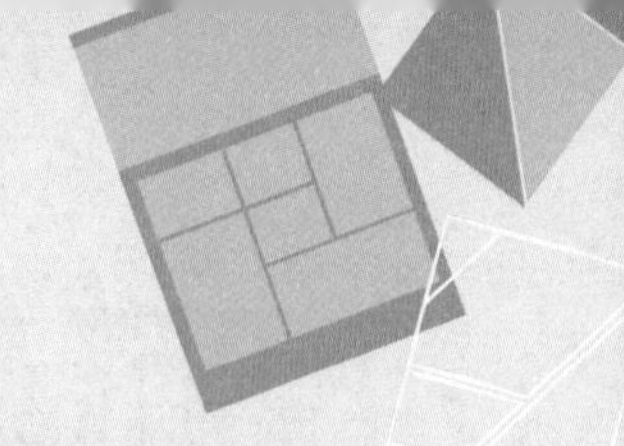

第三章 入院和出院护理

案例

男性，65 岁。晨起跑步中途突然出现胸骨后疼痛，伴呕吐、冷汗和濒死感，持续 1h 不缓解而急诊入院。护理查体：体温 37.6℃，脉搏 40 次 /min，呼吸 16 次 /min，血压 12.0/8.0kPa。大汗淋漓，面色苍白，口唇轻度发绀，痛苦表情。辅助检查：血白细胞 10.0×109/L，中性 67%，淋巴 23%。ECG 示 II、III、aVF 导联 ST 段弓背向上抬高，并有深而宽的 Q 波，IaVL 导联 ST 段压低，偶见室性早搏。

问题

如果你是值班护士，应作何处理？

医院是社会组成不可缺少的部分，是防止疾病、维护人类健康的卫生单位。当人生病后经门诊或急诊医生诊查、确定需要住院治疗时，需要办理入院手续。护理人员应掌握患者入院护理的一般程序，按照整体护理的要求，对患者进行评估，了解患者的需求，并给予有针对性的护理措施，使患者尽快适应医院环境，遵守医院的规章制度，很好的配合护理活动。

随着科技的发展，网络的普及，我们对患者在家里咨询，预约医生诊治、进行各种检查有了新的服务和工作理念。

在医护人员的精心治疗和护理下，患者病情好转，逐渐康复，可以出院休息，护理人员应掌握患者出院的一般程序，协助患者办理出院手续，同时给他们提供健康指导，使其增强他们的自护能力，从而提高他们的生活质量。

做好患者入、出院的护理工作是将整体护理原则贯穿于始终，也是满足患者身心需要的具体体现。它有利于组织、指导患者适应医院环境，积极配合治疗，从而缩短病程，促进康复。

第一节 入院护理

入院护理是指患者经门诊或急诊医生诊查后，因病情的需要住院做进一步的观察、检查和治疗，经医生签发住院证，由护理人员给患者提供的一系列护理工作。入院护理可使患者与家属感到手续简单，住院快捷，受到医护人员的关心，促使患者尽快适应医院的环境，同时观察与评估患者的情况，拟定护理计划，实施个别化整体化的护理，维护患者身心安全与舒适。

入院护理的目的有以下几点。

（1）使患者了解和熟悉医院环境，尽快熟悉和适应医院生活，消除紧张，焦虑等不良情绪。

（2）做好健康教育，满足患者对疾病知识的需求。

（3）观察评估患者的情况，拟定护理计划。

（4）使患者得到及时的治疗和护理。

一、患者入院前的护理

（一）办理入院手续

经初步诊断，确定需住院的由医师签发住院证。患者或家属持医师签发的住院证到住院处办理手续。详细填写有关登记表格、缴纳住院保证金，办理入院手续。由住院处或门诊、急诊科的护理人员电话通知病房，病区值班护士根据病情做好接纳新患者的准备。危重患者可先送入病区；急诊手术的患者可先手术，后补办入院手续。

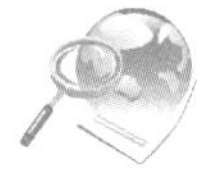

知识链接

住院患者信息管理系统

随着计算机的普及，部分医院通过计算机软件以及网络系统，利用住院患者管理系统对患者进行信息、床位和费用等管理，包括：住院登记、收退押金、病案管理、转床、对药品和诊疗项目自动划价收费、出院结账、患者查询、床位查询等，及时准确地为患者和医护人员提供信息共享，减轻工作人员的劳动强度，缩短了与患者沟通检查、用药、交费时间，提高效率。还可以通过与医保系统连接办理保险管理等，较以往手工登记方便、快捷。

（二）进行卫生处置

护理人员根据入院患者的病情及身体状况，在卫生处置处进行卫生处理，如给患者理发、沐浴、更衣、修剪指甲等。危、急、重者和即将分娩的患者可酌情免浴。对有虱虮者，应先行灭虱，再做以上的卫生处置。对于传染病患者或疑似传染病的患者应送隔离处置室。患者换下的衣服或不需要的物品（包括贵重物品）可由家属带回或按手续暂存于入院处。

（三）护送患者进入病区

由住院处或门诊、急诊的护理人员携病历护送患者入病室。根据患者的病情可选用步行、轮椅或者平车推送。护送患者途中注意患者的安全、保暖，随时观察患者的病情变化，不应停止必要的治疗，如吸氧、输液等。如有外伤的患者应注意其卧位。护送患者入病区后，与病区护理人员交接患者病情、治疗、护理措施、患者的卫生情况及物品等。

二、患者入病区后的初步护理

（一）一般患者的入院护理

1. 准备床单位　病区护理人员根据患者的病情准备床单位，备齐所需用物（如脸盆、痰杯、热水瓶等），并将备用床改为暂空床。

2. 迎接新患者　护理人员应观察患者的入院手续，核对确认患者腕带信息，以诚恳热情的态度，亲切的话语迎接患者到指定的床位，主动向患者作自我介绍，说明护理人员将为患者提供的服务及护理人员的工作职责，为患者介绍同室病友、协助患者上床休息。耐心解答患者提出的问题，用自己的实际行动和语言消除患者的不安情绪，从而增强患者的安全感及对护理人员的信任。

3. 通知主管医师　诊视患者，必要时协助医生为患者实施初步的体检。

4. 测量患者　为患者测量体温、脉搏、呼吸、血压，对能够站立的患者测量体重和身高。通知营养室为患者准备膳食，按分级护理进行护理。

5. 填写住院病历和护理表格

（1）用蓝黑墨水或碳素墨水笔逐页填写住院病历页眉栏及各种表格。

（2）用红色钢笔在体温单 40 ~42℃横线之间相应入院时间栏内，纵行填写入院时间。

（3）按顺序排列住院病历：体温单、医嘱单、入院记录、病史和体格检查单、病程记录、各种检验检查报告单、护理记录单、住院病历首页、门诊或急诊病历。

（4）填写入院登记本、诊断小卡（插在患者住院一览表上）、床尾卡（插在床头或床尾牌内）。

6. 介绍与指导　向患者及家属介绍病区的环境、作息时间及有关规章制度、床单位及设备的使用方法等。指导常规标本留取的方法、时间、注意事项。

7. 听取并解答　耐心听取并解答患者的咨询，进行入院护理评估，填写入院护理评估单。

8. 拟定护理计划　根据收集的资料拟定适合患者个体的护理计划。执行各项治疗、护理措施。

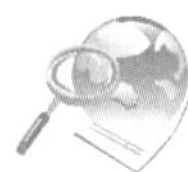

知识链接

患者身份确认标志——手腕带

患者身份确认是指医务人员在医疗活动中对患者身份进行查对、核实，以确保正确的治疗，将有标有患者姓名、年龄、床号、住院号、诊断、过敏药物等重要资料的标志手腕带系在患者手腕上进行贴身标志，并根据患者的年龄、疾病情况选择不同的颜色，便于随身对患者进行快速准确的识别，特别是对危重症、意识障碍、婴幼儿、老年人、语言及听力障碍以及全身麻醉未清醒等不能清楚表明自己身份的患者，手腕带可帮助防止因错误识别患者而引发的医疗事故。

（二）急、危重患者入院的护理

1. 安置危重患者　危重患者安置于危重病室或抢救室，并在床上加铺橡胶单和中单，急诊手术的患者，准备麻醉床。

2. 通知医生　做好抢救准备，备齐急救器材和药品 如氧气、吸引器、输液器具、急救车、呼吸机、吸痰机等。

3. 配合抢救　密切观察患者的病情变化，积极配合医生进行抢救，并做好护理记录。

4. 询问病史　对不能正确叙述病情和需求的患者（如语言障碍、听力障碍），对昏迷患者、婴幼儿等，暂留配送人员，以便了解病史。

（三）传染患者入院后的护理

（1）按传染病收治方案，安排在隔离病房，进行隔离技术处理。

（2）向患者讲解隔离的意义，消除患者的顾虑。接诊护理严格执行隔离技术操作，以防交叉感染，按隔离方法送患者到指定病室。

（四）分级护理

分级护理是指根据对患者病情的轻、重、缓、急和自理能力的评估结果，给予不同级别的护理。通常将护理级别分为四个等级，即特级护理、一级护理、二级护理及三级护理。各级护理级别的适用对象及相应的护理内容见表 3－1 所列。

表 3－1　各级护理级别适用的对象及护理内容

护理级别	适用对象	护理内容
特级护理	• 病情危重，需随时观察。以便进行抢救的患者。如严重创伤、复杂疑难的大手术后、器官移植、大面积灼伤以及心、肝、肺、肾功能衰竭等	• 安排专人 24h 护理，严密观察患者病情及生命体征变化 • 制定护理计划，严格执行各项诊疗及护理措施，及时准确、逐项填写特别护理记录 • 备好急救所需药品和用物、以便随时急用 • 认真做好基础护理，严防并发症，确保患者安全
一级护理	• 病情危重，需绝对卧床休息的患者。如各种大手术后、休克、出血、昏迷、瘫痪、高热、大出血、肝肾功能衰竭者和早产儿等	• 每 1h 巡视患者一次，观察病情及生命体征 • 制定护理计划。严格执行各项诊疗及护理措施，及时准确、逐项填写特别护理记录 • 按需准备抢救药品和器材 • 做好基础护理，严防并发症，满足患者身心需要
二级护理	• 病情较重，生活不能自理的患者。如大手术后病情稳定者、年老体弱、慢性病不宜多活动者以及幼儿等	• 每 2h 巡视患者一次，观察病情 • 按护理常规护理 • 生活上给予必要的协助，掌握患者的病情和心理，并满足其身心需要
三级护理	• 患者病情较轻，生活基本自理。如一般慢性病、疾病恢复期及手术前的准备阶段等	• 每 3h 巡视患者一次，观察病情 • 按护理常规护理 • 给予卫生保健指导，督促患者遵守医院规章制度，了解患者的病情和心理，满足患者身心需要

临床工作中，为了更直观地了解患者的护理级别。及时观察患者病情和生命体征变化，做好基础护理及完成护理常规以满足患者身心需要，通常需在护理站的患者一览表上的诊断卡和患者床头（尾）卡上，采用不同颜色的标志来表示患者的护理级别。特级护理和一级护理采用红色标志。二级护理采用黄色标志。三级护理采用绿色标志。

第二节　出院护理

出院护理是指患者经过住院期间的治疗和护理，病情好转、稳定，痊愈出院或需转院（科），或不愿接受医生的建议而自动离院，护理人员应协助其办理出院的护理工作。

出院护理的目的有以下几点。

（1）对患者进行出院指导，使患者适应日常生活。

（2）指导患者办理出院手续。

（3）清洁、整理床单位，保持病房整洁，迎接新患者。

一、患者出院的方式

（一）同意出院

指患者病情好转、痊愈或不需要住院治疗，医生认为可以回家休养或有门诊继续诊疗，由医生主动通知患者或患者主动提议经医生同意后出院，医生开出出院医嘱。

（二）主动出院

患者尚未痊愈仍需继续治疗，但因经济或其他的因素，患者或者家属恳求准予出院，但医生不同意出院，由患者或家属签订“自动出院志愿书”，而后医生开出“自动出院”医嘱。

（三）转院

患者因各种因素需转到其他医院或医疗机构继续诊治，医生、患者及家属同意，医生开出转院医嘱。

（四）死亡

患者因病情过重抢救无效死亡，医生开出“死亡”医嘱。

二、患者出院前的护理

（一）通知患者及家属

护理人员根据医生的出院医嘱，将出院日期告诉患者及其家属使其做好出院准备，如备好交通工具等。

（二）评估患者的情绪变化和自理能力

护理人员应了解患者及其家属的心理状况及情绪变化，尤其特别注意病情无明显好转、转院、自动出院的患者，进行有针对性的安慰和鼓励，增强患者康复的信心，帮助患者减轻因离开医院所产生的不适。同时评估患者执行健康护理的能力，以便指导出院后护理。

（三）进行出院指导和健康教育

根据患者的情况，进行适时、恰当的健康教育，指导患者出院后在用药、饮食、休息、功能锻炼及定期复查等方面的注意事项，必要时提供有关方面的书面资料，以便患者和家属了解有关疾病的护理知识、技能和护理要点。

（四）征求患者意见

征求患者对医院医疗、护理等工作的意见和建议，以便不断提高医疗护理质量。

三、患者出院时的护理

（一）执行出院医嘱

（1）办理出院手续：填写出院通知单，通知患者或家属到出院处办理出院手续，结算患者住院期间治疗、护理等费用。

（2）停止一切医嘱，用红笔在有关表格或各种执行卡片（护理卡、治疗卡、服药卡等）填写“出院”字样，注明日期并签全名。

（3）患者出院后需要继续服药的，凭医嘱处方到药房领取，交给患者或家属带回，并指导用药常识。

（4）在体温单 40～42℃之间，相应出院日期和时间栏内，用红钢笔竖写出院时间。

（5）撤销诊断卡及床头（尾）卡。

（二）填写患者出院护理评估单

护士应该及时填写出院护理评估单，了解患者出院时的身心状况，并写好护理小结。

（三）协助患者整理用物

归还寄存物品，收回患者住院期间所借物品。

（四）协助患者出院

根据患者病情决定步行或平车、轮椅护送患者至病区门外或医院门口。

四、患者出院后的护理

（1）患者的污染被服，放入污衣袋中。根据出院患者的疾病种类决定清洗、消毒的方法。

（2）用消毒液擦拭床旁桌椅。

（3）非一次性的面盆、痰杯用消毒液浸泡。

（4）床垫、床褥、枕芯、棉胎放在阳光下曝晒 6h 或用紫外线照射消毒。

（5）打开病室门窗通风。

（6）传染性病床单位及病室，均按传染病终末消毒法处理。

（7）铺好备用床，准备迎接新患者。

（8）按要求整理病历，交病案室保存。

第三节 搬运患者法

患者入院、治疗、出院时，凡不能自行移动的患者均需护理人员根据病情选用不同的运送工具，有平车、轮椅、担架。

一、轮椅运送法

【目的】

（1）护送不能行走但能坐起的患者入院、出院、检查、治疗或室外活动。

（2）帮助患者活动，促进血液循环和体力恢复。

【评估】

（1）患者的体重、意识状态、病情与躯体活动能力。

（2）患者损伤的部位和合作程度。

（3）轮椅各部件的性能是否完好。

【计划】

1. 用物准备　轮椅，根据季节备毛毯、别针、软枕。
2. 患者准备　患者了解轮椅运送的方法和目的，能够主动配合操作。

3. 环境准备　移开障碍物，保证环境宽敞。

4. 护士准备　人数及用物。

【实施】

1. 操作步骤

操作流程	流程说明	要点
检查核对	• 检查轮椅性能，将轮椅推至病人床旁，核对病人床号、姓名，并解释操作的目的、方法及配合要点	• 检查轮椅：车轮、椅背、椅座、脚踏部件性能，保证病人安全，取得合作
放置轮椅	• 使椅背与床尾平齐，面向床头，翻起脚踏板，拉起车闸止动，固定车轮	• 缩短距离，便于病人坐入轮椅
协助患者坐起	• 需要毛毯保暖时，将毛毯平铺在轮椅上，毛毯上端高过病人颈部约 15cm • 协助病人穿衣、裤、袜子 • 嘱病人以手掌撑在床面上，撤掉盖被，扶病人坐起，两脚垂直床沿，维持坐姿，协助病人穿好鞋子	• 防止轮椅滑动 • 防止病人着凉 • 询问、观察病人有无头晕等不适反应 • 方便病人下床
上轮椅	• 嘱病人将双手置于护士肩上，护士双手放在病人腰部或腋下，协助病人下床 • 护士协助病人转身，嘱病人用手扶住轮椅把手，坐于轮椅中（图 3－1） • 翻下脚踏板，协助病人将脚置于脚踏板上 • 将毛毯上端围在病人颈部，用别针固定将毛毯两侧围裹病人双臂，用别针固定，再用毛毯余下部分围裹病人上身、下肢和双脚（图 3－2） • 整理床单位，铺暂空床 • 观察病人，确定无不适后，放松制动闸，推病人至目的地	• 注意观察病情变化 • 嘱病人抓紧轮椅扶手 • 避免病人足部悬空 • 保持病人舒适 • 避免病人受凉 • 推行中注意病情变化 • 过门槛时，跷起前轮，避免过大震动，下坡时，嘱病人抓紧扶手，身体尽量向椅背，保证病人安全
下轮椅	• 将轮椅推至床尾，使椅背与床尾平齐，病人面向床头扳制动闸将轮椅止动，翻起脚踏板 • 解除病人身上固定毛毯用别针 • 协助病人站起、转身、坐于床沿 • 协助病人脱去鞋子及保暖外衣，躺卧舒适，盖好盖被 • 整理床单位	• 防止病人摔倒 • 观察病人病情
轮椅归位	• 推轮椅至原处放置	• 便于其他人使用

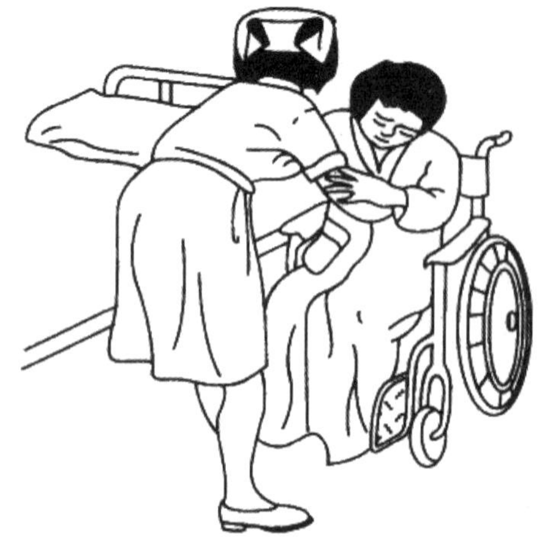

图 3－1　协助患者坐轮椅

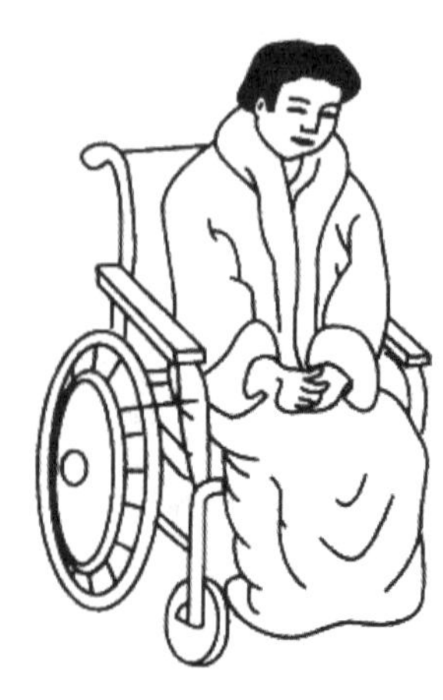

图 3－2　为患者包盖保暖

2. 注意事项

（1）使用前，检查轮椅性能，保持其完好。

（2）推轮椅时，速度要慢，随时观察患者的反应。

3. 健康教育 向患者介绍搬运过程、方法及注意事项，说明如何配合。鼓励患者参与，在搬运过程中如有不适立即说明，避免意外发生。

【评价】

（1）患者感觉舒适、安全。

（2）操作时动作轻稳、节力、协调。

二、平车运送法

【目的】

运送不能起床的患者入院，做各种特殊检查、治疗、手术或转运患者。

【评估】

（1）患者的体重、病情与躯体活动能力。如病情许可，能在床上配合动作者，可用挪动法；儿科患者或体重较轻者，可用单人搬运法；不能自行活动或体重较重者，可用两人或三人搬运法；病情危重或颈腰椎骨折等患者，采用四人搬运法。

（2）患者的病损部位与合作程度。

（3）平车性能是否良好。

【计划】

1. 用物准备 平车及车上用物。

2. 患者准备 了解搬运步骤及配合方法。

3. 环境准备 宽敞，便于操作。

4. 护士准备 人数及用物。

【实施】

挪动法、一人搬运法、两人搬运法、三人搬运法、四人搬运法。

1. 操作步骤

操作流程	流程说明	要点
检查与核对	• 检查平车性能，将平车推至病人床旁，核对病人姓名、床号 • 安置好病人身上的导管等	• 检查平车：车轮、车面、制动闸等各部件性能良好、保证安全，确认病人，取得合作 • 避免导管脱落、扭转或液体逆流 • 根据病人病情及体重，确定搬运方法
搬运病人	• 挪动法 • 推平车至病人床旁。移开床旁桌、床旁椅。松开盖被将平车推至床旁与床平行。大轮靠近床头。将制动闸止动协助病人将上身、臀部、下肢依次向平车移动 • 协助病人在平车上躺好，用被单或盖被包裹病人，先足部，再两侧，头部盖被折成45°角	• 适用于病情许可，能在床上配合的病人 • 平车贴近床沿便于搬运 • 病人头部枕于大轮端 • 搬运者制动平车，防止平车滑动 • 协助病人离开平车回床时，应协助病人先移动下肢，再移动上肢 • 病人保暖、舒适 • 包裹整齐、美观

续表

操作流程	流程说明	要点
搬运病人	• 一人搬运法 • 推平车至病人床旁，大轮端靠近床尾，使平车与床成钝角，用制动闸止动松开盖被，协助病人穿好衣服，搬运者一臂自病人近侧腋下伸入至对侧肩部，另一臂伸入病人臀下；病人双臂过搬运者肩部，双手交叉于搬运者颈后；搬运者抱起病人（图3－3），稳步移动将病人放于平车中央，盖好盖被 • 二人搬运法 • 同一人搬运法步骤 • 搬运者甲、乙两人站在病人同侧床旁，协助病人将上肢交叉于胸前 • 搬运者甲一手伸至病人头、颈、肩下方，另手伸至病人腰部下方；搬运者乙一手伸至病人臀部下方，另一只手伸至病人膝部下方，两人同时抬起病人至近侧床沿，再同时抬起病人稳步向平车处移动（图3－4），将病人放于平车中央，盖好盖被 • 三人搬运法 • 同一人搬运法步骤 • 搬运者甲、乙、丙二人站在病人同侧床旁，协助病人将，上肢交叉于胸前，搬运者：甲双手托住病人头，颈、肩及胸部；乙双手托住病人背，腰臀部；丙双手托住病人膝部及双足，三人同时抬起病人至近侧床沿。再同时抬起病人稳步向平车处移动（图3－5） • 将病人放于平车中央，盖好盖被 • 四人搬运法 • 同挪动法 • 搬运者甲、乙分别站于床头和床尾；搬运者丙、丁分别站于病床和平车的一侧 • 将帆布兜或中单放于病人腰、臀部下方 • 搬运者：甲抬起病人的头、颈、肩；乙抬起病人者双足；搬运者丙、丁分别抓住帆布兜或中单四角，四人同时抬起病人向平车处移动，将病人放于平车中央，盖好盖被（图3－6）	• 适用于上肢活动自如，体重较轻的病人 • 缩短搬运距离，节力，防止平车移动，保证病人的安全 • 搬运者双脚前后分开，扩大支撑面；略屈膝降低重心，便于转身 • 适用于不能活动，病情较轻，自己不能活动体重较重的病人 • 缩短搬运距离，节力 • 身高者站于病人头侧，使病人头部处于高位，以减少不适 • 适用于不能活动，病情较轻自己不能活动体重超重的病人 • 甲搬运者使病人头部处于较高位置，减轻不适 • 三人同时抬起病人，保持平稳移动，减少意外伤害 • 适用于颈椎、腰椎骨折和病情较重的病人 • 搬运骨折病人，平车上应放置木板，固定好骨折部位 • 帆布兜或中单能承受病人的体重 • 搬运者应协调一致，甲搬运者随时观察病人的病情变化 • 病人平卧于平车中央，避免碰撞
整理床单位 松开平车 制动闸	• 铺成暂空床 • 推送病人至目的地	• 保持病房整齐、美观 • 推送病人时护士应位于病人者头部，随时注意病人病情变化 • 推行中、平车小轮端在前。转弯灵活；速度不快，上、下坡时，病人头部应位于高处，减轻病人不适，并嘱病人抓紧扶手，保证病人安全 • 进、出门时，避免碰撞房门保持输液管管通、引流管道通畅 • 颅脑损伤、颌面部外伤以及昏迷病人，应将头偏向一侧

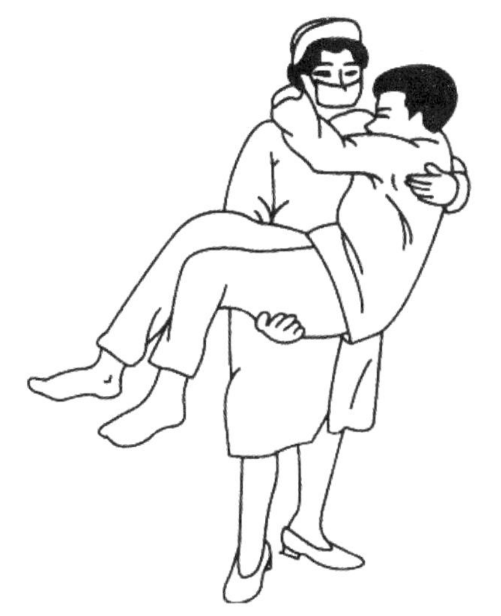

图 3－3　单人搬运法

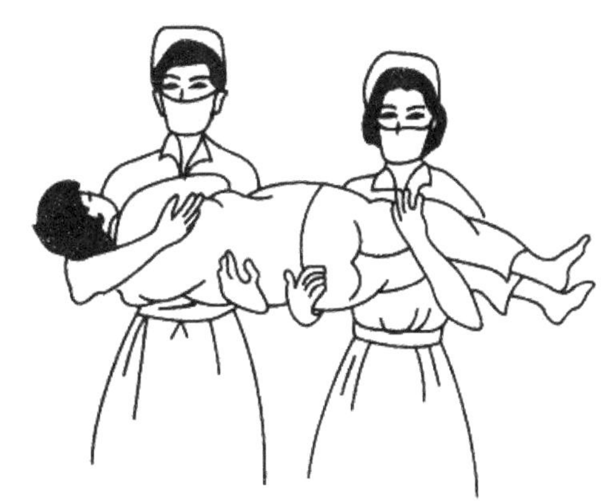

图 3－4　二人搬运法

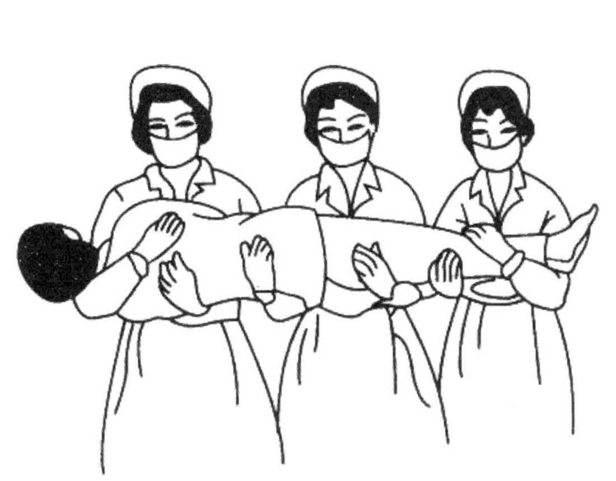

图 3－5　三人搬运法

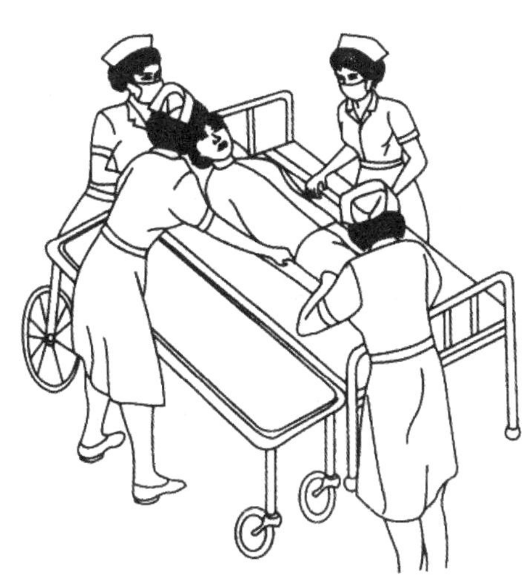

图 3－6　四人搬运法

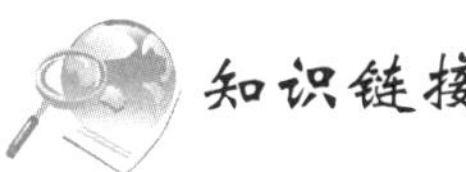

知识链接

医用过床易

医用过床易是将患者从手术台、推车、病床、CT 台换床、移位、护理的最佳工具，使患者平稳、安全地过床，并减轻其被搬运时所产生的痛苦。既避免在搬运患者过程中造成不必要的损伤，又提高了护理质量，彻底解决了因此而造成的纠纷及风险，极大的地降低了护理工作人员的劳动强度。首先，把推车的高度升降到和病床、手术台一样的高度（之间落差不能超过 15cm），推车紧靠病床，在手术台两侧各站一人；患者从床上过床到推车上时，病床一侧的人两手各扶持患者的肩部和臀部，将患者侧卧超过 30°，另一侧的人将过床易放入患者身体下方 1/3 或 1/4 处，病床一侧的人托住患者肩部和臀部向上 45℃ 左右用力慢慢往下推，另一侧的人也要托住患者的肩部和臀部，防止滑得太快，发生意外。当患者完全过床到推车上时，推车一侧的人员要侧搬运患者，另一人将过床器取出，实现安全、平稳、省力地过床；如果床和推车之间有落差（不能超过 15cm）过床时可利用患者身体下方的中床单，操作和之前步骤一样。侧翻患者时，抬起中床单的两角，放入过床器。过床时，两人同时拉起中床单的四角，一侧向前推，另一侧轻拉。当患者完全过床到推车上时，和之前操作一样，取出过床器。

2. 注意事项

（1）搬运患者时动作轻稳，协调一致，确保患者舒适、安全。

（2）注意节力原理的应用。

（3）推行时，推行者应站于患者头侧；车速适宜，上下坡时，患者头部应位于高处。如平车一端为小轮，以大轮端为头端。

（4）观察病情，妥善安置患者。

①骨折患者搬动时应在车上垫木板，并固定好骨折部位，颈椎骨折时要保持头部处于中立位，并沿身体纵轴向上略加牵引颈部或由患者自己用双手托起头部，缓慢移至平车中央。患者取仰卧位，并在颈下垫小枕或衣物，保持头颈中立。头颈两侧用衣物或沙袋加以固定。如果搬运不当会引起高位脊髓损伤，患者则立即发生高位截瘫，甚至在短时内死亡。

②颅脑损伤、颌面部外伤患者，头卧于健侧；昏迷的患者，头转向一侧。

③安置患者身上的有关导管，避免脱落，受压或液体逆流，输液和引流管须保持通畅。

（5）进出门时应先将门打开，不可用车撞门，以免震动患者及损坏设施。

3. 健康教育

（1）向患者及家属解释平车运送的目的。

（2）教会患者平车运送的配合方法。

（3）向患者及家属讲解平车运送的注意事项。

【评价】

（1）搬运是否轻、稳、准确、协调、节力，患者是否安全、舒适。

（2）搬运过程有无病情变化，是否造成损伤等并发症。

（3）患者的持续治疗是否受到影响。

目标检测

一、A 型题（以下每题下面有 A、B、C、D、E 五个答案，请从中选择一个最佳的答案）

1. 对门诊就诊的患者首先应实行（　　）。

A. 心理安慰　　B. 卫生指导　　C. 预检分诊　　D. 查阅病案资料

E. 健康教育

2. 特级护理适用于（　　）。

A. 肝移植患者　　B. 肾衰竭患者　　C. 昏迷患者　　D. 择期手术者

E. 年老体弱者

3. 以下患者应进行一级护理的是（　　）。

A. 器官移植、大面积烧伤　　B. 高热、大出血

C. 严重创伤　　D. 年老体弱、幼儿

E. 疾病恢复期、选择性手术前的准备阶段

4. 护送坐轮椅的患者下坡时应做到（　　）。

A. 患者的头及背应向后靠　　B. 轮椅往前倾

C. 拉上手闸　　D. 为患者加上安全带

E. 护士走在轮椅前面

5. 下列关于患者出院当日的护理项目不正确的是（　　）。
A. 办理出院手续　　B. 停止病区内的治疗
C. 给予卫生指导　　D. 征求患者意见
E. 铺好暂空床，迎接新患者

6. 关于危重患者的入院护理，下列可在最后进行（　　）。
A. 测量生命体征　　B. 准备抢救用物
C. 报告医生　　D. 介绍常规标本的留取方法
E. 配合抢救后做好记录

7. 入院患者可暂免沐浴的情况是（　　）。
A. 急性甲型肝炎患者　　B. 高血压的患者
C. 糖尿病患者　　D. 急性心肌梗死患者
E. 慢性扁桃体炎择期手术者

8. 患者，男性，39 岁，因农药中毒急诊入院。用平车护送患者进入病区时，对静脉输液管、吸氧管采取的处理措施是（　　）。
A. 暂时拔除导管　　B. 加固导管，继续治疗，维持导管通畅
C. 加固导管，途中暂停吸气，输液　　D. 维持输液通畅，暂时拔除吸氧管
E. 保证吸氧，保留输液管，暂停输液治疗

9. 下列关于出院护理的描述，错误的是（　　）。
A. 办理出院手续　　B. 进行出院指导　　C. 征求患者意见　　D. 护送患者出院
E. 铺好暂空床，迎接新患者

10. 两人搬运患者的正确方法是（　　）。
A. 甲托头肩部，乙托臀部　　B. 甲托背部，乙托臀、腘窝部
C. 甲托颈、腰部，乙托大腿和小腿　　D. 甲托头、背部，乙托臀和小腿
E. 甲托头颈肩、腰部，乙托臀、腘窝部

11. 患者女性，56 岁，风湿性心脏病、慢性心力衰竭。护士为患者准备的床位是（　　）。
A. 将其安排在观察室　　B. 按患者个人意愿选择病室
C. 安排在离办公室较近的小病室　　D. 将其安排在监护室
E. 安排在患者多的病室，以便及早发现病情变化

12. 患者男性，46 岁，颅内血肿清除术后第二天，护士需为患者更换卧位，下列操作中错误的是（　　）。
A. 将导管固定妥当后再翻身　　B. 让患者卧于患侧
C. 先换药，再翻身　　D. 注意节力原则
E. 两人协助患者翻身

（13 ~ 15 题共用题干）
患者王某，男，65 岁，行胃大部分切除术，术中生命体征正常，术后回病房。

13. 护士应为该患者准备（　　）。
A. 麻醉床　　B. 备用床
C. 加铺橡胶单的备用床　　D. 暂空床
E. 加铺橡胶单的暂空床

14. 护士应遵医嘱给予该患者（　　）。
A. 特级护理　　B. 一级护理　　C. 二级护理　　D. 三级护理

E. 四级护理

15. 护士巡视患者的时间宜为（　　）。

A. 24h 专人护理　　B. 每 1h 巡视一次

C. 每 2h 巡视一次　　D. 每 3h 巡视一次

E. 每 1h 巡视二次

（16～20 题共用题干）

患者男性，27 岁，车祸后急诊入院。患者第 3、4 腰椎骨折，神志清楚，生命体征正常，需要收入骨科手术治疗。

16. 护士拟用平车运送患者进入病区，从病床移至平车宜选用最佳方法是（　　）。

A. 一人搬运法　　B. 二人搬运法　　C. 三人搬运法　　D. 四人搬运法

E. 六人搬运法

17. 搬运患者时，护士甲应托住患者的部位是（　　）。

A. 头部　　B. 头及颈肩部　　C. 腰部　　D. 臀部

E. 双脚

18. 护士搬运时，平车应放置的位置是（　　）。

A. 平车头端与床头呈钝角　　B. 平车头端与床头呈锐角

C. 平车尾端与床尾呈钝角　　D. 平车尾端与床尾相接

E. 平车紧靠床边

19. 护士用平车运送时，患者头部卧于大轮端的原因是（　　）。

A. 大轮噪音小　　B. 大轮平稳

C. 大轮推动省力　　D. 大轮摩擦力小

E. 大轮转弯灵活

20. 护士用平车运送患者时，不正确的操作是（　　）。

A. 护士在患者的脚部一侧推车　　B. 运送中保持输液通畅

C. 进门时先开门，再接平车进入　　D. 下坡时，患者头部应在坡上一端

E. 搬运腰椎骨折患者应垫木板

21. 护士协助患者向平车挪动时顺序应为（　　）。

A. 上身、臀部、下肢　　B. 上身、下肢、臀部

C. 下肢、臀部、上身　　D. 臀部、上身、下肢

E. 臀部、下肢、上身

22. 关于轮椅运送法的叙述不正确的是（　　）。

A. 接患者时椅背与床尾平齐　　B. 闸应制动

C. 护士站在轮椅一侧　　D. 患者应抬头向后靠

E. 身体不平衡者，可系安全带

23. 用平车搬运患者时，以下哪种做法不妥（　　）。

A. 腰椎骨折患者搬运时，车上垫木板　　B. 下坡时，患者头在平车后端

C. 输液者不可中断，防止脱落　　D. 进门时不可用车撞门

E. 患者向平车挪动时，护士应抵住床尾

24. 特级护理的患者正确的观察时间是（　　）。

A. 24h 专人守护　　B. 应该是 15～30min 观察一次

C. 应该是 1～2h 观察一次　　D. 应该是 2～3h 巡视一次

E. 应该是 4～6h 巡视一次

25. 以下患者应进行二级护理的是（　　）。

A. 器官移植、大面积烧伤
B. 高热、大出血
C. 休克、瘫痪
D. 年老体弱、幼儿
E. 疾病恢复期、选择性手术前的准备阶段

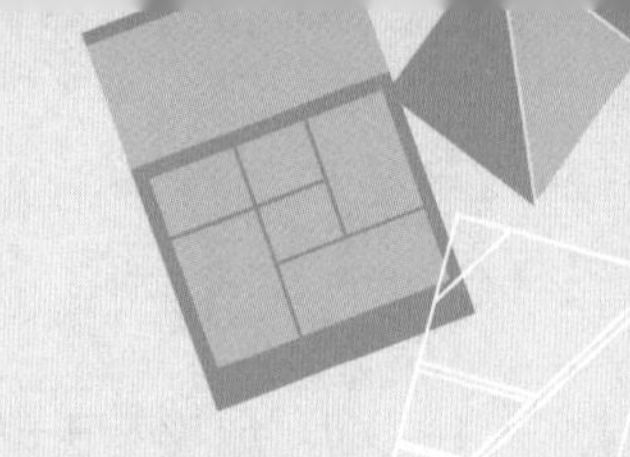

第四章 舒适和安全护理

案例

患者甲，男，71岁，农民，因左心衰急诊入院，病人口吐粉红色泡沫痰，呼吸困难。

问题

1.你是值班的急诊护士，为病人取何种卧位？为什么？
2.怎样让患者感觉更舒适？

舒适与安全是人类的基本需要，内容很广，涉及个体的生理、心理、精神以及社会、环境等各个方面。当人处于最佳健康状态时，会通过自身调节来满足其舒适与安全的需要。但患病时，自理能力受到影响，安全受到威胁，就会处于不舒适的状态。护理工作与患者的舒适和安全有很大的关系，许多的护理工作就是为了满足患者舒适和安全的需要。因此，护理人员应运用护理程序的方法来发现、分析影响患者舒适和安全的各种因素，并提供适当的措施，满足其舒适与安全的需要。

第一节 概 述

一、舒适与不舒适的概念

（一）舒适

舒适（comfort）是指个体身心处于轻松自在、满意、无焦虑、无疼痛的健康、安宁状态时的一种自我感觉。舒适是一种主观感觉，因个体的生理、心理、社会、精神、文化背景的特点和经历不同，对舒适有不同体验。最高水平的舒适一般表现为情绪稳定、心情舒畅、精力充沛、感到安全和放松、身心需要均能得到满足。

舒适包括：①生理舒适：指个体身体上的舒适感觉。②心理舒适：即个体内在的自我意识，如信仰、信念、尊重、自尊、生命价值等精神需求的满足。③环境舒适：即与个体生存的物理环境相关的因素，如温度、湿度、噪声和自然环境。④社会舒适：即个体、家庭和社会的相互关系。这四个方面相互关联、互为因果，如果某一方面出现问题，个体即会感到不舒适。

（二）不舒适

不舒适（discomfort）是指个体身心不健全或缺陷，生理、心理需求不能全部满足，或周围环境有不良刺激，身体出现病理改变，身心负荷过重的一种自我感觉。不舒适通常表现为烦躁不安、紧张、精神不振、失眠、消极失望、疼痛、乏力，难以坚持日常工作和生活。疼痛是不舒适中最为严重的表现形式。

舒适与不舒适之间没有明确的分界线，个体每时每刻都处在舒适与不舒适之间的某一点上，且呈动态变化。同时，每个人对舒适与不舒适的感觉，因个体生理、心理、精神、社会、文化背景及经历的不同而有差异。因此，护士在日常护理中，要用动态的观点来评估患者舒适与不舒适的程度，并注意个体差异，尽量满足患者的需要。

二、不舒适的原因

造成患者不舒适的原因有很多，常见的有以下几种。

（一）生理因素

1. 个人卫生　因疾病导致生活不能自理，个人卫生状况不佳，如口臭、汗臭、皮肤污垢、瘙痒等均可引起个体不适。

2. 疾病　疾病所致的疼痛、恶心、呕吐、咳嗽、饥饿、腹胀、腹泻及发热等造成机体不适。

3. 姿势和体位不当　如关节过度屈曲或伸张、肌肉过度紧张或牵拉、疾病所致的强迫体位以及局部组织受压等原因致使局部肌肉和关节疲劳、麻木、疼痛等均可引起不适。

4. 活动受限　使用约束具、石膏绷带、夹板限制患者活动时可造成不舒适。

（二）心理社会因素

1. 焦虑或恐惧　担心疾病带来的危害，安全、生存需求得不到保障，惧怕死亡，过分担忧疾病对家庭、经济、工作造成的影响等均会给患者带来心理压力，进而出现烦躁、失眠等心理不适的表现。

2. 角色适应不良　患者因担心家庭、孩子或工作等，出现角色行为冲突、角色行为紊乱等角色适应不良的表现，以致不能安心养病，影响疾病康复。

3. 生活习惯改变　住院后生活习惯改变，而使患者一时不能适应。

4. 自尊受损　被医护人员疏忽、冷落，照顾与关心不够或者操作时身体暴露过多，均可使患者感觉不被尊重。

5. 缺乏支持系统　住院后与家人隔离或被亲朋好友忽视，缺乏经济支持等。

（三）环境因素

1. 住院环境陌生　新入院患者对医院和病室环境以及医务人员感到陌生或不适应，缺乏安全感而产生紧张、焦虑情绪。

2. 环境条件不良　周围环境中的温度、湿度、色彩、光线、声音等诸多不良环境会造成患者不舒适。

三、不舒适患者的护理原则

不舒适常会导致个体产生焦虑而影响健康。而患者由于受疾病、心理、社会、周围环境等多种因素的影响，经常处于不舒适的状态。护理人员应按照护理程序认真、细致观察，仔细听取主诉，并根据家属提供的线索，结合患者的行为和表情，评估患者不舒适的原因，及时采取相应措施解除不适，以满足患者对舒适的需求。

（一）预防为主，促进舒适

为了使患者经常保持舒适状态，护理人员应熟悉舒适的四种类型及导致不舒适的原因，从生理、心理、社会和环境这四方面来对患者进行全面评估，做到预防在先，积极促进患者舒适。如保持病室整洁，加强生活护理、协助重症患者保持良好的个人卫生、维持适当的姿势和舒适卧位等均是增进舒适的护理措施。

医护人员的言行对患者的心理舒适有很大的影响。护理人员要有良好的服务态度，除了使用亲切的语言、尊敬的称呼以外，还应不断地听取患者对治疗、护理的意见，并鼓励他们积极主动地参与护理活动，促进康复。

（二）加强观察，去除诱因

不舒适属于自我感觉，客观估计比较困难，尤其是对重症患者。若出现语言沟通障碍，患者更难表达自身的感受。这就需要护理人员细心的观察，通过患者的非语言行为，如面部表情、手势、体态及活动或移动能力、饮食、睡眠、皮肤颜色、有无出汗等，判断患者的舒适程度，找出并积极去除影响舒适的因素。

（三）采取措施，消除或减轻不适

对于身体不适的患者，应采取积极有效的措施。如对尿潴留的患者，可采取适当的措施诱导排尿，必要时行导尿术，以解除因膀胱过度膨胀而导致的不适。

（四）互相信任，给予心理支持

护理人员与患者、家属建立相互信任的关系是提供心理护理的基础。对因心理社会因素引起不适的患者，护理人员可采取不作评判的倾听方式，取得信任，使患者郁积在内心的苦闷或压抑得以宣泄。通过有效的沟通，正确指导患者调节情绪，并及时与家属及单位取得联系，使其配合医务人员，共同做好患者的心理护理。

第二节　疼痛患者的护理

正常情况下，每个人都有疼痛的体验。疼痛是临床上常见症状之一，是患者最痛苦的感受，也是不舒适中最常见、最严重的形式。疼痛的发生，提示着个体的健康受到威胁。疼痛与疾病的发生、发展与转归有着密切的联系，是临床上诊断疾病、鉴别疾病的重要指征之一，同时也是评价治疗与护理效果的重要标准。作为一名护理人员，应掌握疼痛的相关知识，帮助患者避免疼痛，解除疼痛，并做好疼痛的护理。

一、疼痛的概述

疼痛（pain）是伴随着现存或潜在的组织损伤而产生的一种令人不快的感觉和情绪上的感受，是机体对有害刺激的一种保护性的防御反应。

疼痛分为身体疼痛和心理疼痛，是个体在身体和心理两方面同时经历的感受，是由个体的防御功能被破坏所致。身体疼痛是指身体某一部位感觉不舒适，如手指部位，这是由于皮肤表层组织的完整性受到损害，神经末梢受到刺激所致。心理疼痛是指精神方面的防御功能被破坏，个体的情绪完整性受到损害。心理疼痛的不舒适感觉，往往很难确定疼痛的准确部位，如失去亲人引起忧郁和伤心。身体和心理的痛觉都具有自我保护及对身体发出危险警告信号的作用。身体痛觉是警告身体有被伤害的危险，心理痛觉则警告个体的心理因某些重要事件而受到威胁，如不能及时采取有效的护理措施，将对患者的身体和心理造成不良的影响或严重后果。

总之，疼痛具有以下三方面的共同特征：①疼痛提示个体的防御功能或人的整体性受到侵害；②疼痛是个体身心受到侵害的危害警告，常伴有生理、行为和情绪反应；③疼痛是一种身心不舒适的感觉。

二、疼痛患者的护理

【护理评估】

（一）内容

除患者的一般情况外，应重点评估疼痛发生的时间、部位、性质、程度、伴随症状；患者自身控制疼痛的方式、对疼痛的耐受性；疼痛发生时的表达方式；引起或加重疼痛的各种因素及减轻疼痛的方法。

（二）方法

1. 询问病史　包括现病史和既往史。护士应主动关心患者，取得信任，认真听取患者的主诉。了解患者过去有无疼痛经验，以往疼痛的规律以及止痛剂的使用情况。切忌不可根据自身对疼痛的理解和体验来主观判断患者的疼痛程度。在与患者交流的过程中，要注意患者的语言与非语言表达，从而获得较为客观的资料。

2. 观察与体格检查　检查患者疼痛的部位，注意观察患者疼痛时的生理、行为和情绪反应。

护理人员通过患者的面部表情、身体动作，可以观察到患者对疼痛的感受及疼痛程度，部位等。观察患者身体活动可判断其疼痛的情况：①静止不动：即患者维持某一种最舒适的体位或姿势，常见于四肢或外伤疼痛者；②无目的的乱动：在严重疼痛时，有些患者常通过无目的地乱动来分散其对疼痛的注意力；③保护动作：是患者对疼痛的一种逃避性反射；④规律性动作或按摩动作：为了减轻疼痛的程度常使用的动作。如头痛时用手指按压头部，内脏性腹痛时按揉腹部等。

此外，疼痛发生时，患者常发出各种声音，如呻吟、喘息、尖叫、呜咽、哭泣等。应注意观察其音调的大小、快慢、节律、持续时间等。音调的变化可反映出疼痛患者的痛觉行为，尤其是无语言交流能力的患者，更应注意收集这方面的资料。

（三）疼痛程度的评估工具

可视患者的病情、年龄和认知水平选择相应的评估工具。

（1）数字评分法：用数字代替文字来表示疼痛的程度。将一条直线等分成 10 段，按 0－10 分次序评估疼痛程度。0 分表示无痛，10 分表示剧痛，中间数字次序表示疼痛的不同程度。患者可以选择其中一个能代表自己疼痛感受的数字来表示疼痛的程度。此评分法宜于疼痛治疗前后效果测定对比（图4－1）。

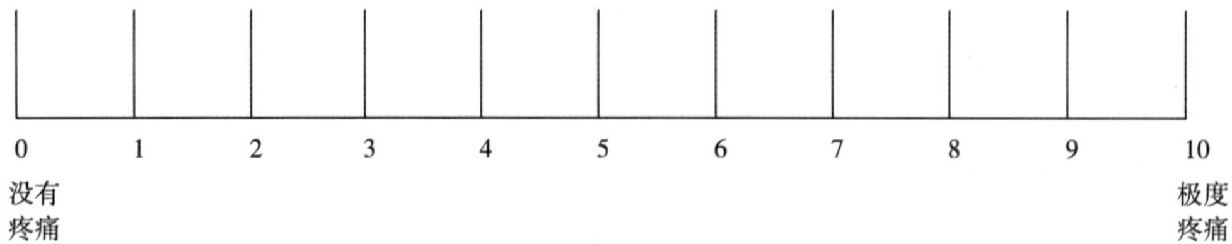

图4－1　数字评分法

（2）文字描述评定法：把一条直线等分成5段，每个点均有相应的描述疼痛程度的文字，其中一端表示无痛，另一端表示无法忍受的疼痛。中间依次为轻度疼痛、中度疼痛、重度疼痛、非常严重的疼痛。请患者按照自身疼痛的程度选择合适的描述文字（图4－2）。

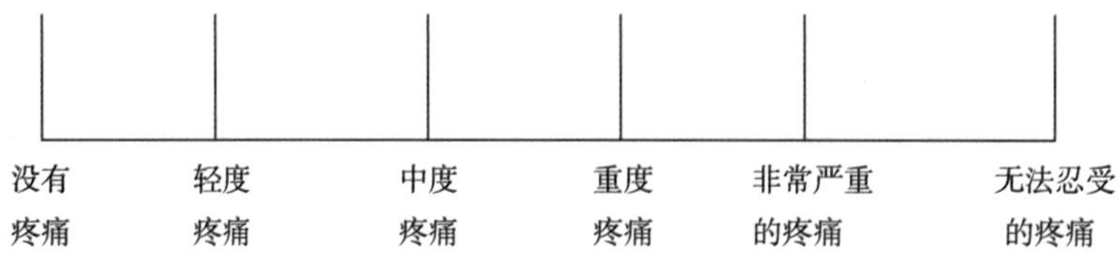

图4－2　文字描述评定法

（3）视觉模拟评分法：用一条直线，不作任何划分，仅在直线的两端注明“不痛”和“剧痛”，请患者根据自己对疼痛的实际感受在直线上标记疼痛的程度。这种评分方法使用灵活方便，患者有很大的选择自由，不需要选择特定的数字或文字。适合于任何年龄的疼痛患者，且没有特定的文化背景和性别要求，易于掌握，不需要任何附加设备。对于急性疼痛的患者、儿童、老年人及表达能力丧失者尤为适用。该法也利于护士较为准确地掌握患者疼痛的程度以及评估控制疼痛的效果（图4－3）。

不痛　剧痛

图4－3　视觉模拟评分法

（4）面部表情法：采用微笑，悲伤至哭泣的6种面部表情来表达疼痛的程度，适用于3岁以上的儿童。如图4－4所示，六个面孔分别代表不同的疼痛程度，儿童可从中选择一个面孔来代表自己的疼痛感受。

图4－4　面部表情法

（5）按WHO的疼痛分级标准来进行评估，疼痛分为以下4级。

0级：指无痛。

1级（轻度疼痛）：平卧时无疼痛，翻身咳嗽时有轻度疼痛，但可以忍受，睡眠不受影响。

2级（中度疼痛）：静卧时痛，翻身咳嗽加剧，不能忍受，睡眠受干扰，要求用镇痛药。

3级（重度疼痛）：静卧时疼痛剧烈，不能忍受，睡眠严重受干扰，需要用镇痛药。

（6）Prince－Henry评分法：主要适用于胸腹部大手术后或气管切开插管不能说话的患者，需要在术前训练患者用手势来表达疼痛程度。此法简单、可靠，临床使用方便。可分为5个等级，分别赋予0－4分的分值以评估疼痛程度，其评分方法如下所列。

0分：咳嗽时无疼痛。

1 分：咳嗽时有疼痛发生。

2 分：安静时无疼痛，但深呼吸时有疼痛发生。

3 分：静息状态时即有疼痛，但较轻微，可忍受。

4 分：静息状态时即有剧烈疼痛，并难以忍受。

此外，护理人员还必须观察患者表情、动作、睡眠等情况，如疼痛剧烈会使患者面部表情极度痛苦、皱眉咧嘴或咬牙、呻吟或呼叫、大汗淋漓、辗转难眠等，这些均可作为评估疼痛程度的参考指标。

【护理措施】

（一）减少或去除引起疼痛的原因

首先应设法减少或消除引起疼痛的原因，避免引起疼痛的诱因。如外伤所致的疼痛，酌情给予止血、包扎、固定、处理伤口等措施；胸腹部手术后，患者会因咳嗽或呼吸引起伤口疼痛，术前应给予健康教育，指导术后深呼吸和有效咳嗽的方法，术后可协助患者在按压伤口后，进行深呼吸和咳嗽。

（二）合理运用缓解或解除疼痛的方法

1. 药物止痛　药物止痛仍然是目前解除疼痛的重要措施之一，是疼痛治疗最基本、最常用的方法。护理人员应掌握药理知识，了解患者的身体状况和有关疼痛治疗的情况，正确使用镇痛药物。临床上选择药物时，首先要明确诊断，以免因镇痛而掩盖病情，造成误诊，如急腹症；其次，要明确疼痛的病因、性质、部位及对镇痛药的反应，选择有效的镇痛药或者联合用药，以达到满意的治疗效果。

在用药过程中，护士应注意观察病情，把握好用药时机，正确用药。如麻醉性镇痛药具有成瘾性和耐受性，故仅用于重度疼痛的患者；而轻度和中度疼痛的患者，应使用非麻醉性镇痛药。

对于慢性疼痛的患者应掌握疼痛发生的规律，最好在疼痛发生前给药，此时给药比疼痛发生后给药效果好、用药量小，且容易控制；对于术后患者，适当应用止痛药物，可促使患者早期下床活动，以减少并发症的发生。患者所需的护理活动应安排在药物显效时限内，使其易于接受。给药 20 ~ 30min 后须评估并记录使用镇痛药的效果及不良反应，当疼痛缓解或停止时应及时停药，防止不良反应、耐药性及成瘾性。

对于癌性疼痛的药物治疗，目前临床上普遍推行 WHO 所推荐的三阶梯疗法（表 4 – 1）。其目的是逐渐升级，合理应用镇痛剂，以达到缓解疼痛。其方法为：①第一阶段：主要适用于轻度疼痛的患者。选用非阿片类药物、解热镇痛药、抗炎药，如阿司匹林、布洛芬、对乙酰氨基酚等；②第二阶段：主要适用于中度疼痛的患者。选用弱阿片类药物，如氨酚待因、可待因、曲马朵等；③第三阶段：主要用于重度癌痛患者。选用强阿片类药物，如吗啡、哌替啶、美沙酮等；④辅助药物：在癌痛治疗中，常采用联合用药的方法，即加用辅助药以减少主药的用量和不良反应。常用辅助药有：非甾体抗炎药，如阿司匹林类；弱安定类，如艾司唑仑和地西泮；强安定类，如氯丙嗪和氟哌啶醇；抗抑郁药，如阿米替林。

表 4 – 1　止痛治疗三阶梯疗法

阶梯	治疗药物
轻度疼痛	非阿片类止痛药 ± 辅助药物
中度疼痛	弱阿片类 ± 非阿片类止痛药 ± 辅助药物
重度疼痛	强阿片类 ± 非阿片类止痛药 ± 辅助药物

患者自控镇痛泵（PCA）：即患者疼痛时，通过微量泵向体内注射设定剂量的药物，符合按需镇痛的原则，既减少了医护人员的操作，又减轻了患者的痛苦和心理负担。

PCA 泵的工作过程是按照负反馈的控制技术原理设计的。医生视患者病情设定合理处方，利用反馈调节，患者自己支配药物镇痛，最低限度的地减少错误指令，确保疼痛控制系统在无医护人员参与时关闭反馈环，以确保患者安全。

2. 物理止痛　可以应用冷热疗法，如冰袋、冷湿敷或热湿敷、温水浴、热水袋等。此外，理疗、按摩及推拿也是临床上常用的物理止痛方法。

3. 针灸止痛　根据疼痛的部位，针刺相应的穴位，使人体经脉疏通、气血调和以达到止痛的目的。

经皮神经电刺激疗法　主要用于慢性疼痛的患者。其原理是采用脉冲刺激仪，在疼痛部位或附近放置2～4个电极，用微量电流对皮肤进行温和的刺激，使患者感觉有颤动、刺痛和蜂鸣，以达到提高痛阈、缓解疼痛的目的。

（三）恰当运用心理护理的方法

1. 减轻心理压力　紧张、忧郁、焦虑、恐惧或对康复失去信心等，均可加重疼痛的程度，而疼痛的加剧反过来又会影响情绪，形成不良循环。患者情绪稳定、心境良好、精神放松，可以增强对疼痛的耐受性。护理人员应以同情、安慰和鼓励的态度支持患者，与患者建立相互信赖的友好关系。只有当患者相信护士是真诚关心他，能在情绪、知识、身体等各方面协助其克服疼痛时，才会毫无保留地把自己的感受告诉护士。护理人员应鼓励患者表达疼痛时的感受及其对适应疼痛所作的努力，尊重患者对疼痛的行为反应，并帮助患者及家属接受其行为反应。

2. 分散注意力　分散患者对疼痛的注意力可减少其对疼痛的感受强度，常采用以下方法。

（1）参加活动：组织患者参加其感兴趣的活动，能有效地转移其对疼痛的注意力。如唱歌、玩游戏、看电视、愉快的交谈、下棋、绘画等。对患儿来说，护士的爱抚和微笑、有趣的故事、玩具、糖果、游戏等都能有效的转移他们的注意力。

（2）音乐疗法：运用音乐分散患者对疼痛的注意力是有效的方法之一。优美的旋律对降低心率、减轻焦虑和抑郁、缓解疼痛、降低血压等都有很好的效果。注意应根据患者的不同个性和喜好，选择不同类型的音乐。

（3）有节律的按摩：患者双眼凝视一个定点，引导患者想象物体的大小、形状、颜色等，同时在患者疼痛部位或身体某一部位做环形按摩。

（4）深呼吸：指导患者进行有节律的深呼吸，用鼻深吸气，然后慢慢从口中呼气，反复进行。

（5）指导想象：指导想象是通过对某特定事物以达到特定正向效果。让患者集中注意力想象自己置身于一个意境或一处风景中，能起到松弛和减轻疼痛的作用。在做诱导性想象之前，先做规律性的深呼吸运动和渐进性的松弛运动效果更好。

（6）松弛疗法：松弛可以消除身体或精神上的紧张，并促进睡眠，而足够的睡眠有助于缓解焦虑、减轻疼痛。可以通过自我调节、集中注意力，使全身各部分肌肉放松，以减轻疼痛强度，增加对疼痛的耐受力。

（四）积极采取促进患者舒适的措施

通过护理活动促进舒适是减轻或解除疼痛的重要护理措施。帮助患者采取正确的姿势、提供舒适整洁的病床单位、良好的采光和通风设备、适宜的室内温湿度等都是促进舒适的必要条件。此外，在进行各项护理活动前，给予清楚、准确的解释，并将护理活动安排在镇痛药物显效时限内，确保患者所需物品伸手可及等均可减轻焦虑，促使患者身心舒适，从而有利于减轻疼痛。

【护理评价】

评价解除患者疼痛的护理措施是否有效，是否达到解除疼痛的目的，对于修改护理计划与促进更好地执行护理措施有重要意义。评价依据有以下几点。

(1) 疼痛患者在接受护理措施后，能重新建立一种行为方式，轻松地参与日常活动与他人正常交往。

(2) 疼痛感觉减轻，身体状态和功能改善，自我感觉舒适，食欲增加。

(3) 焦虑程度缓解，休息和睡眠的质量较好。

(4) 一些疼痛的征象减轻或消失。

(5) 给予护理措施后，患者对疼痛的适应能力有所增强。

【健康教育】

视患者情况，选择相应的健康教育内容。一般包括：疼痛的机制、原因、如何面对疼痛、减轻或解除疼痛的各种技巧等。

第三节　患者的卧位与舒适

卧位是指患者休息和适应医疗护理需要时所采取的卧床姿势。正确的卧位对减少疲劳、增进患者舒适、治疗疾病、减轻症状、预防并发症及进行各种检查等均能起到良好的作用。护士在临床护理工作中应熟悉各种卧位的要求及方法，协助或指导患者采取舒适、安全、正确的卧位。

一、舒适卧位的基本要求

舒适卧位，即患者卧床时，身体各部位均处于合适的位置，感到轻松自在。为了协助或指导患者卧于正确而舒适的位置，护士必须了解舒适卧位的基本要求，并按照患者的实际需要使用合适的支持物或保护性设施。

卧床姿势，应尽量符合人体力学的要求，体重平均分布于身体的各个部位，关节维持于正常的功能位置，体内脏器在体腔内拥有最大的空间。

体位变换，经常变换体位，至少每 2h 一次。

身体活动，在无禁忌证的情况下，患者身体各部位每天均应活动，改变卧位时应进行全范围关节运动训练。

受压部位，加强皮肤护理，预防压疮发生。

保护隐私，当患者卧床或护士对其进行各项护理操作时，均应注意保护患者隐私，根据需要适当遮盖患者身体，促进患者身心舒适。

长期卧床容易精神萎靡、消化不良、便秘、肌肉萎缩、压疮及坠积性肺炎等不良后果，故在无禁忌证的情况下，应鼓励患者多活动。

二、卧位的分类

根据患者卧位的自主性可将卧位分为主动卧位、被动卧位和被迫卧位三种。

1. 主动卧位　患者自主采取的卧位。多见于轻症患者，术前及恢复期患者，无活动受限。

2. 被动卧位　患者自身无力改变卧位，躺在被安置的卧位。如昏迷、极度衰弱、瘫痪的患者。

3. 被迫卧位　患者意识清晰，也有变换卧位的能力，因疾病、治疗的原因、被迫采取的卧位。如肺心病患者及支气管哮喘患者急性发作时，因呼吸困难而被迫采取的端坐位。

此外还可根据卧位的平衡稳定性，分为稳定性卧位和不稳定性卧位。

三、常用卧位

（一）仰卧位

又称平卧位，是一种自然的休息姿势。患者仰卧，头下置一软枕，两臂放于身体两侧，两腿自然放置。根据病情、检查及治疗的需要，仰卧位又可分为3种。

1. 去枕仰卧位

（1）要求：去枕仰卧，头偏向一侧，两臂放于身体两侧，两腿自然平放，枕头横立于床头（图4－5）。

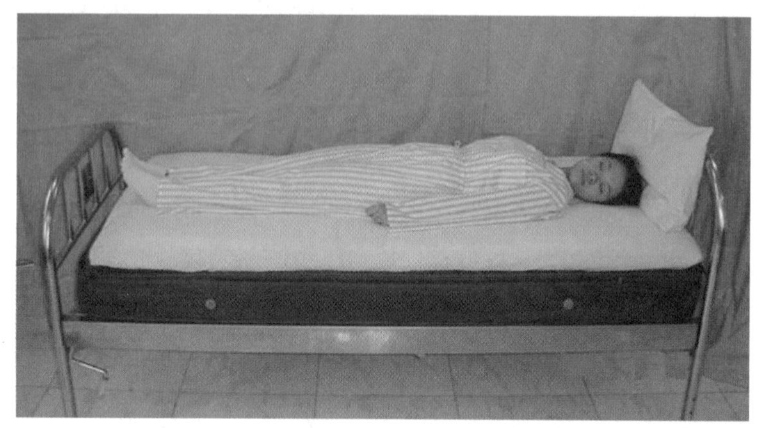

图4－5　去枕仰卧位

（2）适应证：①全麻未醒或昏迷患者，可防止呕吐物流入气管引起的窒息或肺部并发症。②椎管内麻醉或腰椎穿刺术后6～8h的患者，可防止因颅内压降低而引起头痛。因为穿刺后，脑脊液可自穿刺点漏出至脊膜腔外，造成颅内压降低，牵张颅内静脉窦和脑膜等组织，引起头痛。

2. 中凹位

（1）要求：患者头胸抬高10°～20°，下肢抬高20°～30°（图4－6）。

（2）适应证：休克患者。抬高头胸，利于保持呼吸道通畅，增加肺活量，改善缺氧；抬高下肢，利于静脉回流，增加心排血量而缓解休克的症状。

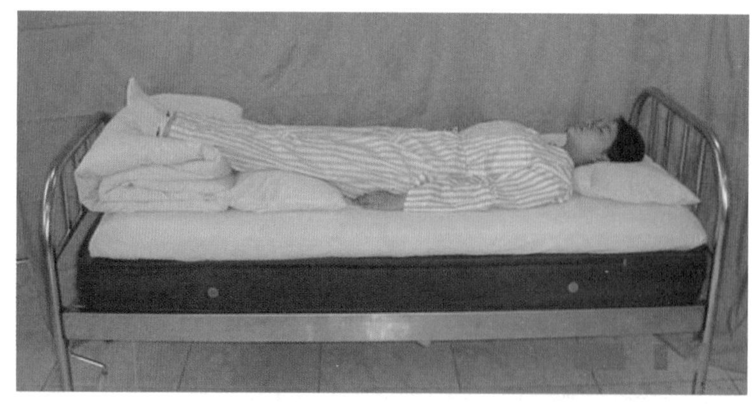

图4－6　中凹位

3. 屈膝仰卧位

（1）要求：患者仰卧，头下垫枕，两臂放于身体两侧，两膝屈起并稍向外分开（图4－7）。

（2）适应证：①腹部检查患者，腹肌放松，便于检查；②导尿及会阴冲洗患者，利于暴露操作部位。

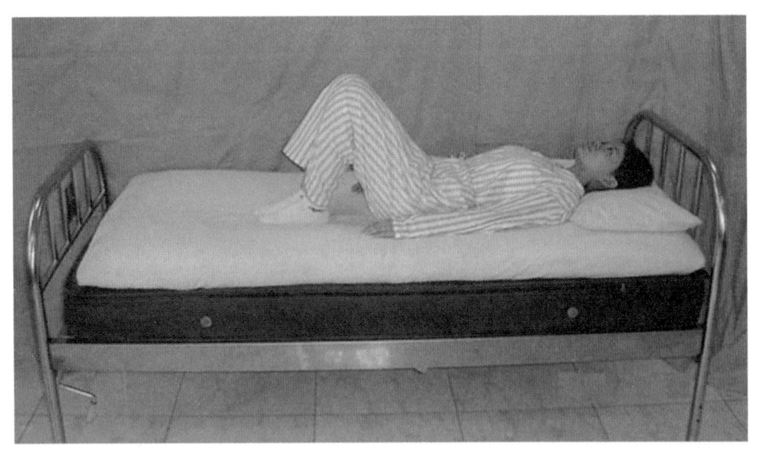

图 4－7　屈膝仰卧位

（二）侧卧位

（1）要求：患者侧卧，两臂屈肘，一手放于枕旁，一手放于胸前，下腿伸直，上腿弯曲，必要时在两膝之间、胸腹部、后背部放置软枕，以扩大支撑面，增进舒适和安全（图 4－8）。

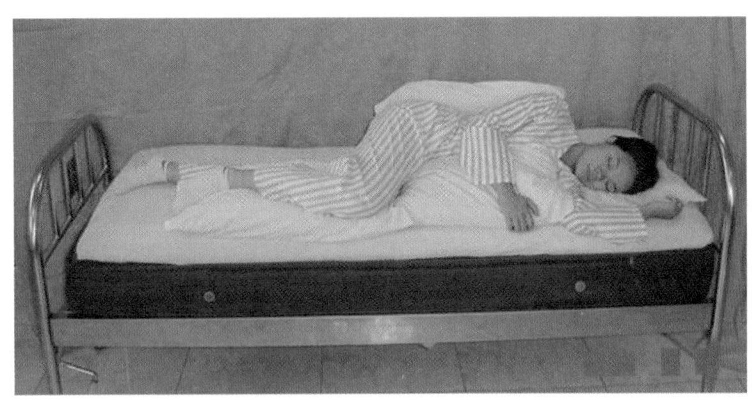

图 4－8　侧卧位

（2）适应证：

①灌肠、肛门检查及配合胃镜、肠镜检查等。

②臀部肌肉注射（上腿伸直，下腿弯曲）。

③预防压疮。与仰卧位交替以减少局部受压时间。

④单侧肺部病变者，可视病情采取患侧卧位或健侧卧位。

（三）半坐卧位

（1）要求：

①摇床：先摇起床头支架 30°～50°，再摇膝下支架，防止患者身体下滑。必要时，床尾可置一软枕，垫于患者的脚下，促进舒适。放平时，先放平床尾支架，再放平床头支架（图 4－9）。

②靠背架：将患者上半身抬高，在床褥下放一靠背架，下肢屈膝，用中单包裹枕垫于膝下，中单两端的带子固定于床沿，以防患者下滑，床尾足底放一软枕，其他同摇床。

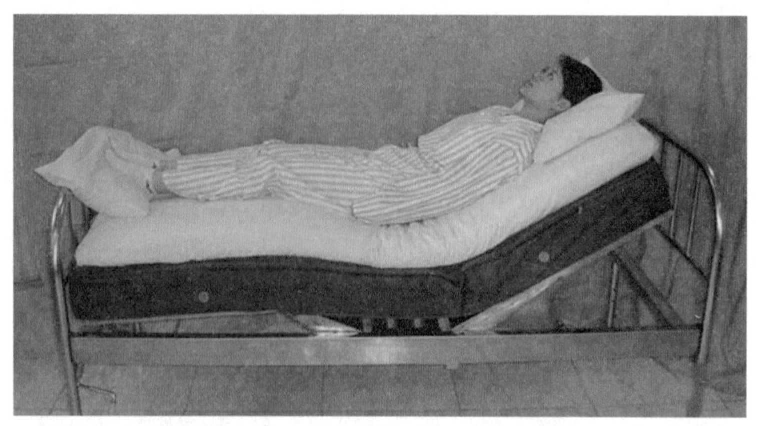

图 4-9 半坐卧位—摇床法

(2) 适应证:

①某些面颈部手术后的患者。原因:减少局部出血。

②心肺疾患引起呼吸困难的患者。原因:a. 在重力作用下,膈肌下降,胸腔容量加大,且腹腔内脏器对心、肺的压力减轻,增加肺活量;b. 部分血液滞留在下肢和盆腔,回心血量减少,减轻肺部瘀血和心脏负担,改善呼吸困难。

③胸、腹、盆腔手术后或有炎症的患者。原因:a. 腹腔渗出液可流入盆腔,使感染局限。b. 防止感染向上蔓延形成致命的膈下脓肿。

④腹部手术后患者。原因:减轻腹部切口缝合处的张力,缓解疼痛,利于伤口的愈合。

⑤疾病恢复期体质虚弱的患者。原因:使其逐渐适应体位的改变,有利于向站立过渡。

(四) 端坐位

(1) 要求:患者坐位,身体稍向前倾,用床头支架或靠背架将床头抬高 70°~80°,膝下支架抬高 15°~20°,床上放一跨床小桌,桌上放一软枕,患者伏于桌上休息(图 4-10)。患者背部也可向后靠。必要时加床档,保证患者安全。

(2) 适应证:急性肺水肿、左心衰竭、心包积液、支气管哮喘急性发作时的患者,患者由于呼吸极度困难被迫端坐。

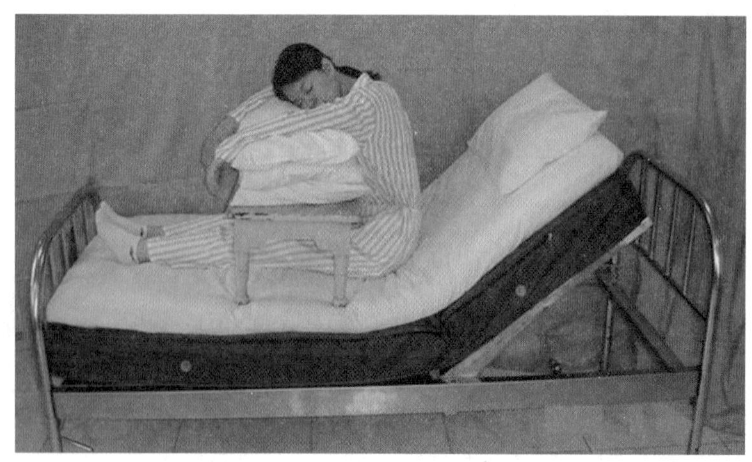

图 4-10 端坐位

（五）俯卧位

（1）要求：患者俯卧，头偏向一侧（使舒适且利于呼吸），两臂屈肘放于头的两侧，两腿伸直，在胸、腹、髋部及踝部下面各放一软枕（图 4 - 11）。

（2）适应证：

①腰、背部检查，配合胰、胆管造影等。

②脊椎手术后或腰、背、臀部有伤口、不能平卧或侧卧的患者。

③胃肠胀气所致腹痛。原因：腹腔容积增大，以缓解胃肠胀气。

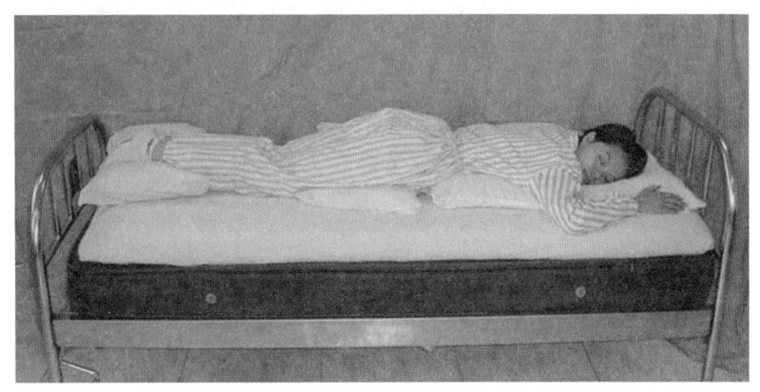

图 4 - 11　俯卧位

（六）头低足高位

（1）要求：患者仰卧，头偏向一侧，枕头横立于床头，以防碰伤头部。床尾垫高 15 ~ 30cm（图 4 - 12）。这种体位使患者感到不舒适，不宜使用时间过长。颅内压高者禁用。

（2）适应证：

①肺部分泌物引流，使痰液易于咳出。

②十二指肠引流，有利于胆汁引流。

③妊娠时胎膜早破，防止脐带脱垂。

④跟骨及胫骨结节牵引时，利用人体重力作为反牵引力。

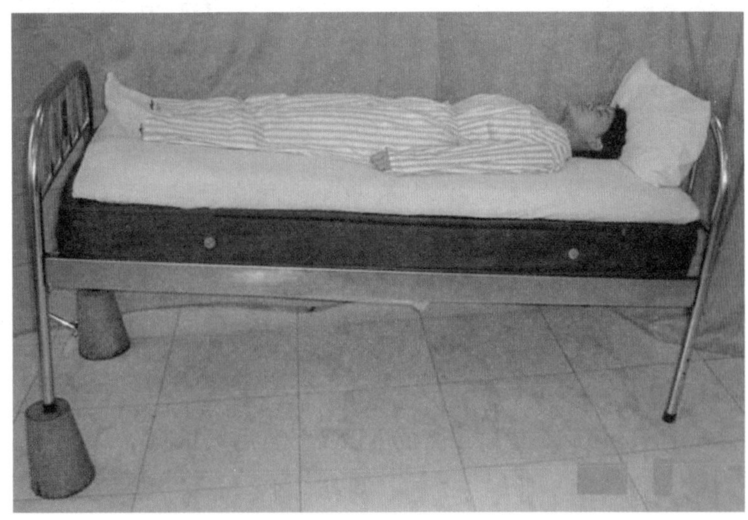

图 4 - 12　头低足高位

（七）头高足低位

（1）要求：患者仰卧，床头垫高 15～30cm（图 4－13），枕头横立于床尾。

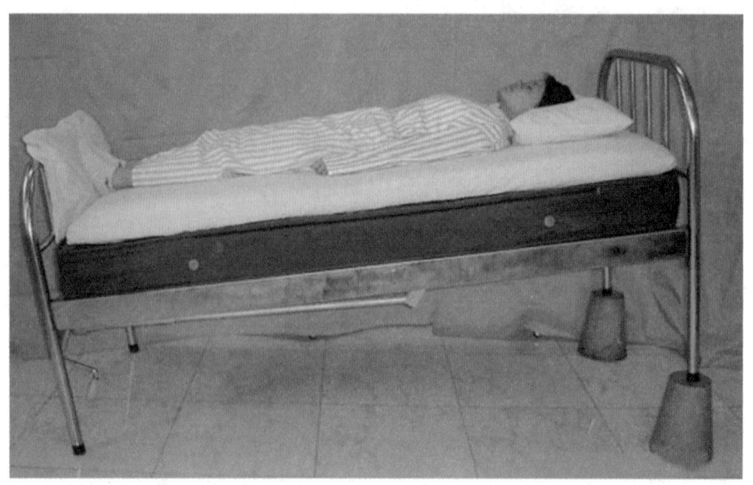

图 4－13　头高足低位

（2）适应证：

①颈椎骨折的患者做颅骨牵引时，利用人体重力作为反牵引力。

②减轻颅内压，预防脑水肿。

③颅脑手术后的患者。

（八）膝胸卧位

（1）要求：患者跪卧，两小腿平放于床上，稍分开，大腿和床面垂直，胸贴床面，腹部悬空，臀部抬起，头转向一侧，两臂屈肘放于头的两侧（图 4－14）。

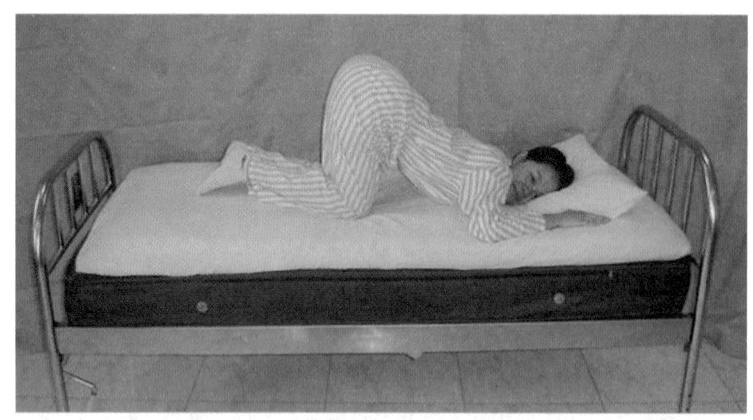

图 4－14　膝胸卧位

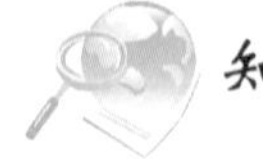

知识链接

膝胸卧位矫正胎位不正及子宫后倾机制

正常的胎位是枕前位，在分娩过程中胎头变形，周径变小，有利于胎头娩出。如果为臀位时，胎臀先娩出，阴道不能充分扩张，加之胎头无变形机会，以造成后出胎头的困难。因臀先露、肩先露等都是异常胎位，则容易造成难产，导致胎儿在分娩过程中窒息甚至死亡。

孕妇妊娠30周前胎位多能自行转为头位，若妊娠30周后仍为臀位应予矫正，常采取膝胸卧位矫正。方法是：让孕妇排空膀胱，松解裤带取膝胸卧位，每日2次，每次15min，连续1周后复查。这种卧位使胎儿臀退出盆腔，借助胎儿重力的作用，使胎儿头与胎儿背所形成的弧形顺着宫底弧面滑动完成，转为头位。

同时该卧位用于子宫后倾患者，因臀部抬起，腹部悬空，由于重力作用使腹部脏器前倾，对子宫后倾的矫正也起到良好作用。

（2）适应证：

①肛门、直肠、乙状结肠的检查或治疗。

②矫正胎位不正或子宫后倾。

③促进产后子宫复原。

（九）截石位

（1）要求：患者仰卧于检查台上，两腿分开，放于支腿架上（支腿架上放软垫），臀部齐床沿，两手放在身体两侧或胸前（图4－15）。注意遮挡及保暖。

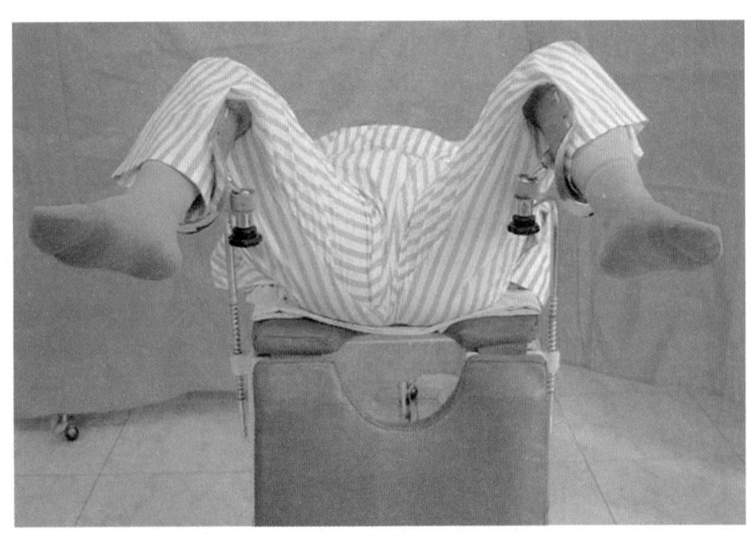

图4－15 截石位

（2）适应证：

①会阴、肛门部位的检查、治疗或手术，如膀胱镜、妇产科检查、阴道灌洗等。

②产妇分娩时。

四、更换卧位法

患者长期卧床，局部组织持续受压，易出现压疮；呼吸道分泌物不易咳出，易发生坠积性肺炎，此外长期卧床还易出现消化不良、便秘、肌肉萎缩等。因此，护士应定时为患者变换卧位，促进患者的舒适，预防并发症的发生。

（一）协助患者翻身侧卧

【目的】

（1）协助不能起床或不能自行移动的患者更换卧位，使其舒适。

（2）预防并发症，如压疮、坠积性肺炎等。

（3）检查、治疗和护理的需要。

【评估】

（1）患者的年龄、体重、目前的健康状况、需要变换卧位的原因。

（2）患者的生命体征、意识状况、躯体及四肢活动能力。局部皮肤受压情况、手术部位、伤口及引流情况，有无骨折固定、牵引等情况存在。

（3）患者及家属对变换卧位的作用和操作方法的了解程度、配合能力等。

【实施】

（1）核对床号、姓名。

（2）向患者及家属解释操作目的、方法及有关注意事项。

（3）固定床轮。

（4）协助患者仰卧，两手放于腹部，将各种导管安置妥当，必要时将盖被折叠于床尾或一侧。

（5）翻身。

一人协助患者翻身侧卧法（图4－16）（适用于体重较轻的患者）。

①先将患者肩部、臀部移近护士侧床沿，再移双下肢，嘱患者屈膝。

②护士一手扶肩，一手扶膝，轻推患者转向对侧，使其背向护士。

二人协助患者翻身侧卧法（图4－17）（适用于体重较重或病情较重的患者）。

①护士两人站于病床的同侧，一人托住患者的颈肩部和腰部，另一人托住臀部和腘窝，两人同时将患者抬起移向近侧。

②分别扶住患者的肩、腰、臀、膝部，轻轻将患者翻向对侧。

（6）再按侧卧位要求，在患者背部、胸前及两膝间放置软枕。

（7）记录翻身时间和皮肤情况。

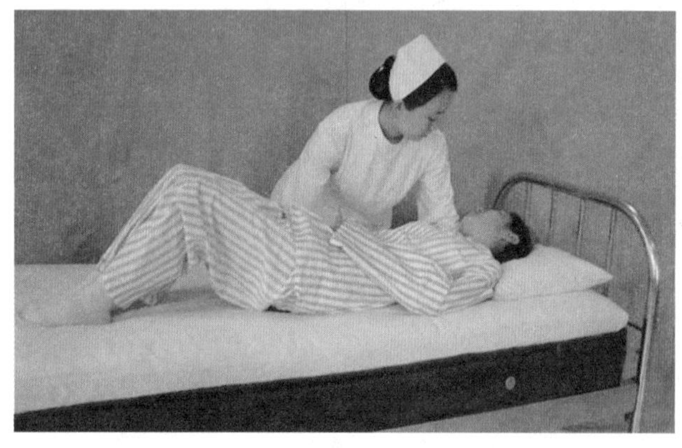

图4－16　一人协助患者翻身侧卧法

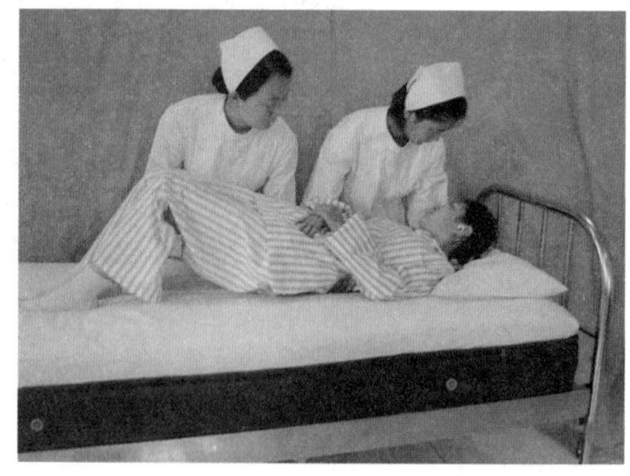

图4－17　二人协助患者翻身侧卧法

【评价】

（1）患者或家属明确翻身目的并配合操作。

（2）护士动作轻稳、节力、协调，患者感觉舒适、安全，未发生并发症和意外。

（3）患者皮肤受压情况得到改善。

（4）护患沟通有效，患者乐意接受操作。

【注意事项】

（1）根据患者的病情及皮肤受压情况，确定翻身间隔的时间。如发现患者皮肤有红肿或破损时，应及时处理，增加翻身次数，同时记录于翻身卡上。

(2) 如患者身上带有各种导管，翻身前应将各种导管安置妥当，翻身后应检查导管有否脱落、移位、扭曲、受压，以保持通畅。

(3) 为手术后患者翻身前，应检查伤口敷料是否潮湿或脱落，如已被分泌物浸湿，应先换药后再翻身；颅脑术后的患者，头部转动过剧可引起脑疝，导致患者突然死亡，故翻身动作要轻，而且翻身后只能卧于健侧或平卧；如有骨牵引的患者，在翻身时不可放松牵引；石膏固定或伤口较大的患者翻身后应将伤口安置于合适的位置，防止受压。

(4) 翻身时，护士应注意节力原则，让患者尽量靠近护士，使重力线通过支撑面保持平衡，缩短重力臂，达到省力安全的目的。

(5) 协助翻身时，不可拖拉，以免擦伤皮肤。

(二) 协助患者移向床头

【目的】

协助滑向床尾而自己不能移动的患者移向床头，使其舒适、安全。

【评估】

(1) 患者的意识状态、体重、身体下移的情况及向床头移动的距离。

(2) 患者身体活动的情况，是否能配合操作。

(3) 有无输液、引流管、石膏或夹板固定，如有则应注意保护。

【实施】

(1) 核对患者，解释其操作目的、方法、注意事项，以取得合作。

(2) 固定床脚轮，松开盖被；将各种导管安置妥当。

(3) 放平床头支架，枕头横立于床头，避免移动患者时撞伤。

(4) 移动患者。

一人协助患者移向床头法（图 4－18）（适用于体重较轻的患者）。

①患者仰卧屈膝，双手握住床头栏杆。

②护士一手托住患者的肩部，另一手托住患者的臀部。

③护士在托起患者的同时，嘱咐患者两脚蹬床面，挺身上移。

二人协助患者移向床头法（图 4－19）（适用于体重较重或病情较重的患者）。

患者仰卧屈膝，护士两人分别站于病床两侧，交叉托住患者的颈肩部和臀部，或一人托住颈肩部及腰部，另一个人托住背及臀部，两人同时抬起患者移向床头。

(5) 放回枕头，安置舒适卧位，整理床单位。

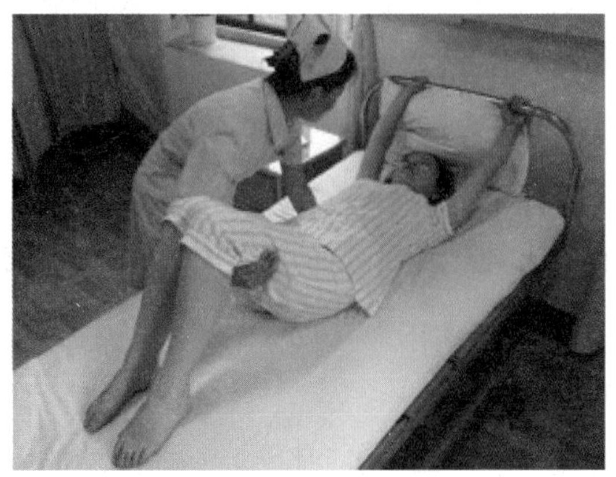

图 4－18　一人协助患者移向床头法

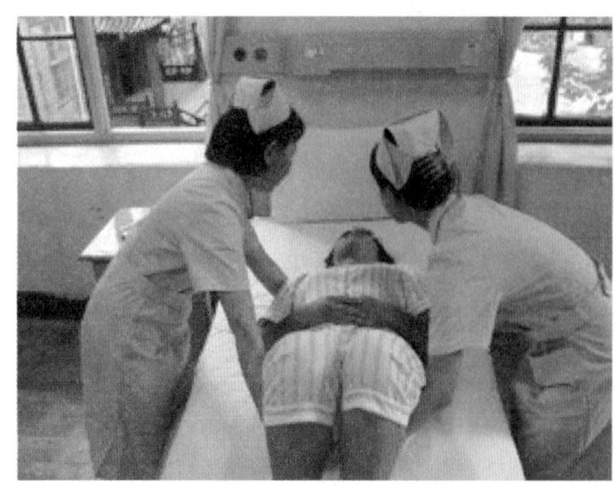

图 4－19　二人协助患者移向床头法

【评价】

(1) 患者向床头移动达到预定位置。

(2) 患者感觉舒适、安全。

(3) 护士动作轻稳、协调，未造成患者皮肤损伤。

(4) 护患沟通有效，患者乐意接受操作。

【注意事项】

(1) 根据患者的病情、意识状态、体重、身体下移的情况及向床头移动的距离选择移动的方法。

(2) 如患者身上带有各种导管，移动前应将各种导管安置妥当，移动后检查导管是否脱落、移位、扭曲、受压，以保持通畅。

(3) 在操作过程中应避免拖拉患者，以免擦伤患者的皮肤。

【健康教育】

给患者和家属说明变换卧位的重要性，鼓励主动沟通，积极参与，确保卧位变换安全有效地进行。

第四节　患者的安全护理

安全是个体的基本需要，安全的健康照顾和社区环境是个体生存的基本条件。对于患者来说，安全尤为重要，因为疾病使人虚弱，以致在日常生活中特别容易发生意外，如跌倒、自伤、感染等。因此护士必须重视患者的安全，熟悉影响个体及环境安全的知识，掌握安全护理的常识，积极主动地提供护理措施，满足患者安全需要。

一、影响安全的因素

(一) 患者自身因素

1. 感觉功能　良好的感觉功能是帮助人们了解周围环境，识别和判断自身行动安全性的必要条件。任何一种感觉障碍，均会妨碍个体辨别周围环境中存在的或潜在的危险因素而易受到伤害。

2. 年龄　新生儿、婴幼儿、儿童、老人的自我保护能力欠佳，易受伤害。

3. 目前健康状况　健康状况不佳时，容易发生意外和受到伤害。

(二) 医务人员因素

充足的人员配备有利于及时满足患者的基本需求和病情监测；当护士素质达不到护理职业的要求时，就有可能因言语、行为不当或过失，而使患者身心受到伤害。

(三) 医院环境因素

熟悉的环境能使人较好地与他人进行交流和沟通，从而获得各种信息与帮助，增加安全感；反之，陌生环境易使人产生焦虑、害怕、恐惧等心理反应，因而缺乏安全感。医院的基础设施、设备性能、物品配置是否完善规范，都是影响患者安全的因素。

(四) 诊疗手段

一些特殊的诊疗手段，在发挥协助诊断、治疗疾病与促进康复作用的同时，也可能给患者带来一些不安全的因素。如各种侵入性操作。

二、医院常见的不安全因素及防范

（一）物理性损伤及防范

1. 机械性损伤　常见跌倒、撞伤等。其防范措施如下。

（1）躁动不安、意识不清及婴幼儿患者易发生坠床等意外，应根据患者情况使用床档或者其他保护具加以保护。

（2）年老虚弱、偏瘫或长期卧床患者初次下床时应给予协助，可用辅助器具或扶助行走，以保持患者身体的平衡稳定。

（3）患者常用物品应放于容易获取处，以防取放物品时失去平衡而跌倒。

（4）为防止行走时跌倒，地面应保持整洁、干燥，移开暂时不需要的器械，减少障碍物。通道和楼梯等出口处应避免堆放杂物，防止发生撞伤、跌倒。

（5）病室的走廊、浴室、厕所应设置扶手，供患者步态不稳时支撑。

（6）浴室和厕所应设置呼叫系统，以利于患者需要时寻求帮助。

（7）在精神科病房，应注意将剪刀等器械放置妥当，避免患者接触发生危险。

总之，护士需随时对环境中威胁患者安全的因素保持警觉，并及时给予妥善处理。

2. 温度性损伤　常见有冰袋、制冷袋所致的冻伤；热水袋、热水瓶所致的烫伤；各种电器如烤灯、保温箱所致的灼伤。易燃易爆品如氧气、乙醚及其他液化气体所致的各种烧伤等。其防范措施如下。

（1）护士在用冷热疗法时，应严格按操作规程进行，注意听取患者的主诉及观察局部皮肤的变化，如有不适及时处理。

（2）对于易燃易爆品应强化管理，并加强防火教育，制定防火措施，护士应熟练掌握各类灭火器的使用方法。

（3）医院内的电路及各种电器设备应定期进行检查维修。对患者自带的电器设备，如收音机、电剃须刀等，使用前进行安全检查，并对患者进行安全用电的知识教育。

3. 压力性损伤　常见有因长期受压所致的压疮、因高压氧舱治疗不当所致的气压伤等。其防范措施见有关章节。

4. 放射性损伤　主要由放射性诊断和治疗过程中处理不当所致，常见有放射性皮炎、皮肤溃疡坏死，严重可致死亡。其防范措施如下。

（1）在使用 X 线或其他放射性物质进行诊断或治疗时，工作人员应穿铅外套、戴手套等，做好自我保护。

（2）正确掌握照射剂量和时间。

（3）尽量减少患者不必要的身体暴露，保持好照射野的标记。

（4）教育患者要保持接受放射部位皮肤的清洁、干燥，避免用力擦拭、肥皂擦洗及骚抓局部皮肤。

（二）化学性损伤及防范

化学性损伤通常是由于药物使用不当或错用引起。因此，护理人员应具备一定的药理知识，严格执行药物管理制度；进行药疗时，严格执行“三查八对”，注意药物的配伍禁忌，观察患者用药后的反应，同时还应向患者家属讲解安全用药的有关知识。

（三）生物性损伤及防范

生物性损伤包括微生物及昆虫对人体的伤害。病原微生物侵入人体后会诱发各种疾病，将直接威胁患者的安全。护士应严格执行消毒隔离制度，严格遵守无菌技术操作原则，加强和完善各项护理措施。

昆虫叮咬不仅严重影响患者的休息，还可致过敏性损伤，甚至传播疾病，故应采取措施予以消灭，并加强防范。

（四）心理性损伤及防范

患者对疾病的认识和态度及医护人员对患者的行为和态度等均可影响患者的心理，甚至会导致患者心理损伤的发生。护士应以高质量的护理行为取得患者的信任，与患者建立良好的关系，并帮助患者与周围人群建立和谐的人际关系；注意对患者进行有关疾病知识的健康教育，并引导患者采取积极乐观的态度对待疾病。

（五）医源性损伤及防范

医源性损伤是由于医务人员言谈或行为的不慎而造成患者心理或生理的损伤。如个别医务人员在言语或行动上对患者不够尊重，缺乏耐心，在交谈时用语不当，造成患者对疾病、治疗等误解而产生情绪波动，加重病情；还有个别医务人员责任心差、工作疏忽，导致医疗、护理差错事故的产生，给患者心理及生理上造成痛苦，严重者甚至危及生命；或因工作方法不当，造成医院内感染等。因此，医院应加强医务人员的思想道德教育，全面提升医务人员的素质，使其保持良好的服务态度，并制定相应的措施以杜绝差错事故，做到有效防范，保障患者安全。

三、保障安全的措施

（一）保护具的应用

保护具是用来限制患者身体或身体某部位的活动，以达到维护患者安全与治疗效果的各种器具。

【目的】

（1）为了防止小儿、高热、谵妄、昏迷、躁动及危重患者发生坠床、撞伤、抓伤等意外，确保患者安全。

（2）确保治疗、护理工作顺利进行。

【评估】

（1）患者的病情、年龄、意识、生命体征、肢体活动等情况。

（2）患者与家属对保护具使用的目的及方法的了解程度、配合程度。

【计划】

1. 用物准备

（1）床档：根据医院条件，准备多功能床档、半自动床档、木杆床档。

（2）约束带：根据病情需要准备宽绷带、棉垫、肩部约束带、膝部约束带或尼龙扣约束带。

（3）支被架：肢体瘫痪或烧伤患者暴露疗法时使用。

2. 患者准备　患者或家属了解使用保护具的重要性、安全性，并能配合。

【实施】

1. 常见保护具的使用方法

（1）床档：主要用于保护患者，防止坠床。

①多功能床档（图4－20）：使用时插入两侧床沿，不用时插于床尾。必要时可将床档垫于患者的背部，作胸外心脏按压时使用。

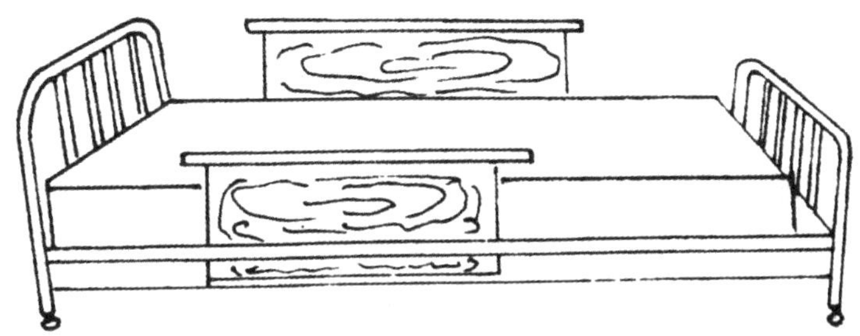

图 4－20　多功能床档

②半自动床档（图 4－21）：可按需升降。

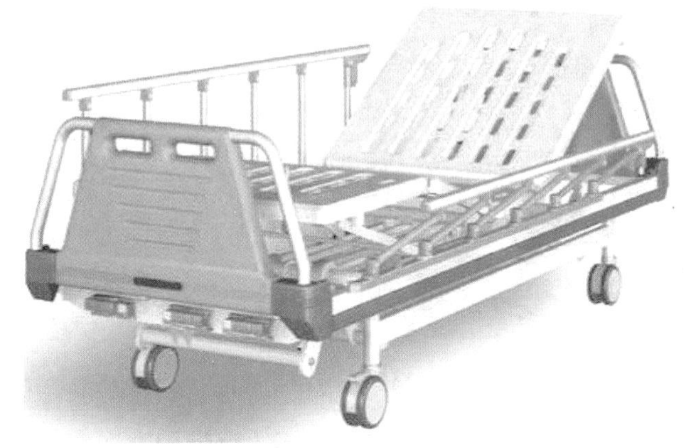

图 4－21　半自动床档

③木杆床档（图 4－22）：使用时将床档固定在两侧床边，床档中间为活动门，操作时将门打开，平时关闭。

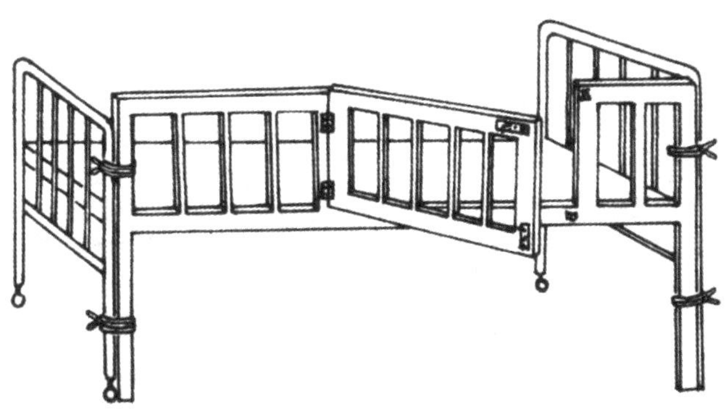

图 4－22　木杆床档

（2）约束带：约束带是一种保护患者安全的装置，用于躁动患者，有自伤或坠床的危险，或治疗需要固定身体某一部位，限制其身体或肢体的活动。

①宽绷带约束：常用于固定手腕和踝部。使用时，先用棉垫包裹手腕部或踝部，再用宽绷带打成双套结（图 4－23），套在棉垫外稍拉紧，使肢体不会脱出（图 4－24）并不影响血液循环为宜。然后将带子系于床沿上。

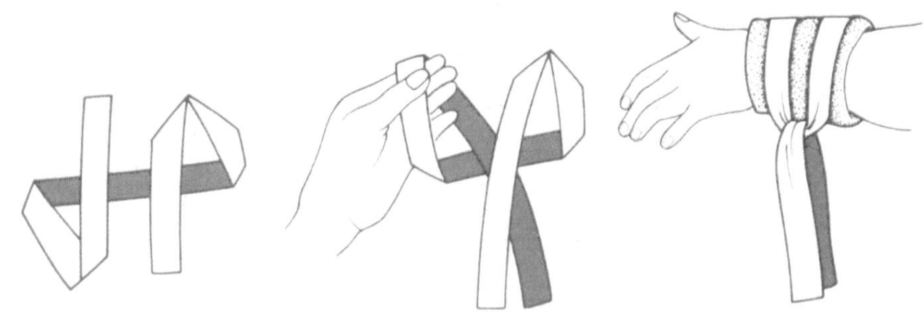
图4－23　双套结

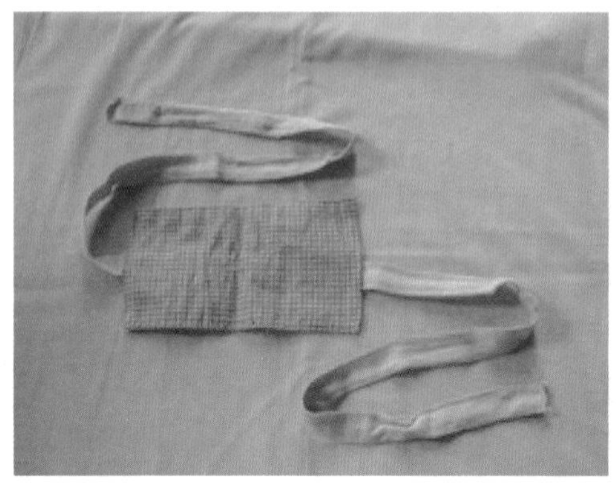

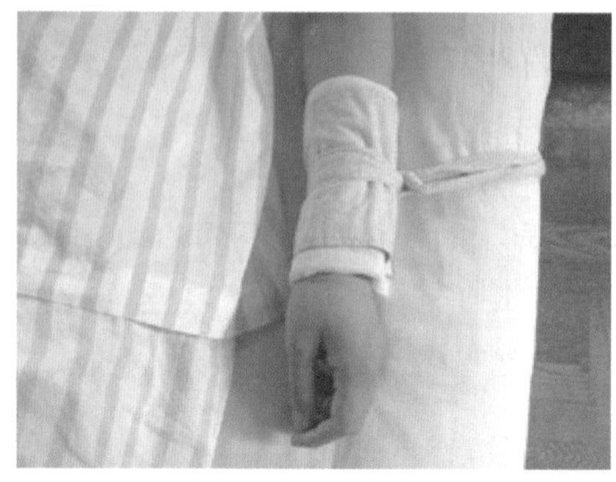
图4－24　宽绷带约束法

②肩部约束带：用于固定肩部，限制患者坐起。肩部约束带用宽布制成，宽8cm，长120cm，一端制成袖筒（图4－25）。使用时，患者两侧肩部套上袖筒，腋窝垫棉垫，两袖筒上的细带在胸前打结固定，把两条较宽的长带尾端系于床头（图4－26），必要时将枕头竖立于床头。亦可将大单斜折成长条，作肩部约束（图4－27）。

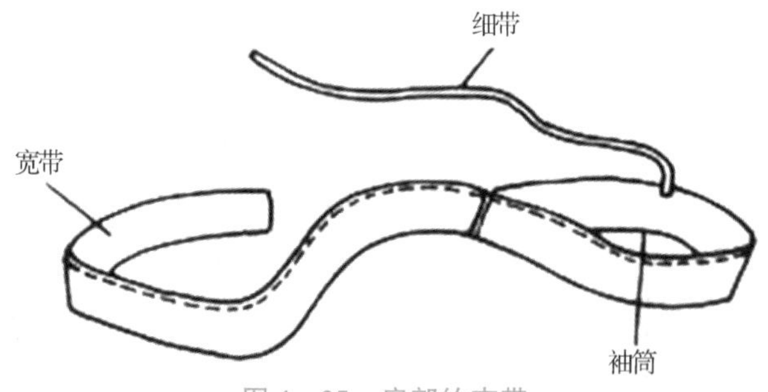

图4－25　肩部约束带

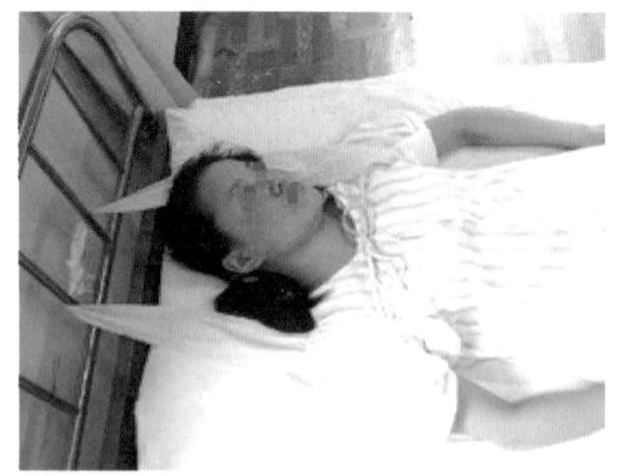
图4－26　约束带肩部约束法

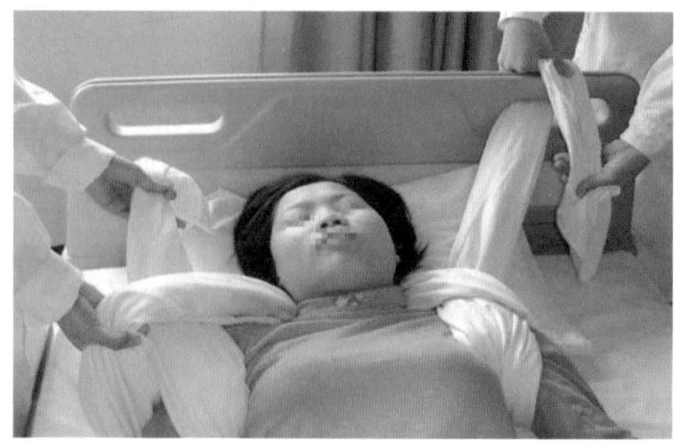
图4－27　大单肩部约束法

③膝部约束带：用于固定膝部，限制患者下肢活动。膝部约束带用布制成，宽10cm，长250cm，宽带中部相距15cm分别打二条两头带（图4－28）使用时，两膝垫上棉垫，将约束带横放于两膝上，两头带各缚住一侧膝关节，然后将宽带两端系于床沿（图4－29），亦可用大单进行固定（图4－30）。

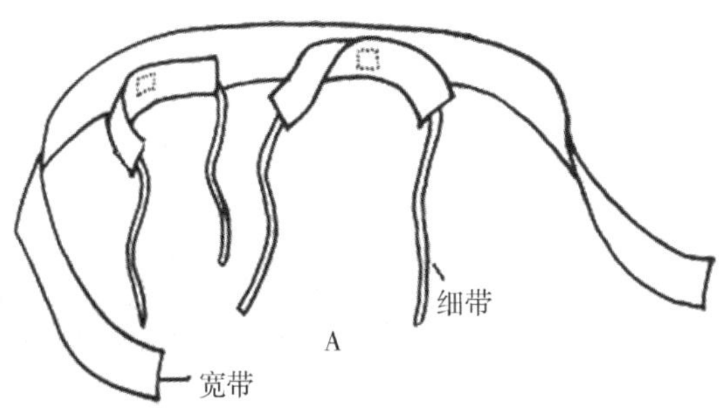

图4－28　膝部约束带

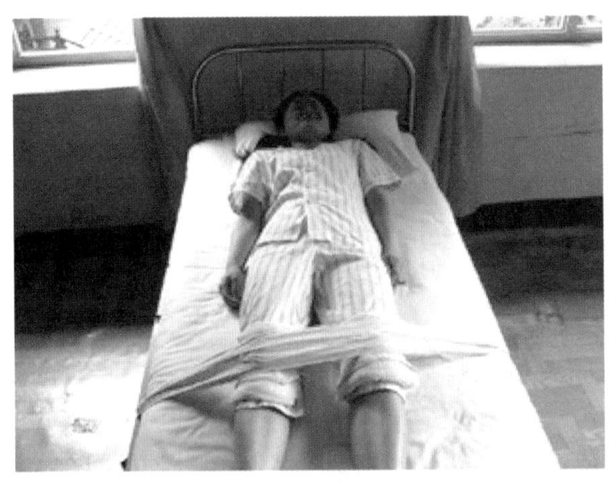

图4－29　约束带膝部固定

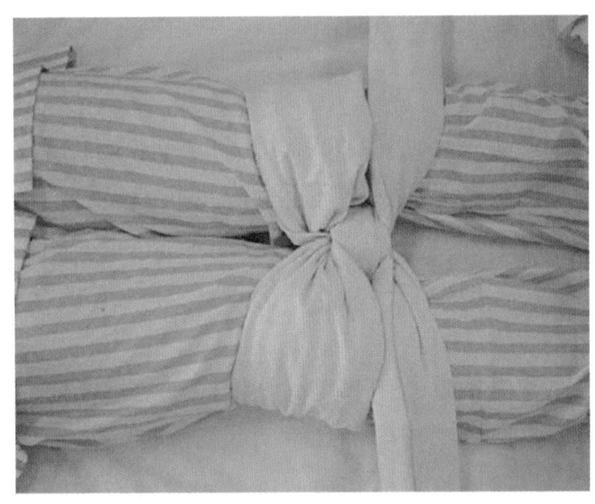

图4－30　大单膝部固定法

④尼龙搭扣约束带：操作简便、安全。可用于固定手腕、上臂、膝部、踝部。约束带由宽布和尼龙搭扣制成（图4－31）。使用时，在被约束部位垫棉垫，将约束带放于关节处，对合约束带上的尼龙搭扣，松紧适宜，然后将带子系于床沿。

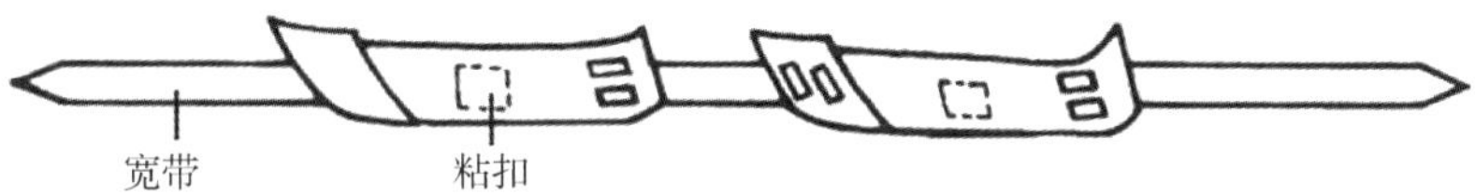

图4－31　尼龙扣约束带

⑤支被架：支被用于肢体瘫痪或极度衰弱的患者，防止被盖压迫肢体，影响肢体的功能和血液循环，而造成永久性伤害。也可用于烧伤患者暴露疗法需要保暖时。使用时，将架子罩于防止受压的部位，盖好被盖（图4－32）。

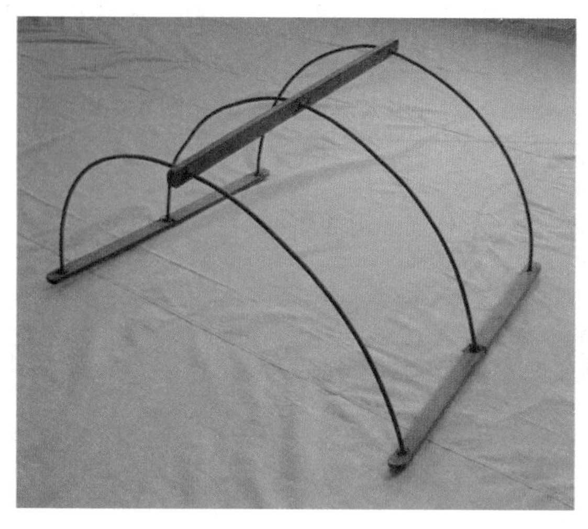
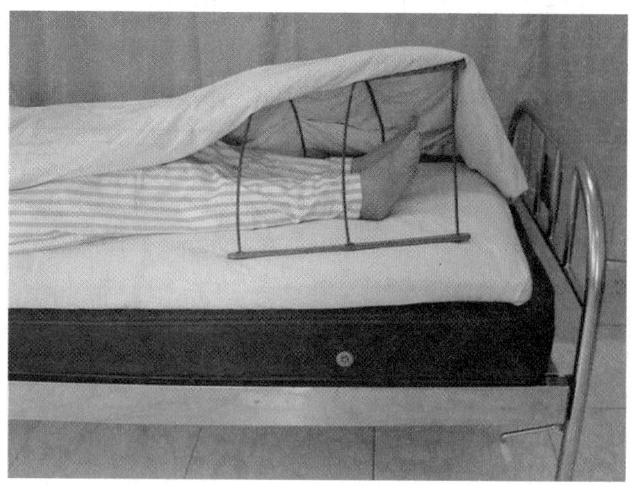

图 4－32　支被架

【评价】

(1) 能满足使用保护具患者的身体基本需要，并保证患者安全和舒适。

(2) 患者无血液循环不良，皮肤破损、骨折等意外发生。

(3) 患者及家属了解使用保护具的原因和目的，能配合并接受措施的使用。

(4) 各项检查、治疗和护理能够顺利进行。

【注意事项】

(1) 保护具使用要遵循知情同意、短期使用和随时评价的原则，以确保患者安全。

(2) 严格掌握保护具应用的适应证，维护患者自尊。

(3) 保护具只能短期使用，用时使肢体处于功能位置，并协助患者翻身，保证患者安全、舒适。

(4) 使用约束带时，带下应垫衬垫，固定松紧适宜。经常观察约束部位的血液循环，约 15～30min 观察一次局部；定时松解，每 2h 放松约束带一次，必要时进行局部按摩，促进血液循环。

(5) 记录使用保护具的原因、时间、每次观察结果、相应的护理措施、解除约束的时间。

(6) 向患者及家属解释使用约束带的必要性，消除其心理障碍；介绍保护具应用的操作程序，说明操作要领及注意事项，防止并发症的发生。

目标检测

一、A 型题（以下每题下面有 A、B、C、D、E 五个答案，请从中选择一个最佳的答案）

1. 使用约束带，应重点观察（　　）。

A. 神志是否清楚　　B. 体位是否舒适　　C. 衬垫是否合适　　D. 约束带是否牢固

E. 局部皮肤与温度

2. 患者李某，因甲状腺功能亢进行手术治疗，术后采取半坐卧位的主要目的是（　　）。

A. 减轻局部出血　　B. 避免疼痛　　C. 预防感染　　D. 改善呼吸困难

E. 有利于伤口愈合

3. 下列不用保护具的患者是（　　）。

A. 小儿　　B. 昏迷　　C. 谵妄　　D. 高热

E. 咯血

4. 全麻未醒的患者采用去枕仰卧位的目的是（　　）。

A. 预防脑压过低　　B. 防止呼吸道并发症

C. 有利于大脑的血液循环　　D. 减轻脑膜刺激症状

E. 减轻脑部瘀血

5. 孕妇张某，妊娠32周，产前检查胎儿为臀位，为矫正胎位应采取（　　）。

A. 头低足高位　　B. 截石位　　C. 侧卧位　　D. 膝胸卧位

E. 俯卧位

6. 中凹卧位适用于下列患者的是（　　）。

A. 腹部检查　　B. 脊髓腔穿刺后　　C. 心肺疾患　　D. 胃镜检查

E. 休克

7. 患者张某，颅脑手术后，护士为其翻身，头部翻转不能过剧的依据是防止（　　）。

A. 颈椎损伤　　B. 脑出血　　C. 脑栓塞　　D. 脑疝

E. 蛛网膜下腔出血

8. 采用被动卧位的患者是（　　）。

A. 心包积液患者　　B. 心力衰竭患者

C. 昏迷患者　　D. 支气管哮喘患者

E. 胸膜炎患者

9. 患儿源源，4岁，体温39.7℃，呼吸急促，躁动不安，以急性肺炎收住院，因静脉输液，需用宽绷带限制患儿手腕的活动，宽绷带打成（　　）。

A. 方结　　B. 双套结　　C. 单套结　　D. 外科结

E. 活结

病例：患者杨某，女，50岁，因“多发性子宫肌瘤”收入院，今晨拟在硬脊膜外麻醉下行全子宫切除术。

10. 术前准备作留置导尿时，护士应指导患者采取（　　）。

A. 半坐卧位　　B. 头高足低位　　C. 去枕仰卧位　　D. 膝胸卧位

E. 屈膝仰卧位

11. 3h后，患者安全回到病房，此时护士应为其安置（　　）。

A. 半坐卧位　　B. 头高足低位　　C. 去枕仰卧位　　D. 膝胸卧位

E. 屈膝仰卧位

12. 术后第二天，患者诉伤口疼痛，护士应协助患者采取（　　）。

A. 半坐卧位　　B. 头高足低位　　C. 去枕仰卧位　　D. 膝胸卧位

E. 屈膝仰卧

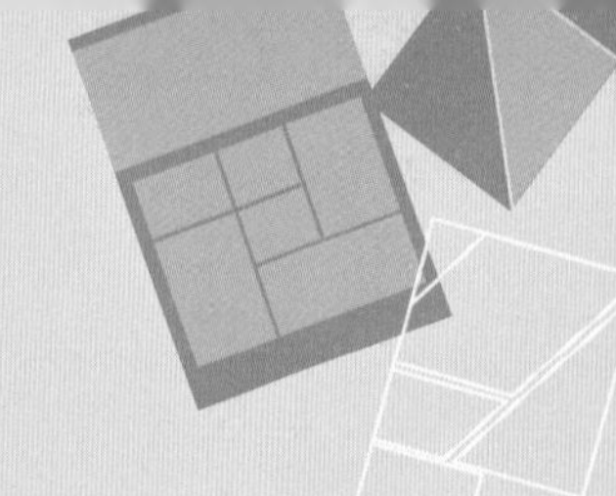

第五章

清洁护理技术

案例

某昏迷患者入院时，左侧肢体偏瘫，大小便失禁，身上带有鼻饲管、氧气管。护士在为该患者做晨间护理时发现其骶尾部出现 4cm × 5cm 的持续红肿，压之不褪色。

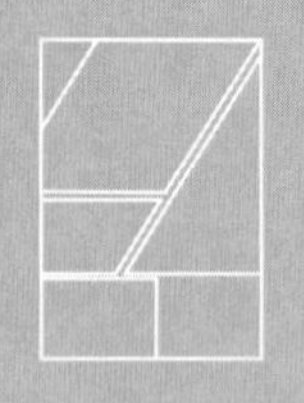

问题

1.如果你是该护士，你在为患者进行口腔护理时应注意什么？
2.该患者骶尾部皮肤出现了什么并发症？该怎么预防？你估计发生的原因是什么？

清洁卫生是人体基本需要之一，在日常生活中，每个人都能满足自己清洁方面的需要，当人患病时，对清洁的需要会更加明显。但由于受疾病的影响，患者自我照顾能力降低，往往无法满足自身清洁的需要。若患者机体卫生状况较差，对其生理和心理方面都会产生影响。因此为使患者在住院期间身心处于最佳状态，做好患者的清洁卫生工作成为护士的重要职责之一。护理人员应及时评估患者的清洁状况，协助患者进行卫生护理，确保患者清洁与舒适，预防感染等并发症的发生。同时，护士还应判断患者完成自我护理的能力，并根据患者的需要和个人的习惯提供适当的护理。

患者的清洁卫生内容包括口腔护理、头发护理、皮肤护理和晨、晚间护理等。

护士在为患者提供护理时，需与患者密切接触，有助于建立良好的护患关系，同时，护士在卫生护理过程中应尽可能确保患者的独立性，保护患者的隐私，尊重患者，从而促进患者舒适。

第一节　口腔护理

口腔是一个有菌的环境，是病原微生物侵入人体的主要途径之一。口腔内的温度、湿度和食物残渣适宜微生物的生长繁殖。正常情况下，口腔内存在大量的致病性和非致病性微生物。身体健康时，机体抵抗力正常，进食、饮水、刷牙和漱口等活动对微生物起到一定的清除作用，因此很少发病。患病时，由于抵抗力降低，进食、饮水减少，细菌在口腔内大量繁殖，常可引起口腔黏膜溃疡、炎症和其他并发症；口腔卫生不洁，有气味则会影响食欲和自信。

长期应用抗生素和激素的患者，还会引起口腔霉菌感染。因此，加强口腔护理，保持口腔卫生，是满足患者清洁卫生需要的重要内容之一。

一、一般患者的口腔护理

一般口腔护理适用于能自己完成口腔清洁的病人。

（一）口腔卫生习惯

养成每日晨起、晚上睡前刷牙、餐后漱口，晚上刷牙后不进食的习惯。刷牙活动可去除利于细菌藏匿和繁殖的食物碎屑，同时还能促进牙龈部位的血液循环，从而保持牙龈的健康、稳固。

（二）口腔清洁用具的选择

清洁用具包括牙刷、牙膏、牙线等。

1. 牙刷　牙刷尽量选用刷头较小、表面平滑、质地柔软的尼龙牙刷，刷头较小的牙刷能刷到牙齿的各个部位，柔软的牙刷可刺激牙龈组织，且不会损伤牙龈。刷牙时不可使用已磨损或硬毛的牙刷，不仅清洁效果欠佳，而且容易导致牙齿磨损及牙龈损伤。牙刷在使用间隔时应保持清洁、干燥，牙刷一般 3 个月更换一次。

2. 牙膏　牙膏不应具有腐蚀性，以防损伤牙齿。含氟牙膏具有抗菌和保护牙齿的作用，药物牙膏可以抑制细菌的生长，起到预防龋齿和治疗牙齿过敏的作用，可根据需要选择使用。

牙膏不宜长期使用一种，应轮换使用。

3. 牙线　牙刷不能彻底清除牙齿周围的牙菌斑和碎屑。使用牙线可清除牙齿间的牙菌斑，预防牙周病，并协助清除口腔内的碎屑。尼龙线、丝线、涤纶线均可作牙线材料，每日剔牙两次，餐后立即进行更好（图 5-1）。

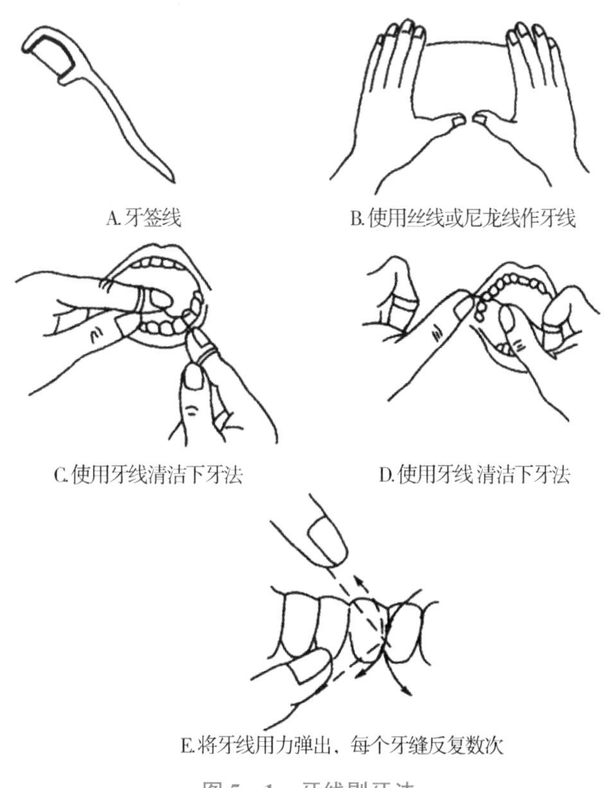

图 5-1　牙线剔牙法

（三）正确的刷牙方法

刷牙通常在晨起和就寝前进行，每次餐后漱口。刷牙可清除牙齿表面以及牙龈边缘下面的牙菌斑。为了全面清洁牙齿的外面和内面，刷牙时应将牙刷的毛面与牙齿成45°角，将牙刷顶端轻轻放于牙沟部位，以快速的环形来回刷动。每次只刷2或3颗牙齿，刷完一个部位后再刷相邻部位，对于前排牙齿的内面，可用牙刷毛面的顶部以环形方式刷洗，然后再反复刷洗牙齿的咬合面（图5－2），刷完牙齿后，再刷洗舌面，由里向外刷，以减少致病菌的数量并清除食物碎屑。

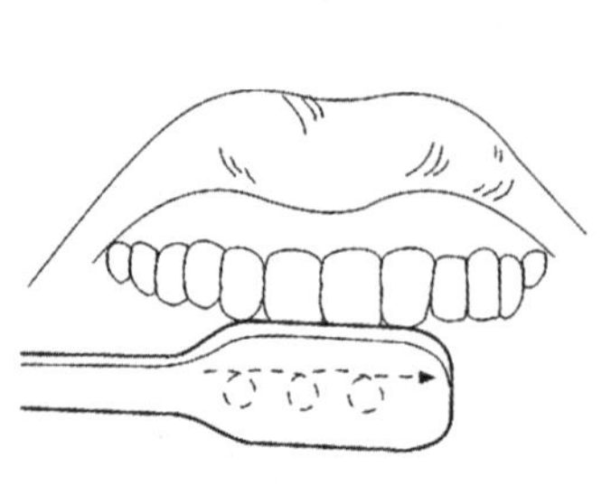

A. 牙齿外表面的刷牙方法　　B. 牙齿内表面的刷牙方法

图5－2　刷牙方法

（四）义齿的清洁与护理

装有活动义齿的患者，白天应佩戴义齿，晚上将义齿取下。取义齿时，一般先取上面的义齿，后取下面的义齿，并放于容器内，用冷开水冲洗刷净，待患者漱口后戴上或浸于清水中备用，浸义齿的清水每天更换。义齿不可浸在热水中，也不可用乙醇等消毒液浸泡和擦拭消毒，以免变色、变形和老化。

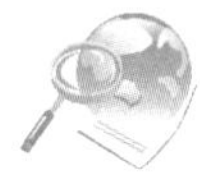

知识链接

帮助取义齿的方法

取义齿前洗手，戴一次性手套。

取上颚义齿：①将双手的示指放在前面，拇指伸进内侧。②用拇指往里一推，上颚义齿就能取下来。

取下颚义齿：①用示指和拇指夹住义齿。②用示指把义齿向外推取，下颚义齿就能取下来。

二、特殊口腔护理

【目的】

（1）保持口腔清洁、湿润，预防口腔感染等并发症。

（2）去除口臭、牙垢，增进食欲，使患者舒适。

（3）观察口腔情况：如黏膜和舌苔的变化，有无特殊气味等，以提供病情的动态信息。

适用于禁食、高热、昏迷、危重、鼻饲术后不能自理的患者以及口腔疾患的患者。一般每日2～3次，如病情需要，可酌情增加次数。

【评估】

1. 口腔情况（表5－1）

表 5－1　口腔护理评估表

部分/分值	1	2	3
唇	• 滑润，质软，无裂口	• 干燥，有少量痂皮，有裂口，有出血倾向	• 干燥，有大量的痂皮，有裂口和分泌物，易出血
黏膜	• 湿润，完整	• 干燥，完整	• 干燥，黏膜擦破或有溃疡面
牙龈	• 无出血	• 轻微萎缩，出血	• 有萎缩，易出血、肿胀
牙/义齿	• 无龋齿，义齿合适	• 无龋齿，义齿不合适	• 有许多空洞，有裂缝，义齿不适合，齿间流脓液
牙垢/牙石	• 无牙垢或有少许牙石	• 有少量至中量牙垢或中量牙石	• 大量牙垢或牙石
舌	• 湿润，少量舌苔	• 干燥，有中量舌苔	• 干燥，有大量舌苔或覆盖黄色舌苔
腭	• 湿润，无或有少量碎屑	• 干燥，有少量或中量碎屑	• 干燥，有大量碎屑
唾液	• 中量、透明	• 少量或过多量	• 半透明或黏稠
气味	• 无味或有味	• 有难闻气味	• 有刺激气味

2. 口腔卫生习惯及自理能力　刷牙的时间、次数、方法、口腔清洁程度及患者的自理能力、心理反应和合作程度。

3. 口腔卫生知识　患者对口腔卫生重要性的认识程度及预防口腔疾病知识的了解程度。

【计划】

1. 目标

（1）患者口唇湿润、口腔清洁、口气清新、舒适、无异味。

（2）患者口腔内原有病灶好转或痊愈。

（3）患者及家属会正确漱口、刷牙，学会一定的口腔保健知识。

2. 准备工作

（1）护士准备：洗手、戴口罩，了解病情和口腔情况。

（2）患者准备：患者了解特殊口腔护理的目的，方法，注意事项及配合要点；取舒适卧位。

（3）环境准备：安静、整洁、温度适宜。

（4）用物准备。

①治疗车上层：治疗盘内备治疗碗（内盛含有漱口液的无菌棉球 16 个，弯血管钳 1 把、镊子 1 把、压舌板 1 个）杯子（内盛漱口液）弯盘、吸水管、棉签、液状石蜡、手电筒、治疗巾、口腔外用药、按需准备、常用漱口溶液、手消毒液。必要时备开口器。也可用一次性口腔护理包（表 5－2）。

②治疗车下层：生活垃圾桶、医疗垃圾桶。

③屏风或床帘。

表 5－2　口腔护理常用溶液

名称	浓度	作用
氯化钠溶液	0.9%	清洁口腔，预防感染
过氧化氢溶液	1%～3%	防腐、防臭，适用于口腔感染有溃烂、坏死组织者
碳酸氢钠溶液	1%～4%	属碱性溶液，适用于真菌感染
呋喃西林溶液	0.02%	清洁口腔，广谱抗菌
醋酸溶液	0.1%	适用于铜绿假单胞菌感染
硼酸溶液	2%～3%	酸性防腐溶液，有抑制细菌的作用
复方硼酸溶液（朵贝尔溶液）		除臭、轻度抑菌
甲硝唑溶液	0.08%	适用于厌氧菌感染

【实施】

1. 操作步骤（表5－3）

表5－3　口腔护理的操作步骤

操作流程	流程说明	要点
核对	• 将备齐的用物携至患者床旁，核对患者床号和姓名，解释操作的目的、方法	• 确认患者，取得信任和合作
体位	• 协助患者侧卧或仰卧，头偏向一侧，面向护士	• 便于分泌物及多余水分从口腔内流出，防止反流造成误吸
垫巾	• 治疗巾围于患者颌下，置弯盘于患者口角旁（图5－3）	• 防止床单、枕头及患者的衣服被浸湿
漱口 评估口腔	• 协助患者用吸水管吸水漱口，有口唇干裂的，应先湿润口唇再漱口。嘱患者张口，护士一手持手电筒，一手持压舌板轻轻撑开颊部，观察口腔情况。昏迷患者可用开口器协助张口	• 便于全面观察口腔内状况防止口唇干裂者直接张口时破裂出血 • 开口器应从臼齿处放人，牙关紧闭者不可使用暴力使其张口，以免造成损伤
清点棉球 按顺序擦拭	• 擦拭前先清点棉球个数 • 用弯止血钳夹取含有漱口溶液的棉球，拧干棉球 • 嘱患者咬合上、下齿，用压舌板 轻轻撑开左侧颊部 ，擦洗左侧牙齿的外面。沿纵向擦洗牙齿，按顺序由内齿擦洗至门齿。同法擦洗右侧牙齿的外面 • 嘱患者张开上、下齿，擦洗牙齿左上内侧面、左上咬合面、左下内侧面、左下咬合面，以弧形擦洗左侧颊部。同法擦洗右侧 • 由外向内横向擦洗硬腭部、舌面及舌下	• 防棉球遗留口腔 • 棉球应包裹止血钳尖端 • 每次更换一个棉球，一个棉球擦洗一个部位 • 擦洗过程中动作应轻柔，特别是对凝血功能差的患者，应防止碰伤黏膜及牙龈 • 勿过深，以免触及咽部引起恶心
再次清点 棉球	• 擦拭结束后清点棉球个数	• 防棉球遗留口腔
再次漱口	• 协助患者用吸水管漱口，将漱口水吐进弯盘内，用纱布擦净口唇	• 使口腔清爽，感觉舒适 • 有义齿的患者可协助清洁并佩戴义齿
再次观察 口腔状况	• 用手电筒再次检查患者口腔	• 确定口腔清洁是否有效，有无炎症、溃疡、真菌感染等
润唇、涂药	• 将口唇涂薄层液状石蜡或润唇膏，如有口腔黏膜溃疡，可局部涂外用药。 • 撤弯盘及治疗巾 • 协助患者取舒适卧位，整理床单位	• 如有溃疡，涂药于溃疡处，口唇干燥、破裂者涂液状石蜡油 • 确保患者舒适、安全
操作后处理	• 清洁、整理用物 • 洗手 • 记录	• 减少致病菌的传播 • 记录口腔的卫生状况并观察护理效果

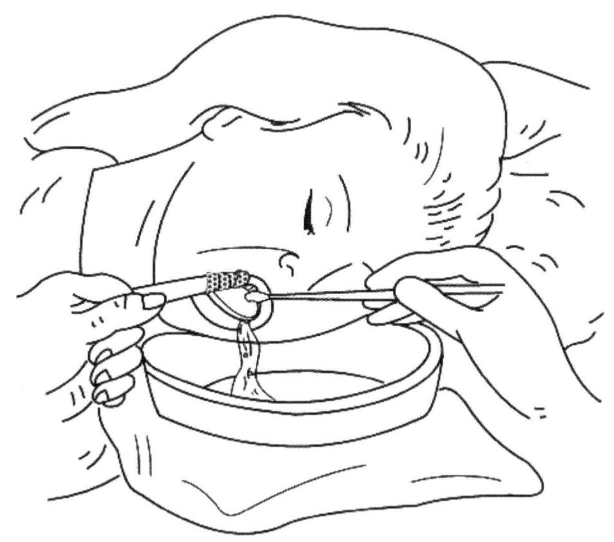

图 5-3　特殊口腔护理-弯盘置口角旁

2. 注意事项

（1）擦洗时动作要轻，以免损伤口腔黏膜。

（2）昏迷患者禁忌漱口，需用开口器时应从臼齿处放入助其开口（牙关紧闭的患者，不可勉强使用），擦洗时棉球不可过湿以防溶液吸入呼吸道；棉球要用血管钳夹紧，每次只夹取一个棉球，防止遗留于患者口腔内。

（3）长期应用抗生素的患者，必须观察口腔黏膜有无真菌感染。

（4）如患者有活动的义齿，先取下再进行操作。

（5）清洗口腔的用物须经消毒处理后，方可给他人使用，传染患者的用物按隔离消毒原则处理。

3. 健康教育

（1）向患者解释保持口腔卫生的重要性。

（2）介绍口腔护理的相关知识，如清洁用具的使用、刷牙方法、牙线的使用方法及义齿的清洁与护理方法，使患者能够做到有效清洁口腔，保持口腔卫生，预防各种口腔并发症的发生。

（3）指导患者正确的漱口方法，避免呛咳或者误吸。

【评价】

（1）护士操作方法正确，动作轻巧、细致，患者满意。

（2）患者感觉舒适，没有污染衣被。

（3）患者及家属了解口腔护理及口腔保健的意义和方法。

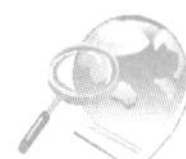

知识链接

口腔护理的改进

（1）新型的口腔护理液：0.5%聚维酮、丁香漱口液、口疮灵漱口液、中药漱口液（金银花、一枝黄花）、强氧化离子水等。

（2）护理方法：可采用含漱法、长棉签擦洗法、冲洗法、雾化吸入。

（3）牙刷：根据需要可选择电动牙刷、齿间刷、海绵刷。

第二节　头发护理

头发的清洁是人们日常清洁卫生的一项重要内容。经常梳理和清洗头发，可清除头皮屑及灰尘，促进头皮血液循环，使头发清洁，有光泽，易梳理，增加舒适和美感。大多数患者可自行梳理和清洗头发。病情严重或缺乏自理能力的患者，需要护士给予帮助。每日晨晚间护理时，应协助患者梳头；住院时间长的患者，须定时理发；长期卧床的患者可每1~2周洗头一次；有头虱的患者还需进行灭虱处理。

一、床上梳发

大多数患者可以自己梳理头发，但是长期卧床、关节活动受限、年老体弱等患者自理缺陷时，护士应帮助患者床上梳发，以维持美观和自尊。

【目的】

（1）去除头皮屑，使头发整齐、清洁，减少感染机会。

（2）按摩头皮，刺激头部血液循环，促进头发的生长和代谢。

（3）维护患者的自尊和自信，建立良好的护患关系。

【评估】

1. 头发卫生状况　头发的分布、长度、清洁状况，有无光泽，头发的脆性与韧性、干湿度，有无分叉，头皮有无瘙痒、破损、病变或皮疹。

2. 患者的自理能力　患者是否卧床，有无肢体活动受限，自行梳发或洗发的能力，梳发或洗发时需要部分协助还是完全协助。

3. 头发护理知识　患者及家属对头发清洁护理重要性和相关知识的了解程度。

【计划】

1. 目标

（1）患者头发整洁、美观。

（2）患者感觉舒适，心情愉快。

2. 准备

（1）护士准备：衣帽整洁，洗手、戴口罩。

（2）患者准备：了解梳发目的、方法及配合要点，愿意合作。

（3）用物准备：①治疗车上层：治疗盘内备梳子、治疗巾、30%乙醇、纸袋（用于包脱落的头发）、手消毒液、根据情况备发夹和橡皮筋。②治疗车下层：生活垃圾桶、医疗垃圾桶。③屏风或床帘。

（4）环境准备：安静、整洁、明亮，关门窗，调节室温。

【实施】

1. 操作步骤（表5-4）

表5-4　床上梳发操作步骤

操作流程	流程说明	要点
核对	• 备齐用物携至床旁、核对患者床号和姓名	• 确认患者，取得患者的信任和合作
体位	• 协助患者取坐位或半坐卧位	• 便于操作
铺巾	• 将治疗巾铺于患者肩上。如患者只能平卧，铺治疗巾于枕上，将患者头转向一侧	• 避免碎发和头皮屑掉落在枕头或床单上

续表

操作流程	流程说明	要点
梳头	• 将头发从中间分成两股，护士一手握住一股头发，一手持梳子，由发根向发梢梳理。 • 梳头时尽量使用圆钝齿的梳子，以防损伤头皮；如发质较粗或烫成卷发，可选用齿间较宽的梳子梳；如遇长发或头发打结不易梳理时，可将头发绕在手指上，也可用30%乙醇湿润打结处，再慢慢梳理开；避免过度牵拉，使患者感到疼痛	
编辫	• 根据患者的情况，可将长发编成辫或扎成束	• 发辫不可扎得太紧以免产生疼痛
整理	• 将脱落的头发置于纸袋中，撤去治疗巾 • 协助患者取舒适卧位，整理床单位 • 整理用物 • 洗手	• 促进患者舒适，保持病室整洁 • 减少致病菌的传播
记录	• 记录	• 记录执行时间及护理效果，以利于评价

2. 注意事项

（1）避免强行梳拉，以免造成不适或疼痛，在梳理过程中，用指腹按摩头皮，促进头部血液循环。

（2）尊重患者习惯，尽可能满足其喜好。

（3）注意观察患者反应，做好心理护理。

3. 健康教育

（1）指导患者了解梳理头发的重要性及正确梳理头发的方法，促进头部的血液循环和头发的生长代谢，保持头发的整齐和清洁。

（2）保持良好的个人外观，以改善患者的心理状况。

【评价】

（1）患者头发整洁、美观。

（2）患者感觉舒适，心情愉快。

二、床上洗发

【目的】

（1）清洁头发，去除头皮屑及污物，减少感染。

（2）按摩头皮，促进头部血液循环及头发的生长代谢。

（3）促进患者舒适、美观，增进身心健康，维护自尊与自信。

【评估】

1. 患者

（1）全身情况：病情、自理能力、治疗、用药、卫生情况及患者的病情是否适应和耐受床上洗头。

（2）头发情况：头发的生长，浓密及营养状况，有无头屑、瘙痒、破损及抓伤痕迹。

（3）心理状况：能否配合护理人员，是否愿意床上洗头。

（4）健康知识：卫生习惯，头发清洁护理知识的了解程度。

2. 环境　室温是否适合、门窗是否完好。

3. 用物　是否齐全、热水温度是否适宜。

【计划】

1. 目标

（1）患者及家属理解床上洗头的目的，能够正确配合。

（2）患者头发整洁美观无异味，感觉舒适。

（3）患者及家属获得头发护理的相关知识。

2. 准备

（1）患者准备：了解洗头的目的、方法、注意事项及配合要点，按需要给予便器，协助患者排便。

（2）护士准备：衣帽整洁，修剪指甲，洗手戴口罩。

（3）用物准备：①治疗车上层：治疗盘内备：大、小橡胶单、浴巾、毛巾、别针、纱布、棉球2个（以不吸水棉球为宜）量杯、洗发液、梳子、镜子。治疗盘外备：橡胶马蹄形卷或自制马蹄形卷或使用洗头车、水壶（内盛43～45℃热水或按患者习惯调制）、水桶或脸盆，手消毒液，需要时可备电吹风。扣杯法洗发另备脸盆、搪瓷杯、毛巾2条。②治疗车下层：污水桶、生活垃圾桶、医疗垃圾桶。③屏风或床帘。

（4）环境准备：移开床头桌、椅，关好门窗，调节好室温。

【实施】

1. 操作步骤（表5－5）

表5－5 床上洗发操作步骤

操作流程	流程说明	要点
核对解释	• 携用物至患者床旁，核对病人并解释	• 确认病人，取得信任和合作
关门窗	• 冬季关门窗，调节室温22～26℃必要时使用屏风	• 防患者受凉
移桌椅	• 移开床旁桌、椅，按需要给予便盆	
体位摆放	• 协助患者取仰卧位，上半身斜向床边	• 便于操作
围毛巾	• 将衣领松开向内折，将毛巾围于颈下，用别针别好	
铺胶单	• 将小橡胶单和浴巾铺于枕上，将枕垫于患者肩下。将大橡胶单围于马蹄形卷（图5－4）上形成水槽，置于患者后颈下	
置头部于水槽	• 协助患者颈部枕于马蹄形卷的突起处，头部置于水槽中（图5－5）大橡胶单的下端置于面盆或污水桶中	• 保护床单、枕头，衣服不被沾湿
保护眼耳	• 用棉球塞好双耳，用纱布盖好双眼	• 防止操作中水流入眼部和耳部
洗发	• 松开头发，将水壶内的温水倒入杯中 • 用量杯内的温水慢慢湿润头发，直至全部润湿 • 将头发均匀涂上洗发液，由发际至脑后部反复揉搓，同时用指腹轻轻按摩头皮 • 一手抬起头部，另一手洗净脑后部头发 • 用温水冲洗头发，直至冲净	• 确保水温合适（43－45℃，或符合患者习惯） • 按摩可促进头部血液循环 • 头发上若残留洗发液，会刺激头发和头皮，并使头发变得干燥
擦干头发	• 解下颈部毛巾，擦去头发的水分。取下眼部的纱布和耳内的棉球。用毛巾包好头发，擦干面部 • 撤去马蹄形卷和大橡胶单，将枕从患者肩下移向床头，协助患者仰卧于床正中，枕于枕上 • 解下包头的毛巾，再用浴巾擦干头发，用梳子梳理整齐。用电吹风吹干头发，梳理成型	• 及时擦干头发，避免患者着凉感冒
整理用物	• 协助患者取舒适卧位，整理床单位 • 整理用物 • 洗手	• 确保患者舒适、整洁 • 减少致病菌的传播
记录	• 记录	• 记录执行时间及护理效果，以利于评价

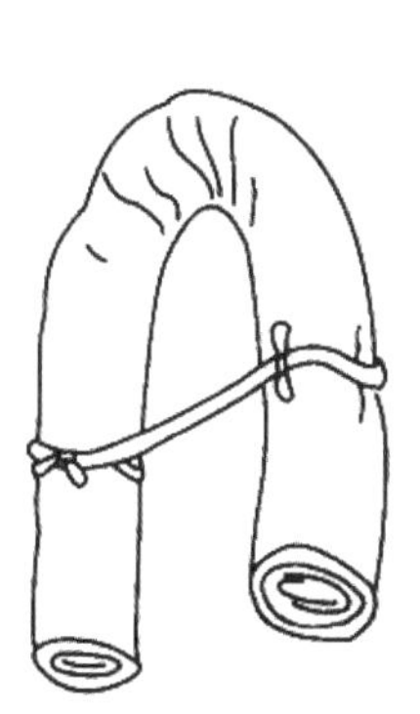

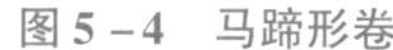

图 5－4　马蹄形卷

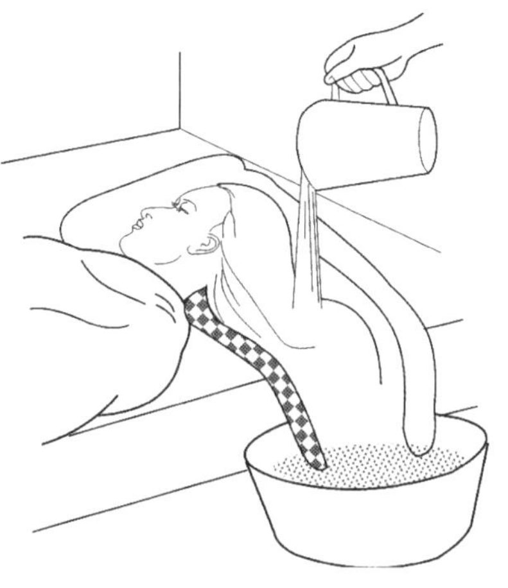

图 5－5　马蹄形卷床上洗头法

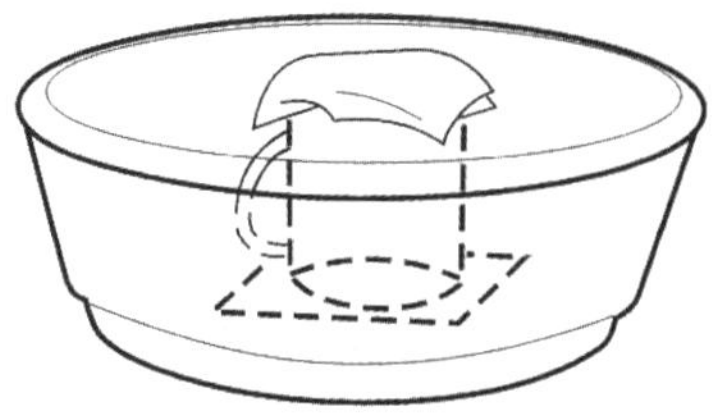

图 5－6　床上洗头——扣杯法

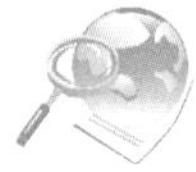

知识链接

扣杯法洗头

主要用于头发较短者。

用物：脸盆 1 个，毛巾两条，杯子一个，橡胶管一根，水桶一个。

方法：盆底放一条毛巾，其上倒扣一个杯子，杯底垫一块四折的毛巾，外包隔水薄膜，移枕于患者肩下，协助其将头部枕于毛巾上。盆子内放一根橡胶管，下接污水桶，利用虹吸原理，将污水引入水桶内。

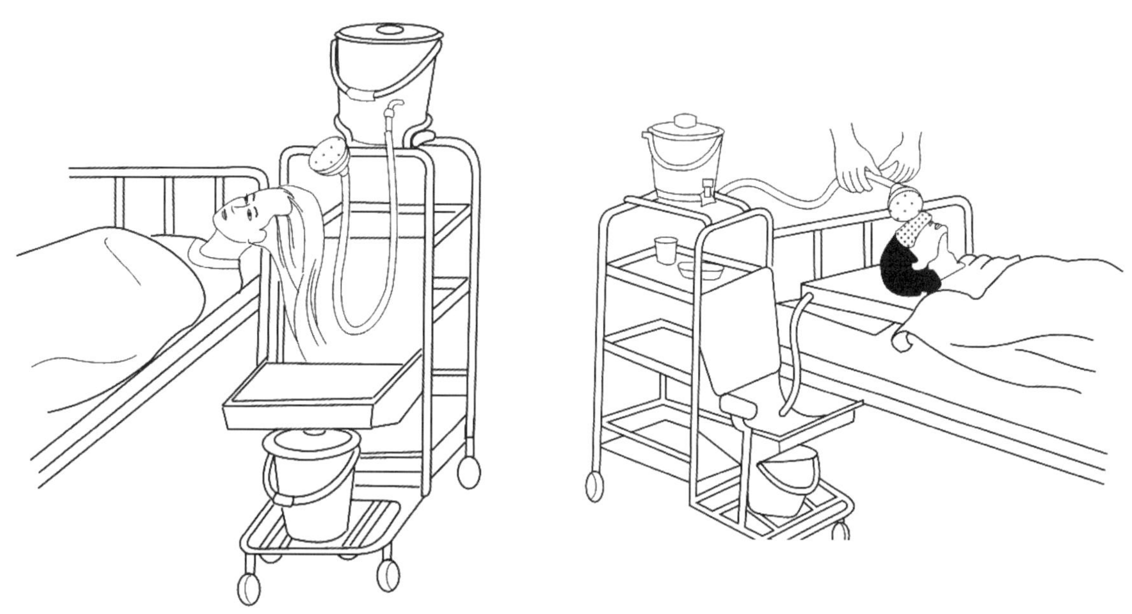

图 5－7　洗头车床上洗头

护理人员在实际工作中可根据医院的现有条件为患者洗头。可采用（图 5－6）扣杯法或（图 5－7）洗头车法。

2. 注意事项

（1）护士为患者洗头时，应运用人体力学原理，身体靠近床边，保持良好的姿势，避免疲劳。

（2）洗头过程中，应注意观察患者的病情变化，如面色、脉搏、呼吸的改变，如有异常，应停止操作。

（3）病情危重、极度衰弱者不宜床上洗发。

（4）防止水流入眼及耳内，避免沾湿衣服和床铺；注意室温和水温，及时擦干头发，防止患者受凉。

（5）操作中随时与患者交流，了解其感受及需要，并及时处理。

3. 健康教育

（1）告知患者经常清洁头发可保持头发卫生，防止产生头虱。经常洗头可促进头部的血液循环及头发生长，并能保持良好的外观形象，维护其自信。

（2）指导家属掌握为卧床患者洗头的知识和技能。

（3）向患者及家属解释床上洗头的目的及头发护理的相关知识。

【评价】

（1）护士操作熟练、方法正确、动作轻稳、符合节力原则，操作过程中注意观察病情。

（2）患者及家属积极配合，洗头过程顺利、安全。

（3）洗头后患者感觉清洁、舒适。

（4）患者及家属获得头发护理的相关知识。

三、灭除头虱和虮的方法

虱子是一类体形很小的昆虫。生长在头部的叫头虱，生长在身体上的叫体虱，生长在阴部的叫阴虱。虱子的产生与卫生不良、环境拥挤或与有虱的人接触有关。头虱生长于头发或头皮上，体形很小，呈卵圆形，浅灰色。其卵（虮）很像头屑，不易去掉。体虱常存在于衣物中，而阴虱则存在于阴毛处。虱子可传播疾病，并能导致皮肤瘙痒，抓伤后可导致感染。虱子可通过衣服、床单、梳子、刷子等用具进行传播，还可传播疾病，如流行性斑疹伤寒、回归热等。若发现患者有虱子应立即处理。

【目的】

除去头虱和卵（虮），防止患者相互间传染和疾病传播。

【评估】

（1）患者的病情及头虱、卵（虮）分布情况和配合程度。

（2）患者及家属对灭头虱及虮的目的、方法、注意事项了解程度。

（3）观察患者的心理状况，有无自卑、消极抵抗心理。

【计划】

1. 目标

（1）患者头发无虱子、虱卵，感觉舒适。

（2）患者及家属获得相关的知识和技能。

（3）患者和家属了解灭虱的重要性。

2. 准备

（1）患者准备：必要时应动员患者剪短头发，剪下的头发应用纸袋包裹焚烧。

（2）护士准备：穿隔离衣，修剪指甲，洗手，戴口罩、手套。

（3）用物准备：治疗盘内备：洗头用物、治疗巾 2 或 3 块、篦子（齿内嵌少许棉花）、治疗碗内盛灭虱的药液、纱布数块、塑料帽子、隔离衣、布口袋（或枕套）、纸袋、清洁衣裤、清洁大单、被套、枕套。治疗盘外备：灭虱的药液。

①30% 含酸百部酊剂：取百部 30g 放入瓶中，加 50% 乙醇 100ml（或 65°白酒 100ml），再加入纯乙

酸1ml，盖严瓶盖，48h后即可使用。

②30%百部含酸煎剂：取百部30g，加水500ml煎煮30min，再以双层纱布过滤，挤出药液，将药渣再加水500ml煎煮30min，将两次的药液合并浓缩至100ml，冷却后加纯乙酸1ml（或食醋30ml）。

百部草外用有杀虫、止痒、灭虱功能。将乙酸或醋加入百部酊剂和煎剂中，能够提高百部的溶解度，破坏卵的黏附性，并可使卵蛋白变性。50%乙醇对百部的有效成分提取较多，温度35℃，虱卵发育最快，故药液以35℃为宜，可提高灭虱的效果。

（4）环境准备：同床上洗头法。

【实施】

1. 操作步骤

表5-6　灭除头虱和虮的操作步骤

操作流程	流程说明	要点
核对	• 携用物至患者床旁，核对解释。屏风遮挡	• 如病情允许，可在卫生处置室进行，以维护患者自尊
护士准备	• 护士穿隔离衣，戴手套 动员男患者或儿童剃去头发，女患者剪短头发。剪下的头发装入纸袋内焚烧	
擦拭药液	• 按洗头法做好准备。将头发分成若干小股，用纱布蘸灭虱药液，按顺序擦遍头发 并反复揉搓10min，使之湿透全部头发。戴帽子包住头发	• 彻底发挥灭虱药液的作用
篦虱和虮	• 24h后取下帽子，用篦子篦去死虱和虮卵，并清洗头发灭虱完毕，协助患者更换衣裤被服。	• 避免挥发，保证作用 • 如发现仍有活虱须重复用药
消毒	• 将污衣裤和被服放人布口袋内，扎好袋口，送压力蒸汽灭菌消毒	• 防止虱虮传播
操作后处理	• 整理床单位，清理用物 • 除去篦子上的棉花，用火焚烧，将梳子和篦子消毒后用刷子刷净 • 洗手 • 记录	• 彻底消灭虱虮避免传播 • 减少致病菌的传播 • 记录执行时间及护理效果，以利于评价

2. 注意事项

（1）操作中应避免虱和卵的传染，防止百部酊剂沾污面部和眼睛。

（2）上药后注意观察患者局部和全身的反应。

（3）应注意保护患者的自尊心。

（4）护士在操作过程中，应注意保护自己，免受传染。

3. 健康教育

（1）指导患者应经常检查头部的卫生情况，观察头发有无虱和虱卵，如有应采用灭虱法去除。

（2）指导患者日常生活中应避免与有虱和虱卵的人接触，如本身有虱和虱卵，其用物应单独使用，并应经常洗头。注意自身用物的清洁消毒，搞好个人卫生。

（3）教会患者及家属灭虱药液的配置、灭虱方法和注意事项。

【评价】

（1）彻底灭虱和虱卵，无传播。

（2）患者自我感觉舒适，自尊心得到保护。

（3）患者及家属学会了灭头虱的方法。

第三节　皮肤护理

皮肤是身体最大的器官，完整的皮肤具有保护机体、调节体温、感觉、吸收、分泌及排泄等功能并具有天然的屏障作用。

皮肤的新陈代谢迅速，其代谢产物如皮脂、汗液及表皮碎屑等能与外界细菌及尘埃结合形成污垢，黏附于皮肤表面，如不及时清除，可刺激皮肤，降低皮肤的抵抗力，以致破坏其屏障作用，成为细菌入侵的门户，造成各种感染。

皮肤的清洁与护理有助于维持身体的完整性，给人体带来舒适，预防感染，防止压疮等并发症的发生。通过对皮肤的清洁按摩、润滑等护理方法，达到满足患者身体清洁的需要，促进生理和心理的舒适，同时维护患者的自身形象，促进康复。

一、淋浴或盆浴

能够自行完成沐浴过程的患者可采用淋浴或盆浴。护士协助患者的程度取决于患者的自理能力。

【目的】

(1) 去除皮肤污垢，保持皮肤清洁，促进患者生理和心理的舒适。

(2) 促进皮肤的血液循环，增强皮肤的排泄功能和对外界刺激的敏感性，预防皮肤感染和压疮等并发症的发生。

(3) 促进患者身体放松，增加患者活动的机会。

(4) 增进护理人员观察和了解患者，建立良好护患关系。

【评估】

1. 患者

(1) 患者的病情、意识状态、肢体的活动情况及自行清洁皮肤的能力。

(2) 患者的皮肤清洁情况及对皮肤清洁卫生知识的了解程度。

2. 环境　室温是否适合、门窗是否完好。

【计划】

1. 目标

(1) 患者皮肤清洁、舒适。

(2) 患者皮肤完整、无异味。

(3) 患者养成良好的卫生习惯，了解皮肤护理的相关知识。

2. 准备

(1) 患者准备：患者病情稳定，全身状况较好，了解沐浴的目的、方法。

(2) 护士准备：衣帽整洁，修剪指甲，洗手。

(3) 用物准备：①治疗车上层：脸盆、毛巾2条、浴巾、浴皂（可根据不同皮肤选择酸、碱度适宜的浴皂或浴液）、洗发液、清洁衣裤、拖鞋、手消毒液。根据需要准备便器。②治疗车下层：水桶、生活垃圾桶、医疗垃圾桶。

(4) 环境准备：调节室温至22℃以上。水温保持在41～46℃，也可根据患者习惯调节。浴室内有信号铃、扶手，浴盆内和地面应防滑。

【实施】

1. 操作步骤（表5－7）

表 5-7　淋浴或盆浴的操作步骤

操作流程	流程说明	要点
备物	• 检查浴盆或浴室是否清洁。协助患者准备洗浴用品和润肤用品。将用物放于浴盆或浴室内易取处	• 防止致病菌传播 • 防止患者在取用物时出现意外性跌倒
指导沐浴	• 调节室温 24℃左右，水温 40~45℃ • 协助患者入浴室。嘱患者穿好浴衣和拖鞋。指导患者如何调节冷、热水的开关。嘱患者进、出浴室扶好把手。浴室不应闩门，将“正在使用”的标记挂于浴室门上 • 患者沐浴时，护士应在可呼唤到的地方，并每隔 5min 检查一次患者的情况，注意观察患者沐浴过程中的反应	• 防止患者出现意外性跌倒 • 避免患者受凉或意外性烫伤。水温要适宜，不可过高，过热易导致体表毛细血管扩张而脑缺血产生眩晕 • 防止患者滑倒或跌倒；发生意外时护士能及时入内 • 在确保安全的前提下，注意保护患者的隐私 • 必要时可在旁守护，防止患者发生意外 • 确保患者安全
信号铃	• 当患者使用信号铃时，护士应先敲门后再进入室。如患者使用盆浴。应根据情况协助患者移出浴盆。协助患者擦干皮肤 • 根据情况协助患者穿好清洁衣裤、拖鞋。协助患者回病房。并取舒适卧位	• 注意保护患者的隐私 • 在浴盆中浸泡的时间不应超过 20min，浸泡过久容易导致疲倦 • 保暖，防止受凉 • 促进患者浴后身体放松
操作后处理	• 清洁浴盆或浴室，将用物放回原处。将“未用”标记挂于浴室的门上 • 洗手 • 记录	• 防止致病菌通过脏单或潮湿的物品传播 • 减少致病菌的传播 • 记录执行时间及护理效果，以利于评价

2. 注意事项

（1）沐浴应在进食 1h 后进行，以免影响消化功能。妊娠 7 个月以上的孕妇禁用盆浴。

（2）向患者解释信号铃的使用方法，告诉患者如在沐浴中感到虚弱无力、眩晕时，应立即按铃呼叫帮助。

（3）若患者发生晕厥，应立即将患者抬出、平卧、保暖并通知医生配合处理。

（4）防止烫伤、受凉、晕厥或滑倒等意外情况发生。

（5）衰弱、创伤和患心脏病需要卧床休息的患者，不宜盆浴或淋浴。

3. 健康教育

（1）指导患者经常注意皮肤卫生情况，选择合适的沐浴用品，减少对皮肤的刺激。

（2）清洁皮肤要注意皮肤皱褶处，如肛门、腋窝、乳房下等。

【评价】

（1）沐浴后患者感到舒适、清洁。

（2）患者沐浴过程安全，无意外发生。

（3）患者获得了皮肤护理的相关知识。

二、床上擦浴

床上擦浴适用于病情较重、长期卧床、制动、活动受限以及身体过于衰弱的患者，如使用石膏、牵引或生活不能自理的患者。

【目的】

同淋浴和盆浴。

【评估】

1. 患者

(1) 患者的病情、意识状态、肢体的活动情况及自理能力。

(2) 患者的皮肤清洁情况。

(3) 患者皮肤的温度、颜色、厚度、弹性、感觉功能及皮肤的完整性，有无斑点，丘疹及硬结。

(4) 患者及家属对皮肤卫生的了解程度和要求。

2. 环境　室温是否适合、门窗是否完好。

【计划】

1. 目标

(1) 患者皮肤清洁、舒适。

(2) 患者皮肤完整、无异味。

(3) 患者皮肤血液循环得到改善，无压疮等并发症的发生。

2. 准备

(1) 患者准备：了解床上擦浴的目的、方法。

(2) 护士准备：衣帽整洁，修剪指甲，洗手。

(3) 用物准备：①治疗车上层：治疗盘内备：浴巾 2 条、毛巾 2 条、浴皂、小剪刀、梳子、浴毯、50% 乙醇、护肤用品（润肤剂、爽身粉）。治疗盘外备：脸盆 2 个、水桶 2 个（一桶盛 50～52℃ 热水，并按年龄、季节和个人习惯增减水温，另一桶接盛污水用）、清洁衣裤和被服、手消毒液。②治疗车下层：便器及便盆巾水桶（盛污水用）、生活垃圾桶、医疗垃圾桶。③屏风或床帘。

(4) 环境准备：调节室温在 24℃ 以上，关好门窗，拉上窗帘或使用屏风遮挡。

【实施】

1. 操作步骤（表 5－8）

表 5－8　床上擦浴的操作步骤

操作流程	流程说明	要点
核对、解释	• 备齐用物携至床旁，将用物放于易取、稳妥处。核对患者并询问患者有无特殊的用物需求，按需给便器	• 便于操作 • 温水擦洗时容易引起患者的排尿和排便反射
遮挡、关窗	• 用屏风遮挡患者，关好门窗，调室温 22～26℃	• 防止受凉，保护患者的隐私，促进患者身心舒适
体位	• 协助患者移向护士侧，取舒适卧位，保持身体平衡	• 确保患者的舒适，同时避免操作中护士身体过度伸展，减少肌肉的紧张和疲劳
盖浴巾	• 根据病情放平床头及床尾支架，松开盖被，移至床尾，将浴毯盖于患者身上	• 移去盖被可防止洗浴中弄脏或浸湿盖被。浴毯可保暖及维护隐私。天冷时，可不移去盖被
备水	• 将脸盆和浴皂放于床旁桌上，倒入温水约 2/3 满	• 温水可促进患者身体舒适和肌肉放松，避免机体受凉
擦洗脸部及颈部	• 将一条浴巾铺于患者枕上，另一条大浴巾盖住患者胸腹部。将毛巾包于护士手上成手套状（图 5－8）。将包好的毛巾放入水中，彻底浸湿 • 先用温水擦洗患者眼部，使用毛巾的不同部位，由内眦擦向外眦，轻轻擦干眼部 • 询问患者面部擦洗是否使用浴皂，按顺序彻底洗净并擦干前额、面颊、鼻部、颈部和耳部	• 避免擦浴时弄湿床单和盖被 毛巾折叠可保持擦浴中毛巾的温度避免毛巾边缘过凉刺激患者的皮肤 • 避免使用浴皂，以免引起眼部的刺激症状 • 可避免交叉感染 • 可防止眼部分泌物进入鼻泪管 • 由于脸部皮肤比身体其他部位的皮肤更容易暴露于外界，浴皂容易使脸部皮肤干燥，除眼部外，其他部分一般采用清水一遍、浴皂一遍、清水擦净、浴巾擦干的顺序擦洗

续表

操作流程	流程说明	要点
擦洗上肢和手	• 为患者脱去上衣，盖好浴毯。先脱近侧再脱远侧。如有肢体外伤或活动障碍，先脱健侧，后脱患侧 • 移去近侧上肢浴毯，将浴巾纵向铺于患者上肢下面 • 将毛巾涂好浴皂，擦洗患者上肢。从近心端到远心端，然后用清水擦净，并用浴巾擦干 • 将浴巾对折，放于患者床边处。置浴盆于浴巾上，协助患者将手浸于脸盆中，洗净并擦干。根据情况修剪指甲。操作后移至对侧同法擦洗对侧上肢。根据需要换水，检查水温	• 充分暴露擦洗部位，以便于擦浴。 • 便于操作，避免患侧关节的过度活动 • 擦洗皮肤时力量要足以刺激肌肉组织，以刺激皮肤的血液循环 • 擦腋下时，抬高或外展手臂 • 天冷时，可在被内操作 • 浸泡可软化皮肤的角质层，便于清除指甲下的污垢，增进清洁的程度
擦洗胸、腹部	• 先擦胸部，再擦腹部。护士一手掀起浴巾的一边，用另一包有毛巾的手擦洗患者的胸部，女性患者擦洗中应特别注意擦净女性乳房下的皮肤皱褶处。必要时，可将乳房抬起擦洗下面的皮肤。擦洗过程，应保持浴巾盖于患者的胸部，擦干胸部皮肤 • 将浴巾纵向盖于病人的胸、腹部（可使用两条浴巾）将浴毯向下折叠至会阴部。护士一手掀起浴巾的一边，用另一包有毛巾的手擦洗患者的腹部，同法擦洗另一侧。擦洗过程中应保持浴巾盖于患者腹部。彻底擦干腹部皮肤	• 尽量减少患者身体不必要的暴露，注意保护患者的隐私 • 皮肤的分泌物和污物容易沉积于皱褶处。乳房下垂，皮肤摩擦后容易出现破损 • 防止身体受凉，减少身体的暴露 • 应特别注意洗净脐部和腹股沟部的皮肤皱褶处，由于皮肤皱褶处潮湿、分泌物聚集。容易刺激皮肤，并导致皮肤破损
擦洗背部	• 协助病人取侧卧位，背向护士。将浴巾纵向铺于患者身下，浴毯盖于患者的肩部和腿部，从颈部至臀部擦洗患者 • 用50%乙醇按摩受压部位，穿清洁上衣	• 露出背部和臀部，便于擦洗 • 擦洗过程中观察皮肤有无异常 • 先穿远侧，如有伤口，先穿患侧，以减少患侧的活动和牵拉，避免疼痛 • 擦洗中应根据情况更换热水、脸盆及毛巾
擦洗下肢、足部	• 患者平卧，协助脱裤，擦洗双下肢；将盆移至足下，盆下垫浴巾，或将盆放于床旁椅上，患者屈膝，将双脚同时或先后浸泡片刻，洗净双足，擦干	• 注意洗净腹股沟、趾间
擦洗会阴	• 换水、盆、毛巾后清洁会阴，穿清洁裤子	• 女性患者会阴部应采用冲洗法
整理床单位	• 根据需要为患者修剪指甲 • 按需更换床单位，安置于舒适卧位，开窗通风，清理用物，放回原处 • 洗手 • 记录	• 减少致病菌的传播。 • 利于评价

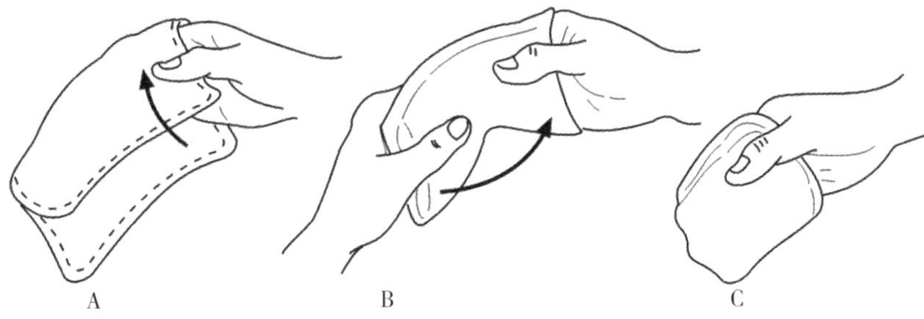

图5-8　小毛巾缠绕法

2. 注意事项

(1) 擦浴中，应随时注意患者的保暖，为患者盖好浴巾，天冷时可在被内操作。

(2) 擦浴中应注意观察患者的病情变化，如出现寒战、面色苍白、脉速等征象，应立即停止擦浴，并给予适当处理。

(3) 操作过程中，护士应掌握节力原则。

3. 健康教育

(1) 向患者及家属讲解皮肤护理的意义、方法及床上擦浴时应注意的事项。

(2) 提醒患者及家属经常观察皮肤，预防感染和压疮等并发症的发生。

(3) 指导患者及家属正确的床上擦浴及皮肤按摩方法。

(4) 指导患者及家属选择合适的衣服、护肤用品、减少皮肤不适。

【评价】

(1) 擦浴后患者感到舒适、清洁，精神放松。

(2) 患者皮肤温暖，无刺激，血液循环好。

(3) 操作稳妥，护患沟通有效，患者安全、满意。

三、背部按摩

背部按摩通常在患者沐浴后进行。背部按摩可提供观察患者皮肤有无破损迹象的机会。并能促进患者皮肤的血液循环。通过触摸皮肤，可为护士提供一个与患者沟通的渠道。进行背部按摩时应先了解患者的疾病诊断，如有背部按摩的禁忌证，应禁止进行背部按摩，如背部手术或肋骨骨折的患者应禁止进行背部按摩。

【目的】

(1) 促进背部皮肤的血液循环，预防压疮等并发症的发生。

(2) 观察患者的一般情况，皮肤有无破损，满足患者的身心需要。

【评估】

(1) 患者的病情及背部皮肤的变化。

(2) 患者及家属对背部按摩知识的了解情况。

【计划】

1. 目标

(1) 使患者舒适，减少压疮等并发症的发生。

(2) 使患者及家属了解背部护理的重要性。

2. 准备

(1) 患者准备：了解背部按摩的目的、方法、注意事项及配合要点，病情稳定。

(2) 护士准备：衣帽整洁，修剪指甲，洗手。

(3) 用物准备：①治疗车上层：毛巾、浴巾、50% 乙醇、脸盆（内盛 50 ~ 52℃ 温水）、手消毒液。②治疗车下层：生活垃圾桶、医疗垃圾桶。③屏风或床帘。

(4) 环境准备：室温在 24℃ 以上，关好门窗，拉上窗帘或使用屏风遮挡。

【实施】

1. 操作步骤（表 5 -9）

表5-9 背部按摩的操作步骤

操作流程	流程说明	要点
核对、解释	• 备齐用物携至床旁，核对、解释	• 便于操作，确认患者
备水	• 将盛有温水的脸盆放于床旁桌或者椅上	
体位	• 协助患者取俯卧位或侧卧位，背向操作者，拉好隔帘或使用屏风 • 俯卧位背部按摩 • 铺浴巾　暴露病人背部、肩部、上肢和臀部将身体的其他部位用盖被盖好。将浴巾纵向铺于患者的背部下面擦洗 用毛巾擦洗病人的颈部、肩部、背部和臀部	• 利于背部按摩，保护患者的隐私并有利于放松 • 减少不必要的身体暴露，防止液体过多弄湿床单
按摩	• 按顺序按摩 将两手掌蘸少许50%乙醇，以手掌的大、小鱼际按摩。先将手放于骶骨部位。以环形方式按摩，从臀部向肩部按摩。按摩肩胛部时应用力稍轻，再从上臂沿背部的两侧向下按摩至髂嵴部位（图5-9），勿将手离开患者皮肤，至少持续按摩3min。用拇指指腹蘸50%乙醇，由骶尾部开始沿脊柱旁按摩至肩部、颈部。继续按摩向下至骶尾部 • 用手掌的大小鱼际蘸50%乙醇紧贴皮肤按摩其受压处再进行3min的背部轻叩 • 侧卧位背部按摩 • 同俯卧位背部按摩 • 协助患者转向另一侧卧位。以便按摩另一侧髋部	• 温和、稳重的按摩可促进肌肉组织的放松。持续的皮肤按摩可刺激皮肤组织的血液循环 • 促进皮肤的血液循环 • 过多的乙醉可刺激皮肤 • 舒适卧位可增加背部按摩的效果
更换衣服 操作后处理	• 用浴巾将背部过多的乙醇擦净。协助患者穿好衣服 • 协助患者取舒适卧位、整理床单位，拉开隔帘或撤去屏风，整理、清洁用物 • 洗手 • 记录	• 预防感染的发生，减少致病菌的传播 • 记录执行时间及护理效果，以利于评价

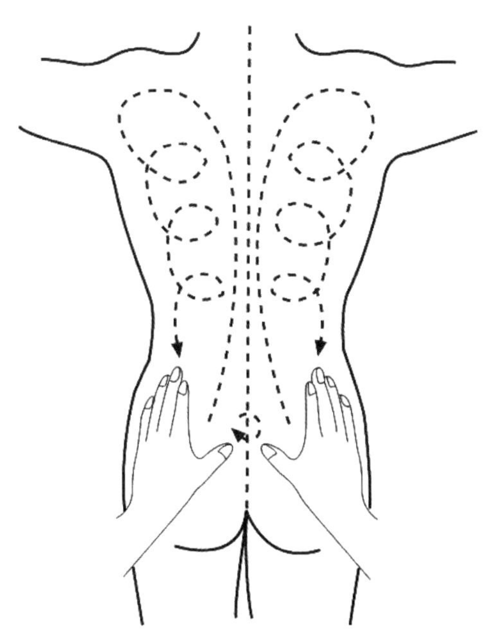

图5-9 全背按摩

2. 注意事项

(1) 操作过程中，注意监测患者的心率、血压及呼吸情况，如有异常应立即停止操作。

(2) 护士在操作时，应符合人体力学原则，注意节时省力。

3. 健康教育

(1) 向患者及家属介绍背部按摩对预防压疮的重要性。

(2) 教导患者应经常自行检查皮肤，在卧位或坐位时应采用减轻压力的方法，并经常对受压处的皮肤进行按摩。有计划、适度地活动全身。

(3) 教育患者保持皮肤及床褥的清洁卫生，使患者及家属能积极参与自我护理。

【评价】

(1) 患者家属掌握了正确的皮肤按摩的方法。

(2) 患者感觉舒适，局部的血液循环加速。

第四节　压疮的预防及护理

压疮是局部组织长期受压，血液循环障碍，局部组织持续缺血、缺氧，营养缺乏，致使皮肤失去正常功能，而引起的组织溃烂和坏死。

压疮最早称为褥疮，来源于拉丁文意为“躺下”，因此容易使人误解为压疮是“由躺卧引起的溃疡”。实际上，压疮常发生于长期躺卧或长期坐位（如坐轮椅）的患者，并非仅由躺卧引起。引起压疮最重要的原因是压力而造成局部组织缺血、缺氧，故称为“压力性溃疡”更妥当，即强调了形成溃疡的主要原因。

压疮本身不是原发疾病，它大多是由于其他原发病未能很好地护理而造成的皮肤损伤。

一旦发生压疮，不仅给患者带来痛苦，加重病情，延长疾病康复的时间，严重时还会因继发感染引起败血症而危及生命。因此，必须加强对患者的皮肤护理，预防和减少压疮的发生。

一、压疮发生的原因

(一) 力学因素

当持续性的垂直压力超过毛细血管压，组织会发生缺血、溃烂坏死。造成压疮的三个主要物理力是压力、摩擦力、和剪切力，通常是2～3种力联合作用引起。

1. 垂直压力　局部组织遭受的持续性垂直压力是引起压疮的最重要原因。压疮的形成与压力的大小和持续的时间有密切关系。压力越大，压力持续时间越长，发生压疮的概率就越高。持续受压2～4h就可引起组织不可逆的坏死。

2. 摩擦力　是由两层相互接触的表面发生相对移动而产生。摩擦力作用于皮肤时，易损害皮肤的角质层。患者在床上活动或坐轮椅时，翻身时拖拉、床单皱褶或有碎屑时，皮肤随时都可受到床单和轮椅表面的逆行阻力的摩擦。皮肤擦伤后，受潮湿、汗液、大小便污染而发生压疮。

3. 剪切力　是两层组织相邻表面间的滑行，产生进行性的相对移位所引起。是摩擦力与压力的综合，与体位关系密切。最常发生于患者半卧位身体下滑时，皮肤与床铺出现平衡的摩擦力，加上皮肤垂直方向的压力，从而导致剪切力的产生，引起局部皮肤血液循环障碍而发生压疮（图5－10）。

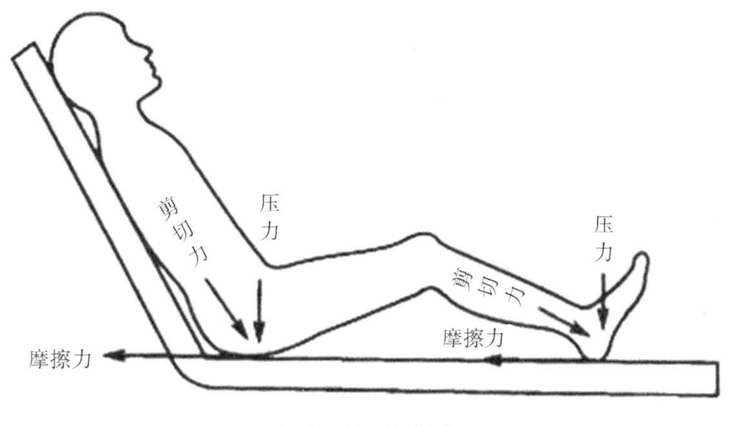

图 5-10　剪切力

（二）潮湿因素

皮肤受潮湿或排泄物的刺激。皮肤经常受到汗液、尿粪渍、各种渗出引流液等物质的刺激，会变得潮湿，出现酸碱度改变，致使表皮角质层的保护能力下降，皮肤组织破溃，且很容易继发感染。

（三）营养状况不良

营养状况是压疮形成的一个重要因素。营养不良和水肿的患者皮肤都较薄，抵抗力弱，受压后易破损；营养不良及长期发热、恶病质等患者皮下脂肪少，肌肉萎缩，一旦受压，局部缺血、缺氧严重而易发生压疮。过度肥胖者卧床时体重对皮肤的压力较大，也容易发生压疮。

（四）年龄

老年人皮肤松弛、干燥，缺乏弹性，皮下脂肪萎缩、变薄，皮肤易损性增加。

（五）医疗器械使用不当

使用石膏、绷带、夹板、约束带等衬垫不当，松紧不适宜。如不当应用石膏固定和牵引时，限制了患者身体的活动。特别是夹板内衬放置不当、石膏内不平整或有渣屑、矫形器械固定过紧或肢体有水肿时，容易使肢体血液循环受阻，而导致压疮发生。

二、压疮的预防

控制压疮发生的关键是预防，预防压疮的关键是去除病因。综合评估压疮的高危患者、危险因素及易患部位，对压疮的预防非常重要。评估应经常进行，以确保患者得到及时的护理，这就要求护士在工作中应做到“七勤一好”：勤观察、勤翻身、勤按摩、勤擦洗、勤整理、勤更换、勤交班、营养好。

【目的】

（1）减少患者的身心痛苦。

（2）预防并发症的发生。

【评估】

1. 高危患者

（1）神经系统疾病患者：如昏迷、瘫痪者，自主活动能力丧失，长期卧床，身体局部组织长期受压。

（2）老年患者：如前所述。

（3）肥胖患者：过重的机体使承重部位的压力增加。

（4）身体衰弱、营养不良患者：受压处缺乏肌肉和脂肪组织的保护。

（5）水肿患者：水肿降低了皮肤的抵抗力，并增加了对承重部位的压力。

（6）疼痛患者：为避免疼痛而处于强迫体位，机体活动减少。

（7）石膏固定患者：翻身、活动受限。

（8）大、小便失禁患者：皮肤经常受到污物、潮湿的刺激。

（9）发热患者：体温升高可致排汗增多，汗液可刺激皮肤。

（10）使用镇静药患者：自主活动减少。

2. 危险因素　护士可通过评分方式对患者发生压疮的危险性进行评估。目前常用的评估法有 Braden（布雷登）和 Norton（诺顿）评分法等。

（1）Braden 评分法：是目前国内外用来预测压疮发生的最常用的方法，如表，分值越少，发生压疮的危险性越高。评分低于或等于 12 分，属于高危患者，应积极采取相应措施，实施重点预防（表 5－10）。

表 5－10　Braden 危险因素评分法

项目/分值	4	3	2	1
活动：身体活动程度	经常步行	偶尔步行	局限于椅	卧床不起
活动能力：改变和控制体位的能力	不受限	轻度受限	严重限制	完全不能
摩擦力和剪切力	无	无明显问题	有潜在危险	有
感觉：对压迫有关的不适感承受能力	未受损	轻度丧失	严重丧失	完全丧失
潮湿：皮肤暴露于潮湿的程度	很少发生	偶尔发生	非常潮湿	持久潮湿
营养：摄食状况	良好	适当	不足	恶劣

（2）Norton 评分法：也是公认的预测压疮发生的有效评分方法，特别适用于评估老年患者，其分值越少，发生压疮的危险性越高。评分≤14 分，提示易发生压疮（表 5－11）。

表 5－11　Norton 压疮风险因素评分法

项目/分值	4	3	2	1
意识状况	清醒	淡漠	模糊	昏迷
营养状况	好	一般	差	极差
运动	运动自如	轻度受限	重度受限	运动障碍
活动	运动自如	辅助行走	依赖轮椅	卧床不起
排泄控制	能控制	尿失禁	大便失禁	二便失禁
循环	毛细血管再灌注迅速	毛细血管再灌注减慢	轻度水肿	中度至重度水肿
体温	36.6～37.2℃	37.2～37.7℃	37.7～38.3℃	>38.3℃
药物使用	未使用镇静药和类固醇	使用镇静剂	使用类固醇类药物	使用镇静药和类固醇类药物

3. 易患部位　压疮多发生于受压及缺乏脂肪组织保护、无肌肉包裹或肌层较薄的骨隆突处。卧位不同，受压点不同，好发部位亦不同（图 5－11）。

仰卧位：好发于枕骨粗隆、肩胛部、肘部、脊椎体隆突处、骶尾部、足跟部。

侧卧位：好发于耳郭、肩峰、肘部、髂部、膝关节内外侧、内外踝处。

俯卧位：好发于面颊部、耳郭、肩部、女性乳房、男性生殖器、髂嵴、膝部、脚趾处。

坐位：好发于坐骨结节处、肩胛部、足跟部。

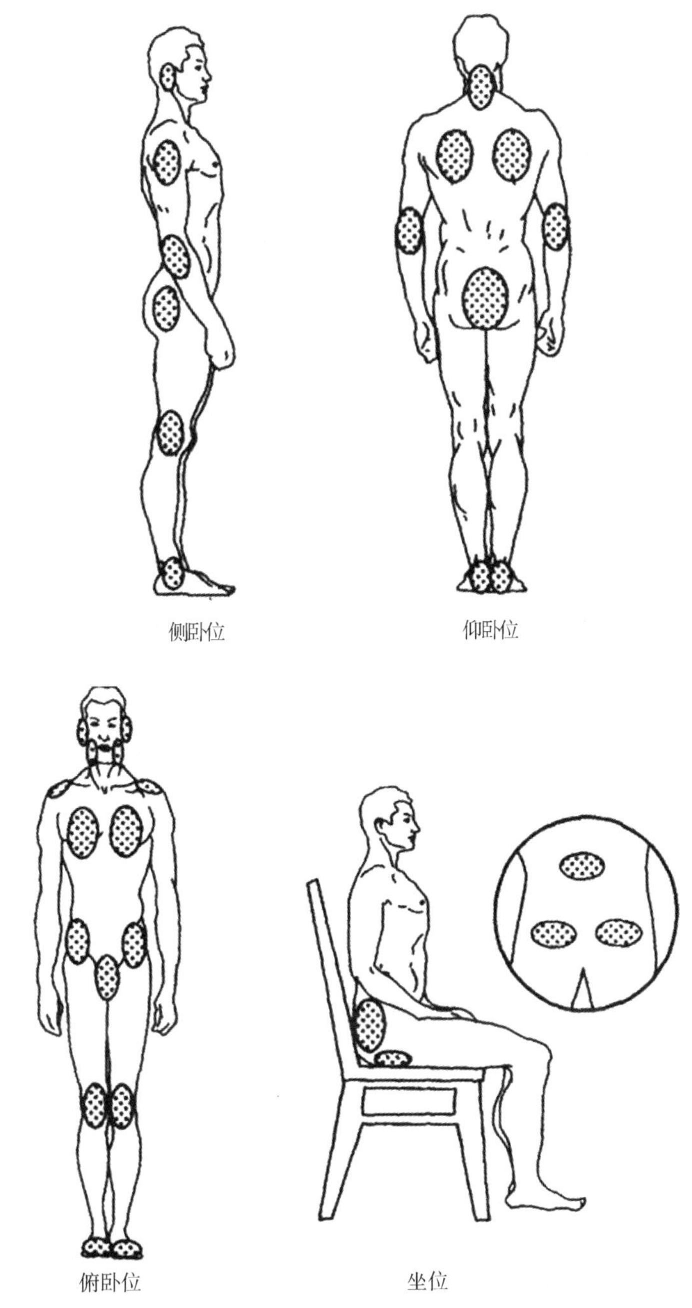

图 5－11　压疮的好发部位

【计划】

1. 目标

（1）患者无压疮发生。

（2）患者及家属获得预防压疮的知识和技能。

2. 准备

（1）护士准备：衣帽整洁，修剪指甲，洗手。熟悉预防压疮的相关知识和操作方法

（2）用物准备：清洁衣裤，浴巾、毛巾、脸盆（内盛40～45℃温水1/2～2/3满）、50%乙醇、润滑剂、屏风。酌情准备翻身记录卡，电动按摩器，海绵垫褥、水褥等。

【实施】

预防措施：预防压疮的关键在于消除诱发因素。

1. 避免局部组织长期受压

（1）定时翻身：间歇性解除局部组织承受的压力，鼓励和协助患者经常更换卧位。翻身的间隔时间视病情及受压处皮肤状况而定。一般每 2h 翻身一次，必要时 30min 翻身一次，并建立床头翻身记录卡（表 5－12）。经常翻身，可使骨隆突部位轮流承受身体的重量。有条件的医院，可使用电动翻转床帮助患者变换体位。

表 5－12　翻身记录卡

姓名：	床号：		
日期/时间	卧位	皮肤情况及备注	执行者

（2）保护隆突处和支持身体空隙处：患者处于各种卧位时，应采用软枕或其他设施垫于骨突处，以减少所承受的压力，保护骨突处皮肤。对易发生压疮的患者，可使用气垫褥、水褥、羊皮褥等或用软枕垫在身体的空隙处，使支撑体重的面积加大，降低骨隆突处皮肤所受的压强。羊皮垫具有减小剪切力及高度吸收水蒸气的性能，适用于长期卧床患者，应指出的是，尽管采用各种设施，仍须经常为患者更换卧位。因为即使较小的压力，如果压迫时间过长，也可阻碍局部的血液循环，导致组织损伤。

（3）正确使用石膏、绷带及夹板固定：对使用石膏、绷带、夹板或牵引器等固定的患者，应随时观察局部状况及指（趾）甲颜色、温度的变化，认真听取患者的反映，适当调节松紧。衬垫应平整、柔软，如发现石膏绷带过紧或凹凸不平，应立即通知医生，及时调整。

2. 避免摩擦力和剪切力的作用　患者平卧位时，如需抬高床头，一般不应高于 30°。如需半坐卧位时，为防止身体下滑移动，可在足底部放木垫并屈髋 30°，在腘窝下垫软垫。长期坐在椅上时，应适当给予约束，防止患者身体下滑。协助患者翻身、变换体位或搬运患者时，应将患者的身体抬离床面，避免拖、拉、推等动作，以免形成摩擦力而损伤皮肤。用便器时，便器不应有损坏。使用时，应协助患者抬高臀部不可硬塞、硬拉。必要时在便器边缘垫以软纸、布垫或撒滑石粉，防止擦伤皮肤。

3. 保护患者皮肤　保持患者皮肤和床单的清洁干燥是预防压疮的重要措施，根据需要每日用温水清洁患者皮肤。清洁皮肤时应避免使用肥皂或含酒精的清洁用品，以免引起皮肤干燥或使皮肤残留碱性残余物。擦洗过程中，动作应轻柔，不可过度用力，防止损伤皮肤。清洁皮肤，使其干燥后，可适当使用润肤品，保持皮肤湿润。对皮肤易出汗的部位如腋窝、腘窝、腹股沟等。可使用爽身粉，对有大、小便失禁者，应及时擦洗皮肤，及时更换床单及衣服，局部皮肤可涂凡士林软膏，以保护、润滑皮肤。但严禁在破溃的皮肤上涂抹，皮肤一旦擦伤，受到汗、尿、便或渗出液的浸渍，极易发生压疮，因此应积极处理，促进伤口尽快愈合。床单应保持清洁、干燥、平整、无碎屑。

4. 促进皮肤血液循环　对长期卧床的患者，应每日进行主动或被动的全范围关节运动练习，以维持关节的活动性和肌肉张力，促进肢体的血液循环、减少压疮发生。给患者施行温水浴、不仅能清洁皮肤，还能刺激皮肤的血液循环。患者变换体位后，对局部受压部位应进行按摩、以改善该部位的血液循环，促进静脉回流，起到预防压疮的作用。对于因受压而出现反应性充血的皮肤组织则不主张按摩，因此软组织已受到损伤时，实施按摩可造成深部组织的损伤。

5. 增进全身营养　营养不良是导致压疮发生的原因之一，也是影响压疮愈合的因素。合理的膳食是改进患者营养状况、促进创面愈合的重要措施，因此，对易出现压疮的患者应给予高蛋白、高热量、高维生素的饮食，保证氮平衡，促进创面愈合，维生素 C、A 及锌在伤口的愈合中起着很重要的作用，对于易发生压疮的患者应给予补充。另外，对有水肿的患者应限制水和盐的摄入，脱水患者应及时补充水和电解质。

6. 健康教育　为使患者及家属有效地参与或独立地采取预防压疮的措施，就必须使其了解压疮发生、发展及预防和护理知识。如要经常改变体位、定时翻身、经常自行检查皮肤及保持身体及床褥的清洁卫生等。使患者及家属掌握预防压疮的知识和技能，积极参与须防压疮的护理活动。

【评价】

（1）有效的消除产生压疮的因素，患者感觉舒适，皮肤保持完好状态。

（2）患者及家属学会了一定的预防压疮的知识和技能。

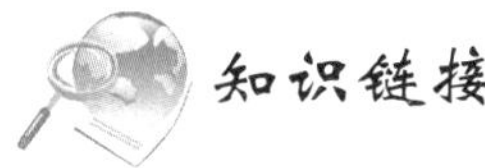

防压疮的理想侧卧位

侧卧位时最好倾斜30°，屈膝屈髋90°，两腿前后分开，避免局部突出；身体下面的臂向前略伸，身体上面的臂前伸与腋成30°，可增大受压面积，消除局部压力并使身体稳定，预防压疮较理想。

三、压疮的分期及护理

根据压疮的严重程度和侵害的深度，压疮分为四期。即瘀血红润期、炎性浸润期、浅度溃疡期、坏死溃疡期。若局部已发生，应积极治疗原发病，增加营养和全身抗感染治疗等。在全身预防护理的基础上对局部创面进行处理。

1. 压疮的病理分期及临床表现

（1）I期：瘀血红润期，此期为压疮初期。身体局部组织受压，血液循环障碍，皮肤出现红、肿、热、痛或麻木，解除压力30min后，皮肤颜色不能恢复正常。此期皮肤的完整性未破坏，为可逆性改变，如及时去除致病原因，则可阻止压疮的进一步发展。

（2）II期：炎性浸润期，红肿部位继续受压，血液循环仍得不到改善，静脉回流受阻，局部静脉瘀血，皮肤的表皮层、真皮层或两者发生损伤或坏死。受压部位呈紫红色，皮下产生硬结，常有水泡形成，极易破溃，患者有疼痛感。

（3）III期：浅度溃疡期，全层皮肤破坏，可深及皮下组织和深层组织。表皮水泡逐渐扩大、破溃，真皮层疮面有黄色渗出液，感染后表面有脓液覆盖，致使浅层组织坏死，形成溃疡，疼痛感加重。

（4）IV期：坏死溃疡期，坏死组织侵入真皮下层和肌肉层，感染可向周边及深部扩展，可深达骨面。脓性分泌物增多、坏死组织发黑，有臭味。严重者细菌入血易引起脓毒血症，造成全身感染，危及生命。

但压疮创面覆盖较多的坏死组织或局部皮肤出现紫色、焦痂等改变时，压疮难以划分。2014年美国国家压疮咨询委员会（National Pressure Ulcer Advisory Panel，NPUAP）、欧洲压疮咨询委员会（European Pressure Ulcer Advisory Panel，EPUAP）压疮分类系统，根据压疮累计的深度和组织结构的变化将压疮分为六种情况，增加了可疑深度组织损伤和不可分期压疮，进一步描述了局部组织损伤累计的深度和结构，澄清了临床难以划分的压疮分期，切实提高了分期的准确性。

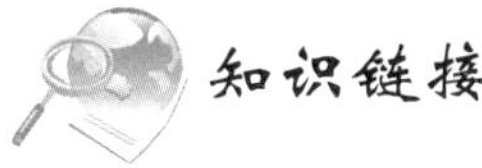

2014年国际NPUAP/EPUAP压疮分类系统

根据2014年国际NPUAP/EPUAP压疮分类系统，将压疮分为以下几类。

Ⅰ期：皮肤完整，出现压之不褪色的局限性红斑，常位于骨隆突处。与周围组织相比，该区域可有疼痛、坚硬或松软，皮温升高或降低。肤色较深者因不易观察到明显的红斑而难以识别Ⅰ期压疮迹象，但其颜色可与周围皮肤不同。

Ⅱ期：部分表皮缺失，表现为浅表开放性溃疡，创面呈粉红色、无腐肉；也可表现为完整或破损的浆液性水疱。

Ⅲ期：全层皮肤缺失，可见皮下脂肪，但肌肉肌腱和骨骼尚未显露。可见腐肉但并未掩盖组织缺失的深度。可有潜行或窦道。此期压疮的深度依解剖学位置不同而表现各异。鼻、耳、枕骨和踝部因皮下组织缺乏表现为表浅溃疡；臀部等脂肪丰富部位可发展损伤较大的Ⅰ期压疮。

Ⅳ期：全层组织缺失，伴骨骼、肌腱或肌肉外露，可以显露或探及外露的骨骼或肌腱。创面基底部可有腐肉和焦痂覆盖，常伴有潜行或窦道。与Ⅲ期类似，此期压疮的深度取决于解剖位置，可扩展至肌肉和（或）筋膜、肌腱或关节囊，严重时可导致骨髓炎。

不可分期压疮：全层组织缺失，创面基底部覆盖有腐肉和/或焦痂。此期无法确定其实际缺损深度，彻底清除坏死组织和（或）焦痂，暴露创面基底部后方可判断其实际深度和分期。清创前通常渗液较少，甚至干燥，痂下感染时可出现溢脓、恶臭。

可疑深部组织损伤压疮：皮肤完整，局部区域出现紫色或褐红色颜色改变，或出现出血性水疱，是由于压力和（或）剪切力所致皮下软组织受损所致。可伴疼痛、坚硬糜烂、松软、潮湿、皮温升高或降低。肤色较深者难以识别深层组织损伤。

2. 压疮的治疗与护理措施　尽管压疮的预防措施是非常有效的，但一些高危个体仍然可能发生压疮。治疗压疮的措施包括局部伤口护理和全身治疗。

（1）全身治疗：应积极治疗原发病，增加营养和全身抗感染治疗等。良好的营养是疮面愈合的重要条件。应给予平衡饮食，增加蛋白质、维生素和微量元素的摄入。遵医嘱抗感染治疗预防败血症发生，同时加强心理护理。

（2）局部治疗与护理：

①Ⅰ期瘀血红润期：此期护理的重点是去除致病原因，防止压疮进展。增加翻身次数，避免局部组织长期受压，改善局部血液循环。保持床铺平整、干燥、无碎屑，避免摩擦、潮湿和排泄物对皮肤的刺激。加强营养的摄入，以增强机体的抵抗力。

②Ⅱ期炎性浸润期：此期应保护皮肤，防止感染发生。除继续加强上述措施外，应注意对出现水泡的皮肤进行护理，未破的小水泡应减少摩擦，防止水泡破裂、感染，使其自行吸收；大水泡可在无菌操作下用注射器抽出泡内液体，不必剪去表皮，局部消毒后，再用无菌敷料包扎。根据情况还可以选择紫外线或红外线照射治疗。

③Ⅲ期浅度溃疡期：此期应尽量保持局部疮面清洁。保湿敷料可为疮面愈合创造一个适宜的环境，便于新生的上皮细胞覆盖在伤口上，逐渐创面愈合。理想的保湿敷料透气性好，如透明膜、水胶体、水凝胶等。

④Ⅳ期坏死溃疡期：此期应清洁疮面，去除坏死组织，保持引流通畅，促进肉芽组织生长。采用清热解毒、活血化瘀、去腐生肌，具有收敛作用的中草药治疗是目前最有效的方法之一，疮面有感染时，可用无菌生理盐水或1∶5000呋喃西林溶液清洗疮面，再用无菌凡士林纱布及敷料包扎，1～2d更换敷料一次。还可采用甲硝唑湿敷或用生理盐水清洗疮面后涂以磺胺嘧啶银、呋喃西林等治疗。

对于溃疡较深、引流不畅者，应用3%过氧化氢溶液冲洗，以抑制厌氧菌生长。感染的疮面应定期采集分泌物作细菌培养及药物敏感试验，每周一次，根据检查结果选用治疗药物。还可采用空气隔绝后局部持续吹氧法，其原理是利用纯氧抑制疮面厌氧菌生长。提高疮面组织供氧，改善局部组织有氧代谢，并通过吹氧使疮面干燥，促进结痂，有利于愈合。方法是用塑料袋罩住疮面并固定四周，通过小孔向袋内吹氧。氧流量为5～6L/min，每日2次，每次15min。治疗完毕后，疮面用无菌纱布覆盖或暴露均可。对分泌物较多的疮面，可在湿化瓶内加55%乙醇，使氧气通过湿化瓶时带出一部分乙醇，抑制细菌生长，减少分泌物，起到加速疮面愈合的作用。

对大且深达骨骼的压疮，应配合医生清除坏死组织，植皮修补缺损组织，以缩短压疮病程，减轻患者痛苦。

对无法判断的压疮和怀疑深层组织损伤的压疮，需进一步全面评估，采取必要的清创措施，根据组织损伤程度选择相应的护理方法。

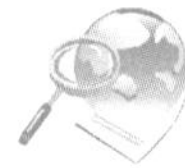
知识链接

治疗压疮的其他方法

1. 云南白药治疗压疮　Ⅰ期压疮，可将云南白药粉溶于75%乙醇中调成糊状，用棉签蘸取糊状药液涂抹患处，每天3～4次。Ⅱ或Ⅲ期压疮，按无菌操作法，抽出皮肤水泡中的渗出液，或清理创面后敷云南白药，无菌纱布覆盖，隔日换药1次。

2. 新鲜鸡蛋内膜、纤维蛋白膜、骨胶原膜等贴于疮面治疗　以新鲜鸡蛋内膜为例，将其剪成邮票大小，平整贴于疮面。如内膜下有气泡，以无菌棉球轻轻挤压使之排出，再以无菌敷料覆盖其上，1～2d更换一次，直至疮面愈合为止。

附：

便盆的使用

便器（图5－13）应清洁、无破损，用便器巾覆盖。金属便器使用前需倒入少量热水加温，避免太凉而引起患者不适。有些患者不习惯于躺卧姿势排便，病情允许时可适当抬高床头。

使用便器前，将橡胶单及中单置于患者臀下，帮助患者脱裤，嘱患者屈膝，护士一手托起患者的腰骶部，嘱患者自主抬高臀部，另一手将便器置于患者臀下（图5－12A），使便器开口端朝向患者的足部。对于不能自主抬高臀部的患者，护士先帮助患者侧卧，放置便器后，一手扶便器，另一手帮助患者恢复平卧位（图5－12B），或两人协力抬起患者臀部放置便器。检查患者是否坐于便器中央。护士在离开前，应将卫生纸、呼叫器等放于患者身边易取处。排便完毕。嘱患者双腿用力，将臂部抬起，护士一手抬高患者的腰和骶尾部，一手取出便器，遮上便盆布，处理和清洁便器，注意观察患者大、小便情况，以协助诊断和治疗。

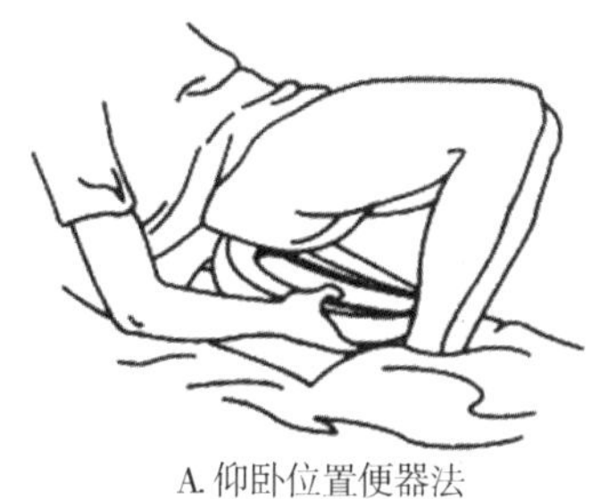

A. 仰卧位置便器法　　B. 侧卧位置便器法

图5－12　便器使用法

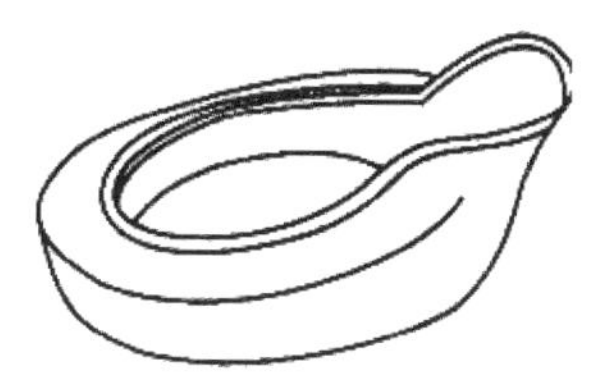

图5－13　便器

第五节　晨晚间护理

一、晨间护理

一般在每天清晨诊疗工作前完成。

【目的】

(1) 使患者清洁舒适，预防压疮及肺炎等并发症，保持病室的整洁。

(2) 观察和了解病情，为诊断、治疗和护理计划的制订提供依据。

(3) 增进护患交流，满足患者的身心需要。

【评估】

(1) 患者目前病情，自理能力。

(2) 患者的意识状态，合作程度。

(3) 患者卫生清洁程度，如口腔、头发、皮肤的卫生情况。

【计划】

1. 目标

(1) 患者身体清洁、感觉舒适。

(2) 病室和病房保持整齐清洁。

2. 准备

(1) 护士准备：着装整洁、洗手、戴口罩。

(2) 用物准备：①治疗车上层：梳洗用具，口腔护理，压疮护理的用物，床刷，消毒的毛巾袋或扫床巾（一床一巾），清洁衣裤，床单、手消毒液等。②治疗车下层：生活垃圾桶、医疗垃圾桶。

【实施】

(1) 每天早上要将门窗开启一段时间，更换室内空气，冬季开窗时注意患者保暖。

(2) 帮助患者洗脸、洗手，大小便失禁的患者还要清洗会阴及擦浴。

(3) 帮助患者进行口腔护理，帮其梳头。

(4) 帮助患者翻身，按摩背部及骨突出部。

(5) 观察病情变化，如脉搏体温、呼吸等，进行心理护理和健康教育。

(6) 整理床铺，清扫床单，拉平、铺好床单及盖被，必要时更换衣服。整理病室，物品归类摆放，使病室病床整洁、有序、美观。

【评价】

(1) 患者感觉清洁、舒适。

(2) 患者对护士的操作满意。

二、晚间护理

一般在每天晚饭后完成。

【目的】

(1) 保持病室安静、整洁，使患者清洁、舒适、易于入睡。

(2) 观察了解患者的病情，预防并发症的发生。

【评估】

(1) 患者目前病情，自理能力。

(2) 患者的意识状态，合作程度。

(3) 患者卫生清洁程度。

(4) 环境是否安静，光线是否充足。

【计划】

1. 目标

(1) 病床整洁，病室保持安静。

(2) 患者身体清洁、感觉舒适，睡眠安静。

2. 准备　同晨间护理。

【实施】

(1) 晚间护理可使患者清洁、舒适，利于睡眠。

(2) 帮助患者进行口腔护理或协助刷牙、漱口。

(3) 帮助患者洗脸、洗手、洗脚，女患者冲洗外阴。

(4) 检查身体受压部位皮肤，帮助患者翻身、按摩。

(5) 整理床铺，盖好盖被。

(6) 熄灯或调节灯光，避免强光和噪音。

(7) 难入睡的患者采取相应护理措施，促进睡眠。如给予少量温牛奶、热水泡脚、药物。

【评价】

(1) 患者感到清洁舒适，满意。

(2) 环境安静，患者易于入睡。

目标检测

一、A 型题（以下每题下面有 A、B、C、D、E 五个答案，请从中选择一个最佳的答案）

1. 肺心病患者皮肤黏膜的颜色是（　　）。

A. 苍白　　B. 发红　　C. 发绀　　D. 色素沉积

E. 发黄

2. 皮肤苍白多见于（　　）。

A. 大叶肺炎　　B. 休克　　C. 胆管阻塞　　D. 猩红热

E. 水痘

3. 为患者淋浴、盆浴时，水温不可过高，以免产生（　　）。

A. 疲劳　　B. 眩晕　　C. 休克　　D. 昏迷

E. 发烧

4. 适宜盆浴的患者是（　　）。

A. 严重心脏病　　B. 极度衰竭　　C. 肝硬化　　D. 妊娠 7 个月

E. 休克

5. 床上擦浴的目的不包括（　　）。

A. 促进皮肤血液循环　　B. 增强皮肤排泄

C. 观察病情　　D. 预防过敏性皮炎

E. 促进患者肌肉放松

6. 床上擦浴时下列步骤错误的是（　　）。

A. 动作敏捷、轻柔　　B. 保护患者自尊

C. 减少翻动和暴露　　D. 注意保暖

E. 患者出现寒战、面色苍白应稍等片刻再擦

7. 为右上肢骨折患者脱、穿衣的方法是（　　）。

A. 先脱右肢，先穿右肢　　B. 先脱右肢，先穿左肢

C. 先脱左肢，先穿左肢　　D. 先脱左肢，先穿右肢

E. 以上都不对

8. 卧床患者床整理应采用（　　）。

A. 撤出床单、抖渣　　B. 床刷扫床

C. 用换下的枕套扫床　　D. 用套有消毒液的微湿布床刷刷床

E. 中单污染面向外翻卷

9. 做口腔护理时，对暂时不用的假牙应用（　　）浸泡。

A. 酒精　　B. 热水　　C. 冷水　　D. 3% 硼酸

E. 醋酸

10. 预防褥疮手法按摩可选用（　　）。

A. 3% 酒精　　B. 温开水　　C. 50% 酒精　　D. 液状石蜡

E. 生理盐水

11. 发生压疮的最主要原因是（　　）。

A. 局部组织受压过久　　B. 病原微生物侵入皮肤组织

C. 机体营养不良　　D. 皮肤受潮、湿摩擦刺激

E. 年龄因素

12. 一截瘫患者长时间仰卧最易产生褥疮的部位是（　　）。

A. 枕部　　B. 肩部　　C. 肘部　　D. 骶尾部

E. 足跟

13. 肾炎水肿的患者预防压疮不宜（　　）。

A. 及时更换潮湿的床单　　B. 每 2h 变换 1 次体位

C. 骨突处垫橡皮圈　　D. 整理床单时不拖拉患者

E. 补充营养，并限制水盐的摄入

14. 患者坐位主要受压点在（　　）。

A. 骶尾部　　B. 坐骨结节　　C. 足跟　　D. 肘部

E. 肩胛部

15. 骶尾部溃疡病变，可见骨面、创面有臭味，患者有发热为（　　）。

A. 瘀血红润期压疮　　B. 炎症浸润期压疮

C. 浅层溃疡期压疮　　D. 坏死溃疡期压疮

E. 以上都不是

16. 皮肤因水肿而变薄，出现水泡，是压疮（　　）发生的。

A. 瘀血红润期　　B. 浅层溃疡期

C. 炎性浸润期　　D. 坏死溃疡期

E. 以上都不是

17. 一女患者，60 岁，卧床 3 周，近日骶尾部皮肤破溃，护士仔细观察后认为是压疮浅度溃疡期，支持其判断的典型表现是（　　）。

A. 患者主诉骶尾部疼痛，麻木感　　B. 骶尾部皮肤呈紫红色、皮下有硬结

C. 创面湿润有脓性分泌物　　D. 皮肤上有大小水泡，水泡破溃湿润

E. 脓性分泌物增多，组织发黑发臭

18. 长期卧床患者为预防压疮，下列不对的是（　　）。

A. 翻身时避免拖、拉、推动作　　B. 适当调节夹板或矫形器械的紧度

C. 增加营养的摄入，满足机体的需要　　D. 身体空隙处垫软枕或者海绵

E. 2 ~4h 翻身一次

19. 用 50% 乙醇按摩局部皮肤的目的是（　　）。

A. 消毒皮肤　　B. 去除污垢　　C. 降低体温　　D. 促进血液循环

E. 促使皮肤发红，刺激肌肉组织放松

20. 口腔护理的目的不包括（　　）。

A. 清洁口腔　　B. 去除口臭　　C. 清除口腔内一切细菌　　D. 预防口腔溃疡

E. 提供病情的动态变化信息

21. 正常人一般不易引起口腔感染，是由于唾液中含有（　　）。

A. 游离酸　　B. 脂肪酸　　C. 脂肪乳　　D. 淀粉酶

E. 溶菌酶

22. 0. 02% 呋喃西林溶液用于口腔护理的机制的是（　　）。

A. 广谱抗菌作用　　B. 改变细菌生长的 pH 值环境

C. 放出新生态氧　　D. 促进溃疡愈合

E. 清洁口腔，预防感染

23. 用于真菌感染的漱口溶液是（　　）。

A. 生理盐水　　B. 4% 碳酸氢钠　　C. 3% 过氧化氢　　D. 3% 硼酸

E. 醋酸溶液

24. 下列患者需做特殊口腔护理的是（　　）。

A. 消化不良　　B. 胃炎　　C. 肺脓肿　　D. 昏迷

E. 感冒

25. 选用 0. 1% 醋酸溶液进行漱口适用于下列细菌感染的是（　　）。

A. 霉菌　　B. 革兰阴性菌　　C. 肺炎双球菌　　D. 铜绿假单胞菌

E. 真菌

26. 为昏迷患者进行口腔护理操作中错误的是（　　）。

A. 张口器从门齿之间放入　　B. 棉球少蘸漱口液

C. 用止血钳夹紧棉球，每棉球限用 1 次　　D. 口腔干裂可涂液状石蜡

E. 棉球勿遗落口腔内

27. 口腔护理操作方法下列不对的是（　　）。

A. 协助病员侧卧或头偏向一侧　　B. 弯盘置于病员口角旁

C. 先擦舌面及硬腭部，再擦牙齿各面　　D. 先擦牙齿各面，再擦舌面及腭面

E. 动作轻柔，以免碰伤黏膜及牙龈

28. 为昏迷患者作口腔护理，下列物品不可用的是（　　）。

A. 液状石蜡　　B. 压舌板　　C. 弯细管钳　　D. 开口器

E. 吸水管

29. 为患儿做口腔护理时，发现在第二臼齿颊管黏膜处有针头大小白斑，外周有红晕，常为（　　）。

A. 鹅口疮　　B. 口腔炎　　C. 麻疹早期　　D. 水痘

E. 肺炎

30. 危重患者最佳的晨间护理顺序是（　　）。

A. 口腔护理→皮肤护理→给予大小便器→扫床或换床单

B. 口腔护理→皮肤护理→扫床或换床单→给予大小便器

C. 给予大小便器→扫床或换床单→口腔护理→皮肤护理

D. 给予大小便器→口腔护理→皮肤护理→扫床或换床单

E. 口腔护理→扫床或换床单→皮肤护理→给予大小便器

31. 晚间护理的内容不包括（　　）。

A. 口腔护理　　B. 洗脸、手　　C. 擦背部、臀部　　D. 洗脚

E. 梳头

32. 用于霉菌感染的漱口液是（　　）。

A. 1% ~3% 过氧化氢　　B. 2% ~3% 硼酸

C. 1% ~4% 碳酸氢钠　　D. 0. 1% ~0. 4% 碳酸氢钠

E. 生理盐水

33. 0. 1% 醋酸溶液漱口适用于下列细菌感染（　　）。

A. 霉菌　　B. 绿脓杆菌　　C. 金黄色葡萄球菌　　D. 白色念珠菌

E. 厌氧菌

34. 晨间护理时，对危重患者特别注意的是（　　）。

A. 更换床单　　B. 注意体位　　C. 检查皮肤受压情况　　D. 清理床铺

E. 检查生命体征的变化

35. 患者男性，65 岁，因脑血栓后遗症，长期卧床，生活不能自理，入院时护士发现其骶尾部皮肤发红，除去压力无法恢复原来的肤色，护士使用 50% 乙醇按摩局部皮肤的作用是（　　）。

A. 消毒皮肤　　B. 润滑皮肤　　C. 去除污垢　　D. 促进血液循环

E. 降低局部温度

36. 患者女性，16 岁，患白血病，长期用抗生素，护士在口腔评估的过程中，应特别注意观察口腔黏膜（　　）。

A. 有无溃疡　　B. 有无口臭　　C. 口唇是否干裂　　D. 有无真菌感染

E. 牙龈是否肿胀出血

37. 患者男性，34 岁，现经口气管插管，口腔 pH 值中性，护士选用 0. 02% 呋喃西林溶液为患者进行口腔护理的作用是（　　）。

A. 遇有机物放出氧分子杀菌　　B. 改变细菌生长的酸碱环境

C. 清洁口腔，广谱抗菌　　D. 防腐生新，促进愈合

E. 使蛋白质凝固变性

38. 患者男性，65 岁，3 周前因脑血管意外导致左侧肢体瘫痪。患者神志清楚，说话口齿不清，大小便失禁。护士协助患者更换卧位后，在身体空隙处垫软枕的作用是（　　）。

A. 促进局部血液循环　　B. 减少皮肤受摩擦刺激

C. 降低空隙处所受压强　　D. 降低局部组织所承受的压力

E. 防止排泄物对局部的直接刺激

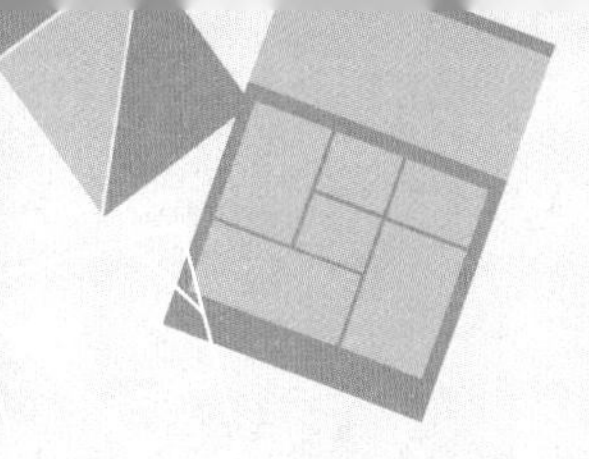

第六章

生命体征的观察与护理

案例

病人张某，72岁，近日因天气变化，导致咳嗽、咳痰加剧，咳痰量增多，疲乏无力，咳嗽不畅或稍活动出现明显心悸、胸闷、呼吸困难，来院就诊，以“慢性支气管炎，肺心病”收住院。查体：T39.0℃，P128次/min，R26次/min，Bp：130/80mmHg，神志清楚，口唇发绀，双肺听诊有湿性啰音，血气分析示：PaO_2<43mmHg(5.73kPa)，$PaCO_2$>70mmHg(9.33kPa)。医嘱给予：内科护理常规，密切观测生命体征，物理降温，氧气吸入2L/min，静脉输入抗生素，定时吸痰。

问题

1.呼吸异常的病人如何护理？
2.高热的病人如何护理？
3.如何正确测量体温、脉搏、呼吸和血压？

生命体征是体温、脉搏、呼吸和血压的总称。生命体征是机体内在活动的一种客观反映，是衡量机体身心状况的可靠指标，它受大脑皮质控制。正常人生命体征在一定的范围内相对稳定，变化很小，相互之间存在一定的内在联系。但在病理情况下，变化却极为敏感。

在临床工作中，护理人员通过对生命体征的仔细观察，可以了解机体重要脏器的功能情况，了解疾病的发生、发展及转归，为预防、诊断、治疗、护理提供依据。因此掌握生命体征的观察和护理是临床护理工作的一项重要技能。

第一节　体温的观察和护理

一、体温的基本概念

体温是指机体内部的温度（temperature，T）分为体核温度（指胸腔、腹腔、血液及中枢神经的温度）和体表温度（指皮肤温度）。体核温度较体表温度高且相对稳定，而体表温度低于体核温度，易受环境温度和衣着情况等影响。基础体温指人体在（持续）较长时间（6～8h）的睡眠后醒来，尚未进行任何活动之前所测量的体温。体温恒定在一定范围可保证机体新陈代谢和生命活动正常进行。医学上所说的体温是指机体深部的平均温度。

二、正常体温的生理变化

（一）体温的产生及生理调节

1. 体温的产生　体温是由糖、脂肪、蛋白质三大营养物质在人体内通过氧化分解产生。糖、脂肪、蛋白质在体内氧化时所释放的能量50%以上迅速转化为热能，以维持体温；其余不足50%的能量贮存在三磷酸腺苷（ATP）内，供机体利用，最终仍转化为热能散发到体外。

2. 产热与散热

（1）产热过程：又叫化学性体温调节，因热能来自物质代谢的化学反应。产热最多的器官是内脏（尤其是肝脏）和骨骼肌。运动时，肌肉产热量剧增，可达总热量的90%以上。产热过程主要受交感－肾上腺系统及甲状腺激素等因子的控制。

（2）散热过程：又叫物理性体温调节，因散热主要是皮肤通过辐射、传导和对流以及蒸发四种物理方式散热，占总散热量的70%，其余散热途径为呼吸和排泄。辐射是机体以热射线的形式经皮肤表面向周围散发热量的方式，是人体在安静状态下散热的最主要方式，约占总散热量的60%；传导是将热能直接传递给与它接触的温度较低的物体表面的一种散热方式；对流是指通过气体或液体的流动来交换热能的一种散热方式，空气流速越快则散热越多；蒸发是指由液态转变为气态时带走大量热量的一种散热方式。散热的速度主要取决于皮肤与环境之间的温度差。皮肤温度越高或环境温度越低，则散热越快。当外界温度低于人体温度，辐射是主要的散热方式，当外界温度等于或高于人体皮肤温度时，蒸发是主要的散热方式。

（3）体温的调节：体温调节的基本中枢在下丘脑。人体的体温调节方式有生理性（自主性）体温调节和行为性体温调节两种。一般指生理性体温调节。由于机体的活动和环境温度的经常变动，产热过程和散热过程间的平衡也就不断地被打破，经过自主性的反馈调节又可达到新的平衡。这种动态平衡使体温波动于正常范围内，保持相对恒定。

（二）正常体温及生理变化

1. 正常体温　通常所说的正常体温并不是一个具体的数值，而是指一定的温度范围。由于体核温度不宜直接测量，临床上测量体温常以口腔温度、腋下温度、直肠温度为标准。正常体温的范围见表6－1所列。在三种测量方法中，直肠温度最接近体核温度。但在日常工作中，采用口腔、腋下温度测量更为常见、方便。体温单位以摄氏温度（℃）和华氏温度（℉）表示，其换算公式为：

℃ ＝（℉－32）×5/9　　℉＝℃×9/5＋32

表6－1　成人正常体温范围及平均值

部位	正常范围	平均值
口腔	36.3～37.2℃	37.0℃
腋下	36.0～37.0℃	36.5℃
直肠	36.5～37.7℃	37.5℃

2. 生理变化　体温可受多种因素影响而发生变化，但波动很小，一昼夜波动幅度不超过0.5～1.0℃。常见因素有以下几种。

（1）年龄：由于基础代谢水平的不同，不同年龄的体温也不同。儿童、青少年体温略高于成人，而老年人体温略低于青、壮年，新生儿由于体温调节中枢发育不完善，体温易受环境温度的影响。

（2）性别：女性平均体温比男性约高0.3℃，可能与皮下脂肪较厚、散热减少有关。女性在排卵前体温较低，排卵后体温升高约0.2～0.5℃，这与孕激素的周期性分泌有关，由于黄体形成分泌黄体酮，经前期及妊娠早期体温稍升高。

（3）昼夜：正常人体温24h内呈周期性波动。一般清晨2～6时最低，下午1～6时最高，这种昼夜的周期性波动称为昼夜节律，由人体内在生物节律决定。

（4）环境：在寒冷、炎热的环境下，体温可出现暂时性的降低或升高。另外，个体的体温还受皮肤暴露范围和气流的影响。

（5）其他：进食、运动、药物、情绪激动，也可以对体温出现暂时性影响。

三、异常体温的观察与护理

（一）体温过高

1. 定义　临床上又称为发热。是指机体由于致热原的作用以及体温调节功能障碍，使产热增加而散热减少，导致体温升高超过正常范围。发热是许多疾病的伴随症状，其原因大致可分为感染性和非感染性两大类。感染性发热较为常见，多由各种病原体感染引起；非感染性发热是由病原体以外的物质引起，如无菌性坏死性物质的吸收热、变态反应性发热、肿瘤性发热、体温调节中枢功能紊乱引起的中枢性发热等。一般而言，当腋下温度超过37℃或口腔温度超过37.3℃，一昼夜体温波动在1℃以上可称为发热。

2. 发热程度的划分　以口腔温度为标准，发热高低可划分为以下几种。

（1）低　热：37.3～38.0℃。

（2）中等热：38.1～39.0℃。

（3）高　热：39.0～41.0℃。

（4）超高热：41.0℃及以上。

3. 热型　将体温数值绘制在体温单上互相连接后构成的体温曲线称为热型（fever type）。某些发热性疾病具有特征性的热型，观察热型有助于疾病的诊断。如果广泛使用抗生素、不恰当应用退热药会使热型不典型。常见的热型有以下几种（图6－1）。

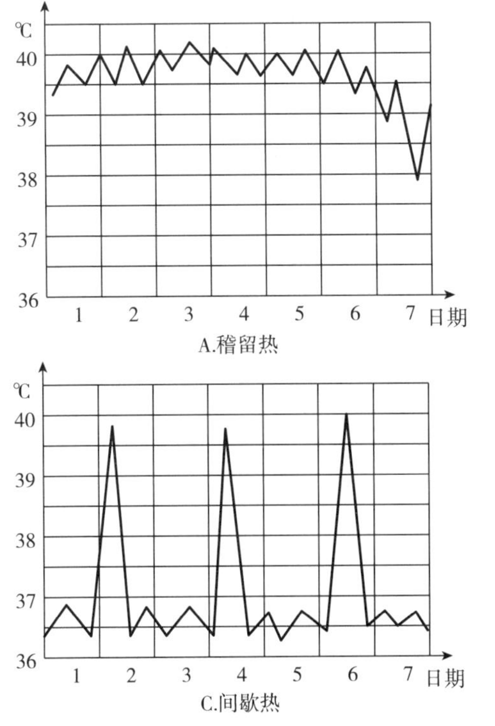

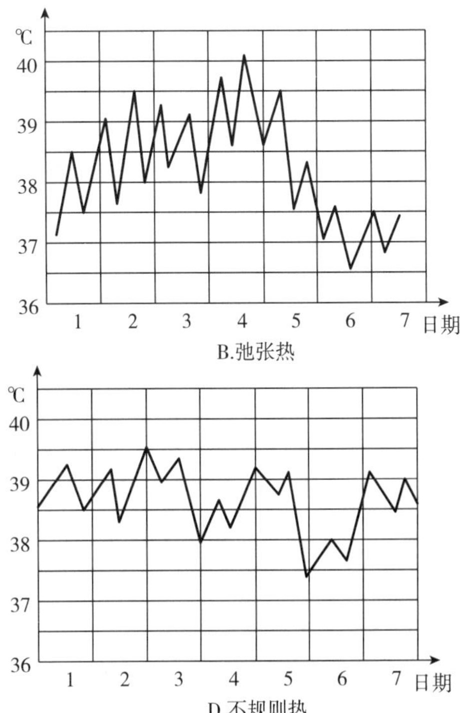

图6－1　常见热型

（1）稽留热：体温维持在39.0～40.0℃左右，可达数日或数周，24h温差不超过1.0℃。常见于伤寒，肺炎球菌肺炎等。

（2）弛张热：体温在39.0℃以上，波动幅度大，24h温差在1.0℃以上，但最低温度仍高于正常水平，常见于败血症、风湿热、严重化脓性疾病等。

（3）间歇热：体温骤然升高至39.0℃以上，持续数小时后骤然下降至正常或正常以下，经过一个间歇，体温再次升高，并反复发作。即高热与正常体温交替出现。常见于疟疾、急性肾盂肾炎等。

（4）不规则热：体温在1天中变化不规则，持续时间不定。常见于流行性感冒、肿瘤性发热等。

4. 发热过程及表现　一般将发热过程分为三个阶段。

（1）体温上升期：其特点为产热大于散热。患者表现为皮肤苍白、干燥无汗、畏寒、疲乏不适，有时寒战。体温上升的方式有骤升和渐升两种。骤升指体温突然升高，在数小时内升至高峰，多见于肺炎球菌肺炎；渐升指体温逐渐缓慢上升，数日内达高峰，多见于伤寒等。

（2）高热持续期：其特点为产热和散热在较高水平上趋于平衡。患者表现为颜面潮红、皮肤灼热、口唇干裂、呼吸和脉搏加快、头痛、头晕，软弱无力，严重者可出现谵妄、昏迷。此期因病情和治疗效果可持续数小时、数天甚至数周。

（3）体温下降期：其特点为散热增加而产热趋于正常，体温恢复至正常水平。患者表现为大量出汗，皮肤潮湿。退热的方式有骤降和渐降，骤降为体温在数小时内急剧下降，多见于肺炎球菌肺炎等。由于体温下降时，患者因出汗而丧失大量水分，年老体弱和心血管疾病者易出现血压下降，脉搏细速、四肢厥冷等虚脱和休克现象。渐降为体温在数天内逐渐下降到正常，多见于伤寒等。

5. 发热患者的护理

（1）观察：高热患者应每4h测量体温一次，待体温恢复正常3d后，改为每天两次，同时密切观察患者的面色、脉搏、呼吸、血压，意识状态等，如有异常及时与医生联系。

（2）保暖：体温上升期，患者表现有寒战时，应调节好室温，酌情保暖。

（3）降温：遵医嘱给予物理降温或药物降温，物理降温分局部用冷和全身用冷（具体操作详见第十二章）。物理或药物降温30min后测体温一次，并将所测得的体温值绘制在体温单上，并做好交班。

（4）补充营养和水分：由于高热患者消化吸收功能降低，机体消耗大，因此，应给予营养丰富的流质或半流质饮食（高热量，高蛋白、高维生素），鼓励少量多餐，多饮水，每日饮水量应为2500～3000ml，以促进毒素和代谢产物的排出，对不能进食者或进食少者，按医嘱给予静脉输液或鼻饲，以补充水分、电解质及营养物质。

（5）口腔和皮肤护理：发热时口腔自洁能力下降，极易引起口腔炎和黏膜溃疡，故应在清晨、餐后及睡前协助患者做好口腔护理，保持口腔清洁。对口唇干裂者可涂润滑油保护。对在退热时大量出汗的患者，应及时擦干汗液，更换衣服和床单，以防受凉。对于长期持续高热的患者，要保持皮肤清洁干燥，协助其改变体位，防止压疮的发生。

（6）休息：高热时患者由于分解代谢高，消耗多，进食少，体质虚弱，应卧床休息。低热者可减少活动，适当休息。同时为患者提供安静，舒适的休息环境。

（7）安全：高热患者中枢神经系统兴奋性升高，有时会出现烦躁不安、谵妄，应注意防止出现坠床、舌咬伤等安全隐患，必要时用床档、保护具固定。

（8）心理护理：发热的各个阶段，由于身体上的不舒适，容易导致患者紧张，焦虑、恐惧的心理。护士应经常巡视患者，安慰患者，对体温变化给予合理的解释，缓解其紧张和焦虑情绪。

（9）健康教育：鼓励患者穿着宽松、棉质、通风的衣物，以利于排汗；给患者及家属介绍休息、饮食、饮水、科学锻炼的重要性；切忌滥用退热药及消炎药。

（二）体温过低

1. 定义　是指由于各种原因引起机体产热减少或散热过多，导致体温低于正常范围。当体温低于35℃称为体温不升。常见于重度营养不良，早产儿及全身衰竭的危重患者。早产儿由于体温调节中枢发育不完善，产热不足，加上体表面积相对较大，散热较多引起；全身衰竭的危重患者因体温调节中枢障碍，产热减少所致，常是临终前的表现；某些休克、极度衰弱、重度营养不良、长时间暴露在低温环境中也可出现体温过低。

2. 体温过低程度的划分　以口腔温度为标准，根据体温过低程度可划分为以下几种。

（1）轻度：32.1～35.0℃。

（2）中度：30.0～32.0℃。

（3）重度：＜30.0℃。

（4）致死温度：23.0～25.0℃。

3. 临床表现　皮肤苍白，四肢冰冷，口唇、耳垂常呈紫色，心跳及呼吸减慢，血压降低，尿量减少，躁动不安，嗜睡甚至昏迷。

4. 体温过低患者的护理

（1）观察病情：密切观察病情变化，随时做好抢救准备。每1h测量一次体温，直到体温恢复正常。同时注意观察意识、脉搏、呼吸、血压和尿量的变化。

（2）提高室温：可使用电暖器、空调，使室温维持在22～24℃。

（3）保暖：如加盖被、置热水袋，病情许可喝热饮料等。早产儿可置于恒温箱中。

（4）心理护理：多与患者接触，及时发现其情绪的变化，做好心理护理。

（5）健康教育：给患者及家属介绍引起体温过低的因素及如何预防体温过低的发生。

四、体温的测量技术

（一）测量工具

1. 体温计的种类与构造

（1）玻璃汞柱式体温计：又称水银体温计，临床上最常使用，分口表、腋表、肛表三种（图6－2）。由一根外标有刻度的真空毛细玻璃管组成。口表和肛表的玻璃管似三棱镜状，腋表的玻璃管呈扁平状，玻璃管末端的球部装有水银。口表的水银端呈圆柱形较细长，肛表的水银端圆钝较粗短，腋表的水银端长而扁。临床上口表可代替腋表使用。玻璃管的一端为储汞槽，当储汞槽受热后，汞膨胀沿毛细管上行，其上行高度与受热程度呈正比。毛细管和储汞槽之间有一凹陷处，使水银遇冷后不能自行回缩。摄氏体温计的刻度为35.0～42.0℃，每一度之间10小格，每小格为0.1℃。在0.5℃和1.0℃的刻度处用较粗长的线标记，有的在37.0℃刻度处有红色标记。华氏体温计（fahrenheit thermometer）刻度94～108℉，每2℉之间分成10格，每小格0.2℉。

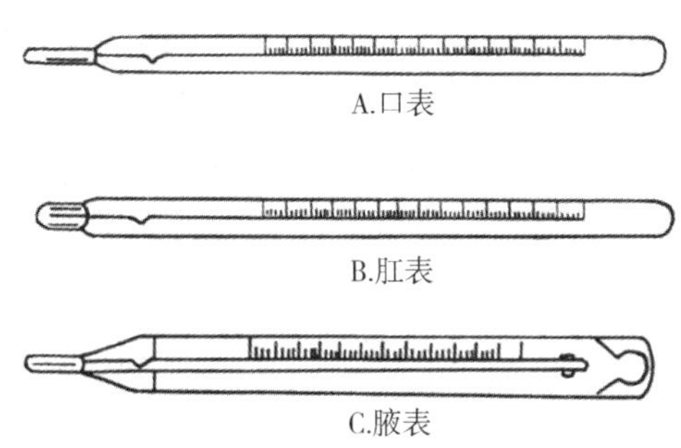

图6－2　玻璃汞柱式体温计

（2）电子体温计：采用电子感温探头测量体温，所测体温值直接由数字显示，直观读数，灵敏度较高。目前使用种类有医院用电子体温计和个人用电子体温计（图6－3）。用法简便，测温时，开启电源键，体温计自动校对，显示器上出现“L℃”符号，将探头置于测温部位，当电子蜂鸣器发出蜂鸣音后，再持续 3s，即可读取显示器上的体温值。测温后，用消毒剂擦拭体温计。

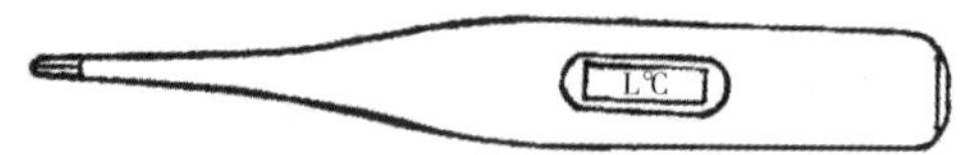

图 6－3　电子体温计

（3）红外线体温计：是通过红外线来进行体温的测量。与电子式体温计相比测量速度更快、时间更短，分为接触式和非接触式两种（图 6－4）。接触式红外线体温计常见的有耳温计，额温计，非接触式红外线体温计最常见的是额温枪。

（4）可弃式化学体温计：为一次性使用，用后即弃去，无交叉感染及污染的危险。此薄片的颜色在 45s 内可随温度改变，当颜色从白色变成蓝色时，最后的变色点位置即为所测温度（图 6－5）。

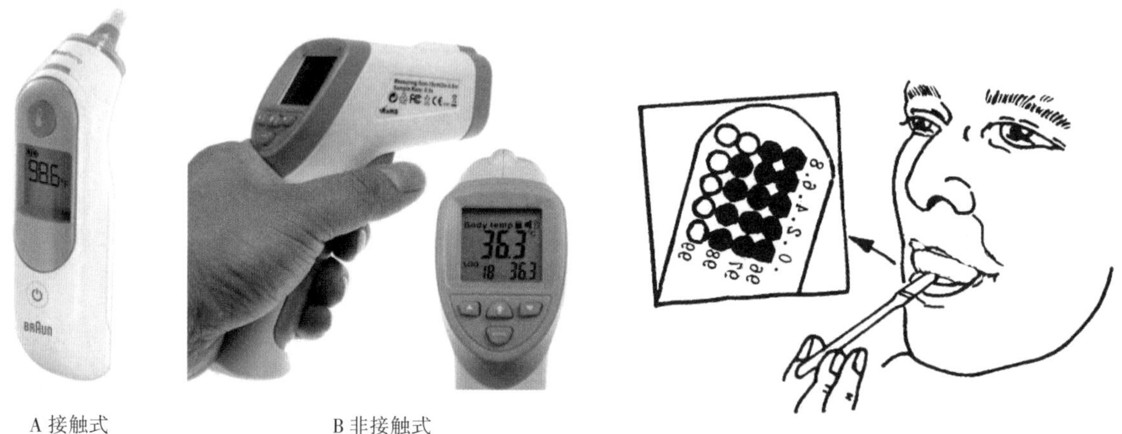

A 接触式　　B 非接触式

图 6－4　红外线体温计

图 6－5　可弃式化学体温计

2. 体温计的消毒　体温计应一人一用，用后消毒，防止引起交叉感染。常用体温计的消毒溶液有 75% 乙醇、1% 过氧乙酸、1% 消毒灵、0.5% 碘伏等。采用有盖容器盛装消毒液浸泡体温计。消毒液应每天更换，容器、离心机每周消毒一次。

（1）口表、腋表消毒法：用后先浸泡于消毒液中 5min 后取出用清水冲洗，再用纱布擦干，用手或离心机将水银甩至 35.0℃以下，再放入另一容器中进行第二次浸泡，30min 后取出，用冷开水冲洗，擦干，放入清洁干燥容器内备用。切忌在 40.0℃以上的热水中浸泡体温计。

（2）肛表消毒法：用后的体温计先用消毒液纱布擦净，再按上述方法消毒。

3. 体温计的校对　定期对体温计进行校对，以保证其准确性。校对前将全部体温计甩至 35.0℃以下，同时放入已测好的 40.0℃温水中，3min 后取出检视。凡误差在 0.2℃以上、水银自动下降或汞柱有裂隙的体温计，不能再使用。

（二）测量体温的方法

【目的】

（1）判断体温有无异常。

（2）为诊断、治疗、预防、护理提供依据。

【评估】

（1）患者的病情、年龄、意识、治疗等情况。

（2）患者的心理状态和合作程度。

【计划】

1. 护士准备　衣帽整洁，洗手，戴口罩。向患者及家属解释监测体温的目的、方法、注意事项及配合要点。

2. 用物准备　容器2个（一为清洁容器盛放已消毒的体温计，另一为盛放测温后的体温计），含消毒液纱布，笔和记录本、有秒针的表。若测肛温，另备润滑油、棉签、卫生纸。

3. 患者准备　情绪平稳，体位舒适。测量体温前30min内无进食、沐浴、运动等活动。

4. 环境准备　病室整洁、安全，光线、温度适宜。

【实施】

1. 操作流程　操作流程及说明见表6－2所列。

表6－2　测量体温的方法

操作流程	操作步骤	要点
准备	• 洗手、戴口罩，备齐用物，按取用顺序放于治疗车上，推车至床旁	• 物品一次性备齐，提高工作效率
核对解释	• 核对患者床号，姓名，腕带；解释操作目的及注意事项	• 确认患者，取得合作
选择测量体温的方法	**口腔测温法** • 协助患者取舒适体位，将口表水银端斜放于舌下热窝（图6－6），嘱患者闭紧口唇，用鼻呼吸，勿用牙咬体温计，测3min **腋下测温法** • 协助患者取舒适体位，先擦干腋下汗液，将体温计水银端放于腋窝深处并紧贴皮肤，嘱患者屈臂过胸并夹紧体温计（图6－7），不能合作者，应协助完成。测10min **直肠测温法** • 协助患者取合适卧位（侧卧、俯卧或屈膝仰卧位），露出臀部，用润滑油润滑肛表水银端，轻轻插入肛门3～4cm，测3min	• 最方便但容易引起交叉感染 • 舌下热窝和舌下动脉距离最近，是口腔中温度最高的部位 • 安全易接受 • 腋下有汗液可影响准确性 • 不方便但容易获得准确结果 • 便于插入并避免损伤直肠黏膜
取表	• 取出体温表，用消毒纱布擦拭（测肛温，需用卫生纸擦净患者肛门）	• 使患者舒适
读数	• 读数后将体温表放入测温后容器	• 评估与病情是否相符合
记录	• 洗手后先记录在记录本上，然后将体温结果绘制在体温单上，单位是℃	• 体温曲线绘制（见十六章）
整理	• 协助患者穿衣、裤，整理床单位，置患者于舒适体位	• 使患者舒适，病房整洁美观
消毒	• 消毒体温计	• 防止交叉感染

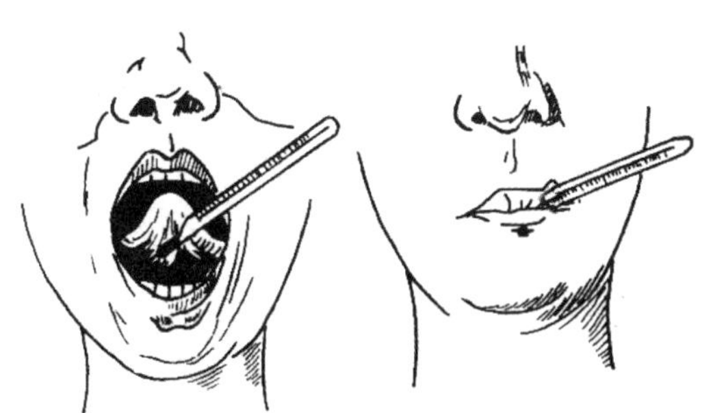
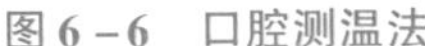

图6－6　口腔测温法

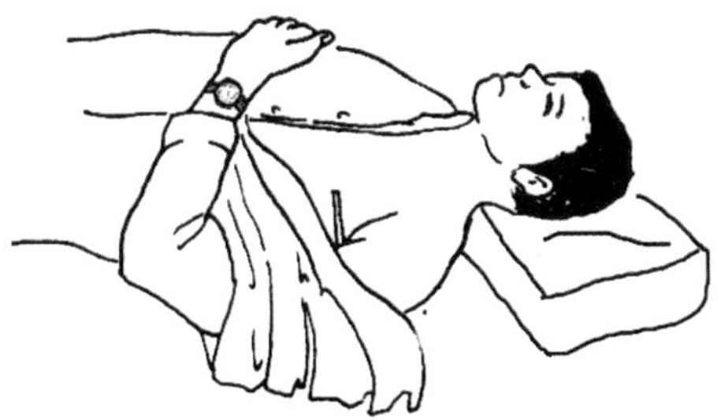

图6－7　腋下测温法

2. 注意事项

（1）测温前清点体温计数目并检查有无破损，水银柱是否在35.0℃以下。甩体温计时用腕部力量，勿触碰他物，以防撞碎。

（2）根据病情选择合适的测温方法。婴幼儿、昏迷、精神异常、口腔疾患、口鼻手术或张口呼吸的患者，均不宜采取口腔测温。刚进食或面颊部冷、热敷后，应间隔30min方可测口温。腋下有创伤、手术、炎症及腋下出汗较多者、肩关节受伤或过度消瘦者禁测腋温。

直肠或肛门手术、腹泻、心肌梗死的患者禁测肛温。坐浴或灌肠后应间隔 30min 方可测肛温。

(3) 若患者不慎咬破体温计，应立即清除玻璃碎屑，以免损伤唇、舌、口腔、食管和胃肠道的黏膜，再口服蛋清液或牛奶，以保护消化道黏膜并延缓汞的吸收。若病情允许，可口服粗纤维食物，以加速汞的排出。

(4) 测温时，水银端或测温探头与测温部位紧贴，并持续至测温结束。若发现所测体温与病情不相符合时，护士应在病床旁监测，必要时可测肛温和口温对照复查。

(5) 为婴幼儿、躁动患者、重症患者测温时，护士应在旁守护。

【评价】

(1) 测量结果准确。操作过程中患者安全、舒适。

(2) 患者及家属理解测量体温的目的、注意事项，愿意配合。

第二节　脉搏的观察和护理

一、脉搏的基本概念

在每个心动周期中，随着心脏节律性的收缩和舒张，动脉内的压力和容积也发生周期性的变化，导致动脉管壁发生周期性起伏搏动，称为动脉脉搏（arterial pulse），简称脉搏（pulse，P）。

二、正常脉搏及生理变化

（一）脉率

脉率是指每分钟脉搏搏动的次数（频率）。正常成人安静状态下脉率为 60～100 次/min，与心率是一致的，脉率是心率的指标，当脉搏微弱不好测量时可测心率。脉率可随年龄、性别、活动和情绪波动等因素而变动。一般婴幼儿比成人快，老年人稍慢，同龄女性比男性稍快 5～6 次/min。身材矮胖者常比身材细高者的脉率快。运动、进食和情绪激动可使脉率暂时增快，睡眠和休息时较慢。进食、使用兴奋剂、浓茶或咖啡能使脉率增快，禁食、使用镇静剂、洋地黄类药物能使脉率减慢。

（二）脉律

脉律是指脉搏的节律性。反映心搏的规律，也一定程度反映了左心室的收缩功能。正常脉律搏动均匀规则，间隔时间相等。在正常小儿、青年和一部分成年人，可出现吸气时脉搏增快，呼气时脉搏减慢，称为窦性心律不齐，一般无临床意义。

（三）脉搏的强弱

是触诊时血流冲击血管壁产生力量强度的一种感觉，其强弱取决于动脉的充盈度和脉压的大小、外周血管阻力，与心搏量，脉压大小，动脉壁的弹性有关。正常情况下脉搏强弱相等。

（四）动脉壁的情况

正常动脉壁光滑、柔软、富有弹性。

三、异常脉搏的观察及护理

（一）异常脉搏的观察

1. 频率异常

（1）速脉：成人在安静状态下脉率超过100次/min，称为速脉（心动过速）。见于发热、贫血、甲状腺功能亢进、血容量不足的患者。在发热时，体温每升高1℃，成人脉率增加约10次/min，儿童增加约15次/min。

（2）缓脉：成人在安静状态下脉率低于60次/min，称为缓脉（心动过缓）。见于颅内压增高、甲状腺功能减退、阻塞性黄疸、房室传导阻滞、或服用某些药物（如地高辛）等患者。脉率小于40次/min时，应注意观察有无房室传导阻滞。

2. 节律异常

（1）间歇脉：在一系列正常规则的脉搏中，出现一次提前而较弱的脉搏，其后有一较正常延长的间歇（代偿间歇），称为间歇脉（期前收缩），亦称期前收缩。如每隔一个或两个正常搏动后出现一次期前收缩，则前者为二联律，后者为三联律。其发生机制主要是由于窦房结以外的异位起搏点过早地发出冲动，使心脏搏动提早出现。常见于各种器质性心脏疾病或洋地黄中毒患者，正常人在疲劳过度、精神兴奋、体位改变时偶尔也会出现间歇脉。

（2）脉搏短绌：又称绌脉，指在同一单位时间内脉率少于心率。其特点是心律完全不规则，心率快慢不一，心音强弱不等。发生机制是由于心肌收缩力强弱不等，有些心排血量少的心脏搏动可产生心音，但未能引起周围血管的搏动，造成脉率低于心率。常见于心房纤颤患者。

3. 强弱异常

（1）洪脉：当心输出量增加，周围动脉阻力较小，动脉充盈度和脉压较大时则脉搏强而大，称为洪脉。常见于高热、主动脉关闭不全、甲状腺功能亢进等患者。

（2）丝脉：又称细脉，当心输出量减少，周围动脉阻力较大，动脉充盈度降低时则脉搏弱而小，扪之如细丝，称为丝脉。多见于大出血、休克、主动脉瓣狭窄、全身衰竭等患者。

（3）水冲脉：脉搏骤起骤落、急促有力称为水冲脉。是由于收缩压偏高，舒张压偏低，脉压增大所致。触诊时，将患者前臂抬高过头，触其桡动脉，可感到急促而有力的冲击。常见于主动脉瓣关闭不全、甲状腺功能亢进等患者。

（4）交替脉：脉搏搏动节律正常，强弱交替出现称为交替脉。是由于心室收缩强弱交替所致，为心肌损害的表现。常可见于高血压性心脏病、冠状动脉粥样硬化性心脏病等患者。

（5）奇脉：又称吸停脉，是指平静吸气时脉搏显著减弱甚至消失。常见于心包积液、缩窄性心包炎等患者，是心包填塞的重要体征之一。

4. 动脉壁异常　动脉硬化时，动脉壁可发生不同程度的改变。如管壁变硬，弹性消失，呈条索、迂曲状，诊脉时如按在琴弦上。

（二）异常脉搏患者的护理

1. 休息与活动　指导患者增加卧床休息时间，适当活动，以减少心肌耗氧量。必要时实施氧疗。

2. 急救准备　危重患者备好急救药物及设备。

3. 加强观察　观察脉搏频率、节律、强弱以及动脉壁异常的情况及相关症状。

4. 按医嘱给药　指导患者按时服药，并注意观察疗效和不良反应。

5. 心理护理　稳定情绪，缓解患者紧张恐惧心理。

6. 健康教育　指导患者摄入易消化饮食；勿用力排便；保持情绪稳定，卧床休息，减少活动；让患者和家属了解脉搏监测的相关知识，并能采用正确的方法进行动态观察，提高对异常脉搏的判断能力，学会自我护理；指导患者服用抗心律失常药物期间，勿随意调整药物剂量。

四、脉搏的测量部位

凡浅表、靠近骨骼的大动脉均可以测量脉搏。临床上最常选择的诊脉部位是桡动脉，其次为颞动脉、颈动脉、肱动脉、股动脉、足背动脉、腘动脉、胫后动脉等（图6－8）。

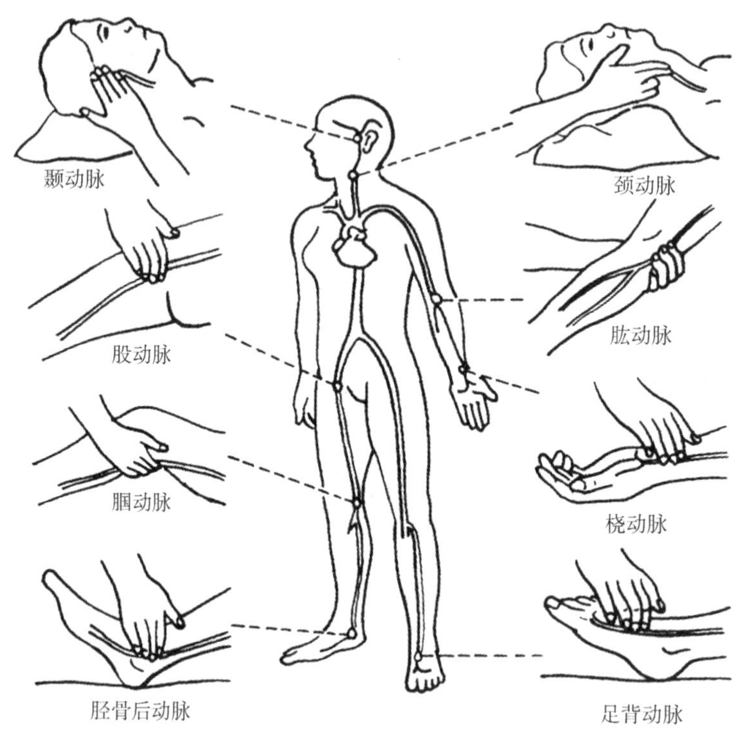

图6－8　测量脉搏的常用部位

五、测量脉搏的方法

【目的】

（1）判断脉搏有无异常。

（2）动态监测脉搏变化，为诊断、治疗、预防、护理提供依据。

【评估】

（1）患者的病情、年龄、治疗等情况，有无偏瘫及功能障碍。

（2）患者的心理状态和合作程度。

【计划】

1. 操作者准备　衣帽整洁，洗手，戴口罩。向患者解释监测脉搏的目的、方法、注意事项及配合要点。

2. 用物准备　治疗车，带秒针的表、记录本、笔，手消毒液，必要时备听诊器。

3. 患者准备　情绪平稳，体位舒适。测量脉搏前30min内无进食、哭闹、剧烈运动等活动。

4. 环境准备　病室整洁、安全，光线、温度适宜。

【实施】

1. 操作流程　操作流程及说明见表6－3所列。

表 6-3　测量脉搏的方法

操作流程	操作步骤	要点
准备	• 洗手、戴口罩，备齐用物，按取用顺序放于治疗车上，推车至床旁	• 物品一次性备齐，提高工作效率
核对解释	• 核对患者床号，姓名，腕带；解释操作目的及注意事项	• 确认患者，取得合作
体位	• 患者取坐位或卧位，腕部伸直，手臂放于舒适位置	• 使患者舒适，便于测量
方法	• 以食指、中指、无名指的指端，用适中的压力按于桡动脉搏动处。对有脉搏短绌的患者，应由两名护士同时测量（图 6-9），一人听心率，另一人测脉率，由听心率者发出“开始”和“停止”的口令，计数 1min	• 压力太大会阻断动脉搏动；压力太小不易感觉到动脉搏动
计数	• 正常脉搏测 30s，将所得的数字乘以 2 即为脉率，异常脉搏应测 1min	• 取得正确值
记录	• 洗手。先记录在记录本上，然后将脉率绘制在体温单上。单位是次/min，脉搏短绌的患者以分数式记录，即心率/脉率/min	• 脉率曲线绘制（详见十六章）
整理	• 整理床单位，置患者于舒适体位	• 使患者舒适，病房整洁美观

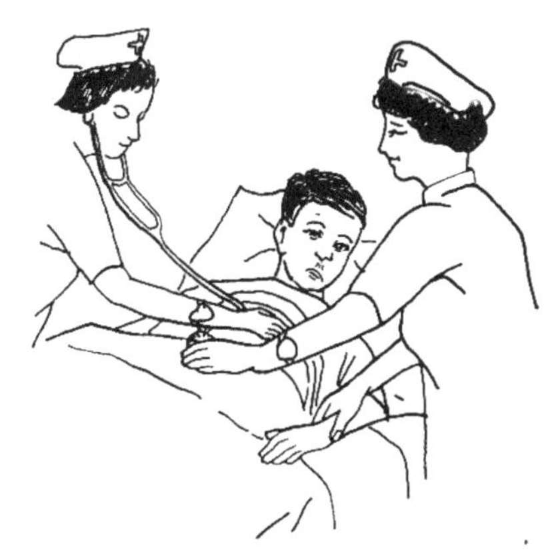

图 6-9　脉搏短绌测量法

2. 注意事项

（1）诊脉前患者须保持安静，情绪稳定。如有剧烈活动应休息 20～30min 后再测。

（2）不用拇指诊脉，因拇指小动脉搏动较强，易与患者脉搏相混淆。

（3）为偏瘫患者测量脉搏，应选择健侧肢体。

（4）异常脉搏应测 1min；脉搏细弱难以触诊应测心率 1min。

【评价】

（1）测量结果准确。操作过程中患者安全、舒适。

（2）患者及家属理解测量脉搏的目的、注意事项，愿意配合。

第三节　呼吸的观察和护理

一、呼吸的基本概念

机体在新陈代谢过程中，需要不断地从外界环境中摄取氧气，并不断地把体内产生的二氧化碳排出体外，这种机体与外界环境之间进行气体交换的过程称为呼吸（respiration，R）。呼吸是机体最基本的生理活动之一，呼吸过程的任何一个环节发生障碍，均可影响细胞的代谢和功能，而危及生命。

呼吸系统由呼吸道（鼻腔、咽、喉、气管、支气管）和肺组成。

二、正常呼吸及生理变化

（一）呼吸的产生及生理调节

1. 呼吸过程　整个呼吸过程包括三个相互关联的环节

（1）外呼吸：即肺呼吸，指外界环境与血液在肺部进行的气体交换过程，包括肺通气和肺换气。

（2）气体运输：血液把自肺部摄取的氧气运送到组织细胞，同时把组织细胞产生的二氧化碳运送到肺，排出体外。

（3）内呼吸：血液与身体组织细胞之间的气体交换过程，又称组织呼吸。

2. 呼吸运动的生理调节　呼吸运动是一种节律性活动，具有自主性和随意性，受呼吸中枢的调节，呼吸中枢通过一些反射来影响呼吸运动。

（1）呼吸中枢：指中枢神经系统内产生和调节呼吸运动的神经细胞群。它们分布在大脑皮质、间脑、脑桥、延髓和脊髓等部位，在支配和调节呼吸运动中发挥着不同的作用。脑桥和延髓是产生呼吸节律的基本中枢，大脑皮质可随意控制呼吸运动。

（2）呼吸的反射性调节：呼吸节律虽然产生于脑，但其活动可受呼吸器官本身以及骨骼肌、其他器官系统感觉器传入冲动的反射性调节。

① 肺牵张反射：由肺扩张和肺缩小引起的吸气抑制或吸气兴奋的反射为肺牵张反射，包括肺扩张反射和肺缩小反射。其生理意义是使吸气不致过长、过深，促使吸气及时转为呼气，以维持正常的呼吸节律。

② 呼吸肌本体感受性反射：指呼吸肌本体感受器（肌梭）传入冲动引起的反射性呼吸变化。这一反射在平静呼吸时不明显，当运动或气道阻力增大时，可通过该反射加强呼吸肌的收缩力量，使呼吸运动增强。

③ 防御性呼吸反射：指呼吸道黏膜受刺激引起的以清除刺激物和异物为目的的反射性呼吸变化，主要有咳嗽反射和喷嚏反射。是对机体有保护作用的呼吸反射。

④ 化学感受性呼吸反射：指动脉血或脑脊液中的 PCO_2、PO_2 和 H^+ 浓度发生变化时，刺激化学感受器，反射性地引起呼吸运动的改变。化学感受器分为外周化学感受器和中枢化学感受器。当血液中 PaO_2 降低、$PaCO_2$ 升高、$[H^+]$ 升高时刺激化学感受器，从而作用于呼吸中枢，引起呼吸的加深加快，维持 PaO_2、$PaCO_2$ 和 $[H^+]$ 的相对稳定，在呼吸的化学性调节过程中，$PaCO_2$ 发挥很大的作用。

（二）正常呼吸及生理性变化

1. 正常呼吸　正常成人在安静状态下呼吸约 16～20 次/min，节律规则，均匀无声且不费力。正常男性及儿童以腹式呼吸为主，女性以胸式呼吸为主。呼吸与脉搏的比例为 1∶4。

2. 生理变化　呼吸运动受许多因素的影响并在一定范围内波动。

（1）年龄：年龄越小，呼吸频率越快。新生儿可达 44 次/min。

（2）性别：同龄的女性比男性呼吸稍快。

（3）活动：剧烈运动可使呼吸加快，休息与睡眠可使呼吸减慢。

（4）其他：情绪激动、环境温度升高，均可使呼吸加快。

三、异常呼吸的观察及护理

（一）异常呼吸的观察

1. 频率异常（图 6－10）

（1）呼吸过速：又称气促，成人呼吸超过 24 次/min，称为呼吸过速。常见于发热、疼痛、甲状腺功能亢进、缺氧等患者。在发热时，一般体温每升高1℃，呼吸频率约增快3～4次/min。

（2）呼吸过缓：成人呼吸少于12次/min，称为呼吸过缓。常见于颅内压增高、巴比妥类药物中毒等患者。

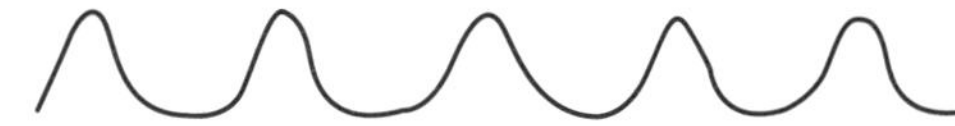

图6－10　呼吸频率异常

2. 节律异常

（1）潮式呼吸：又称陈—施呼吸。其特点为呼吸由浅慢变深快，然后再由深快变成浅慢，继之暂停，然后又开始重复以上过程，周而复始，其形态犹如潮水起伏故称潮式呼吸。（图6－11）潮式呼吸周期可长达0.5～2min，暂停期可持续5～20s，须较长时间仔细观察。产生机制是由于呼吸中枢的兴奋性减弱，只有当缺氧严重，$PaCO_2$ 增加到一定程度时才能通过颈动脉体和主动脉体的化学感受器，反射性的刺激呼吸中枢使呼吸恢复或加强；随着呼吸的加强，二氧化碳的呼出，$PaCO_2$ 降低，呼吸中枢又失去有效的刺激，呼吸又再次减弱继而暂停，从而形成了周期性变化。多见于中枢神经系统疾病，如脑炎、脑膜炎、颅内压增高及巴比妥类药物中毒等患者。

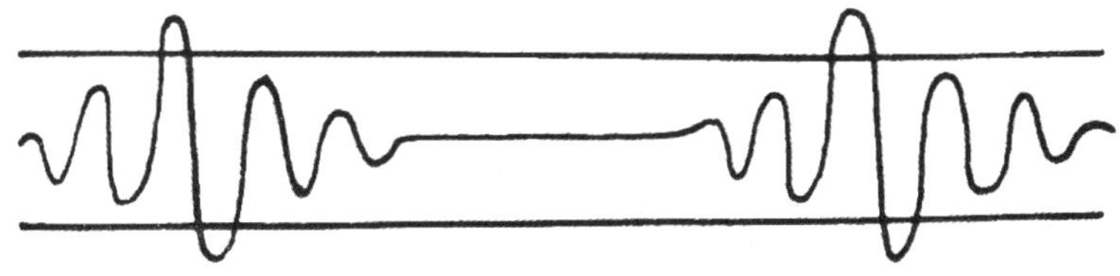

图6－11　潮式呼吸

（2）间断呼吸：又称为毕奥呼吸。表现为呼吸与呼吸暂停现象交替出现（图6－12）。为呼吸中枢兴奋性显著降低的表现，比潮式呼吸更为严重，预后更差，常在临终前发生。常见于颅内病变或呼吸中枢衰竭的患者。

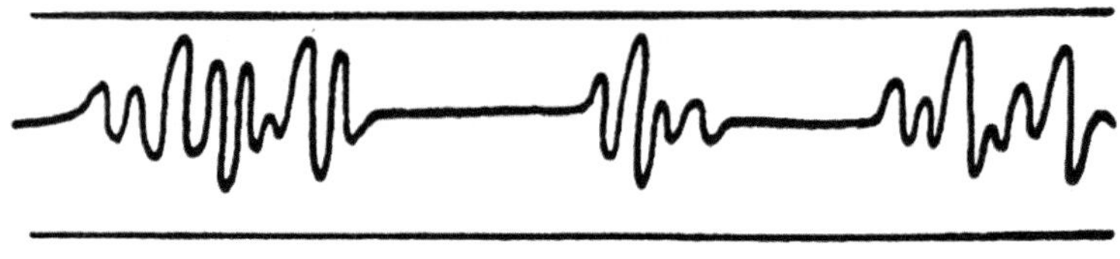

图6－12　间断呼吸

3. 深浅度异常

（1）深度呼吸：又称库斯莫氏呼吸，是一种深长而规则的呼吸。常见于代谢性酸中毒的患者，如糖尿病酮症酸中毒、尿毒症酸中毒患者。

（2）浅快呼吸：为一种浅表而不规则的呼吸，有时呈叹息样。见于呼吸肌麻痹、胸膜、胸壁疾病等，也可见于濒死患者。

4. 声音异常

（1）鼾声呼吸：表现为呼气时发出一种粗大的似熟睡时打鼾的声音。常因气管或支气管内有较多的分泌物蓄积所致，见于昏迷患者。

（2）蝉鸣样呼吸：表现为吸气时发出一种高音调的似蝉鸣样音响。常因声带附近阻塞，使空气进入发生困难所致。多见于喉头水肿、喉头异物等患者。

5. 呼吸困难　患者主观上感到空气不足，表现为呼吸费力，呼吸频率、节律和深浅度均异常，可出现发绀，鼻翼翕动，端坐呼吸等体征。临床上可分为以下三种。

（1）吸气性呼吸困难：当上呼吸道部分梗阻时，吸气显著困难，吸气时间延长，辅助呼吸肌收缩增强，出现明显的三凹症（即胸骨上窝、锁骨上窝和肋间隙凹陷）。常见于喉头水肿或气管、喉头异物等患者。

（2）呼气性呼吸困难：当下呼吸道部分梗阻时，气流呼出不畅，表现为呼气时间缓慢或延长，呼气费力。常见于支气管哮喘、阻塞性肺气肿等患者。

（3）混合性呼吸困难：其特点为吸气、呼气均感费力，呼吸频率增加。常见于严重肺部感染、广泛性肺纤维化、大面积肺不张等患者。

6. 形态异常

（1）胸式呼吸减弱，腹式呼吸增强：正常女性以胸式呼吸为主。由于肺、胸膜或胸壁的疾病，如肺炎、胸膜炎、肋骨骨折等导致的剧烈疼痛，可使胸式呼吸减弱，腹式呼吸增强。

（2）腹式呼吸减弱，胸式呼吸增强：正常男性及儿童以腹式呼吸为主。由于腹膜炎、大量腹水、肝脾极度肿大、腹腔内巨大肿瘤等使膈肌下降受限，造成腹式呼吸减弱，胸式呼吸增强。

（二）异常呼吸的护理

1. 加强观察　观察呼吸频率、深度、节律、声音、形态有无异常；观察有无咳嗽、咳痰、咯血、发绀、呼吸困难及胸痛等症状体征。观察药物疗效和不良反应。

2. 提供舒适环境　调节室内温度和湿度，使空气清洁、湿润，创造良好的休息环境。根据病情采取合适的体位，如患者存在呼吸困难，可采取半坐卧位或端坐位，以减少耗氧量，改善呼吸困难。

3. 饮食护理　应制定高热量、高蛋白、高维生素的饮食计划，指导患者进餐不宜过饱，避免产气食物，以免膈肌上抬，影响呼吸。每天饮水 1500ml 左右，有利于痰液稀释和排出。

4. 保持呼吸道畅通　协助患者有效咳嗽，叩击或震颤背部帮助咳嗽，借助重力进行体位引流。必要时给予吸痰、及时清除呼吸道分泌物。

5. 吸氧　根据病情给予氧气吸入或使用人工呼吸机。

6. 心理护理　维持良好的护患关系，稳定患者情绪，保持良好心态。

7. 健康教育　戒烟限酒，减少对呼吸道黏膜的刺激；培养良好的生活方式；教会患者有效咳嗽方法。指导患者进行深呼吸、腹式呼吸、缩唇呼吸等呼吸肌功能锻炼，以提高肺活量，促进呼吸。

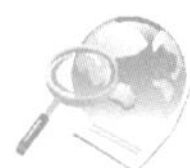

知识链接

指导患者呼吸功能训练

1. 深呼吸　用于克服肺通气不足。患者用鼻缓慢深吸气，然后用嘴缓慢呼气。一般训练每天 4 次，每次 5 ~ 10min。

2. 腹式呼吸　腹式呼吸主要靠腹肌和膈肌收缩而进行，以协调膈肌和腹肌在呼吸运动中的活动，改变辅助呼吸肌参与的不合理的浅速呼吸方式，有利于提高潮气容积，减少无效腔，增加肺泡通气量，同时减少肋间肌以及辅助呼吸肌做功，降低呼吸功耗，减少能量消耗，缓解气促症状。患者掌握腹式呼吸，并将缩唇呼气融入其中，便能有效增加呼吸运动的力量和效率。方法：根据病情，锻炼时可取卧位、坐位或立位，全身肌肉放松，情绪稳定，平静呼吸。开始训练时，患者可将一手放在腹部，一手放在前胸，以感知胸腹起伏。用鼻吸气，经口呼气，呼吸要缓慢均匀，切勿用力呼气，吸气时腹肌放松，腹部鼓起，呼气时腹肌收缩，腹部下陷。每天训练 2 次，每次重复 8 ~ 10 次。可逐渐增加次数和每次的时间，力求形成一种不自觉的习惯呼吸方式。

3. 缩唇呼吸　缩唇呼吸采用缩唇慢慢呼气，可训练呼吸肌，延长呼气时间，增加呼气时气道阻力，防止呼气时小气道过早闭合，以利肺泡气体排出，减少残余气量，有助于下一次吸气吸入更多的新鲜空气，增加肺泡换气，改善缺氧。方法：患者用鼻吸气，然后缩唇，腹内收，口型呈吹哨样或口含吸管状，缓慢、均匀地通过缩窄的唇呼气。患者呼气时缩唇大小程度自行调整，吸气与呼气时间比为1：2或1：3，练习每天3～4次，每次5～10min。

四、测量呼吸的方法

【目的】

（1）判断呼吸有无异常。

（2）动态监测呼吸的变化，为诊断、治疗、预防、护理提供依据。

【评估】

（1）患者的病情、年龄、治疗等情况。

（2）患者的心理状态和合作程度。

【计划】

1. 操作者准备　着装整洁，洗手，戴口罩。向患者解释监测呼吸的目的、方法及注意事项。

2. 用物准备　治疗盘内备带秒针的表、记录本、笔，必要时备棉花。

3. 患者准备　情绪平稳，体位舒适。测量脉搏前30min内无进食、哭闹、剧烈运动等活动。

4. 环境准备　病室整洁、安全，光线、温度适宜。

【实施】

1. 操作流程　操作流程及说明见表6－4所列。

表6－4　测量呼吸的方法

操作流程	操作步骤	要点
核对解释	• 核对患者床号，姓名，腕带；解释操作目的及注意事项	• 确认患者，取得合作
体位	• 患者取坐位或卧位，腕部伸直，手臂放于舒适位置	• 使患者舒适，便于测量
方法	• 在测量脉搏后，操作者仍保持诊脉手势，观察患者胸部或腹部的起伏，一起一伏为一次呼吸。同时，观察患者呼吸的节律、深浅、形态、声响的性质、呼吸困难的特征等。危重患者呼吸不易被观察时，将少许棉花置于患者鼻孔前，观察棉花被吹动的次数，计数1min	• 避免引起患者的紧张
计数	• 正常呼吸测30s，将所测数值乘以2；异常呼吸或婴儿应测1min	• 取得正确值
记录	• 洗手。先记录在记录本上，然后将呼吸频率绘制在体温单上。单位是次/min	• 呼吸曲线绘制（详见十六章）
整理	• 整理床单位，置患者于舒适体位	• 使患者舒适，病房整洁美观

2. 注意事项

（1）测量呼吸前，如患者有情绪激动、剧烈活动等，嘱休息30min后测量。

（2）呼吸异常的患者及婴儿应测量1min。

（3）由于呼吸受意识控制，所以测呼吸时应不使患者察觉。

【评价】

（1）测量结果准确。操作过程中患者安全、舒适。

（2）患者及家属理解测量呼吸的目的、注意事项，愿意配合。

第四节　血压的观察和护理

一、血压的基本概念

血液在血管内流动时对血管壁产生的侧压力称为血压（blood pressure，BP）。机体内部不同的血管，其血压不同，动脉血压最高，其次为毛细血管压，静脉血压最低，临床上的血压一般是指动脉血压。每个心动周期，动脉血压随心脏节律性的收缩和舒张，出现周期性的变化。当心室收缩时，血液射入主动脉，对动脉管壁所形成的压力达到最高值，称为收缩压（systolic pressure，SBP）。当心室舒张末期，动脉管壁弹性回缩，血液对动脉管壁所形成的压力降到最低值，称为舒张压（diastolic pressure，DBP）。收缩压与舒张压之间的压力差，称为脉压（pulse pressure，PP）。在一个心动周期中，动脉血压的平均值，称为平均动脉压（mean arterial pressure，MAP），约等于舒张压加1/3脉压。

二、正常血压及生理变化

（一）正常血压（通常以肱动脉血压为标准）

正常成人安静状态下的血压范围为收缩压90～139mmHg，舒张压60～89mmHg，脉压差为30～40mmHg。血压的计量单位为毫米汞柱（mmHg）或千帕（kPa），两者换算公式：1kPa = 7.5mmHg；1mmHg = 0.133kPa。

（二）生理变化

1. 年龄　血压随着年龄的增长有逐渐增高的趋势，以收缩压增高明显。新生儿最低，小儿比成人低。儿童血压的计算公式为：收缩压 = 60 + 年龄 × 2，舒张压 = 收缩压 × 2/3。

2. 性别　女性在更年期前血压略低于男性，更年期后，差别较小。

3. 昼夜和睡眠　一般清晨血压最低，起床活动后逐渐升高，傍晚血压最高，高于清晨血压5～10mmHg。过度劳累或睡眠不佳时，血压稍增高。

4. 环境　在寒冷的环境中末梢血管收缩，血压可略升高；高温环境中皮肤血管扩张，血压略下降。

5. 部位　因右侧肱动脉来自主动脉弓的第一大分支无名动脉，左侧肱动脉来自主动脉弓的第三大分支左锁骨下动脉，所以一般右上肢血压高于左上肢10～20mmHg。因股动脉的管径较肱动脉粗，血流量大，所以下肢血压高于上肢20～40mmHg。

6. 体位　因重力作用引起的代偿，卧位血压低于坐位血压，坐位血压低于立位血压。长期卧床、贫血、服用降压药的患者，在由卧位坐起或站立时，会出现头晕目眩、站立不稳、昏厥等直立性低血压的表现，须特别注意。

7. 其他　紧张、恐惧、兴奋等情绪都可使收缩压升高，舒张压可无变化。此外，进食、排泄、剧烈运动、吸烟、饮酒、药物都会对血压有影响。

三、异常血压的观察及护理

（一）异常血压的观察

血压作为人体的重要生理参数，其高低直接影响全身各组织器官的血液供应，因而成为临床上诊断疾病、病情观察、进行预后判断的重要依据。

1. 高血压　是指在未使用降压药物的情况下，18 岁以上成年人收缩压≥140mmHg 和（或）舒张压≥90mmHg。中国高血压分类标准（2010 版）见表 6－5 所列。

表 6－5　中国高血压分类标准（2010 版）

分级	收缩压（mmHg）		舒张压（mmHg）
正常血压	<120	和	<80
正常高值	120～139	和（或）	80～89
高血压	≥140	和（或）	≥90
1 级高血压（轻度）	140～159	和（或）	90～99
2 级高血压（中度）	160～179	和（或）	100～109
3 级高血压（重度）	≥180	和（或）	≥110
单纯收缩期高血压	≥140	和	<90

2. 低血压　是指收缩压低于 90mmHg，舒张压低于 60mmHg。常见于休克、大出血、心力衰竭等患者。

3. 脉压差异常　包括脉压差增大（＞40mmHg），见于主动脉瓣关闭不全、主动脉硬化、甲状腺功能亢进等患者；脉压差减小（＜30mmHg），见于主动脉瓣狭窄、心包炎、末梢循环衰竭等患者。

（二）异常血压患者的护理

1. 加强监测　如发现血压异常时，应加强血压监测，与患者基础血压对照后，给予解释、安慰、并严密观察，做好记录，注意有无潜在的并发症发生。对需密切监测血压的患者要做到“四定”，即定时间、定部位、定体位、定血压计。如血压较高应让其卧床休息，按医嘱给降压药，必要时配合医生进行处理；如血压过低应迅速安置患者于平卧位或休克卧位，报告医生，协助处理。

2. 良好环境　提供适宜温度、湿度、通风良好的整洁安静舒适环境。

3. 规律生活　良好的生活习惯是维持血压正常的重要条件。如保证足够睡眠、避免冷热刺激、注意保暖、养成定时排便的习惯等。

4. 控制情绪　高血压患者应加强自我修养，随时调整情绪，保持心情舒畅。

5. 合理饮食　根据病情，饮食宜低盐、低脂、低胆固醇、高维生素、富含纤维素、易消化，戒烟限酒，限制辛辣食物的摄入，多食蔬菜水果。

6. 心理护理　消除患者紧张恐惧心理，并给予解释与安慰。

7. 健康教育　教会患者测量和判断异常血压的方法；鼓励积极参加力所能及的体力劳动和适当的体育锻炼，如步行、快走、慢跑、气功、太极拳等，应注意量力而行，循序渐进。

四、血压的测量

（一）测量工具

1. 血压计的种类

有水银血压计（台式和立式）、表式血压计（弹簧式）和电子血压计三种（图 6－13）。

2. 血压计的构造　由三部分组成。

（1）输气球及调节空气压力的阀门。

（2）袖带：为长方形扁平的橡胶袋，宽 12cm，长 22～26cm，外层为布套。橡胶袋上有两根橡胶管，其中一根连输气球，另一根与压力表相接。袖带的长度和宽度应符合标准，宽度应比被测肢体的直径宽20%，长度应能包绕整个肢体。袖带太宽，大段血管受阻，测得血压值偏低；袖带太窄，须加大力量才能阻断动脉血流，测得血压值偏高。

（3）测压计：

①水银血压计：固定在盒盖内壁上有一根玻璃管，管面标双刻度：一边是0～300mmHg，每小格相当于2mmHg；另一边是0～40kPa，每小格相当于0.5kPa。玻璃管上端和大气相通，其下端和水银槽相通，水银槽内装有汞（60g）。水银血压计测得的数值准确，但较笨重，玻璃管易破裂。

②表式血压计：又称无液血压计，外形似表，呈圆盘状，正面盘上有刻度及读数（20～300mmHg），盘中央有一指针，指示血压数值，袖带与压力表相连。压力表式血压计携带方便，但欠准确。

③电子血压计：袖带内有一换能器，具有自动采样，微电脑控制数字运算，自动放气程序。直接在显示屏上显示收缩压、舒张压和脉搏数值。电子血压计操作方便，清晰直观，不需听诊器，准确性不如水银血压计。

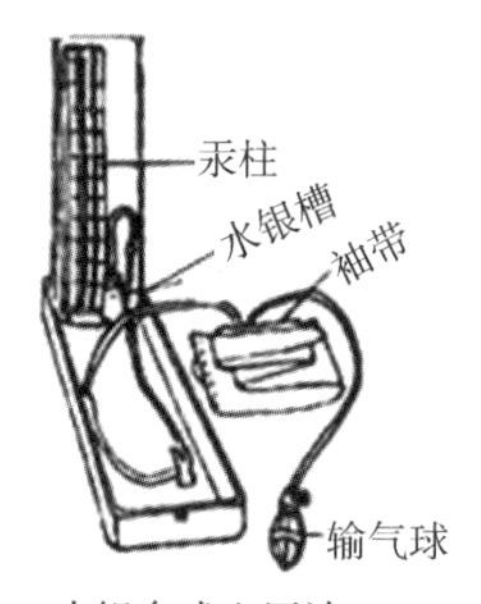

A 水银台式血压计

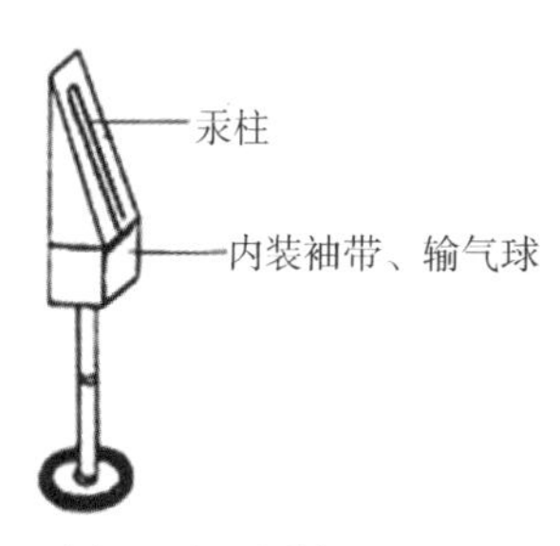

B 水银立式血压计

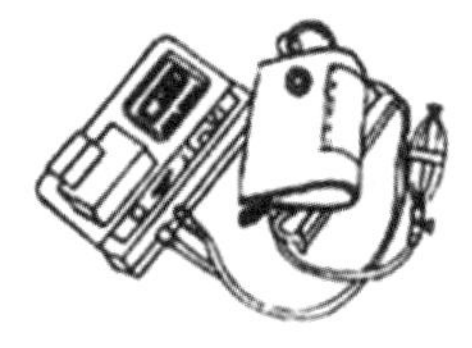
C 电子血压计

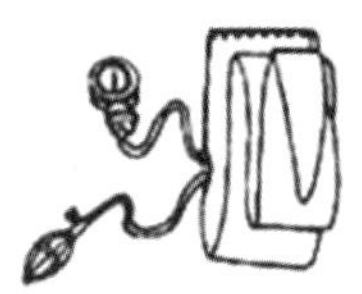
D 弹簧表式血压计

图6－13　血压计的种类

（二）测量血压的部位

常用的测量部位为上肢肱动脉或下肢腘动脉。

（三）测量血压的方法

【目的】

（1）判断血压有无异常。

（2）动态监测血压的变化，为诊断、治疗、预防、护理提供依据血压的方法。

【评估】

（1）患者的病情、年龄、性别、治疗等情况。

（2）患者的心理状态和合作程度。

【计划】

1. 操作者准备　衣帽整洁，洗手，戴口罩。向患者解释监测血压的目的、方法、注意事项及配合要点。

2. 用物准备　治疗车、血压计、听诊器、表、记录本和笔。

3. 患者准备　情绪平稳，体位舒适。测量血压前30min内无进食、吸烟、情绪变化、剧烈运动等。

4. 环境准备　病室整洁、安全，光线、温度适宜。

【实施】

1. 操作流程　操作流程及说明（以肱动脉为例）见表6－6所列。

表 6－6　测量血压的方法

操作流程	操作步骤	要点
准备	• 洗手、戴口罩，备齐用物，按取用顺序放于治疗车上，推车至床旁	• 物品一次性备齐，提高工作效率
核对解释	• 核对患者床号，姓名，腕带；解释操作目的、方法、注意事项及配合要点	• 确认患者，取得合作
取位	• 患者取坐位或卧位，使血压计的"0"点与肱动脉、心脏在同一水平（坐位时平第四肋软骨，卧位时平腋中线），卷袖，露出手臂，掌心向上	• 避免受血压受血液重力的影响，使测量值准确
缠袖带	• 放平血压计，驱尽袖带内空气，将袖带橡胶管向下并正对肘窝，平整地缠于上臂，使下缘距肘窝 2～3cm，松紧以能放入一指为宜，打开水银槽开关	• 袖带松紧适宜，使测量值准确
充气	• 戴好听诊器，先触摸肱动脉搏动，再将听诊器胸件放在肱动脉搏动最明显处（胸件不可塞在袖带下）并稍加压固定，关闭气门，充气至肱动脉搏动音消失后，再升高 20～30mmHg	• 充气不可过高、过快，防止水银外溢和患者不适
放气	• 逐渐打开气门，缓慢放气，以每秒 4mmHg 的速度使汞柱缓慢下降。同时听肱动脉的搏动，注意视线与水银柱的弯月面在同一水平	• 放气速度不可过快，以免血压值误差
读数	• 当听到第一次搏动，汞柱所指刻度为收缩压读数。继续缓慢放气，到搏动音突然变弱或消失，汞柱所指刻度为舒张压读数	• WHO 规定，以动脉消失音为舒张压
整理	• 排尽余气，取下袖带，将血压计盒盖右倾 45°，关闭水银槽开关，整理袖带和橡皮球放入盒内。 整理患者衣袖，整理床单位	• 使水银全部返回水银槽，避免水银溢出。使患者舒适，病房整洁
记录	• 洗手。按收缩压/舒张压 mmHg 的方式记录在记录本上，单位是 mmHg 或 kPa	• 舒张压的变音和消失音相差较大时，应同时记录两个数值：收缩压/变音/消失音 mmHg

2. 注意事项

（1）对需密切观察血压者应做到四定：定时间、定部位、定体位、定血压计。以保证所测血压值的准确性与可比性。

（2）偏瘫患者应测量健侧肢体。

（3）充气不可过高、过快，防止水银外溢。放气速度不可过快，以免血压值误差。

（4）当动脉搏动音听不清或异常时，应重测。重测时须将袖带内的气体驱尽，汞柱降至"0"点，休息片刻后再测量。

（5）舒张压的变音和消失音相差较大时，应同时记录两个数值，如 160/90/50mmHg。

（6）测量下肢血压（腘动脉）时，患者可取仰卧、俯卧或侧卧位，记录时注明为下肢血压。

（7）避免导致血压测值偏低、偏高的因素：肢体位置高于心脏，测值偏低，肢体位置低于心脏，测值偏高；袖带缠得过紧，测值偏低，袖带缠得过松，测值偏高；袖带过宽，测值（收缩压）偏低，袖带过窄，测值（收缩压）偏高；放气太快，测值偏低或者听不清声音的变化，放气太慢，测值（舒张压）偏高；测量者视线低于水银柱的弯月面，测值偏高，视线高于水银柱的弯月面，测值偏低。水银不足，测得值偏低。

（8）定期检测、校对血压计，测量前再次检查血压计各部件。

【评价】

（1）测量结果准确。操作过程中患者安全、舒适。

（2）患者及家属理解测量血压的目的、注意事项，愿意配合。

目标检测

一、A 型题（以下每题下面有 A、B、C、D、五个答案，请从中选择一个最佳的答案）

1. 正常肛温及其波动范围是（　　）。

A. 37.0℃，36.5～37.5℃
B. 36.5℃，36.0～37.0℃
C. 37.0℃，36.3～37.2℃
D. 37.5℃，36.5～37.7℃
E. 36.3℃，36.0～36.5℃

2. 可使体温略有增高的生理情况是（　　）。

A. 饥饿状态下　B. 女性月经前　C. 睡眠时　D. 服安眠药后
E. 忧郁时

3. 速脉常见于（　　）。

A. 休克患者
B. 颅内压增高患者
C. 甲状腺功能减退者
D. 房室传导阻滞患者
E. 动脉硬化者

4. 为患者测量血压时，血压计袖带下缘距离肘窝应为（　　）。

A. 1～1.5cm　B. 2～3cm　C. 1～1.5mm　D. 2～3mm
E. 2～4cm

5. 潮式呼吸的特点是（　　）。

A. 呼吸暂停，变为减弱，逐渐延长加深，如此周而复始
B. 呼吸减弱，逐渐增强，然后变为呼吸暂停，如此周而复始
C. 呼吸浅慢，逐渐加深加快再变浅慢，然后呼吸暂停，如此周而复始
D. 呼吸深快，逐渐变为浅慢，以至呼吸暂停，如此周而复始
E. 呼吸浅慢，逐渐呼吸暂停，然后加深加快再变浅慢，如此周而复始

6. 测量呼吸时护士的手不离开诊脉的部位主要为了（　　）。

A. 保持患者体位不变
B. 保持护士姿势不变，以免疲劳
C. 易于观察呼吸的深浅度
D. 不被患者察觉，以免紧张
E. 易于记录时间

7. 脉压增大常见于（　　）。

A. 主动脉瓣关闭不全　B. 心包积液　C. 缩窄性心包炎　D. 肺心病
E. 心肌炎

8. 测得的血压偏高可见于（　　）。

A. 袖带过宽时　B. 袖带过紧时　C. 水银不足时　D. 护士俯视汞柱时
E. 袖带过松时

9. 脉搏短绌常见于（　　）。

A. 心房颤动患者　B. 高热患者　C. 洋地黄中毒　D. 甲状腺功能亢进患者
E. 窦房结综合征患者

10. 洪脉常见于（　　）。

A. 休克患者　B. 心功能不全者　C. 甲状腺功能亢进者　D. 大出血患者
E. 动脉硬化患者

11. 测量血压，被测者坐位或仰卧位时，肱动脉应分别平（　　）。

A. 第 3 肋软骨、腋中线
B. 第 4 肋软骨、腋中线
C. 第 5 肋软骨、腋前线
D. 第 6 肋软骨、腋后线
E. 第 6 肋软骨、腋前线

12. 护士为一垂危患者测量呼吸，其呼吸微弱，不易观察，此时该护士应采取的观察方法是（　　）。

A. 测脉率除以 4，为呼吸次数
B. 手按胸腹部，观察其起伏次数
C. 手背置于患者鼻孔前，以感觉气流
D. 耳贴近患者口鼻处，听其呼吸声响
E. 用少许棉花置患者鼻孔前，观察棉花被吹动次数

13. 患者王某，男性，33 岁，入院 7d，体温均在 39.5～40℃。其热型是（　　）。

A. 间歇热
B. 弛张热
C. 波浪热
D. 稽留热
E. 不规则热

14. 患者刘某，女性，66 岁。诊断为甲状腺功能亢进，该患者脉搏可常表现为（　　）。

A. 细脉
B. 二联律
C. 三联律
D. 间歇脉
E. 洪脉

15. 患者杨某，女性，45 岁。因“冠心病、心房纤颤”入院，护理体查：体温 37.2℃，心率 120 次/min，脉率 90 次/min，呼吸 20 次/min，血压 100/70mmHg。该患者的脉搏为（　　）。

A. 洪脉
B. 缓脉
C. 细脉
D. 丝脉
E. 速脉

16. 方某，男性，5 岁，不慎将花生米吸入气管。不可能出现的临床表现是（　　）。

A. 口唇发绀
B. 呼气费力
C. 吸气费力
D. 烦躁不安
E. 鼻翼扇动

17. 患者郑某，女性，45 岁，诊断为支气管哮喘。患者主诉呼吸费力，呼气时间明显延长。该患者最可能出现的异常呼吸是（　　）。

A. 深度呼吸
B. 潮式呼吸
C. 呼气性呼吸困难
D. 吸气性呼吸困难
E. 混合性呼吸困难

18. 患者董某，男性，71 岁。胃大部切除术后 3d，口温 41℃。对于该患者的护理措施不妥的是（　　）。

A. 给予温水擦浴
B. 遵医嘱用退热药
C. 保持皮肤清洁
D. 测量体温每 6h 一次
E. 生理盐水口腔护理

19. 患者罗某，女性，65 岁。原发性高血压，护士为其测量血压时发现测得的血压值偏低，分析原因可能是（　　）。

A. 测量时放气速度太慢
B. 缠袖带过紧
C. 被测者在进餐后立即测量血压
D. 用宽 12cm 袖带测下肢血压
E. 血压计位置远低于心脏水平

（20～21 题共用题干）

患者柳某，男性，62 岁。诊断：冠心病、心房纤颤。主诉头晕，乏力，胸闷。

20. 护士为该患者测量脉搏时发现脉搏短绌，下面描述错误的是（　　）。

A. 心音强弱不等
B. 单位时间内心率少于脉率
C. 心律完全不规则
D. 心率快慢不一
E. 脉搏细数，极不规则

21. 为该患者测量脉搏的正确方法是（　　）。

A. 先测量心率，后测量脉率

B. 一人测心率，另一人测脉率，同时测量 1min

C. 一人测心率和脉率，另一人报告医生

D. 先测脉率，后测心率

E. 一人发口令，另一人测心率和脉率

（22～23 题共用题干）

患者孙某，66 岁。因头晕、头痛入院就诊，在安静状态下测量血压值为 166/92mmHg，其他检查结果正常。

22. 根据所测血压值，该患者最可能的诊断是（　　）。

A. 高血压　　B. 冠心病　　C. 脑出血　　D. 脑膜炎

E. 脑肿瘤

23. 在患者住院期间，护士为其测量血压时，下列不妥的是（　　）。

A. 每次测量时使用同一个血压计　　B. 固定在一侧上肢测量

C. 测量血压时应固定体位　　D. 每日测量血压时间应固定

E. 未听清时应不间断反复

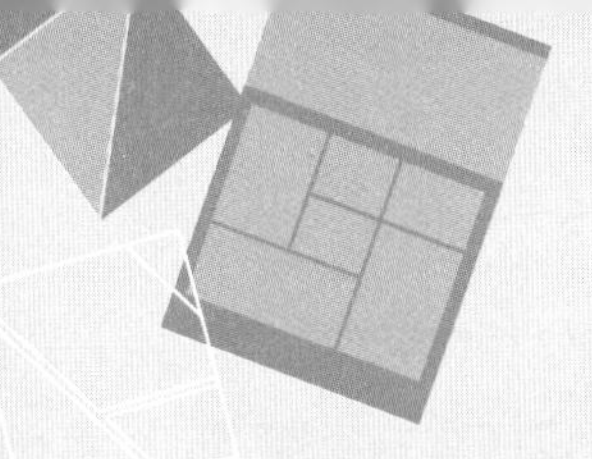

第七章

饮食护理技术

案例

病人张大爷，70岁，回族，因冠心病伴糖尿病入院。入院时精神差，食欲不振，对食物很挑剔。

问题

在护理过程中，应如何既尊重病人的饮食习惯又遵守饮食管理原则？

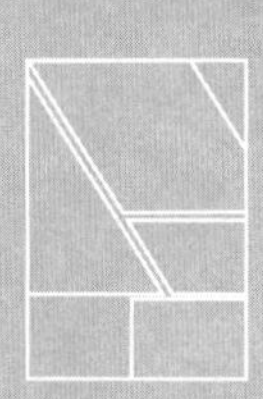

食物是营养的来源，营养是健康的保证。合理的饮食与营养不仅能维持机体正常生长发育和各种生理功能，提高机体免疫力，而且能够预防疾病，增强健康，促进康复，维持良好的心理状态。因此，护理人员必须掌握有关的饮食营养知识，准确评估患者营养状况，并对患者进行科学指导，提供有效的营养方法，以满足患者对营养的需求。

第一节　营养与健康

人体为了维持生命与健康，保证生长发育和活动，每天必须摄取一定量的食物，从中获得各种营养素。人体所需的营养素七大类，即蛋白质、脂肪、碳水化合物、维生素、矿物质、膳食纤维和水。营养素的主要功能是供给能量，构成和修复组织，调节生理功能。

一、热能

热能是人体进行各种生命活动所需要消耗的能量，这种能量来自蛋白质、脂肪和碳水化合物三大营养素。因此，蛋白质、脂肪和碳水化合物被称为“产热营养素”，它们的产热量分别是16.7kJ/g（4kcal/g），脂肪37.6kJ/g，（9kcal/g），碳水化合物16.7kJ/g（4kcal/g）。

人体对热能的需要量根据年龄、性别、劳动强度、环境等因素的不同而异。人体热能的需要与其热能的消耗是相一致的，能量的需要包括基础代谢、体力活动和食物特殊动力作用的能量消耗。对处于正常发育阶段的儿童，还需要增加生长发育所需的能量。孕产妇和哺乳期妇女所需的热量比同龄女性增加15% ~25%，老年人较成年人减少10%左右。根据中国营养学会推荐的标准，我国成年男子的热能供给量为9.41 ~12.55MJ/d，成年女子为7.53 ~10.04MJ /d。

二、营养素

（一）人体所需的三大基本营养素(表7－1)。

表7－1　三大营养素的生理作用、来源及需要量

名称	生理功能	食物来源	每日需要量
蛋白质（protein）	• 构成和修补人体细胞组织 • 构成酶和激素成分 • 构成抗体 • 维持血浆胶体渗透压 • 供给能量	• 鱼、肉、蛋、奶、水产品及豆类含量较高，谷类居中，根茎类和蔬菜类较低	• 男性70 ~90g/d • 女性80g/d • 儿童、青少年及孕产妇及哺乳期妇女需要量均需较多的蛋白质
脂肪（fat）	• 供给和储存热能 • 构成身体组织 • 供给必需脂肪酸 • 促进脂溶性维生素吸收 • 维持体温，保护脏器 • 改善食物感官性状，增加饱腹感	• 食用油、动物脂肪、坚果类均含脂肪量较高，谷类、豆类含量较少，水果蔬菜中含量更是微少	• 成人一般60 ~70g/d
碳水化合物（Carbohydrate）	• 供给能量 • 构成神经和细胞 • 调节血糖、节约蛋白质，保肝解毒 • 抗生酮作用	• 主要来源是谷类和根茎类食品，如：粮谷类、薯类、杂豆类，其次是各种食用糖，蔬菜水果中含少量单糖	• 成人450g/d左右

（二）维生素

维生素是维护人体健康所必需的一类低分子有机营养素。大部分维生素在体内不能合成或合成很少，必须从食物中摄取。维生素的种类很多，根据其溶解性可分为脂溶性维生素（包括维生素A、维生素D、维生素E、维生素K）和水溶性维生素（包括维生素C、B族维生素）见表7－2所列。

表7－2　维生素的生理作用、来源和需要量

名称	生理功能	缺乏症	食物来源	每日需要量
维生素A	• 维护正常夜视功能；维护上皮细胞完整性；促进骨骼发育	• 夜盲症、皮肤干燥、毛囊角化	• 动物肝脏、全奶、奶油、禽蛋蛋黄、鱼肝油、鱼子等	• 800ug/d
维生素D	• 调节钙磷代谢，促进钙磷吸收	• 佝偻病、骨质软化病、骨质疏松	• 鱼肝油、海鱼、动物肝脏及日光照射合成	• 成人5ug/d 孕妇、乳母10 ug/d
维生素E	• 抗氧化作用，保持红细胞的完整性，参与DNA、辅酶Q的合成	• 溶血性贫血、生育异常、习惯性流产	• 植物油、麦胚、坚果、蛋类、绿叶蔬菜等	• 成人10mg/d 孕妇、乳母12 ~13mg/d
维生素K	• 参与凝血因子的合成，促进凝血	• 出血	• 主要是绿叶蔬菜，其次是豆类，肠内能少量合成	• 成人20 ~100ug/d

续表

名称	生理功能	缺乏症	食物来源	每日需要量
维生素 B_1	• 构成脱羧酶的辅酶，参加碳水化合物的代谢过程，影响氨基酸与脂类的代谢，调节神经系统功能	• 脚气病	• 谷类的皮和胚芽、豆类、坚果、干酵母，动物内脏、瘦肉和蛋黄	• 成人男性 1.5 mg/d 女性 1.4mg/d
维生素 B_2	• 构成体内多种氧化酶激，激活维生素 B_6，参与叶酸的转化	• 唇、舌、口角炎、会阴皮肤发炎	• 心、肝、肾、蛋黄、乳类丰富，绿叶蔬菜如：菠菜、韭菜、油菜较多	• 成人男性 1.5 mg/d 女性 1.4 mg/d
维生素 B_{12}	• 促进叶酸和蛋氨酸的合成，利于脂肪的合成和利用，促进红细胞发育和成熟	• 巨幼红细胞贫血、神经系统症状	• 内脏、鱼类、贝类、禽蛋类、乳类	• 成人 2.4ug/d 孕妇 2.6ug/d 乳母 2.8ug/d
维生素 C	• 抗坏血酸，抗氧化，增强免疫力，促进铁吸收和利用	• 坏血病等维生素 C 缺乏病	• 新鲜蔬菜、水果	• 成人为 100mg/d

（三）矿物质

矿物质也称无机盐或微量元素，是人体的重要组成部分，它包括除碳、氢、氧、氮以外的体内各种元素。其中，钙、镁、钾、钠、磷、氯、硫 7 种元素含量较多，称为常量元素，其他如铁、铜、碘、锌、锰、钴、锡、硅、氟、钒等含量极低，称为微量元素。矿物质元素是人体所必需的，其生理功能及每日需要量见表 7－3 所列。

表 7－3 矿物质的生理作用、来源和需要量

名称	生理功能	食物来源	每日需要量
钙	• 构成骨骼和牙齿的主要成分 • 维持神经肌肉的兴奋性 • 参与凝血过程，激活凝血酶，促进凝血 • 激活其他多种酶	• 奶及奶制品、带骨的小鱼、小虾米、豆类、绿色蔬菜	• 成人供给量为 800mg/d，孕妇、乳母 1000～1200mg/d
铁	• 组成血红蛋白与肌血红蛋白及细胞色素 A • 参与胡萝卜转化为维生素 A，有助于胶原蛋白的形成、抗脂质过氧化 • 与免疫功能有关	• 动物肝脏、全血黑木耳、芝麻酱、瘦肉、禽蛋黄、红糖、豆类等食物中含量较多，含铁一般的有鱼、谷类、菠菜、扁豆、含铁很少的有奶、蔬菜、水果	• 成年男性供给量为 15mg/d，成年女性供给量为 20mg/d，孕妇、乳母为 25mg/d。
磷	• 构成人体骨骼、牙齿及软组织的重要成分 • 参与多种酶的合成 • 调节能量释放 • 调节酸碱平衡	• 广泛存在于动、植物性食品当中	• 成人为 700mg/d
碘	• 参与甲状腺的合成	• 广泛存在于海产品及海盐中，如海带、紫菜、淡菜等	• 成人为 150ug • 孕妇、乳母为 200 ug/d

续表

名称	生理功能	食物来源	每日需要量
锌 硒	• 促进身体发育和组织再生 • 金属酶的组成成分和酶的激活剂 • 维持正常味觉，促进食欲 • 促进维生素 A 在体内转化 • 促进免疫功能过程 • 抗氧化作用 • 保护心血管和心肌健康 • 提高免疫力 • 其他：促进生长、保护视力、抗肿瘤作用	• 贝类、红色肉类、动物内脏是锌的很好来源，蛋类、谷类、花生含锌也很丰富，因地域不同，食物含量有所不同，含量丰富的有海产品、动物内脏等	• 成人为男性 15mg/d 女性 12/d • 孕妇、乳母为 20mg/d • 成人、孕妇 50ug/d 乳母 65ug/d

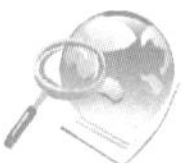
知识链接

克丁病：胎儿期和新生儿期缺碘导致小儿呆小症，即克丁病。主要表现为不可逆的大脑发育不全，即使以后缺碘得到纠正，也不能恢复，其特点是呆、矮小、聋、哑、瘫。

（四）水

水是人类生存所必需的物质，是人体构成的重要成分，占体重的 60% ~70%，其主要生理功能是血液的重要组成成分，调节体温，参与代谢，促进营养物质消化吸收和利用等多种功能。机体水的来源有内生水、饮水和食物含水。成人每日需要量约为 2500ml 中国平衡膳食 1500 ~ 1700ml，每天需水量，因季节、气候、劳动强度和饮食习惯不同而不同。

第二节　医院饮食

饮食治疗是现代综合治疗中的重要组成部分，其作用与医疗、护理具有同等重要的意义。为了适应不同病情的需要，达到辅助诊断、治疗和促进康复为目的，将医院饮食分为三大类：基本饮食、治疗饮食和试验饮食。

一、基本饮食

基本饮食（basic diet）适用于一般患者，是对营养素的种类、摄入量不做限定性调整的一种饮食。基本饮食包括：普通饮食、软食、半流质饮食、流质饮食四种见表 7 –4 所列。

表 7 –4　医院基本饮食

饮食种类	适用范围	饮食原则	用法
普通饮食（general diet）	• 咀嚼、消化功能正常，体温基本正常，无须限制任何营养素饮食者	• 品种多样，营养均衡，色、香味俱全，搭配合理，保证体积、刺激性小的饮食。	• 每日三餐，总热能为 7.2 ~ 10.7MJ/d，（2200 ~ 2600kcal）蛋白质约 70 ~ 90g/d。
软质饮食（soft diet）	• 消化吸收功能差，咀嚼不便者（老人、幼儿）、口腔疾患及术后恢复者及低热患者	• 平衡膳食，食物碎、烂、软，易消化、易咀嚼，如软饭、面条、切碎煮熟的肉、菜等，少油炸、少油腻、少粗纤维等刺激性食物	• 每日 3 ~ 4 餐，总热能约 8.5 ~ 9.5MJ/d（2200 ~ 2400kcal），蛋白质 60 ~ 80g/d

续表

饮食种类	适用范围	饮食原则	用法
半流质饮食 (semi – liquid diet)	• 消化道疾病，发热，咀嚼不便，口腔疾患及术后患者及身体虚弱者	• 能量供给适宜，少食多餐，易于咀嚼、吞咽和消化，营养丰富的饮食。如鸡蛋羹、米粥、面条、肉末、菜末、豆腐脑等	• 每日5～6餐，总热能约6.28～7.53MJ/d（1500～1800kcal），蛋白质50～70g/d
流质饮食 (liquid diet)	• 高热、病情危重全身衰竭患者、口腔疾患、肠道手术术后、急性消化道疾病等	• 食物呈流体状，易吞咽，易消化，无刺激性。如乳类、豆浆、米汤、稀藕粉、肉汁、菜汁、果汁等	• 每日6～7餐，每次200～300ml，总热能约3.5～5.0MJ/d（800～1600kcal），蛋白质40～50g/d

二、治疗饮食

治疗饮食（therapeutic diet）指在基本饮食的基础上，根据病情的需要，适当调整总热量和某些营养素，以适应病情需要，从而达到辅助治疗目的的一类饮食见表7－5所列。

表7－5　治疗饮食

饮食种类	适用范围	饮食原则及用法
高热量饮食 (high calorie diet)	• 用于热能消耗较高的患者，如甲状腺功能亢进、大面积烧伤、结核病、胆道疾患、体重不足及产妇等	• 在基本饮食的基础上加餐2次，可进食牛奶、豆浆、鸡蛋、蛋糕、巧克力及甜食等。总热量约为12.5MJ/d（3000kcal/d）
高蛋白饮食 (high protein diet)	• 高代谢性疾病如结核、恶性肿瘤、营养不良、消瘦、贫血、大面积烧伤、肾病综合征、孕妇、乳母等	• 在基本饮食的基础上增加富含蛋白质的食物，如肉类、鱼类、蛋类、乳类、豆类等。蛋白质供给量为1.5～2g（kg·d），每日总量在质100～120g/d，总热量为10.5～12.5MJ/d（2500～3000kcal/d）
低蛋白饮食 (low protein diet)	• 限制蛋白质摄入者，如急性肾炎、急、慢性肾功能不全、慢性肾衰、尿毒症、肝昏迷前期或肝昏迷期等患者	• 充足热能，可选用谷类、薯类含淀粉高的食物，以节约蛋白质，蛋白质低于40g/d，维生素和矿物质要补充充足，注意烹调方法，调节好色、香、味，以促进食欲
低脂肪饮食 (low fat diet)	• 肝、胆、胰疾病，高脂血症、动脉硬化、冠心病、肥胖症、短肠综合征及腹泻等患者	• 控制总热量，禁食肥肉、动物油、动物内脏及脑花。每日脂肪量约<50g/d，不超过50g/d
低胆固醇饮食 (low cholesterol diet)	• 高胆固醇血症、高脂血症、动脉硬化、冠心病、高血压等患者	• 胆固醇的摄入量<300mg/d，禁用或少用含胆固醇高的食物，如动物内脏和脑、鱼籽、蛋黄、肥肉和动物油等
限盐饮食 (low salt diet)	• 心功能不全、急/慢性肾炎、肝硬化腹水、高血压、水肿等患者	• 正常成人用盐<6g/d，临床限盐分以下三种。 • 低盐饮食：进食盐2g/d左右或酱油10～20ml，禁用一切咸食，如咸菜、皮蛋、咸鱼、腊香肠、咸肉、豆瓣酱等 • 无盐饮食：用盐1g/d，烹调时不放食盐或酱油、味精 • 低钠饮食：用钠含量<0.5g/d，除无盐膳食外、禁用含钠高的食物和饮料，如油条、芹菜、皮蛋、豆干、汽水钠等。烹调时可采用增加糖、醋、无盐酱油等调味
高纤维素饮食 (high cellulose)	• 便秘、肥胖、高脂血症、糖尿病等患者	• 选择含纤维多的食物，如韭菜、卷心菜、芹菜、粗粮、竹笋、香蕉、菠菜等，成人食物纤维量>35g/d. 烹调时可适当增加植物油，利于排泄
少渣饮食 (low residue diet)	• 伤寒、痢疾、肛门疾病、腹泻、肠炎、食管胃底静脉曲张、咽喉部及消化道手术的患者	• 尽量少用含纤维素多的食物，宜选用细软的嫩肉、菜尖、嫩叶、瓜果去皮，水果用汁，可进食蒸蛋，嫩豆腐

三、试验饮食

试验饮食（test diet）亦称诊断饮食，指在特定时间内，通过对食物内容的调整，协助临床诊断或观察疗效以及提高实验室检查结果的一种饮食（表7－6）。

表7－6　医院常用试验饮食

名称	试验目的	用法
隐血试验饮食	• 用于了解有无消化道出血	• 试验前3d起及实验期间内禁食肉类、肝脏、动物血、绿叶蔬菜和含铁高的食物和药物，以免产生假阳性。可进食牛奶、豆制品、白菜、冬瓜、土豆、白萝卜、山药等，第4d开始留取粪便作隐血检查
胆囊造影饮食	• 用于需造影检查有无胆囊、胆管、肝胆管疾病的患者	• 为了提高检查率，检查前一日中午进食高脂肪饮食（脂肪不少于50g），以刺激胆囊收缩和排空，有助于显影剂进入胆囊。晚餐进无脂肪清淡饮食，晚餐后服用造影剂，禁食、禁水、禁烟、酒。次日晨禁食早餐，（晚18：00－晨8：00）14h后拍第一次X线片，如胆囊显影良好，再进食高脂肪餐一次，（如油煎荷包蛋两个或奶油巧克力50g），30min再次观察胆囊造影、胆囊、胆管变化。
肌酐试验饮食	• 主要用于检查内生肌酐清除率，评价肾小球滤过功能；测定肌酐数，了解肌无力患者的肌肉功能	• 试验期为3d。试验期间禁食肉类，全日主食在300g以内，限制蛋白质的摄入，蛋白质供给量<40g/d。蔬菜、水果、植物油不限，热量不足可添加藕粉和含糖点心等。忌饮茶和咖啡。第3d测尿肌酐清除率及血浆肌酐含量。
甲状腺^{131}I试验饮食	• 用于协助检查患者的甲状腺功能	• 试验期间禁食含碘食物，如海带、海蜇、紫菜、海参、虾、鱼、加碘食盐等2周，以排除外源性摄入碘对检查结果的干扰。禁用碘局部消毒。2周后做^{131}I功能测定。

第三节　饮食护理

对患者进行科学合理的饮食护理，是满足患者最基本的生理需要的重要护理措施之一，护士通过对患者饮食与营养的全面评估，确认患者在营养方面存在的问题，并采取适宜的护理措施，帮助患者恢复、维持和改善营养状况，以促进患者早日康复。

一、营养的评估

营养的评估是人体健康评估中的重要组成部分，通过评估及时准确判断患者的营养状态，以及对各种营养状态的患者进行针对性的饮食疗法，对改善患者的营养状况，促进患者早日康复具有指导意义。

（一）影响饮食与营养的因素

1. 生理因素

（1）年龄：不同年龄的人对食物量及特殊营养素的需求也不同。如生长发育期的儿童、青少年因生长发育速度较快，需摄取足够量的蛋白质、各种维生素和微量元素；老年人由于新陈代谢逐渐减慢，每日所需的热量相比年轻时低；婴幼儿消化功能尚未完善，需少量多餐。老年人消化及咀嚼功能减退，应食用细软易消化的饮食。

（2）活动量：活动量大的人所需的热量及营养素一般高于活动量小的人。

（3）特殊生理状况：女性妊娠和哺乳期对营养素的需求量增加。热量增加500kcal，蛋白质增加

65g/a. 维生素C和维生素B族的摄入。

2. 病理因素

（1）疾病的影响：疾病可影响患者的食欲、食物的摄取及食物在体内的消化与吸收。疾病带来的焦虑、悲哀、恐惧等不良情绪以及疼痛等因素均会使患者感到食欲不佳，同时一些高代谢性疾病、慢性消耗性疾病、处于感染期间，如发热、甲状腺功能亢进等，其代谢增加，所需的营养也高于平时。如果患者自尿液、血液及引流液中丢失大量蛋白质、体液和电解质，则所需的蛋白质应增加。此外，患者在治疗时服用的一些药物亦可促进或抑制食欲，影响食物的摄入、消化与吸收。

（2）食物的过敏性：过敏体质的人对某种食物发生过敏反应，如富含高蛋白的虾、蟹等容易发生过敏，引起腹泻、哮喘、荨麻疹等过敏反应。

3. 心理社会因素

（1）心理因素：不良的情绪状态如焦虑、恐惧、忧郁、悲伤等均可引起交感神经兴奋，抑制胃肠蠕动及消化液的分泌，使患者食欲减退，进食减少，甚至厌食；反之，轻松愉快的心理状态则可增进食欲。另外，进食环境的清洁，食品的清洁美观，食物的感官性状，色、香、味等均可影响人的心理状态，从而改变人们对食物的选择和摄取。

（2）社会文化因素：人的饮食多受环境、经济状况、文化背景、宗教信仰、地域因素等影响，任何偏食、挑食或暴饮暴食，都会使某种营养素摄入过多或过少，从而导致营养的失衡，影响健康甚至导致疾病。

4. 药物与饮酒　药物对饮食的影响是多方面的。有的药物可刺激食欲，如抗组胺药：盐酸赛庚啶增加饥饿感，促进食欲；有些药物可降低食欲，如红霉素，刺激胃黏膜而致胃发生炎症反应，影响食欲。有些药物影响营养的吸收，如苯妥英钠可干扰维生素D的吸收和代谢，引起钙的吸收不良等。长期大量饮酒可使食欲减退而致营养不良。总之，长期使用药物或饮酒，对食欲与营养均会造成很大影响。

（二）饮食评估

1. 一般饮食状况　包括进食的方式，用餐时间的长短，摄入食物的种类、摄入量，饮食是否规律，是否使用补品及补品的种类、剂量、用法，有无食物过敏史，有无对食物的特殊喜好等。

2. 食欲　食欲有无增减及其原因。

3. 其他　有无影响营养需要和饮食摄入的因素如咀嚼不便、口腔疾患等。

（三）身体营养状况评估

（1）通过测量身高、体重、皮褶厚度等数值与人体正常标准值做比较，进行营养状况的评估。

①身高和体重：身高和体重综合反映了营养物质的摄入、利用和储存情况，在一定程度上也反映机体肌肉、内脏的发育和潜在能力。测量患者的身高和体重值来评估营养状况。我国常用的标准体重的计算公式为Broca公式改良式：

男性：标准体重（kg）= 身高（cm）- 105

女性：标准体重（kg）= 身高（cm）- 105 - 2.5

一般将实测体重值与标准体重的差值除以标准体重值所得百分数，来判断人的体重是否在正常范围，计算公式：

（实测体重值 - 标准体重）/标准体重 × 100%

判断标准：加减10%以内视为正常范围，增加10%～20%为过重，超过20%为肥胖，减少10%～20%为消瘦，低于20%为明显消瘦。

②皮下脂肪厚度：简称皮脂厚度，用来表示或计算皮下脂肪含量，常用的测量皮脂厚度的部位为肱

三头肌，其标准值为：男性12.5mm，女性16.5mm。

(2) 通过对毛发、皮肤、指甲、骨骼及肌肉等方面的评估，初步确定护理对象的基本营养状况（表7-7)。

表7-7 不同营养状况的身体征象

评价项目	营养良好	营养不良
毛发	• 浓密，光泽，坚固，不易掉落	• 缺乏自然光泽，干燥稀疏易掉落
牙齿	• 光亮，无蛀牙，无疼痛	• 灰色、棕色或黑色斑点；蛀牙、牙齿不正，脱落
皮肤	• 有光泽，弹性好	• 无光泽，干燥或粗糙鳞片状，弹性差，颜色过淡或过深
指甲	• 粉色，坚实	• 汤匙甲，指甲粗糙，无光泽，易断裂，中间线状隆起
肌肉和骨骼	• 肌肉结实，皮下脂肪丰满而弹性，姿势良好无畸形	• 肌肉松弛无力，皮下脂肪菲薄，肋间隙、锁骨上窝凹陷，肩胛骨和髂骨嶙峋突出

(四) 实验室检查

通过各种生化及实验室检查，测定人体各种营养素水平，是评价人体营养状况较客观的指标。一般常测量血液、尿液中营养素或其他代谢产物的含量，如血清蛋白、血清转铁蛋白、血脂、血清钙等的测定。

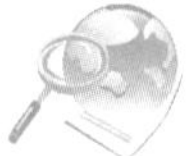

知识链接

一般人群膳食指南适用于6岁以上的人群，根据该人群的生理特点和营养需要，结合我国居民膳食结构特点，制定了10个条目，以期达到平衡膳食，合理营养，保证健康的目的。

- 食物多样，谷类为主，粗细搭配。
- 多吃蔬菜水果和薯类。
- 每天吃大豆或其制品、奶类。
- 常吃适量的鱼、禽、蛋和瘦肉。
- 减少烹调油用量，吃清淡少盐膳食。
- 食不过量，天天运动，保持健康体重。
- 三餐分配要合理，零食要适当。
- 每天足量饮水，合理选择饮品，戒烟、限酒，食物新鲜卫生。

二、患者一般饮食的护理

根据对患者的营养评估，对患者进行针对性地饮食护理，给予患者充足、均衡、合理的营养素，满足患者对营养的需求，促进患者的康复。

(一) 病区饮食管理

患者入院后，由病区医生根据病情开出饮食医嘱，确定患者的饮食种类，护士根据医嘱填写饮食通知单，送交营养室，并填写在病区的饮食单上，同时在患者的床头或床尾注明标记，作为分发食物的依据。

因病情需要更改饮食时，有医生开出医嘱，护士根据医嘱填写饮食更改通知单或饮食停止通知单，送交营养室，由营养室做相应处理。

（二）患者进食前的护理

1. 做好患者的饮食健康教育　根据医嘱和患者的病情，对患者进行讲解和指导，说明进食此类饮食的目的，合理营养的作用，可选择的食物种类及不宜选择的食物，每日进餐的次数、时间及量等，使患者对医院饮食计划有所理解，已取得患者的主动配合。

2. 准备食物　在为患者编制食谱和烹调制备时要考虑食品的色、香、味、形和多样化，通过视觉、嗅觉、味觉的刺激，促进患者的食欲以及利于食物的消化吸收。

3. 提供舒适的进食环境　患者就餐的环境应保持清洁、整齐、空气新鲜、气氛轻松愉快。

（1）进食前，去除一切不良气味和不良视觉刺激，如移去便器，开窗通风半小时。

（2）进食前暂停非紧急治疗、检查和护理操作。

（3）同病室有危重患者应用屏风遮挡，病情允许可安排在餐厅进餐，多人同时进餐可增加患者之间的交流、增进食欲。

（4）去除不舒适的因素：疼痛者于饭前半小时遵医嘱给予止痛剂；高热者适时给予降温；因特定卧位而疲劳时，应帮助患者更换卧位或做相应的按摩。

（5）督促或协助患者洗手、漱口，病情严重者进行口腔护理，以促进食欲。

（6）协助患者采取舒适体位，病情允许，可协助患者下床进食，不便下床者，可协助坐位或半坐卧位，床上安放跨床小桌进餐。不能取坐位者，可采取仰卧位（头偏向一侧）或侧卧位并给予适当支托。

（7）征得患者同意，将治疗巾或餐巾纸围于患者胸前，保持衣物及被单的清洁，做好进食准备。

（三）患者进食时的护理

1. 分发食物　护士洗净双手，衣帽整洁，根据饮食单上不同饮食要求，协助配餐员及时、准确无误地分发给每位患者。对禁食或限食的患者告知原因，以取得患者的配合并在床头（尾）卡上标记。

2. 加强巡视　巡视患者，观察进食情况，检查治疗饮食、试验饮食的落实情况，并适时给予督促。检查家属或访客带来的食物，符合治疗护理原则的方可使用。随时征求患者对饮食制作的意见。及时处理进食过程中的特殊问题，如患者在进食过程中出现恶心时，应鼓励患者深呼吸，暂停进食；如发生呕吐，协助患者头偏向一侧，防止呕吐物进入气管，并尽快清除呕吐物，及时更换被污染的被服，开窗通风，去除室内的不良气味；予患者漱口或口腔护理后，征求患者意见，是否愿意继续进食，对不愿继续进食的患者，帮助其保管好剩余的食物，待其愿意进食时给予。同时，护理人员应观察呕吐物的性质、颜色、量和气味等并做好记录。

3. 鼓励并协助卧位患者进餐　将食物、餐具等放于患者容易取放的位置，护士给予必要的帮助。对不能自行进食的患者，给予喂食，喂食时应根据患者放入进食习惯、进食的次序与方法耐心喂食；进流质饮食的患者可使用吸管进食。

4. 对双目失明或眼睛被遮盖的患者　除遵守上述喂食要求外，还应在喂食前告之食物内容以增加兴趣，促进消化液分泌。若患者要求自己进食，可按时钟平面图放置食物，并告知方法及食物名称，如 6 点处放主食，12 点处放汤，9 点和 3 点处放菜等。

5. 健康教育　进食期间是进行饮食健康宣教的好时机，护理人员应有目的地、针对性地、及时地解答和讲解患者在饮食方面的问题，帮助患者纠正不良饮食习惯及违反医疗原则的饮食行为。

（四）进食后护理人

（1）及时撤去餐具，协助患者洗手、漱口或做口腔护理，整理床单位，以保持餐后的清洁和舒适。

（2）做好护理记录，如进食的种类、量、患者进食时和进食后的反应等，以了解患者的进食是否满足营养需求。

（3）对暂禁食或延迟进食的患者做好交接班。

三、管饲饮食

为保证昏迷患者、口腔疾患、破伤风及颅脑外伤等不能经口进食者摄入足够的蛋白质和热量，可通过导管供给营养丰富的流质饮食或营养液，该方法称为管饲法（tube feeding）。

（一）常用的管饲饮食

常用的管饲饮食包括混合奶、匀浆膳和要素饮食等。

（1）混合奶是由鲜牛奶、奶粉、液态奶、白糖等物质加工混合制成。根据所含各种物质的比例不同又可分为普通混合奶和高蛋白奶。适用于需高蛋白而不能经口进食者。

（2）匀浆膳是采用天然食物经捣碎并搅拌后制成，如豆浆、米汤、果汁。因其成分需经肠道消化后才能被人体吸收利用，且残渣量较大，适用于肠道功能正常的患者。

（3）要素饮食（elementary diet）又称元素饮食，是一种化学精制饮食，含有全部人体所需的易于吸收的营养成分，包括游离氨基酸、单糖，必须脂肪酸、维生素、无机盐类。要素饮食的主要特点是无须经过消化过程，可直接被肠道吸收，且营养价值高，营养均衡全面，用于改善危重患者或胃肠道疾病、严重感染、重度烧伤及肿瘤等患者的营养状况，促进伤口愈合，改善患者的营养状况，达到辅助治疗的目的。

（二）应用方法

根据喂养导管远端放置的位置，可分为以下几种。

1. 胃内管饲　临床上有鼻－胃管、胃造瘘管、食管造瘘管等管饲方法，因导管的远端留于胃内，故称胃内管饲。一般使用稀稠合适的匀浆膳或匀浆制剂。适用于胃肠功能存在，尤其是胃排空功能良好者。一般有三种供给方法。

（1）分次注入：将配制好的制剂用注射器通过喂养管注入胃内，每日6～8次，每次不超过200ml。主要用于非危重患者，经鼻饲管或造瘘管行胃内喂养者。此法操作方便，费用低廉，但易引起恶心、呕吐、腹胀、腹泻等胃肠道反应。

（2）间歇滴注：将营养液通过输注管缓慢注入，每日4～6次，每次250～500ml，每次输注持续时间约30～60min。此种方法适合滴注非要素膳及混合奶，多数患者可耐受。

（3）连续滴注：装置与间歇滴注相同，在12～24h内持续滴入营养液。目前多主张采用此法。输入的体积、浓度和速率必须从小到大，逐渐调节至患者能耐受的程度。

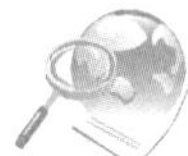

知识链接

配制要素饮食时，应严格执行无菌操作原则，所有配制用物均需严格消毒灭菌后使用。根据病人的具体病情和营养评估资料，经临床医生、责任护士和营养师共同研究而定。一般原则是由低（浓度低）、少（量少）、慢（速度慢）开始，逐步增加，待病人可以耐受，未出现反应后，再确定配制要素饮食的标准（营养成分、浓度、用量）和注入速度。长期应用要素饮食者需补充维生素和矿物质。已配制好的溶液应放在4℃以下的冰箱内保存，防止被细菌污染，并应于当日用完，避免因放置过久而变质。要素饮食的口服温度为37℃左右，鼻饲或经造瘘口注入时的温度41～42℃为宜。要素饮食滴注前后均应用温开水或生理盐水冲净管腔，防止食物积滞于管腔中而腐败变质。滴注过程中应经常巡视病人，如出现恶心、呕吐、腹胀、腹泻等症状时应及时查明原因，根据病人反应原因与轻重程度适当调整速度，温度及量。反应严重者可暂停滴入。在应用要素饮食期间应定期检查血糖、尿糖、血尿素氮，电解质，肝功能等指标，注意观察尿量，大便次数及性状，并记录体重，做好营养评估。要素饮食停用时应逐渐减量，不可骤停，骤停可引起低血糖反应。

2. 肠内管饲　导管的远端留于肠内。短期喂养者可选用鼻－十二指肠或鼻－空肠置管，长期喂养可经空肠造口途径。肠内管饲适合于一切具备肠内营养指征的患者，但在临床上主要用于胃内管饲有误吸危险和胃排空不佳者，如昏迷、高位肠瘘等患者。肠内管饲时，膳食的输注可采用间歇输注、连续输注。

本节以鼻饲法（nasogastric gavage）为例，讲解管饲法的操作方法。

鼻饲法是通过鼻－胃管供给食物和药物，保证患者摄入足够的热能、蛋白质等多种营养素，以满足患者治疗期间营养的需要。鼻饲法主要适用于以下患者：①昏迷患者或不能经口进食者，如口腔疾患、口腔手术后的患者。②不能张口的患者，如破伤风患者。③拒绝进食的患者，如精神疾患患者。④早产儿及病情危重的患者。

【评估】

（1）患者的病情及治疗情况，是否能承受插入导管的刺激。

（2）患者的心理状态与合作程度，如既往有无鼻饲的经历，是否紧张，是否了解插管的目的及是否愿意配合插管等。

（3）患者鼻腔黏膜有无肿胀、炎症，有无鼻中隔偏曲，有无鼻息肉等。

【计划】

1. 护士准备　着装整齐，洗手，戴口罩。熟悉管饲法的操作程序，向患者解释管饲的目的及注意事项。

2. 用物准备

（1）治疗车上层：插管时治疗盘内放置：无菌鼻饲包（含治疗碗、胃管、镊子、止血钳、纱布、压舌板、治疗巾、50ml 注射器；胃管可选用橡胶、硅胶或新型胃管。）；液状石蜡、棉签、胶布、橡皮圈或夹子、别针、听诊器、手电筒、弯盘、流质饮食（38～40℃）、水温计、温开水适量。拔管时治疗盘内放置：治疗碗（内放纱布）、治疗巾、弯盘、棉签、松节油、乙醇、漱口杯（内盛温开水）。治疗盘外备手消毒液。

（2）治疗车下层：医用垃圾桶、生活垃圾桶、锐器盒。

3. 患者准备

（1）了解插管的目的、操作过程及配合的相关知识。

（2）根据病情取合适卧位。

（3）戴眼镜或有义齿者操作前应取下，妥善放置。

4. 环境准备　整洁、安静、安全、光线适宜。

【实施】

1. 操作流程　操作流程及说明见表 7－8 所列。

表 7－8　鼻饲法

操作流程	流程说明	要点
准备	• 洗手、戴口罩、着装整齐，备齐用物携至患者床旁	• 物品备齐，提高工作效率确认患者，解除其紧张、恐惧的情绪，取得合作
核对解释	• 核对床号、姓名、性别，再次向患者及家属解释操作目的、过程及配合方法	

续表

操作流程	流程说明	要点
安置卧位	• 根据病情协助患者取半坐卧位或坐位，无法坐起者取右侧卧位（取下患者义齿或眼镜，妥善放置）	• 半坐卧位或坐位可减少胃管通过咽喉部时引起呕吐反射，并可使胃管易入胃内，右侧卧位可借助解剖位置使胃管易插入
清洁鼻腔	• 将治疗巾围在患者颌下，弯盘放置在方便易取处，观察、清洁鼻腔，选择通畅一侧戴手套	
测长标记	• 测量胃管插入的长度，并做标记。成人插入长度为45～55cm，测量方法有两种：①前额发际至剑突处；②耳垂经鼻尖到胸骨剑突处的距离（图7－1）	
润管插入	• 小儿胃管的插入长度为眉间至剑突与肚脐中点的距离 • 润滑胃管前段 • 沿选定侧鼻孔插入胃管，插入至10～15cm处（咽喉部）时，嘱患者做吞咽动作，顺势将胃管向前推进，直至预定长度 • 为昏迷患者插管，插管前应先帮助患者去枕，头后仰（图7－2）当插管15cm时，将患者头部托起，使下颌贴近胸骨柄，再缓缓插入胃管至预定长度	• 减少插管时的摩擦阻力 • 吞咽动作可帮助胃管迅速进入食管，减轻不适感，必要时，可让患者饮少量温开水以助胃管顺利插入 • 头后仰，可避免胃管误入气管，下颌贴近胸骨柄可增大咽喉部通道的弧度，使胃管顺利通过
验证固定	• 确认胃管在胃内，证实胃管在胃内有以下三种方法：①连接注射器于胃管末端回抽，抽出胃管即可确认胃管在胃内；②置听诊器于患者胃区，快速经胃管向胃内注入10ml空气，同时在胃部听到气过水声，即表示已插入胃内；③将胃管末端置于盛水的治疗碗内，无气泡溢出	
灌注食物或药物	• 将胃管固定于鼻翼及面颊 • 先注入少量温开水（不少于10ml），缓慢灌注鼻饲液或药液等，鼻饲完毕后再注入少量温开水	• 防止胃管移动或滑出 • 首先注入温开水的目的是润滑管腔，防止鼻饲液黏附于管壁，最后注入温开水冲洗胃管避免鼻饲液滞留于管腔中变质，造成堵塞管腔或胃肠炎 • 防止胃管脱出 • 防止灌入的食物反流
反折固定	• 反折胃管末端或关闭胃管末端开关，用纱布包好，橡皮圈系紧，用别针将其固定于枕旁、大单或患者衣领处	• 防止呕吐的发生
整理记录	• 协助患者清洁口腔、鼻孔，整理床单位，嘱患者维持原卧位20～30min • 脱手套，整理用物，清洁、消毒放于原处备用 • 洗手，记录	• 记录插管时间、患者反应及鼻饲液种类及量等
拔管准备	• 洗手、戴口罩，备齐用物携至患者床旁，核对及说明拔管原因	
拔管擦拭	• 戴手套，弯盘置于患者颌下，夹紧胃管末端置于弯盘内，揭去固定胶布，用纱布包裹近鼻孔处胃管，嘱患者深呼吸，在患者呼气时拔管，到咽喉部快速拔出 • 将胃管放入弯盘中，移出患者视线外	• 拔管时要夹住管道前段以防拔管时，管内液体反流避免胃管内残留液体滴入气管 • 避免患者产生不舒适感，并可避免污染床单位
整理记录	• 清洁患者口腔、鼻腔及面部，擦去胶布痕迹，帮助患者漱口，采取舒适卧位，整理床单位和用物 • 洗手，记录拔管时间和患者的反应	

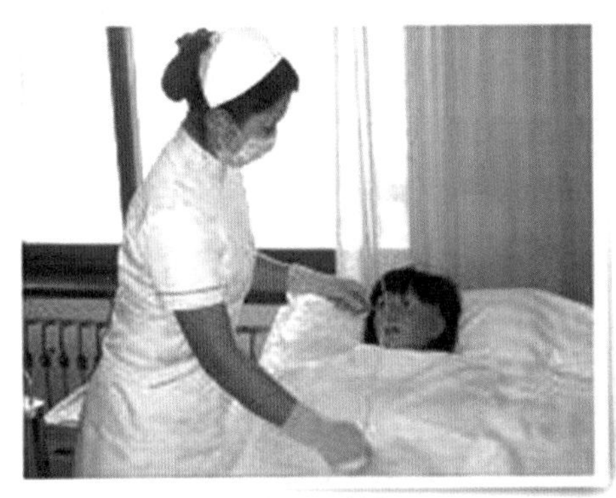

(1)发际至剑突

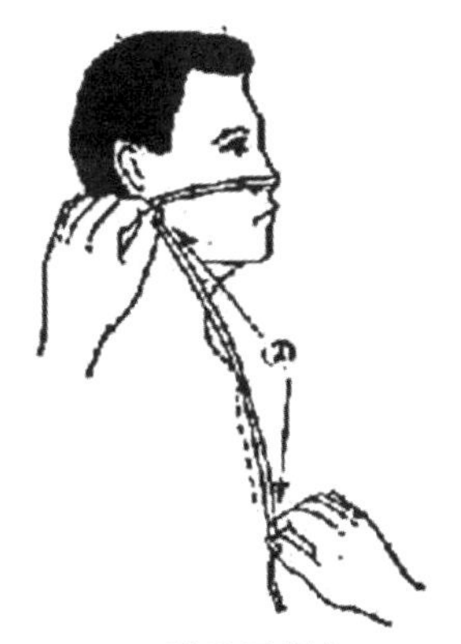

(2)耳垂至剑突

图 7－1　测量胃管插入长度

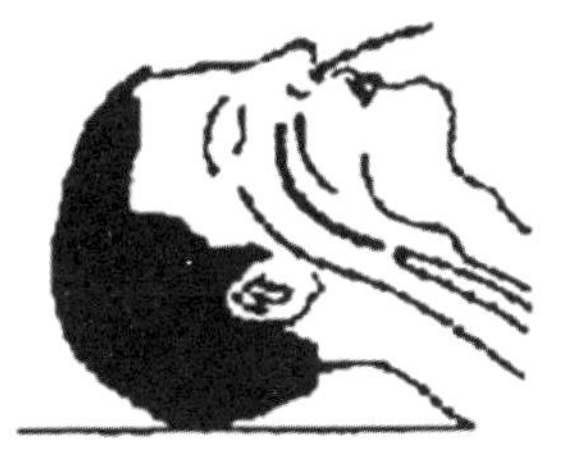

A.给昏迷病人插胃管头向后抑

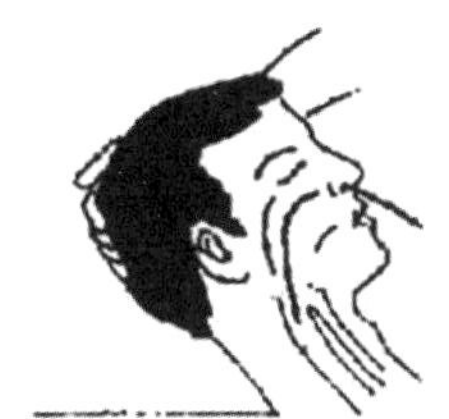

B.抬高头部增大咽喉通道的弧度

图 7－2　昏迷患者插胃管

2. 注意事项

（1）患者会对插管产生焦虑、恐惧心理，因此，护患之间必须进行有效的沟通，让患者及家属理解鼻饲的目的及安全性。

（2）插管时动作轻稳，镊子尖端勿碰及患者鼻黏膜，以免造成疼痛和损伤。

（3）插管过程中如患者出现剧烈恶心、呕吐，可暂停插入，嘱患者做深呼吸，如患者出现咳嗽、呼吸困难、发绀等，表明胃管插入气管，应立即拔出，休息后再重新插入；插入不畅时检查口腔，了解胃管是否盘在口咽部，或将胃管拔出少许，再缓慢插入。

（4）每次鼻饲量不应超过 200ml，间隔时间不少于 2h；鼻饲液的温度应保持在 38～40℃；药片应研碎，溶解后灌入；若灌入新鲜果汁，应与奶液分别灌入，防止产生凝块。

（5）长期鼻饲者应每天进行口腔护理，普通胃管每周更换一次，硅胶管每月更换一次。聚氨酯胃管放置的时间可长达两月。

（6）更换胃管宜于当晚最后一次灌食后拔出，翌日晨从另一侧鼻孔插入胃管。

（7）已配制好的溶液应放在 4℃以下的冰箱内保存，保证 24h 内用完，防止放置时间过长而变质。

（8）注入鼻饲液的速度不宜过快或过慢，以免引起患者的不适。

【评价】

（1）患者理解插管意义并能主动配合。

（2）操作方法正确，动作轻柔，无黏膜损伤、出血及其他并发症。

（3）确保插管于正确位置，无脱出。

（4）管喂饮食清洁，温度适宜，保证患者基本营养、药物及水分的摄取。

（5）拔管后患者无不适反应。

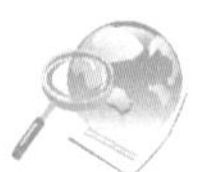

知识链接

中国营养学会推荐的中国居民膳食指南

1. 食物多样、谷类为主　人类的食物是多种多样的，各种食物所含的营养成分不完全相同。除母乳外，任何一种天然食物都不能提供人体所必需的全部营养素。平衡膳食，必须由多种食物组成，才能满足人体各种营养素的需要，达到合理营养、促进健康的目的。因而要提倡人们广泛食用多种食物。多种食物应包括以下五大类：①谷类及薯类：谷类包括米、面、杂粮，薯类包括马铃薯、紫薯、红薯等，主要提供碳水化合物、蛋白质、膳食纤维及B族维生素。②动物性食物：包括肉、禽、鱼、奶、蛋等，主要提供蛋白质、脂肪、矿物质、维生素A和B族维生素。③豆类及其制品：包括大豆及其他干豆类，主要提供蛋白质、碳水化合物、纤维素、矿物质和维生素。④蔬菜水果类：包括鲜豆、根茎、叶菜、茄果等，主要提供膳食纤维、矿物质、维生素C和胡萝卜素。⑤纯热能食物：包括动植物油、淀粉、食用糖和酒类，主要提供能量，植物油还可提供维生素E和必需脂肪酸。

谷类食物是中国传统膳食的主体。随着经济发展，生活改善，人们倾向于食用更多的动物性食物。根据1972年全国营养调查的结果，在一些比较富裕的家庭中动物性食物的消费量已超过了谷类的消费量。这种“西方化”或“富裕型”的膳食提供的能量和脂肪过高，而膳食纤维过低，对一些慢性病的预防不利。提出谷物为主是为了提醒人们保持我国膳食的良好的传统，防止发达国家膳食的弊端。从1980年以来我国居民膳食已悄然发生变化，由植物性食物转向动物性食物。

另外，要注意粗细搭配，经常吃一些粗粮、杂粮等。糙米、麦麸面，谷类表层富含维生素、矿物质、不饱和脂肪酸等。

2. 多吃蔬菜、水果和薯类　蔬菜与水果含有丰富的维生素、矿物质和膳食纤维。蔬菜的种类繁多，包括植物的叶、茎、花苔、茄果、鲜豆、食用蕈藻等，不同品种所含营养成分不尽相同，甚至悬殊。红、黄、绿等深色蔬菜中维生素含量超过浅色蔬菜和一般水果，他们是胡萝卜素、维生素B_2、维生素C和叶酸、矿物质（钙、磷、钾、镁、铁）、膳食纤维和天然抗氧化物的主要或重要来源。

有些水果中维生素及一些微量元素的含量不如新鲜蔬菜，但水果含有的葡萄糖、果糖、柠檬酸、苹果酸、果胶等物质又比蔬菜丰富。红黄色水果如鲜枣、柑橘、柿子和杏等是维生素C和胡萝卜素的极好来源。我国近年来开发的野果如猕猴桃、刺梨、沙棘等也是维生素C、胡萝卜素的丰富来源。

薯类含有丰富的淀粉、膳食纤维以及多种维生素和矿物质。我国居民近十年来吃薯类较少，应当鼓励多吃些薯类。

含丰富蔬菜、水果和薯类的膳食，对保护心血管健康、增强抗病能力、减少儿童发生眼干燥症的危险及预防某些癌症等有着十分重要的作用。

3. 每天吃奶类、豆类或其制品　奶类除含有丰富的优质蛋白质和维生素外，含钙量较高，且利用率也很高，是天然钙质的极好来源。我国居民膳食提供的钙普遍偏低，平均只达到推荐供给量的一半左右。我国婴幼儿佝偻病的患者也较多，这和膳食钙不足可能有一定的联系。大量的研究表明，给儿童、青少年补钙可以提高其骨密度，从而延缓其发生骨质疏松的年龄；给老年人补钙也可能减缓其骨质丢失的速度。因此，应大力发展奶类的生产和消费。豆类是我国的传统食品，含有丰富的优质蛋白质、不饱和脂肪酸、钙及维生素B_1、维生素B_2、烟酸等。为提高农村人口蛋白质摄入量及防止城市中过多消费肉类带来的不利影响，应大力提倡豆类，特别是大豆及其制品的生产和消费。

4. 经常吃适量的鱼、禽、蛋、瘦肉，少吃肥肉和油　鱼、禽、蛋、瘦肉等动物性食物是优质蛋白质、脂溶性维生素和矿物质的良好来源。动物性蛋白质的氨基酸组成更适合人体需要，且赖氨酸含量较高，有利于补充植物性蛋白质中赖氨酸的不足。肉类中的铁易被身体吸收利用，鱼类特别是海产鱼所含不饱和脂肪酸有降低血脂和防止血栓形成的作用。动物肝脏含维生素A极为丰富，还富含维生素B_{12}、叶酸等。但有些脏器如脑、肾等所含胆固醇相当高，对预防心血管系统疾病不利。我国相当一部分城市和绝大多数农村居民平均摄入动物性食物的量还不够，应适当增加摄入量。但部分大城市居民食用动物性食物过多，吃谷类和蔬菜不足，对健康不利。

肥肉和荤油为高能量和高脂肪食物，摄入过多往往会引起肥胖，并是某些慢性病的危险因素，应当少吃。目前猪肉仍为我国人民的主要肉食，猪肉脂肪含量高，应发展瘦肉型猪。鸡、鱼、兔、牛肉等动物性食物含蛋白质较高，脂肪较低，产生的能量远低于猪肉，应大力提倡吃这些食物，适当减少猪肉的消费比例。

5. 食量与体力活动要平衡，保持适宜体重　进食量与体力活动是控制体重的两个主要因素。食物提供人体能量，体力活动消耗能量。如果进食量过大而活动量不足，多余的能量就会在体内以脂肪的形式积存即增加体重，久之便发胖；相反，若食量不足，劳动或运动量过大，可由于能量不足引起消瘦，造成劳动能力下降。所以人们需要保持食量与能量消耗之间的平衡。对于脑力劳动者和活动量较少的人应加强锻炼，开展适宜的运动，如快走、慢跑、游泳等。对消瘦的儿童应增加食量和油脂的摄入，以维持正常生长发育和适宜体重。体重过高或过低都是不健康的表现，可造成抵抗力下降，易患某些疾病，如老年人的慢性病或儿童的传染病等。经常运动会增强心血管和呼吸系统的功能，保持良好的生理状态、提高工作效率、调节食欲、强壮骨骼、预防骨质疏松。

一日三餐的能量摄入分配要合理。一般早、中、晚餐的能量分别占总能量的30%、40%、30%为宜。

6. 吃清淡少盐的膳食　吃清淡少盐的膳食有利于健康，即不要吃太油腻太咸的食物，不要吃过多的动物性食物和油炸、烟熏食物。目前，城市居民的油脂摄入量越来越高，这样不利于健康。我国居民食盐摄入量过多，平均值是世界卫生组织建议值的2倍以上。流行病学调查表明，钠的摄入量与高血压的发病呈正相关，因而食盐不宜过多。世界卫生组织建议每人每天食盐用量不超过6g为宜。膳食钠的来源除食盐外还包括酱油、咸菜、味精等高钠食品及含钠的加工食品等。应从幼年就养成吃少盐膳食的习惯。

7. 饮酒应限量　在节假日、喜庆和交际场合，人们往往饮酒。高度酒含能量高，不含其他营养素。无节制地饮酒，会使食欲下降，食物摄入减少，以致发生多种营养素缺乏，严重时还会造成酒精性肝硬化。过量饮酒会增加患高血压、中风等危险，并可导致事故及暴力的增加，对个人健康和社会安定都是有害的。应严禁酗酒，若饮酒可少量饮用低度酒，青少年不应饮酒。

8. 吃清洁卫生、不变质的食物　在选购食物时应当选择外观好，没有污染、杂质，没有变色、变味，并符合卫生标准的食物，远离垃圾食品，严格把住病从口入关。进餐要注意卫生条件，包括进餐环境、餐具和供餐者的健康卫生状况。集体用餐要提倡分餐制，减少疾病传染的机会。

目标检测

一、A型题（以下每题下面有A、B、C、D、E五个答案，请从中选择一个最佳的答案）

1. 患者，男性，68岁，食管烧伤后瘢痕导致食管狭窄，不能正常进食，靠鼻饲进食营养，每次灌入量不能超过（　　）。

A. 150ml　　B. 200ml　　C. 300ml　　D. 400ml

E. 500ml

2. 患者，女性，35岁，因胃疼入院，遵医嘱行隐血试验，试验前3d患者不能进食下列食物的是

(　　)。

A. 豆腐　　B. 土豆　　C. 木耳　　D. 香蕉

E. 面条

3. 小护士张蕾在给患者插胃管，插至10cm左右时，患者出现恶心状，随及干呕，护士应该（　　）。

A. 立即将胃管拔出　　B. 给患者喝少量温开水

C. 暂时停止插入，嘱患者深呼吸　　D. 继续缓慢插入

E. 给患者取去枕仰卧位

4. 鼻饲时，插入胃管的长度相当于患者的（　　）。

A. 眉心至胸骨柄的长度　　B. 发际至胸骨柄的长度

C. 发际至剑突的长度　　D. 眉心至剑突的长度

E. 鼻尖至剑突的长度

二、B型题（以下每题提供有A、B、C、D、E五个备选答案，请选择一个最佳答案，有的可多次被选）

A. 低盐饮食，摄入盐 < 2g/d　　B. 低脂肪饮食，进食脂肪 < 40g/d

C. 低脂肪饮食，进食脂肪 < 50g/d　　D. 少渣饮食

E. 低蛋白饮食

5. 患者李某，35岁，入院诊断为伤寒，该患者宜选择（　　）。

6. 患者王某，65岁，入院测血压175/75mmHg，脉搏78，次/min，该患者宜选择（　　）。

7. 患者张某，50岁，因尿毒症收治入院，该患者宜选择（　　）。

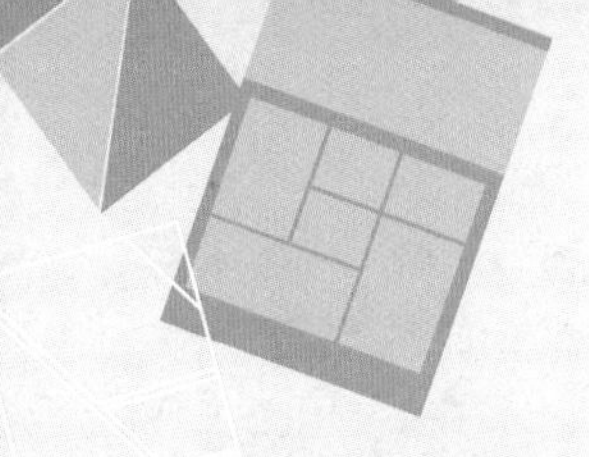

第八章

排泄护理技术

案例

张某，女，23岁，行肾上腺肿瘤切除术后8h未排尿。患者情绪紧张，烦躁不安，自述下腹胀痛难忍，有尿意，但排尿困难。护理体检：耻骨联合上膨隆，可触及一囊性包块。

问题

1.请问病人发生了什么情况？
2.为什么会出现这种情况？
3.应采取哪些护理措施？

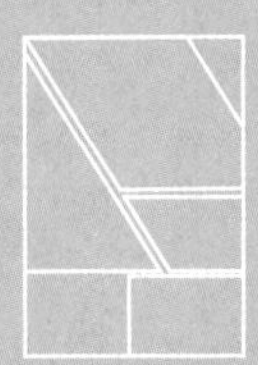

排泄是机体将新陈代谢所产生的废物排出体外的生理过程，是人体基本生理需要之一，也是维持生命的必要条件，如排尿、排便等。患者因疾病因素丧失自理能力或因缺乏有关的保健知识，使其不能正常进行排尿、排便活动时，护理人员应掌握与排泄有关的护理知识和技能，理解、同情和尊重患者，并给予帮助和指导，以满足患者排泄的需要，使其获得最佳的健康和舒适状态。

第一节　排尿护理

泌尿系统是由肾脏、输尿管、膀胱及尿道组成，其功能对维持人体健康非常重要。肾脏的主要生理功能是产生尿液、排泄人体代谢的终末产物、有毒物质和药物，同时调节水、电解质及酸碱平衡，以维持人体内环境的相对稳定；输尿管的主要生理功能是将尿液由肾脏输送至膀胱；膀胱的主要生理功能是贮存和排泄尿液；尿道的主要生理功能是将尿液从膀胱排出体外，男性尿道还与生殖系统有密切的关系。当排尿生理受到损害，机体的身心健康将会受到影响。因此护理人员在工作中应密切观察患者的排尿状况，加强对尿液的观察，了解其身心需要，提供适宜的护理措施，促进其身心健康。

一、排尿活动的评估

排尿受意识支配，正常情况下，无痛苦、无障碍、可自主随意进行。

（一）正常尿液的观察

1. 排尿次数　一般成人日间排尿 3～5 次，夜间 0～1 次。

2. 尿量　尿量是反映肾脏功能的重要指标之一，正常情况下每次 200～400ml。成人 24h 排尿量为 1000～2000ml，平均为 1500ml 左右。每日至少需尿量 500～600ml 才可将人体代谢产物从尿中排出体外。

3. 尿液的性状

（1）颜色：正常尿液呈淡黄色或深黄色，是由于尿胆原和尿色素所致。当尿液浓缩时，可见色深量少。尿液的颜色还受某些食物、药物的影响，如服用核黄素和进食大量胡萝卜，尿液的颜色呈深黄色。

（2）透明度：正常新鲜尿液澄清、透明，放置后因磷酸盐析出可出现微量絮状沉淀物，是核蛋白、黏蛋白、上皮细胞及盐类凝结而成，但加热、加酸或加碱后，因尿盐溶解，尿液即变得澄清。

（3）比重：尿比重的高低主要取决于肾脏的浓缩功能，成人在正常情况下，波动在 1.015～1.025 之间，一般情况尿比重和尿量成反比。

（4）酸碱度：正常尿液呈弱酸性，pH 为 4.5～7.5，平均为 6。饮食可影响尿液的酸碱性，如进食大量肉类时，尿可呈酸性；进食大量蔬菜时，尿可呈碱性。

（5）气味：正常尿液气味来自尿中的挥发性酸，静置一段时间后因尿素分解产生氨，故有氨臭味。

（二）异常尿液的观察

1. 次数和尿量

（1）多尿（polyuria）：24h 尿量超过 2500ml。

原因：正常情况下饮用大量液体、妊娠可见多尿；病理情况下多由于内分泌代谢障碍或肾小管浓缩功能不全引起，见于糖尿病、尿崩症、肾功能衰竭等患者。

（2）少尿（oliguria）：24h 尿量少于 400ml 或每小时少于 17ml。

原因：发热、摄入液体过少、休克等患者体内血液循环不足；某些疾病也可发生少尿，如心脏、肾脏、肝脏功能衰竭等患者。

（3）无尿（anuria）或尿闭（urodialysis）：24h 尿量少于 100ml 或 12h 内完全无尿。

原因：严重血液循环不足，肾小球滤过率明显降低所致。如严重休克、急、慢性肾功能衰竭、药物中毒等患者。

（4）膀胱刺激征：主要表现为尿频、尿急、尿痛，三者同时出现，常见于膀胱及尿路感染等患者。尿频（frequent micturition）指单位时间内排尿次数增多，主要是由于膀胱炎症或机械刺激引起；尿急（urgent urination）指患者突然有强烈尿意，无法控制需立即排尿，主要是由于膀胱三角或后尿道的刺激，造成排尿反射活动特别强烈；尿痛（dysuria）指排尿时膀胱区及尿道产生疼痛，疼痛呈烧灼感主要为病损处受刺激所致。膀胱刺激征有时伴有血尿。

原因：膀胱及尿道感染；机械性刺激。

2. 颜色

（1）血尿：是指尿液中含有红细胞。血尿颜色深浅，与尿液中所含红细胞量的多少有关，肉眼血尿呈红色或棕色（似洗肉水）。常见于急性肾小球肾炎、输尿管结石、泌尿系统结核、感染及肿瘤等。

（2）血红蛋白尿：是指尿液中含有血红蛋白。由于大量红细胞在血管内被破坏所致，血红蛋白经肾脏排出形成血红蛋白尿，呈酱油色或浓红茶色。常见于血型不合所致的溶血、恶性疟疾、阵发性睡眠性血红蛋白尿和溶血性贫血的患者。

（3）胆红素尿：是指尿液中含有胆红素。呈黄褐色或深黄色，震荡尿液后泡沫也呈黄色。常见于肝细胞性黄疸和阻塞性黄疸等患者。

(4) 脓尿：常见于泌尿系统结核、非特异性感染（如肾盂肾炎）等患者。呈白色絮状浑浊状。

(5) 乳糜尿：尿液中含有大量的淋巴液，呈乳白色。见于丝虫病（图 8－1）。

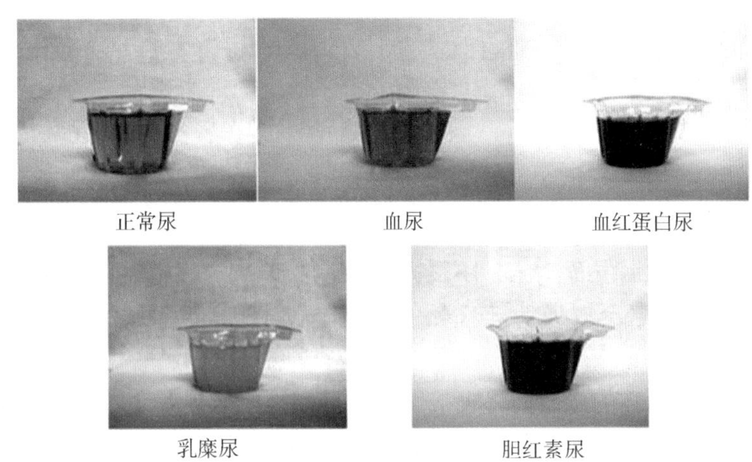

图 8－1　尿液的颜色

3. 透明度　尿液中含有大量脓细胞、上皮细胞、红细胞、炎性渗出物及管型时，排出的新鲜尿液即呈白色絮状混浊，常见于泌尿系统感染的患者。此种尿液在加热、加酸或加碱后，其浑浊度不变。蛋白尿不影响尿液的透明度，但震荡时可产生较多且不易消失的泡沫。

4. 气味　泌尿系统感染时，新鲜尿液就有氨臭味；糖尿病酮症酸中毒者，因尿中含有丙酮，尿液呈烂苹果味。

5. 比重　若尿比重经常固定在 1.010 左右，常提示肾脏功能不全。

6. 酸碱度　严重呕吐患者的尿液可呈碱性，酸中毒患者的尿液可呈酸性。

（三）排尿异常的观察

1. 尿潴留　指膀胱内潴留大量尿液而不能自主排出。膀胱容积可增至 3000～4000ml，膀胱高度膨胀，患者主诉下腹痛、排尿困难，查体可见耻骨上膨隆，触及囊样包块，叩诊呈实音，有压痛。常见原因有机械性梗阻、动力性梗阻或排尿习惯的改变等。

(1) 机械性梗阻：膀胱颈部或尿道有梗阻性病变，如肿瘤或前列腺肥大压迫尿道，造成排尿受阻。

(2) 动力性梗阻：由于排尿功能障碍引起，而膀胱、尿道并无器质性梗阻病变，如疾病、外伤或使用麻醉剂所致脊髓初级排尿中枢功能障碍或受到抑制，不能形成排尿反射。

(3) 其他原因：如不习惯卧床排尿或排尿习惯改变，也包括某些心理因素，如焦虑、紧张、窘迫导致排尿不能及时进行，使尿液潴留过多，膀胱过度充盈，引起膀胱收缩无力，造成尿潴留。

2. 尿失禁　指排尿不受意识控制，尿液不自主地流出。尿失禁可分为以下三种情况。

(1) 真性尿失禁（完全性尿失禁）：指膀胱完全不能贮存尿液，一有尿液便流出，膀胱完全处于空虚状态，持续发生尿液滴出现象。

原因：①脊髓初级排尿中枢与大脑皮层之间联系受损，导致排尿反射活动失去大脑皮层的控制，脊髓初级排尿中枢处于持续兴奋状态，使膀胱逼尿肌不断收缩而引起排尿，可见于昏迷、截瘫患者；②因手术、分娩所致的膀胱括约肌损伤，或支配括约肌的神经受损、病变所致膀胱括约肌功能障碍；③膀胱与阴道之间有瘘管。

(2) 假性尿失禁（充溢性尿失禁）：当膀胱充盈达到一定压力时，尿液不自主的溢出或滴出，膀胱压力降低时，排尿立即停止，但膀胱仍处于胀满状态。

原因：脊髓初级排尿中枢功能受损，不能形成排尿反射，导致尿潴留，当尿潴留达到一定程度，膀胱内压增高，迫使少量尿液流出。多见于糖尿病患者。

(3) 压力性尿失禁（不完全性尿失禁）：当打喷嚏、咳嗽、大笑或运动时使腹肌收缩，腹内压升高，不自主的排出少量尿液。

原因：膀胱括约肌张力降低，骨盆底部肌肉及韧带松弛。多见于肥胖患者或中、老年女性。

二、影响排尿的因素

（一）生理因素

1. 年龄和性别　婴儿因大脑发育不全，不受意识控制，2～3 岁以后才能自我控制；老年人因膀胱肌肉张力减弱，会出现尿频，甚至尿失禁；妇女在妊娠时，因子宫增大压迫膀胱可导致排尿次数增多；在月经周期中也有排尿形态的改变。

2. 液体和饮食的摄入　液体的摄入量将直接影响尿量和排尿的频率，如食物中含水量多或大量饮水均可增加尿量；饮用咖啡、浓茶及酒类饮料有利尿作用，使排尿次数和量增多。

3. 排尿习惯　大多数人都有自己的排尿习惯，如早晨起床先排尿。多种原因导致排尿习惯的改变，如排尿的姿势、时间、环境等改变，患者可出现不同程度的排尿障碍。而儿童期的排尿习惯的训练对成年后的排尿形态也有影响。

（二）心理因素

情绪紧张、恐惧可引起尿频、尿急，有时也会抑制排尿出现尿潴留。排尿还受暗示的影响，听觉、视觉或其他刺激可诱导排尿，如有些人听流水声便产生尿意。

（三）病理因素

1. 疾病　肾脏的病理变化使尿液生成障碍，出现少尿或无尿，如急性肾功能不全；泌尿系统的肿瘤、狭窄或结石可使排尿功能障碍，发生尿潴留；神经系统损伤或病变，使排尿神经反射传导及排尿的意识控制障碍，出现尿失禁；老年男性因前列腺增生压迫尿道，而引起排尿次数增加，出现尿液滴出或排尿困难；泌尿系统的感染可引起尿频、尿急、尿痛。

2. 治疗与检查　外科手术、外伤可导致失血、失液，若补液不足，机体处于脱水状态，可使尿量减少。某些药物直接影响排尿，如止痛药、镇静药影响神经传导而干扰排尿，利尿剂可使尿液增加；手术中使用麻醉剂可干扰排尿反射，会导致尿潴留；某些诊断性检查要求患者暂时禁食禁饮，因体液减少影响尿量；某些检查（如膀胱镜检查）可能造成尿道损伤、水肿或不适而导致尿潴留。

（四）其他因素

如气候因素，夏季炎热，人体大量出汗，体内水分减少，可使尿量减少；冬季寒冷，外周血管收缩，体内水分相对增加，可使尿量增加。

三、排尿异常的护理

（一）尿潴留患者的护理

评估患者发生尿潴留的原因。如果是机械性梗阻，应该治疗原发病，如果不是机械性梗阻，应采取以下护理措施帮助排便。

1. 心理护理　尿潴留患者常表现为紧张、急躁，护理人员应给予解释和安慰，缓解其窘迫及焦虑不安，消除其不良情绪，鼓励其战胜疾病的信心。

2. 提供隐蔽的排尿环境　关闭门窗或用屏风遮挡；适当调整治疗时间，请无关人员回避，使患者安心排尿。

3. 调整姿势和体位　病情允许的情况下，尽量尊重患者原来的排尿习惯，允许其采用自己习惯的姿势和体位排尿；必要时酌情为卧床患者抬高上身或扶助患者坐起排尿；对需绝对卧床休息或某些手术患者，应事先有计划地训练床上排尿，以免因排尿姿势改变而导致尿潴留。

4. 热敷和按摩　热敷或轻轻按摩下腹部，可使膀胱肌肉放松，促进排尿。如果患者病情允许，可用手掌从膀胱底部向尿道方向按压，逐渐加力，按压时不可强力，防止膀胱破裂。

5. 诱导排尿　利用条件反射诱导排尿，如用温水冲洗会阴部或让患者听流水声亦可。

6. 采用针灸治疗　如针刺中极、曲骨、三阴交穴等刺激排尿。

7. 健康教育　讲解尿潴留有关知识，指导患者养成定时排尿的习惯。

8. 经上述处理无效时，根据医嘱采取导尿术

（二）尿失禁患者的护理

1. 心理护理　无论什么类型的尿失禁患者心理压力都较大，常感到精神苦闷、忧郁、自卑、自尊丧失，期望得到他人理解和帮助。尿失禁也给患者生活带来诸多不便，护理人员应尊重、理解患者，给予安慰和鼓励，使其树立信心，积极配合治疗和护理。

2. 皮肤护理　尿失禁的患者可在床上铺橡胶单和中单，也可使用尿垫或一次性纸尿裤保持床铺和皮肤的清洁干燥；常用温水清洗会阴部，勤换衣裤、床单、尿垫等；定时按摩受压部位，防止压疮的发生。

3. 外部引流　选用合适的接尿器接取尿液，男患者可用尿壶接尿，也可用阴茎套连接集尿袋接尿，此法只能短时使用，每天要定时取下阴茎套和尿壶，清洗会阴部和阴茎；女患者可用女式尿壶紧贴会阴部接尿；接尿器每天应定时更换，防止尿路感染。

4. 留置导尿管引流　对于长期尿失禁患者，可给予留置导尿管持续引流或定时放尿，避免尿液浸湿床褥，刺激皮肤导致压疮的发生。并定时夹管和引流放尿，锻炼膀胱壁肌肉张力，重建膀胱储存尿液的功能。

5. 室内环境　定期开门、开窗通风换气，除去不良气味，保持室内空气清新，使患者舒适。

6. 训练排尿反射，重建正常的排尿功能

（1）适当摄入液体：若病情允许（心肺疾患、肾功能不全禁忌），嘱患者每天白天摄入液体 2000～3000ml，多饮水能促进排尿反射，并可预防泌尿道感染。睡前限制饮水，以减少夜间尿量。

（2）持续的膀胱训练：观察排尿反应，定时使用便器，建立规则的排尿习惯，刚开始可每隔 1～2h 使用便器一次，夜间 4h 一次，以后逐渐延长间隔时间，以促进排尿功能恢复。使用便器时，用手按压膀胱，协助排尿，注意用力要适度。

（3）骨盆底部肌肉力量的锻炼：指导患者取立、坐或卧位，试做排尿（或排便）动作，先慢慢收紧盆底肌肉，再缓缓放松，每次 10s 左右，连续 10 遍，每天进行 5～10 次，以不疲乏为宜，以增强盆底肌肉的张力。

四、导尿术

导尿术（catheterization）：是在严格无菌技术操作下，将无菌导尿管经尿道插入膀胱引出尿液的方法。

（一）一次性导尿术

【目的】

1. 为尿潴留患者放出尿液以减轻痛苦

2. 协助诊断

(1) 留取未受污染的尿标本作细菌培养。

(2) 测量膀胱容量、压力及检查残余尿量，以鉴别尿闭或尿潴留。

(3) 进行尿道或膀胱造影等。

3. 为膀胱肿瘤患者进行膀胱化疗

【评估】

(1) 患者的年龄、性别、意识情况、生命体征、临床诊断、病情、导尿的目的。

(2) 患者的心理状态、生活自理能力、对解释的理解程度以及对操作的顺应性。

(3) 患者膀胱的充盈程度、外阴的清洁度、会阴部皮肤黏膜有无损伤、女患者有无月经来潮。

(4) 环境的清洁度和室内温度。

【计划】

1. 操作者准备　着装整洁，剪指甲、洗手，戴口罩。熟悉导尿术的目的、方法和原则。

2. 用物准备

(1) 外阴初步消毒用物：治疗碗 1 个（内盛消毒液棉球 10 余个、血管钳或镊子 1 把），弯盘 1 个，一次性手套。

(2) 无菌导尿包：内有治疗碗 1 个，弯盘 2 个，小药杯 1 个（内盛 4 个棉球），血管钳 2 把，润滑油棉签或棉球瓶 1 个，标本瓶 1 个，导尿管（10 号、12 号）各 1 根，纱布 1 块，洞巾 1 块，治疗巾 1 块，包布 1 块。

也可使用一次性导尿包：为生产厂家直接准备的已消毒的导尿用物，包括初步消毒、再次消毒以及导尿用物。

(3) 其他：无菌持物钳和容器 1 套，无菌手套 1 双，消毒溶液，小橡胶单和治疗巾，便盆及便盆巾，屏风，治疗车，浴巾或小绒毯，男患者导尿时增加纱布 2 块。

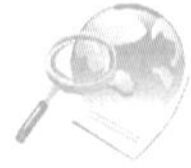
知识链接

导尿管的种类

导尿管的种类：一般分为单腔导尿管（用于一次性导尿）、双腔导尿管（用于留置导尿）、三腔导尿管（用于膀胱冲洗或向膀胱内滴药）三种。双腔导尿管和三腔导尿管均有一个气囊，以达到将尿管头端固定在膀胱内防止脱落的目的（图 8－2）。

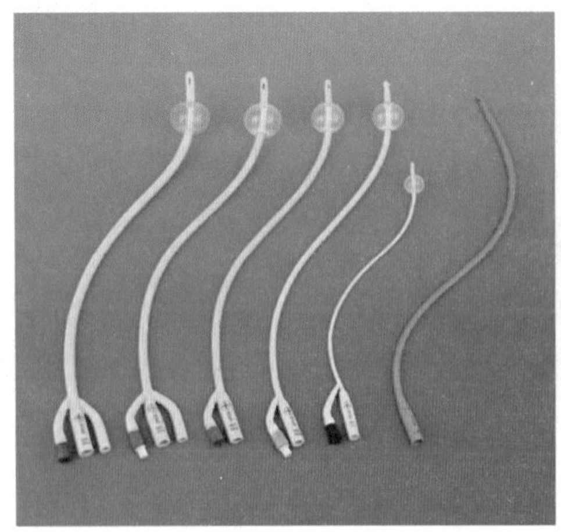
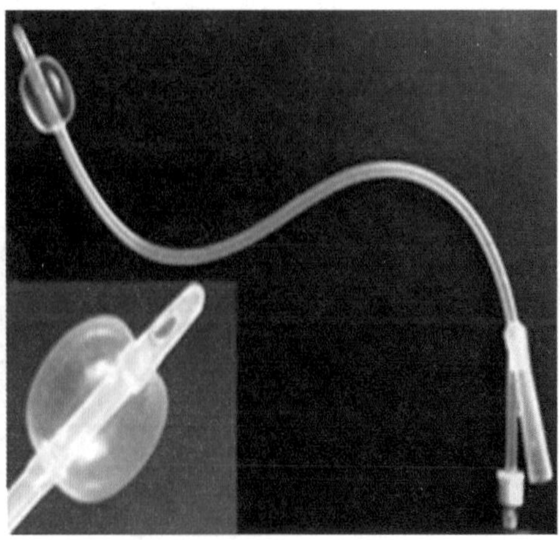

图 8－2　导尿管的种类

3. 患者准备　患者和家属了解导尿的目的、意义、过程、安全性、注意事项及配合操作的要点，以及会阴的清洁准备。

4. 环境准备　停止不必要的操作，如铺床、扫床等，调节室温，光线充足或足够的照明。

【实施】

1. 女患者导尿术　女性尿道粗、短、直，长约 4～5cm，富有扩张性，尿道外口位于阴蒂下方，阴道口上方，呈矢状裂。

女患者导尿术操作步骤及要点说明见表 8－1 所列。

表 8－1　女患者导尿术

操作流程	流程说明	要点说明
核对解释	• 备齐用物并携至床旁，核对患者床号、姓名、并解释操作目的、过程及需配合事项	• 用物必须无菌，确认患者，取得合作。
布置环境	• 酌情关闭门窗，屏风遮挡	• 提供隐蔽的环境，尊重患者
准备	• 指导或协助患者清洁会阴部 • 移开床旁椅于同侧床尾，操作者站于患者右侧，将便盆放于同侧床尾床旁椅上，打开便盆巾 • 松开床尾盖被，协助患者脱去对侧裤腿，盖于近侧腿上并盖上浴巾，上身和对侧腿用盖被遮盖	• 减少微生物数量 • 方便操作 • 避免过多暴露患者，保护患者自尊，保暖
安置体位	• 协助患者取仰卧屈膝位，两腿略外展，暴露外阴（图 8－3）	• 显露会阴部，方便操作
垫巾置盘	• 垫小橡胶单和治疗巾于患者臀下，弯盘置于患者会阴处，治疗碗置于弯盘后	• 防止污染床单
初次消毒	• 左手戴手套，右手持血管钳夹取棉球消毒阴阜、大阴唇，再以左手拇指、食指分开大阴唇，消毒小阴唇和尿道口；污染棉球置弯盘内；初次消毒完毕，脱下手套放于弯盘内移至床尾（图 8－4），或放于护理车下层	• 消毒顺序由外向内、自上而下、先对侧再近侧，血管钳不可接触肛门区域，每个棉球限用一次
开包倒液	• 将包置于患者两腿间，直接打开外层包布，用无菌持物钳打开内层包布，并夹出小药杯，倒消毒液于药杯内（图 8－5）	• 嘱患者勿移动肢体，保持原有的体位，以免污染无菌区
铺巾润管	• 戴无菌手套，铺洞巾，使洞巾和内层包布形成一无菌区（图 8－6） • 按操作顺序排列好无菌用物，用润滑油棉球润滑导尿管前端	• 扩大无菌区域，便于无菌操作，防止污染 • 使操作顺利有序，润滑尿管可以减轻插管的刺激和阻力，防止损伤尿道黏膜，便于顺利插管
再次消毒	• 以左手拇指、食指分开并固定小阴唇，右手持血管钳夹消毒棉球依次消毒尿道口、两侧小阴唇、再尿道口（消毒顺序由内—外—内、自上而下、先对侧再近侧）。污染棉球、小药杯、血管钳放于弯盘内并置于无菌区远端。左手继续固定小阴唇（图 8－7）	• 每个棉球只用一次，避免已消毒的部位污染，尿道口再加强消毒一次，并停留片刻，使消毒液充分与尿道口黏膜接触，防止泌尿系统感染。继续固定小阴唇，避免尿道口污染，又可充分暴露尿道口，便于插管
插导尿管	• 右手将弯盘移至洞巾口旁，嘱患者张口呼吸，用血管钳夹持导尿管对准尿道口轻轻插入尿道 4～6cm，见尿流出再插入 1cm 左右（图 8－7） • 松开左手，下移固定导尿管，将尿引流入弯盘内，尿液盛 2/3 满时，及时夹管倒尿（图 8－8） • 如需作尿培养，用无菌标本瓶或试管接取尿液 5ml，盖好瓶盖，放置合适处（图 8－7）	• 插管动作轻柔、避免损伤尿道黏膜 • 防止尿管脱出，鼓励患者继续合作 • 倒尿时导尿管末端低于耻骨联合 • 无菌操作，防止尿标本污染、遗忘、丢失

续表

操作流程	流程说明	要点说明
拔导尿管	• 导尿完毕，夹住导尿管末端并轻轻拔出置于弯盘内，撤下洞巾，擦净外阴，脱去手套，撤除导尿包、治疗巾和小橡胶单置治疗车下层（图8－9）	• 使患者舒适
整理记录	• 协助患者穿好裤子并取舒适卧位，整理床单位 • 清理用物，测量尿量，尿标本贴标签后连同化验单送检 • 洗手，记录	• 保护隐私，询问患者感受，感谢合作 • 标本及时送检 • 记录导尿时间、引流量、尿液性状及患者反应

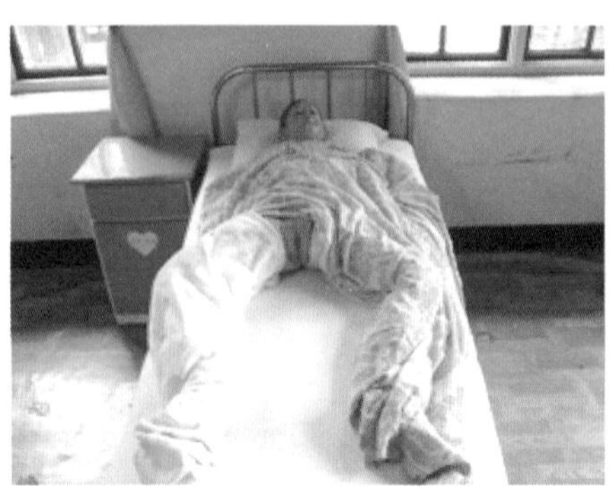

图8－3　女患者导尿术卧位

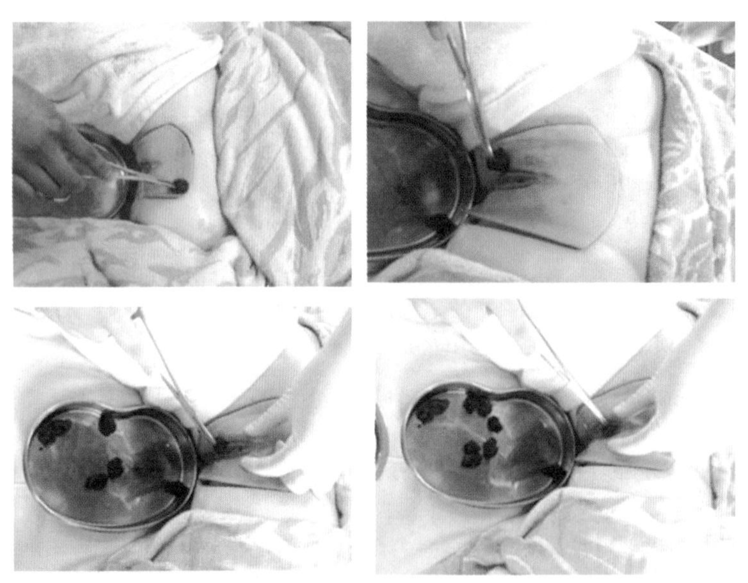

图8－4　女患者导尿术初次消毒

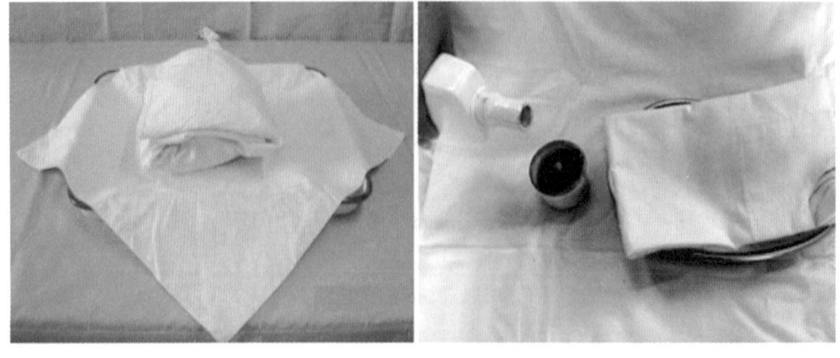

图8－5　开包倒液

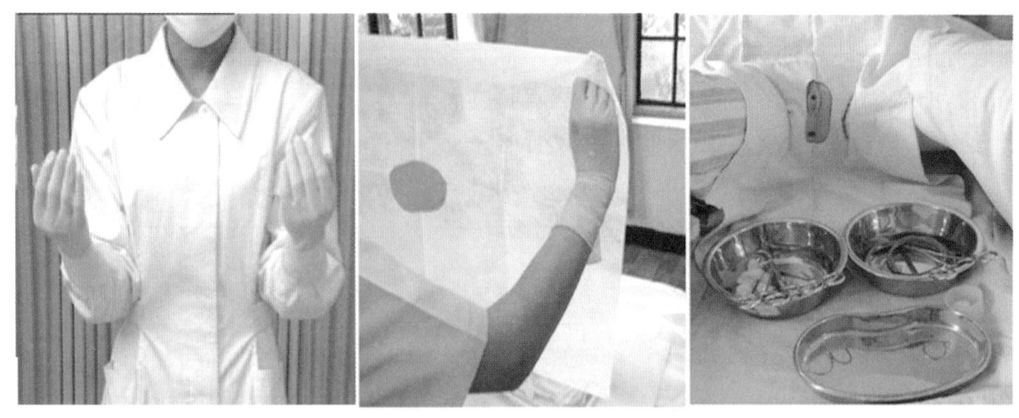

图 8-6　戴手套、铺洞巾、整理

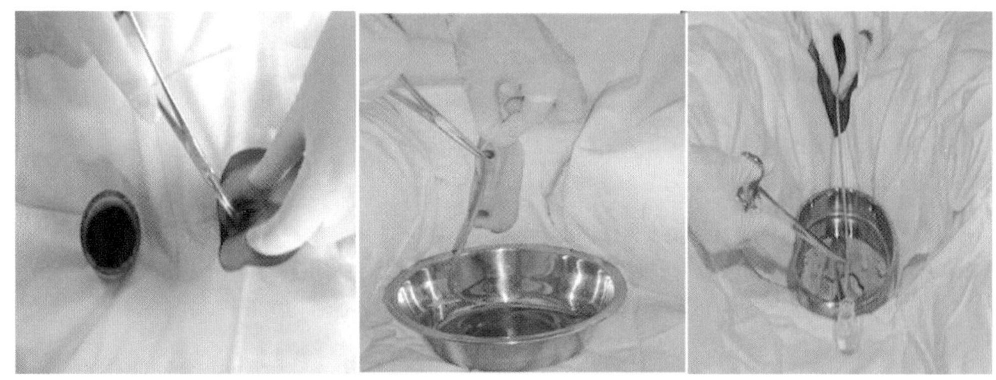

图 8-7　再次消毒、插管、留尿标本

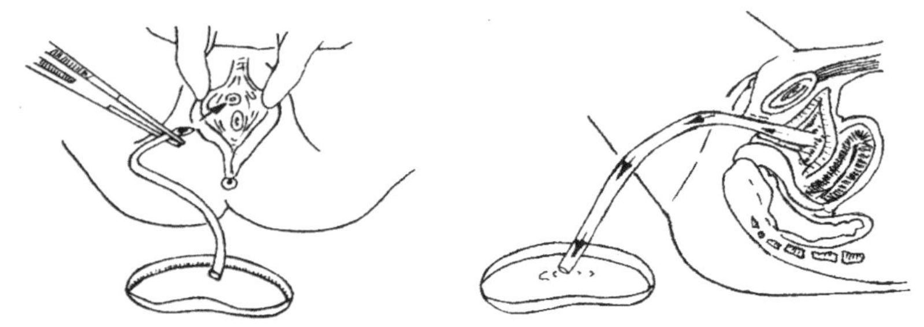

图 8-8　女患者导尿术插管、引流示意图

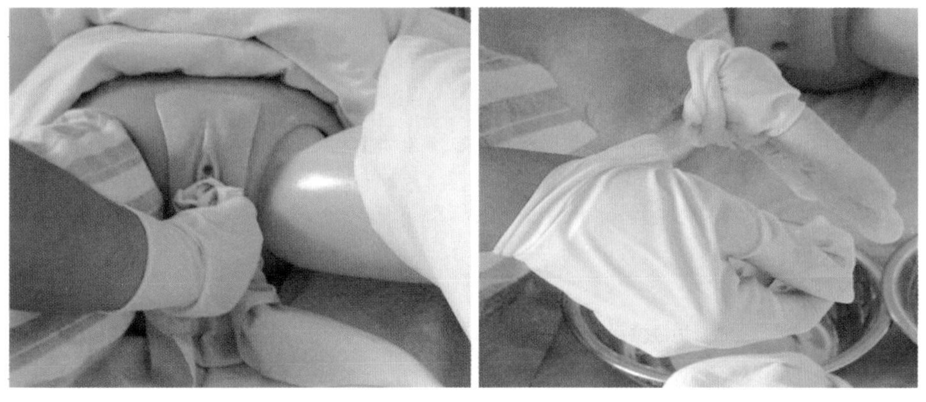

图 8-9　拔管、脱手套

2. 男患者导尿术　成人男性尿道长 18～20cm，有两个弯曲，即耻骨前弯和耻骨下弯，耻骨下弯是固定的，而耻骨前弯是活动的，可随阴茎的位置不同而变化；三个狭窄，即尿道内口、膜部和尿道外口。在导尿时，必须掌握这些解剖特点，使导尿顺利进行。

男患者导尿术操作步骤及要点说明见表 8－2 所列。

表 8－2　男患者导尿术

操作流程	流程说明	要点说明
核对解释	• 备齐用物并携至床旁，核对患者床号、姓名、并解释操作目的、过程及需配合事项	• 用物必须严格无菌，确认患者，取得合作
布置环境	• 酌情关闭门窗，屏风遮挡	• 提供隐蔽的环境，尊重患者
准备	• 指导或协助患者清洁会阴部 • 移开床旁椅于同侧床尾，操作者站于患者右侧，将便盆放于同侧床尾床旁椅上，打开便盆巾	• 减少微生物数量 • 方便操作
安置体位	• 协助患者仰卧，脱裤，两腿平放略分开，暴露会阴部，上身及腿分别用被子和浴巾盖好	• 便于操作，保暖，避免过多暴露，保护患者自尊
垫巾置盘	• 臀下垫上小橡胶单和治疗巾或一次性尿垫，弯盘置于患者会阴处，治疗碗置于弯盘后	• 防止污染床单
初次消毒	• 左手戴手套，右手用血管钳夹消毒棉球依次消毒阴阜、阴茎、阴囊。再用无菌纱布裹住阴茎，将包皮向后推，暴露尿道口，自尿道口向外向后旋转擦拭消毒尿道口、龟头及冠状沟数次。消毒毕，污染棉球、手套置弯盘内移至床尾（图 8－10）	• 每个棉球限用一次，应注意彻底消毒，预防感染
开包倒液	• 在患者两腿之间打开导尿包外层包布，用无菌持物钳打开内层包布并夹出小药杯，倒消毒液于药杯内，浸湿棉球	• 嘱患者勿移动肢体，保持原有的体位，以免污染无菌区
铺巾润管	• 戴无菌手套，铺洞巾，使洞巾和内层包布形成一无菌区 • 用物按顺序排好，用润滑油棉球润滑导尿管前端	• 扩大无菌区域，利于无菌操作 • 使操作顺利有序，润滑尿管减轻插管的刺激和阻力，防止损伤尿道黏膜，便于插管的顺利进行
再次消毒	• 左手用无菌纱布裹住阴茎并提起，使之与腹壁成 60°角（图 8－11），将包皮向后推，暴露尿道口。用消毒液棉球如前法消毒尿道口、龟头及冠状沟数次（图 8－12）。污染棉球、小药杯置弯盘内移至无菌区远端	• 阴茎上提，使耻骨前弯消失，有助于顺利插管
插导尿管	• 左手固定阴茎，右手将弯盘置会阴处，嘱患者张口呼吸，用另一血管钳夹持导尿管前端，对准尿道口轻轻插入 20～22cm，见尿流出后，再插入约 1～2cm（图 8－12） 松开左手，下移固定导尿管，将尿引流入弯盘内，尿液盛满，及时夹管倒尿	• 男性尿道较长，又有三个狭窄，插管时略有阻力，患者做深呼吸，可减轻尿道括约肌的紧张
拔导尿管	• 如需作尿培养，用无菌标本瓶或试管接取尿液 5ml，盖好瓶盖，放置合适处 • 导尿完毕，夹住导尿管末端并轻轻拔出置于弯盘内，撤下洞巾，擦净外阴，脱去手套，撤除导尿包、治疗巾和小橡胶单置治疗车下层	• 防止尿管脱出，鼓励患者继续合作 • 倒尿时导尿管末端低于耻骨联合 • 无菌操作，防止尿标本污染、遗忘、丢失 • 使患者舒适
整理记录	• 协助患者穿好裤子并取舒适卧位，整理床单位 • 清理用物，测量尿量，尿标本贴标签后连同化验单送检 • 洗手，记录	• 保护隐私，询问患者感受，交代注意事项，感谢患者合作 • 标本及时送检 • 记录导尿时间、引流量、尿液性状及患者反应

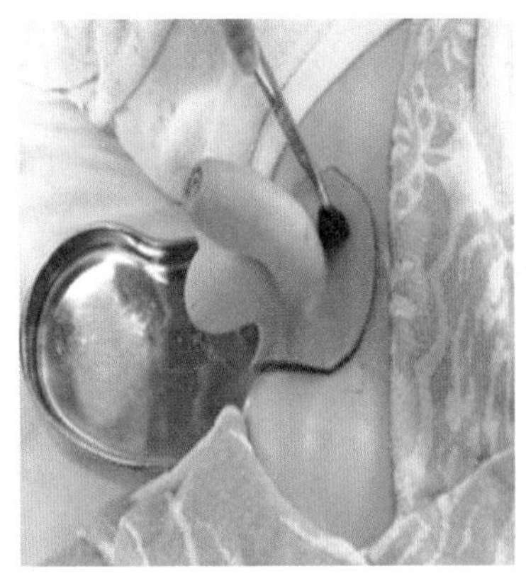
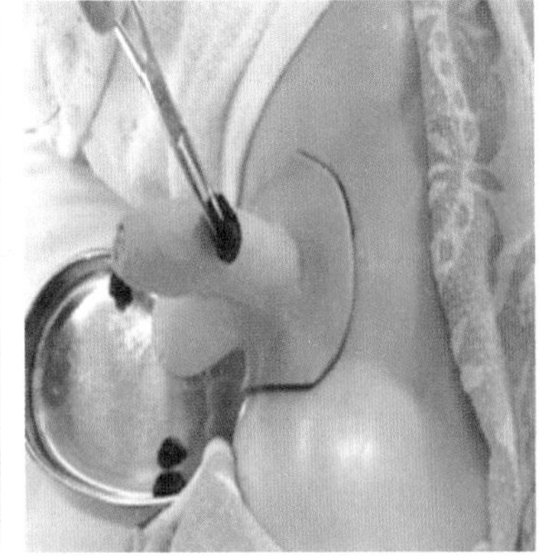
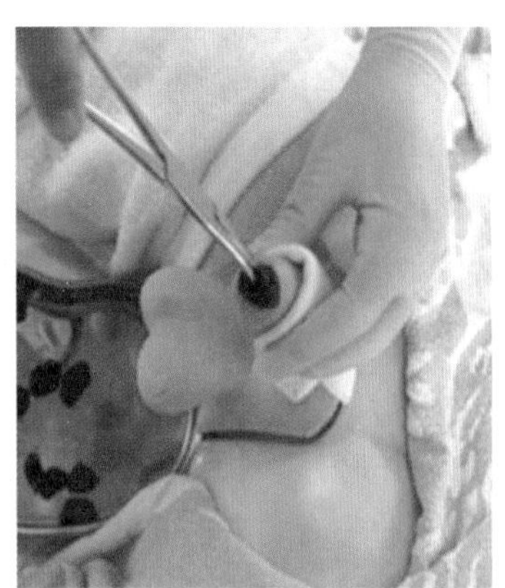

图 8-10　男患者导尿术初次消毒

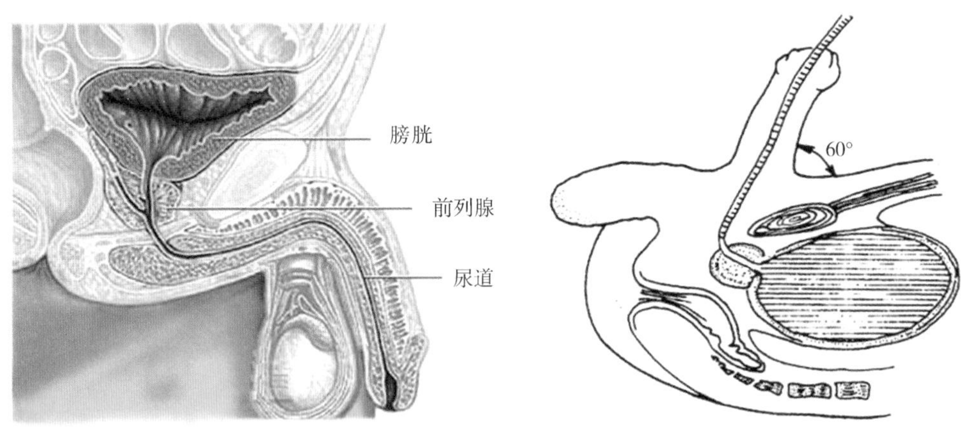

图 8-11　男患者导尿术示意图

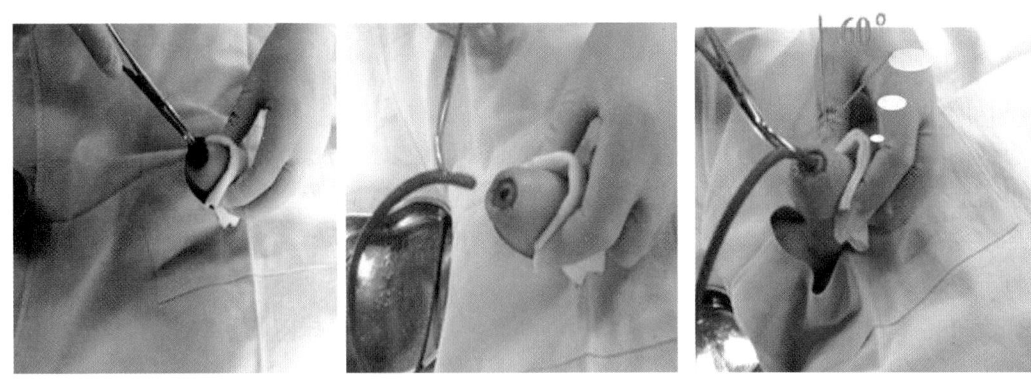

图 8-12　男患者导尿术再次消毒、插管

【注意事项】

(1) 严格执行无菌技术操作原则。用物必须严格灭菌，操作过程严防污染。

(2) 尊重体贴患者，保护患者隐私，注意保暖。

(3) 选择光滑和粗细适宜的导尿管，插管时动作要轻柔、准确，防止损伤尿道黏膜和增加患者的不适。

(4) 为女患者导尿时，如误入阴道应更换导尿管，重新消毒后插入，老年女性尿道口回缩，插管时认真观察、辨认，防止误入阴道。

(5) 若患者极度衰弱，膀胱又高度充盈，第一次放尿不应超过1000ml。因大量放尿，可导致腹腔内压力急剧降低，大量血液滞留于腹腔血管内，使患者血压突然下降产生虚脱；另外，大量放尿，膀胱内压突然降低，可引起膀胱黏膜急剧充血，容易发生血尿。

(6) 为男患者插导尿管时，因尿道平滑肌和膀胱颈部肌肉收缩产生阻力，易致插入不畅，应稍停片刻，嘱患者做深呼吸，再慢慢插入。

(7) 倒尿时导尿管末端应低于耻骨联合，以免尿液逆流，增加感染的风险。

【评价】

(1) 用物备齐，操作顺利进行。

(2) 动作轻稳，操作熟练正确，未发生泌尿系统损伤或感染。

(3) 保护患者自尊，护患沟通有效，对护士的操作满意。

【健康宣教】

(1) 向患者及家属讲解导尿的目的及必要性，介绍相关疾病知识。

(2) 教会患者如何配合操作，减少污染。

(二) 导尿管留置术

导尿管留置术（retention catheterization）是在导尿后，将导尿管保留在膀胱内，持续引流尿液的方法。

【目的】

(1) 抢救危重、休克患者时正确记录每小时尿量和测量尿比重，以达到观察患者病情的目的。

(2) 某些泌尿系统手术后的患者留置导尿管，便于引流和冲洗，并减轻尿液对切口的刺激，有利于伤口愈合。

(3) 为盆腔内手术做准备，排空膀胱，避免术中误伤。

(4) 为截瘫、昏迷引起的尿失禁或会阴部有伤口的患者留置导尿管，以保持会阴部和床单的干燥、清洁。某些手术后尿潴留患者，避免多次插管。

(5) 为尿失禁患者行膀胱功能训练。

(6) 用于膀胱冲洗及膀胱滴药。

【评估】

(1) 患者的年龄、性别、意识情况、生命体征、临床诊断、病情、导尿的目的。

(2) 患者的心理状态、生活自理能力、对解释的理解程度以及对操作的合作程度。

(3) 患者膀胱的充盈程度、外阴的清洁度、会阴部皮肤黏膜有无损伤、女患者有无月经来潮。

(4) 环境的清洁度和室温。

【计划】

1. 操作者准备　衣帽整洁，剪指甲、洗手，戴口罩。熟悉留置导尿术的目的、方法。

2. 用物准备

(1) 同导尿术用物。

(2) 另备无菌双腔气囊导尿管1根（16~18号）、无菌集尿袋1只、安全别针1枚、橡皮圈1只、10ml无菌注射器1副、无菌生理盐水10~40ml。

3. 患者准备　患者和家属知道留置导尿的目的、意义、过程和注意事项，知道如何配合操作，学会在活动时如何防止尿管滑落，以及会阴的清洁准备。

4. 环境准备　停止不必要的操作如扫床等，调节室温，注意光线。

【实施】

气囊导尿管留置术操作步骤及要点说明见表8-3所列。

表 8-3 导尿管留置术

操作流程	流程说明	要点说明
◆留置法		
核对解释	• 备齐用物携至床旁，解释、核对	• 核对患者，取得合作
布置环境	• 酌情关闭门窗，屏风遮挡	• 提供隐蔽的环境，尊重患者
导尿	• 按导尿术清洗外阴，消毒会阴部和尿道口，插入导尿管	• 严格按无菌操作进行，防感染
气囊导尿管固定法	• 将气囊导尿管插入膀胱后，见尿后再插入 7～10cm，根据导尿管上注明的气囊容积向气囊注入等量的生理盐水，立即夹紧气囊末端，轻拉导尿管有阻力感，即证实导尿管已固定于膀胱内（图 8-13）。移开洞巾，脱下手套	• 因导尿管前端有一个气囊，当注入一定量的气体或液体后可使导尿管固定于膀胱内，不易滑出，膨胀的气囊不能卡在尿道内口，以免气囊压迫膀胱内壁，造成黏膜的损伤
连接集尿袋	• 将导尿管尾端与集尿袋的引流管接头连接，开放导尿管。用橡皮圈、安全别针将集尿袋的引流管固定在床单上（图 8-14）	• 将集尿袋妥善地固定在低于膀胱的高度（图 8-14），防止尿液逆流引起泌尿系统感染。引流管要留出足够的长度，防止因翻身牵拉，使尿管滑出
整理记录	• 协助患者穿好裤子，取舒适的卧位 • 整理床单位，清理用物洗手，记录	• 注意隐私和保暖 • 记录留置导尿地时间，患者的反应
◆拔管法		
拔管准备	• 核对解释，安置合适体位，脱裤遮盖，臀下垫上小橡胶单和治疗巾，弯盘置于患者会阴处	
拔导尿管	• 停止留置导尿时，先排尽尿液，用注射器抽出气囊导尿管中的液体（或轻轻撕脱胶布） • 嘱患者深呼吸并放松，轻稳地拔出导尿管，将拔出的导尿管盘曲放于弯盘内	• 防止损伤膀胱尿道
整理记录	• 协助患者穿裤，取舒适体位 继续观察排尿情况及其他反应 • 整理床单位，清理用物 • 洗手，做好记录	• 询问患者有无不适 • 记录留置导尿地拔管时间，患者的反应

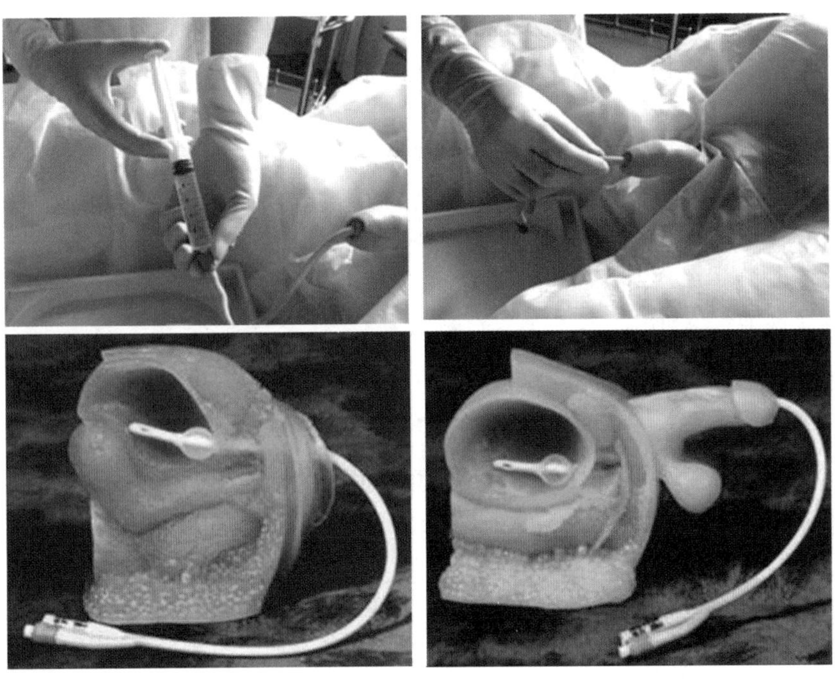

图 8-13 囊导尿管固定法

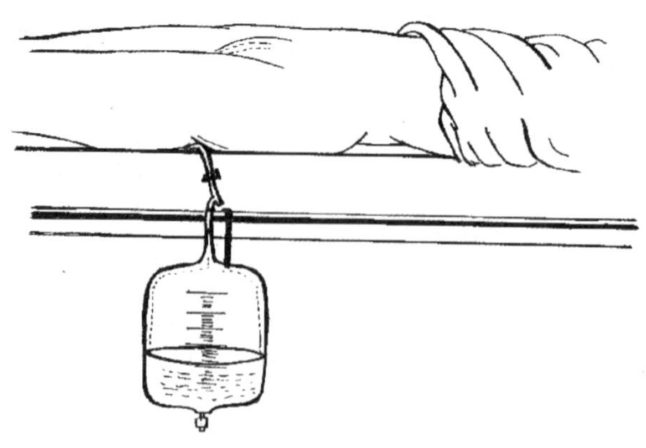

图 8－14　集尿袋固定法

【注意事项】

（1）双腔气囊导尿管固定时要注意膨胀的气囊不能卡在尿道内口，以免气囊压迫膀胱内壁，造成黏膜的损伤。

（2）留置导尿管患者的护理：留置导尿管要加强护理，避免逆行感染。

①防止逆行感染：a. 保持引流通畅：引流管应放置妥当，避免受压、扭曲、堵塞等造成引流不畅，而致泌尿系统感染。b. 保持尿道口清洁、干燥，女患者用消毒棉球擦拭外阴及尿道口，男患者用消毒棉球擦净尿道口、龟头及包皮周围皮肤，每天 1～2 次。c. 每天定时更换集尿袋，及时排空集尿袋，记录尿量，集尿袋引流管应低于耻骨联合，防止尿液反流导致感染的发生。d. 每周更换导尿管一次。硅胶导尿管可酌情延长更换周期。e. 鼓励患者多饮水，以达到自然冲洗尿道的目的，并协助更换卧位，勤翻身。

②发现尿液混浊、沉淀、有结晶时应作膀胱冲洗，每周做尿常规检查一次。

【评价】

（1）用物备齐，操作方法正确、熟练，动作轻稳，符合无菌操作原则，操作过程无污染、无损伤。

（2）动作轻稳，护患沟通有效，操作中关心、保护患者。

（3）患者及家属认识留置导尿管的重要性，能够配合，对护士的操作满意。

（4）患者置管期间，护理措施有效，导尿管固定，引流通畅，未发生泌尿系统损伤或感染。

【健康教育】

（1）向患者及家属解释留置导尿管的目的和护理方法，教会患者如何配合操作，减少污染，使其认识到预防泌尿系统感染的重要性，以及了解预防感染的主要措施，如鼓励患者多饮水及适当活动，每天维持尿量 2000ml 以上，减少感染，预防尿路结石的形成。

（2）防止导尿管脱落，保持引流通畅。患者离床活动时，导尿管及集尿袋应妥善安置（如用胶布将导尿管远端固定在大腿上），防脱落。

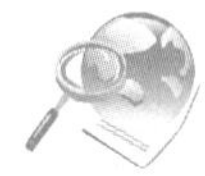

知识链接

pH 值与导尿管更换时间的确定

一般乳胶类导尿管每周更换一次。而硅胶导尿管在使用 3～4 周后才可能发生硬化现象。美国疾病控制中心推荐的时间原则是：应尽量减少更换导管的次数，以避免尿路感染，导尿管发生堵塞时才更换。因为频繁更换导尿管给患者带来不必要的痛苦，有增加尿路感染的危险，又浪费卫生资源，并增加护士的工作强度。

导尿管发生堵塞的时间有较大的个体差异，其中患者尿液的 pH 值是影响微生物繁殖和尿液沉淀的重要因素，尿液 pH 值大于 6.8 者发生堵塞的概率比尿液小于 6.7 者高 10 倍。

因此临床护理过程中应动态监测留置导尿患者尿液的 pH 值，对高危堵塞类患者（pH 值 >6.8），更换导尿管的时间为 2 周，非堵塞类患者（pH 值 <6.7），更换导尿管的时间为 4 周，甚至更长。

（三）膀胱冲洗

膀胱冲洗（bladder irrigation）是利用三通的尿管，将溶液灌入到膀胱内，再应用虹吸原理将灌入的液体引流出来的方法（图 8－15）。

【目的】

（1）清除膀胱内的血凝块、细菌、黏液等异物，预防感染的发生，保持尿液引流通畅。

（2）治疗某些膀胱疾病，如膀胱肿瘤、膀胱炎。

【评估】

（1）患者的病情、意识状态、生命体征、临床诊断、膀胱冲洗的目的。

（2）患者的心理状况、自理能力、对解释的理解及对操作的合作程度。

【计划】

1. 操作者准备　着装整齐，剪指甲、洗手，戴口罩，熟悉膀胱冲洗的操作程序。

2. 用物准备　导尿术用物，密闭式膀胱冲洗术用物。

（1）无菌治疗盘内置：无菌膀胱冲洗装置 1 套、治疗碗两个、镊子 1 把、75% 乙醇棉球数个、血管钳 1 把、手套。

（2）开瓶器 1 个、输液架 1 个、输液吊篮 1 个、输液调整器 1 个、便盆及便盆巾。

（3）遵医嘱准备冲洗溶液，常用冲洗溶液：0.9% 氯化钠溶液、0.02% 呋喃西林液、0.1% 新霉素溶液、3% 硼酸液以及氯己定液。

（4）灌入溶液温度为 38～40℃。若为前列腺肥大摘除术后患者，用 4℃ 左右的 0.9% 氯化钠溶液灌洗。

3. 患者准备　患者和家属知道膀胱冲洗的目的、意义、过程和注意事项，知道如何配合操作。

4. 环境准备　酌情关闭门窗，屏风遮挡，调节室温和光线。

【实施】

膀胱冲洗操作步骤及要点说明见表 8－4 所列。

表 8－4　膀胱冲洗

操作流程	流程说明	要点说明
核对解释	• 备齐用物携至床旁，解释、核对	• 核对患者，取得合作
导尿并固定	• 按导尿术插好导尿管，按留置导尿术固定好导尿管并排空膀胱	• 便于冲洗液顺利滴入膀胱。有利于药液与膀胱壁充分接受，并保持有效浓度，达到冲洗的目的
准备冲洗膀胱	• 将洗液瓶铝盖中心部分用开瓶器启开，常规消毒瓶塞，打开膀胱冲洗装置并将冲洗导管针头插入瓶塞，将冲洗瓶倒挂于输液架上，排气后关闭导管 • 分开导尿管与集尿袋引流管连接处，消毒导尿管口和引流管接头，“Y”形管的主管连接冲洗导管，将导尿管和引流管分别与“Y”形管的两个分管相连接	• 也可应用三腔管导尿，就免用“Y”形管

续表

操作流程	流程说明	要点说明
冲洗膀胱	• 关闭引流管，开放冲洗管，使溶液滴入膀胱，调节滴速。待患者有尿意或滴入溶液 200～300ml 后，关闭冲洗管，放开引流管，将冲洗液全部引流出来后，再关闭引流管	• 瓶内液面距床面约 60cm，产生一定的压力，使液体能够顺利滴入膀胱 • 滴速一般为 60～80 滴/min，滴速不宜过快，以免引起患者强烈尿意，迫使冲洗液从导尿管侧溢出尿道外
冲洗后处理	• 按需要如此反复冲洗。在冲洗过程中，询问患者感受，观察患者的反应及引流液性状 • 冲洗完毕，取下冲洗管，消毒导尿管口和引流接头并连接 • 清洁外阴部，固定好导尿管 • 协助患者取舒适卧位，整理床单位，清理物品，并洗手、记录	• 若患者出现不适或有出血情况，应立即停止冲洗，并通知医生 • 减少外阴部细菌的数量 • 记录冲洗液名称、冲洗量、引流量、引流液性质、冲洗过程中患者反应等

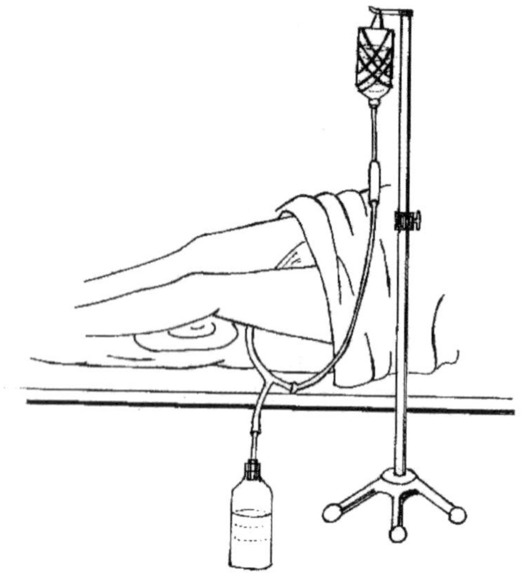

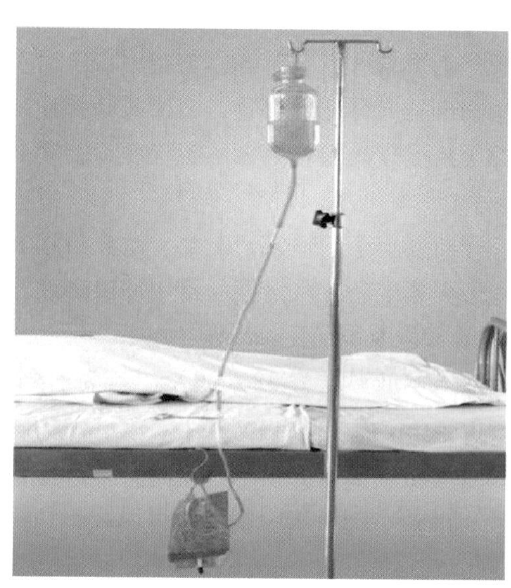

图 8－15　膀胱冲洗术

【注意事项】

（1）严格执行无菌技术操作，注重受伤观念。

（2）若引流的液体少于灌入的液体量，应考虑是否有血块或脓液阻塞，可增加冲洗次数或更换导尿管。但应避免用力回抽造成尿道黏膜损伤。

（3）冲洗时嘱患者深呼吸，尽量放松，以减少疼痛。若患者有腹痛、腹胀、膀胱剧烈收缩等情形，应暂停冲洗。

（4）若患者出现不适、有出血或血压下降情况，应立即停止冲洗，报告医生给予处理，并注意准确记录冲洗量及性状。

【评价】

（1）用物备齐，操作准确、熟练，动作轻稳，符合无菌操作原则，操作过程无污染、无损伤。

（2）操作顺利进行，护患沟通有效，操作中关心、保护患者。

（3）膀胱炎等症状减轻。

（4）患者及家属认识留置膀胱冲洗的重要性，能够配合。

【健康教育】

（1）向患者及其家属解释膀胱冲洗的目的和护理方法，教会患者如何配合操作，减少污染。

（2）若病情允许，鼓励患者多饮水，每天饮水量维持在2000ml以上，以产生足够的尿液冲洗尿路，预防感染的发生。

第二节　排便护理

案例：

患者郑某，男性，44岁，是某建筑工地的工人，在户外冒着烈日连续工作6h，感到头痛、头晕、全身乏力、出汗减少，急诊入院，经检查：神志清楚，面色潮红，体温41℃，脉搏114次/min，呼吸30次/min，诊断为轻度中暑。医嘱：静脉输液，生理盐水大量不保留灌肠降温。

问题：

1. 你如何运用护理程序的工作方法为患者进行灌肠操作？

2. 操作过程中应注意什么？

当食物由口进入胃和小肠消化吸收后，残渣贮存于大肠内，一部分水分被大肠吸收，其余经细菌发酵和腐败作用后形成粪便。粪便的性质与形状可以反映整个消化系统的功能状况。因此护理人员通过对患者排便活动及粪便的观察，可以及早发现和鉴别消化道疾患，有助于诊断和选择适宜的治疗、护理措施，促进其身心健康。

一、与排便有关的结构和功能

（一）大肠的解剖

人体参与排便运动的主要器官是大肠。起自回肠末端，止于肛门，全长1.5m，分盲肠、结肠、直肠和肛管四个部分。

1. 盲肠　盲肠为大肠与小肠的衔接部分，其内有回盲瓣，起括约肌的作用，可控制回肠内容物进入盲肠的速度，又可防止大肠内容物逆流。

2. 结肠　结肠分升结肠、横结肠、降结肠和乙状结肠，围绕在小肠周围。

3. 直肠　从矢状面上看，有两个弯曲，骶曲和会阴曲，全长约16cm。骶曲是直肠在骶尾骨前面下降形成的凸向后方的弯曲，会阴曲是直肠绕过尾骨尖形成的凸向前方的弯曲。

4. 肛管　长约4cm，上续直肠下止于肛门，为肛门内外括约肌包绕。肛门内括约肌为平滑肌，有协助排便的作用；肛门外括约肌为骨骼肌，是控制排便的重要肌束。

（二）大肠的生理功能

（1）吸收水分、电解质和维生素。

（2）形成粪便并排出体外。

（3）利用肠内细菌制造维生素。

（三）大肠的运动

大肠的运动少而慢，对刺激的反应也较迟缓。大肠的运动形式有以下几种。

1. 袋状往返运动　是空腹时最常见的一种运动形式，结肠袋中内容物向前后两个方向作短距离移动，并不向前推进，主要是由环行肌无规律的收缩引起。

2. 分节或多袋推进运动　是进食后较多见的一种运动形式，由一个结肠袋或一段结肠收缩推移肠内容物至下一结肠段。

3. 蠕动　是一种推进运动，对肠道排泄起重要作用。由一些稳定的收缩波组成，波前面的肌肉舒张，波后面的肌肉则保持收缩状态，使肠管闭合排空。

4. 集团蠕动　是一种行进很快，向前推进距离很长的强烈蠕动。每天发生 3 ~ 4 次，最常发生在早餐后的 60min 内。此蠕动起源于横结肠，强烈的蠕动波可将肠内容物从横结肠推至乙状结肠和直肠。它由两种反射刺激引起：胃 – 结肠反射和十二指肠 – 结肠反射。当食物进入胃、十二指肠，通过内在神经丛的传递，反射性地引起结肠的集团蠕动而推动大肠内容物至乙状结肠和直肠，引发排便反射。这两种反射对于肠道排泄有重要的意义，可利用此反射来训练排便习惯。

（四）排便

从大肠排出废物的过程称为排便，需要一系列神经反射和肌肉的协同参与。正常情况下，排便活动受意识支配，无痛苦、无障碍、可自主随意进行。

正常人的直肠腔内除排便前和排便时通常无粪便，直肠对粪便的压力刺激有一定的阈值，达到此阈值时即可产生便意。当肠蠕动将粪便推入直肠时，刺激直肠壁内的感受器，其兴奋冲动经盆神经和腹下神经传至脊髓腰骶段的初级排便中枢，同时上传到大脑皮质，引起便意和排便反射。如果环境和时间合适，皮层发出下行冲动到脊髓初级排便中枢，通过盆神经传出冲动，使降结肠、乙状结肠和直肠收缩，肛门内括约肌不自主地舒张；同时，阴部神经冲动减少，提肛肌收缩，肛门外括约肌舒张。此外，支配腹肌和膈肌的神经兴奋，使腹肌、膈肌收缩，腹内压增加，共同促进粪便排出体外。

二、排便活动的评估

（一）正常粪便的观察

1. 排便次数　排便次数因人而异，一般成人每天有 1 ~ 2 次通畅的大便，婴幼儿每天 3 ~ 5 次。

2. 排便量　正常成人每天平均排便量为 100 ~ 300g，与食物的种类、数量、摄入的液体量及消化器官功能有关。进食大量蔬菜、水果等粗粮者粪便量比较多，进食少纤维、高蛋白质等精细食物者粪便量少而细腻。

3. 粪便的性状

（1）形状与颜色：正常成人的粪便为成形软便，呈黄褐色或棕黄色。婴儿粪便呈黄色或金黄色，粪便颜色可因摄入食物和药物的不同而发生变化。如摄入动物血或含铁制剂，粪便可呈无光黑色；食用大量绿叶蔬菜可呈暗绿色。

（2）内容物与气味：粪便内容物主要是食物残渣，含少量黏液，有时含不消化的食物残渣。正常粪便气味因膳食种类而异，是由于蛋白质被细菌分解发酵产生。气味强度由腐败菌的活性以及动物蛋白质的量而定。肉食者味重，素食者味轻。

（二）异常粪便的观察

1. 次数　成人每天排便超过 3 次或每周低于 3 次，应属排便异常，如腹泻、便秘。

2. 形状　粪便形状有成形和不成形两种，硬、软、稀、水样四种硬度。便秘时粪便干结坚硬，有时呈栗子状；直肠、肛门狭窄或部分肠梗阻，呈扁条状或带状；消化不良和急性胃肠炎呈糊状或水样，且次数增多。

3. 颜色　上消化道出血的患者粪便呈柏油样；下消化道出血呈暗红色；霍乱及副霍乱呈“米泔水”样；胆道完全阻塞时，粪便呈陶土色；阿米巴痢疾或肠套叠呈果酱样便；粪便表面有鲜血或排便后有鲜血滴出见于肛裂、痔疮出血或直肠息肉。

4. 内容物　粪便中含大量黏液见于肠炎；粪便中伴有脓血见于痢疾、直肠癌；肠道寄生虫感染患者的粪便可检出蛲虫、蛔虫、绦虫节片等。

5. 气味　严重消化不良因未消化的蛋白质与腐败菌作用，粪便呈碱性反应，呈恶臭味；上消化道出血者，粪便呈腥臭味；恶性肿瘤、下消化道溃疡呈腐败臭味。消化不良、乳儿因糖类未充分消化或吸收脂肪酸产生气体，粪便呈酸败臭味。

（三）排便异常的观察

1. 腹泻（diarrhea）　指正常的排便形态改变，肠蠕动增快，频繁排便，粪质松散稀薄不成形，甚至水样便。任何原因所致的肠蠕动增加，胃肠内容物迅速通过胃肠道，肠黏膜吸收水分障碍，水分不能被吸收。又因肠黏膜受刺激，肠液分泌增加，进一步增加了粪便的水分。因此，粪便达到直肠时还呈液体状态，并排出体外，从而发生腹泻。

（1）原因：饮食不当或使用泻剂不当；情绪紧张焦虑；消化系统发育不成熟；胃肠道疾患；某些内分泌疾病如甲亢等均可导致肠蠕动增加，发生腹泻。

（2）症状和体征：疲乏、胀痛、恶心、呕吐、肠鸣活跃、肠痉挛、有难以控制的感觉和急于排便的需要。粪便松散稀薄或呈液体样，粪便中可有黏液或少量血液。

2. 便秘（constipation）　指正常的排便形态改变，排便次数减少，粪质干硬，排便困难。便秘时每 2～3d 或更长时间排便一次，无规律性，常伴有乏力、食欲不振、腹痛及腹胀、消化不良等。

（1）原因：排便习惯不良；饮食结构不合理；饮水量不足；某些器质性病变；中枢神经系统功能障碍；排便时间或活动受限制；长期卧床或活动减少；强烈的情绪反应；各类直肠、肛门手术；某些药物不合理的使用；滥用缓泻剂、栓剂、灌肠等。均可抑制肠道功能而导致便秘的发生。

（2）症状和体征：排便困难，次数减少，粪便干硬，触诊腹部较硬实且紧张，有时可触及包块，肛诊可触及粪块，常伴有全身症状如腹胀、腹痛、消化不良、乏力、食欲不佳、头痛、舌苔变厚等。

3. 粪便嵌塞（fecal impaction）　指粪便持久堆积在直肠内，坚硬不能排出。常发生于慢性便秘的患者。

（1）原因：便秘未能及时解除，粪便滞留在直肠内，水分被持续吸收，而乙状结肠排下的粪便又不断加入，最终导致粪块变得又大又硬不能排出，发生粪便嵌塞。

（2）症状和体征：患者腹部胀痛，直肠肛门痛，有排便冲动，肛门处有少量液化的粪便渗出，但不能排出粪便。

4. 大便失禁（fecal incontinence）　指肛门括约肌不受意识控制而不自主地排便。

（1）原因：神经肌肉系统的病变或损伤如瘫痪、胃肠道疾患、精神障碍、情绪失调等。

（2）症状和体征：患者不自主地排出粪便。

三、影响排便的因素

（一）生理因素

1. 年龄　2～3 岁以下的婴幼儿，由于神经肌肉系统发育不完善，不能控制排便；老年人由于腹部肌肉张力降低，胃肠蠕动减慢，肛门括约肌松弛等原因易发生排便功能异常。

2. 饮食与液体　均衡饮食和足量的液体摄入是维持正常排便的重要条件。摄入富含膳食纤维的食物可促进排便，因为富含纤维的食物可加速食糜通过肠道，减少水分在大肠内的再吸收，使大便柔软而易排出。如果食物中缺少纤维素、液体摄入不足或丢失过多，食糜通过肠道速度减慢、时间延长，使水分再吸收增加，粪便干硬、排便减少而导致排便困难或便秘。

3. 个人排便习惯　每天定时排便能形成规律的排便习惯。在日常生活中，很多人都有自己固定的排便时间、排便姿势。当排便习惯由于各种原因（如环境改变）无法维持时，会影响正常排便。

4. 活动　适当活动可维持肌肉的张力，刺激肠蠕动，有助于维持正常的排便功能。各种原因如长期卧床，缺乏活动，因肌肉张力减退可导致排便困难或便秘。

（二）心理因素

心理因素是影响排便的重要因素。如情绪紧张、焦虑，可导致迷走神经兴奋，肠蠕动增加而引起吸收不良、腹泻；而精神抑郁时身体活动减少，肠蠕动减少，可导致便秘。

（三）病理因素

1. 治疗和检查　某些检查和治疗会影响排便活动。如肛门、腹部手术，会因肠壁肌肉的暂时麻痹或伤口疼痛可造成排便困难；手术时用麻醉药物可使肠蠕动暂停，腹部手术24～28h胃肠功能才趋于恢复；胃肠X线检查常需要进行灌肠或服用钡剂，也可影响排便。

2. 药物　有些药物能治疗或预防便秘和腹泻，如缓泻药可刺激肠蠕动，减少肠道水分吸收，促进排便。但是如果药物剂量掌握不正确，可能导致相反的结果。如大剂量使用镇静剂、麻醉剂或止痛药，可使肠运动能力减弱而导致便秘；长期应用抗生素，干扰肠内正常菌群的功能可造成腹泻。

3. 疾病　肠道本身的疾病或身体其他系统的病变可以影响正常排便，如肠道感染时肠蠕动增加可导致腹泻；腹部和会阴部的伤口疼痛，可抑制便意；脊髓损伤、脑卒中等可导致排便失禁；大肠癌可使排便次数增加。

（四）社会文化因素

社会文化教育影响个人的排便观念和习惯。排便是个人的隐私，当个体因排便问题需要医务人员帮助而丧失隐私时，个体就可能压抑排便需要而导致排便功能异常。

四、排便异常的护理

（一）腹泻患者的护理

1. 去除原因　立即停止进食可能被污染的食物、饮料。如为肠道感染遵医嘱给予抗生素治疗。

2. 卧床休息　以减少体力消耗，注意保暖，对不能自理的患者应及时给予便器。

3. 心理护理　主动关心患者，耐心解释和安慰患者，消除其焦虑不安，使之达到充分休息的目的。

4. 饮食护理　轻微腹泻鼓励患者多饮水，酌情给予低脂、少渣、清淡的流质或半流质饮食。腹泻严重时暂时禁食禁饮。

5. 防止水电解质紊乱　遵医嘱用药如止泻剂、抗感染药物、口服补盐液或静脉输液以维持体液和电解质平衡。

6. 保护肛周皮肤　注意肛周皮肤的清洁，减少刺激，特别是婴幼儿、老人、身体衰弱者。每次便后用软纸轻擦，再用温水清洗，肛门周围涂油膏，以保护局部的皮肤。便盆清洗干净后，置于易取处，方便患者取用。

7. 观察记录　观察粪便的次数和性质，及时记录，需要时留取标本送验。病情危重者，注意生命体征变化。

8. 疑为传染病时，按隔离原则护理

9. 健康教育

（1）向患者讲解有关腹泻的原因和防治措施。

（2）指导患者注意饮食卫生，养成良好的卫生习惯。

（3）选择合理的饮食，多饮水，预防脱水和电解质紊乱。

（4）指导患者学会观察排便情况，有异常及时联系医务人员，学会护理肛周的方法。

（二）便秘患者的护理

1. 心理护理　了解患者心态和排便习惯，给予解释、指导和护理，减轻顾虑。

2. 帮助患者重建正常的排便习惯　养成每天固定时间排便，可以减少毒素在体内停留的时间，避免发生便秘。指导患者选择适合自身排便的时间，理想的是饭后，因进食后可引起较强的胃-结肠反射和十二指肠-结肠反射，使结肠内出现集团蠕动，而引发排便反射。不随意使用缓泻剂及灌肠等方法帮助排便。

3. 提供适当的排便环境　为患者提供单独隐蔽的环境及充裕的排便时间。如拉床帘或围屏风，避开查房、治疗、护理、进餐时间，保证环境隐蔽、时间充裕，以消除患者紧张情绪，保持心情舒畅，利于排便。

4. 选取适宜的排便姿势　如病情允许可协助患者如厕采取坐位或蹲位排便，床旁置椅子或厕所装扶手以便撑扶；床上使用便器时，除非有特别禁忌，最好采取坐姿或抬高床头，利用重力作用增加腹内压促进排便。对手术患者，在手术前应有计划地训练其在床上使用便器。

5. 腹部按摩　用手按结肠解剖位置做自右向左环状按摩，可促使降结肠的内容物向下移动，并可增加腹内压，刺激肠蠕动，帮助排便。

6. 遵医嘱给口服缓泻剂　缓泻剂可使粪便中的水分含量增加，刺激肠蠕动，加速肠内容物的运行，而发挥导泻的作用。如蓖麻油、番泻叶、植物油、液状石蜡油、硫酸镁等。注意老人、儿童选择作用温和的泻药。

7. 使用简易通便剂　常用开塞露、甘油栓等，通过软化粪便、润滑肠壁、刺激肠蠕动而促进排便。

8. 上述方法无效时，按医嘱给予灌肠

9. 健康教育

（1）帮助患者及家属认识维持正常排便习惯的意义，向患者讲解有关排便的知识，养成定时排便的习惯。

（2）合理安排膳食：多摄取可促进排便的食物和饮料。如多食用蔬菜、水果、小米、粗粮等含膳食纤维多的食物；多饮水，病情允许情况下每日液体摄入量不少于2000ml；适当食用油脂类食物；餐前提供开水、柠檬汁等热饮料，促进肠蠕动，刺激排便反射；适当提供轻泻食物如梅子汁等促进排便。

（3）适当进行活动，按个人需要拟定规律的活动计划并协助患者进行运动，如散步、体操、打太极拳等，卧床患者可进行床上活动或被动运动。还应指导患者增强腹肌、盆底部肌肉锻炼，促进排便。

（4）教会患者和家属正确使用简易通便剂。

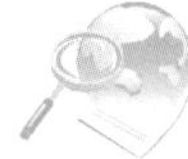

知识链接

简易通便剂

（1）肥皂栓（图8-16）：将普通肥皂削成圆锥形（底部直径约1cm，长3~4cm），护士戴手套，将肥皂栓蘸热水后轻轻插入肛门。如有肛裂、肛门黏膜溃疡、肛门剧烈疼痛者，不宜使用。

（2）开塞露（图8-17）：是一种常用的通便剂，由50%甘油或山梨醇制成，装在密封塑料容器内，成人用量20ml，小儿用量10ml，用时剪去封端口，挤出少量液体润滑开口处。患者取左侧卧位，嘱其作排便动作，以放松肛门括约肌，护士将开塞露前端轻轻插入肛门，将药液全部挤入直肠内（图8-18），嘱患者保留5~10min后再排便。

（3）甘油栓（图8-19）：是用甘油和明胶制成的栓剂，适用于小儿及年老体弱的便秘患者，使用时护士用手垫纱布或戴指套，捏住甘油栓底部，嘱患者张口呼吸，轻轻插入肛门至直肠内，并抵住肛门用纱布轻轻按揉，嘱患者保留5~10min后再排便。

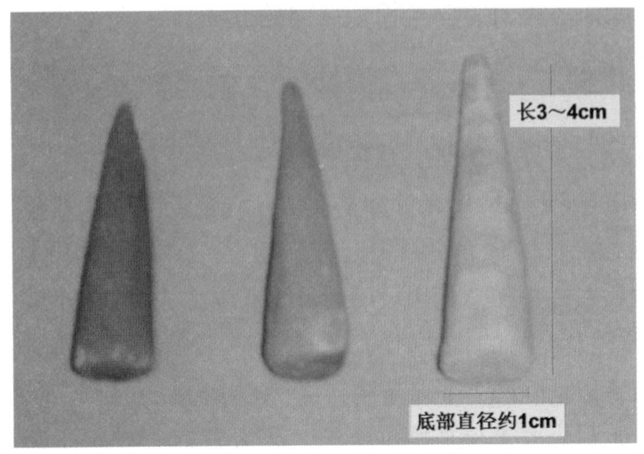

图8-16 肥皂栓

图8-17 开塞露

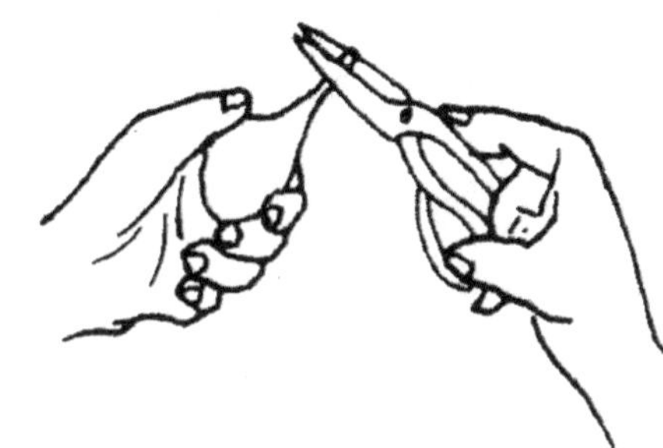

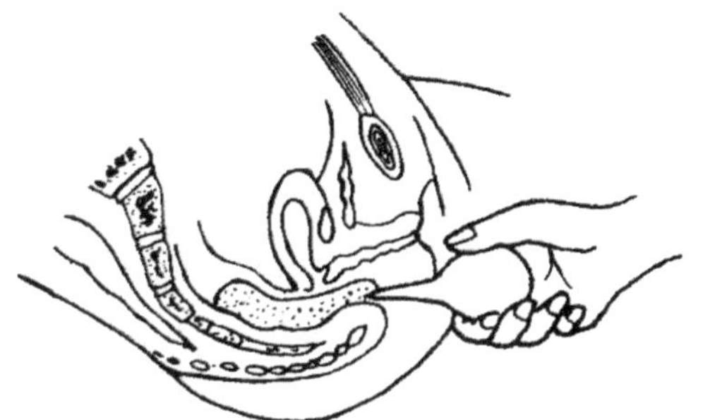

A. 开塞露使用的方法示意图

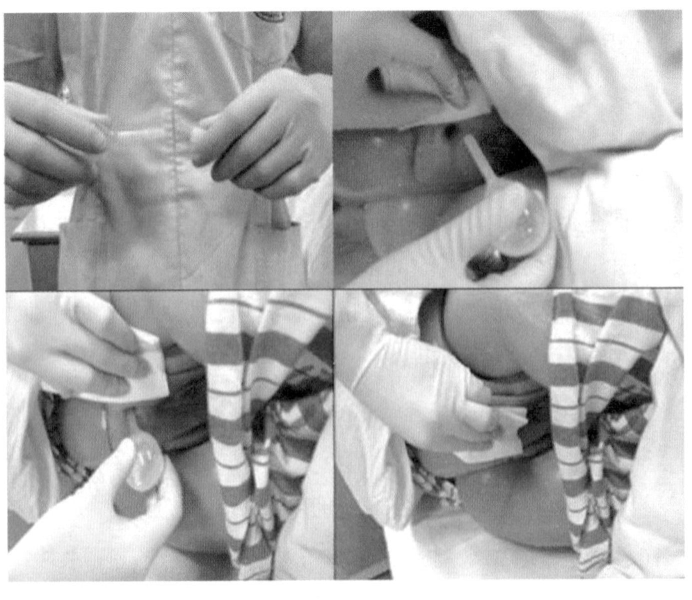

B. 开塞露使用的方法

图8-18 开塞露的使用

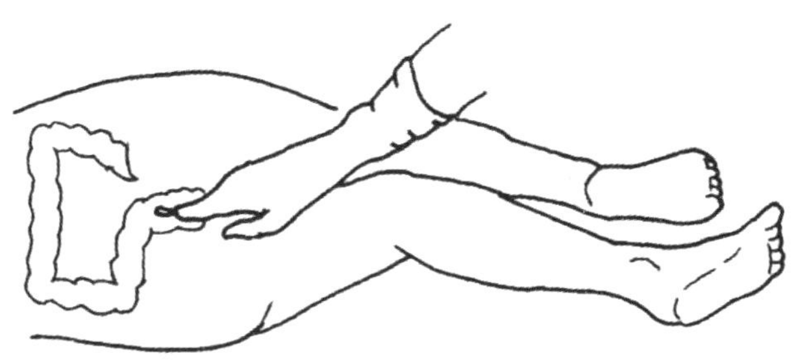

图 8－19 甘油栓使用法

（三）粪便嵌塞患者的护理

（1）早期可使用栓剂、口服缓泻药来润肠通便。

（2）必要时先行油类保留灌肠，2～3h 后再做清洁灌肠。

（3）人工取便：通常在清洁灌肠无效后按医嘱执行。操作时应注意动作轻柔，避免损伤直肠黏膜。具体方法为：术者戴上手套，将涂润滑剂的示指慢慢插入患者直肠内，触到硬物时注意大小、硬度，然后机械地破碎粪块，一块一块地取出。用人工取便易刺激迷走神经，故心脏病、脊椎受损者须慎重使用。操作中如患者出现心悸、头昏时须立刻停止。

（4）健康教育：帮助患者及家属正确认识维持正常排便习惯的意义，向患者讲解有关排便的知识，形成合理的膳食结构，适当运动。协助患者建立并维持正常的排便习惯，防止便秘的发生。

（四）大便失禁患者的护理

1. 心理护理　大便失禁的患者心情紧张而窘迫，心理压力大，常感到忧郁、自卑、自尊丧失，期望得到理解和帮助，护理人员应尊重、理解患者，主动给予心理安慰与支持。帮助其树立信心，配合治疗和护理。

2. 皮肤护理　保持床铺和皮肤的清洁干燥，床上铺橡胶单和中单或一次性尿布，每次便后用温水洗净肛门周围及臀部皮肤，及时更换污染的衣裤、床单、尿垫等。定时按摩受压部位，必要时，肛门周围涂擦软膏或润滑油以保护皮肤，随时注意观察骶尾部皮肤变化，避免破损感染，防止压疮的发生。

3. 帮助患者重建排便反射

（1）了解患者排便时间，掌握规律，定时给予便器，促使患者按时自己排便，如多数患者因进食刺激肠蠕动而引起排便，护理人员应在饭后及时给予便器。

（2）对排便无规律者，酌情定时给患者使用便盆以试行排便。也可与医生协商定时应用导泻栓或灌肠，以刺激定时排便，帮助患者重建排便反射。

（3）教会患者进行肛门括约肌及盆底部肌肉收缩锻炼。指导患者取坐或卧位，试作排便动作，先慢慢收缩肌肉，然后再慢慢放松，每次 10s 左右，连续 10 次，每次锻炼 20～30min，每日数次，以患者感觉不疲乏为宜。

4. 室内环境　定期开门、开窗通风换气，除去不良气味，保持室内空气清洗，使患者舒适。

5. 合理安排膳食　如无禁忌，保证患者每天摄入足量的液体。适当增加食物纤维的含量和适当运动。

6. 健康教育

（1）向患者及家属讲解有关大便失禁的原因和护理措施，使患者对重建排便反射、正常排便充满信心。

（2）指导患者及家属学会自我护理的方法和知识，如教会患者进行肛门括约肌和盆底肌肉收缩锻炼，以逐步恢复肛门括约肌的控制能力。

(3) 选择合理的饮食，注意饮食卫生，养成良好的卫生习惯，保证每天的摄水量。

五、灌肠术

灌肠术：是将一定量的溶液由肛门经直肠灌入结肠，帮助软化粪便，促进患者排便、排气、清洁肠道，或由肠道灌入药物或营养，达到协助诊断和进行治疗的目的。

根据灌肠目的可分为保留灌肠和不保留灌肠。根据灌入的液体量的不同又可将不保留灌肠分为大量不保留灌肠和小量不保留灌肠。

(一) 大量不保留灌肠术

【目的】

(1) 解除便秘或肠胀气。

(2) 清洁肠道，为肠道检查、手术或分娩做准备。

(3) 灌入低温液体，为高热患者降温。

(4) 稀释并清除肠道内的有害物质，减轻中毒。

【评估】

(1) 患者的意识情况、生命体征、病情、临床诊断、排便情况、灌肠的目的、有无急腹症、消化道出血或妊娠。

(2) 患者的心理状态、对操作的理解合作程度。

(3) 肛门、直肠有无损伤、病变。

【计划】

1. 护理人员准备　着装整洁，剪指甲、洗手，戴口罩，熟悉灌肠术的目的、方法。

2. 用物准备

(1) 治疗车上层：备灌肠筒一套（橡胶管全长约120cm、玻璃接管、筒内盛灌肠液）、肛管（24～26号）、血管钳（或液体调节开关）、手套、润滑剂、棉签、弯盘、卫生纸、橡胶单、治疗巾、水温计。

(2) 治疗车下层：便盆及便盆巾。

(3) 灌肠溶液：常用0.1%～0.2%的肥皂液、生理盐水。成人每次用量为500～1000ml，小儿200～500ml。溶液温度软化粪便为39～41℃，降温时用28～32℃，中暑者用4℃的等渗盐水。

(4) 另备输液架、屏风、绒毯。

3. 患者准备　了解灌肠的目的和方法，配合操作。学会深呼吸和取合适的体位，排空膀胱。

4. 环境准备　酌情关闭门窗，屏风遮挡患者，调节室温，光线或照明充足。

【实施】

大量不保留灌肠术操作步骤及要点说明见表8－5所列。

表8－5　大量不保留灌肠术

操作流程	流程说明	要点说明
核对解释	• 备齐用物携至床旁，核对患者床号、姓名，解释灌肠目的、灌肠时的感觉及配合事项，嘱患者排尿	• 认真查对，核对患者，取得合作
安置体位	• 关闭门窗，遮挡患者，协助患者取左侧卧位（对不能自控排便者可取仰卧位，臀下放便盆），双膝屈曲，脱裤至膝部，将臀部移至床沿	• 该姿势使患者腹肌放松，使乙状结肠、降结肠处于下方，利用重力作用使灌肠液顺利从直肠流入乙状结肠和降结肠

续表

操作流程	流程说明	要点说明
垫巾置盘	• 垫橡胶单和治疗巾于臀下，盖好被子，只暴露臀部，弯盘置于臀旁	• 保护床单元，保暖，保护患者自尊
挂灌肠筒	• 将灌肠筒挂于输液架上，筒内液面距肛门约 40～60cm，戴手套	• 维持适当的压力，如压力过大刺激肠蠕动，即引起排便反射
润管排气	• 连接肛管，润滑肛管前端，排尽管内气体，夹管	• 减少刺激，利于插管，防止气体进入直肠
插管灌液	• 左手分开臀部，显露肛门，嘱患者深呼吸右手持肛管轻轻插入 7～10cm，（小儿插入深度 4～7cm）固定肛管，开放管夹，使液体缓缓流入（图 8－20）	• 嘱患者作排便动作，以放松肛门外括约肌利于插管，插管动作轻柔 • 与患者交谈以分散其注意力
观察处理	• 观察筒内液面下降和患者情况，如溶液流入受阻，可稍移动肛管，必要时检查有无粪块堵塞 • 若患者有便意，应将灌肠筒适当放低，减慢流速，并嘱患者做深呼吸，减轻腹压 • 若患者出现面色苍白、出冷汗、剧烈腹痛、脉速、心慌气急，应立即停止灌肠，通知医生进行处理	• 降低灌肠筒，以减少灌入溶液的压力 • 患者可能发生肠道剧烈痉挛或出血，安慰患者
拔出肛管	• 待灌肠液即将流尽时夹管，用卫生纸包裹肛管轻轻拔出放入弯盘内，擦净肛门	• 避免拔管时灌肠液随管流出
保留排便	• 协助患者取舒适的卧位，嘱其尽量保留 5～10min 后再排便 • 协助患者排便。对不能下床的患者，给予便器 • 排便后取出便器，擦净肛门，协助患者穿裤，置舒适卧位休息	• 使灌肠液在肠中有足够的作用时间，以利粪便充分软化，容易排出。降温灌肠，液体应保留 30min 后再排出，排便后 30min 再测量体温并记录
整理记录	• 整理床单位，开窗通风 • 观察排便状况、大便性状，必要时留取标本送检，清理用物，消毒处理 • 洗手，在体温单大便栏目内记录灌肠结果	• 询问患者的感受，感谢合作 • 保持病室的整齐，去除异味 • 防止病原微生物传播 • 灌肠用“E”表示，如灌肠后解便一次为 1/E；如灌肠后无大便记为 0/E，如自行排便一次，灌肠后又解便一次为 1^1/E 此类推。

【注意事项】

（1）保护患者的自尊，减少肢体暴露，防止受凉。

（2）准确掌握灌肠溶液的温度、浓度、流速、压力和液体量。

（3）降温灌肠时，液体应保留 30min 后排出，排便后 30min 再测量体温，并做记录。

（4）为伤寒患者灌肠，液量不超过 500ml，压力宜低（即液面不得高于肛门 30cm）。充血性心力衰竭或水钠潴留患者禁用生理盐水灌肠，以减少钠的吸收，避免加重心脏负担。肝昏迷患者禁用肥皂液灌肠，以减少氨的产生和吸收。

（5）灌肠过程中注意观察患者的反应，如患者有腹胀或便意时，嘱患者做深呼吸，以减轻不适。若出现面色苍白、出冷汗、剧烈腹痛、脉速、心慌气急，应立即停止灌肠，通知医生进行处理。

（6）急腹症、严重心血管疾病、消化道出血、妊娠等患者禁忌灌肠。

【评价】

（1）操作方法正确、熟练，动作轻稳，患者无不良反应。

（2）溶液选择正确，溶液流速、压力适宜，灌肠筒高度正确，插入深度正确。

（3）护患沟通有效，患者了解灌肠的目的，能够配合，对护士操作满意度高。

【健康教育】

(1) 指导患者掌握配合灌肠操作的方法。

(2) 向患者及家属讲解维持正常排便习惯的重要性，保持良好的生活习惯。

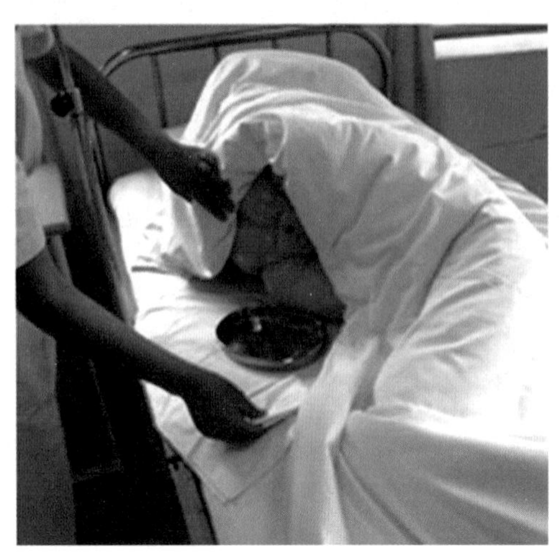

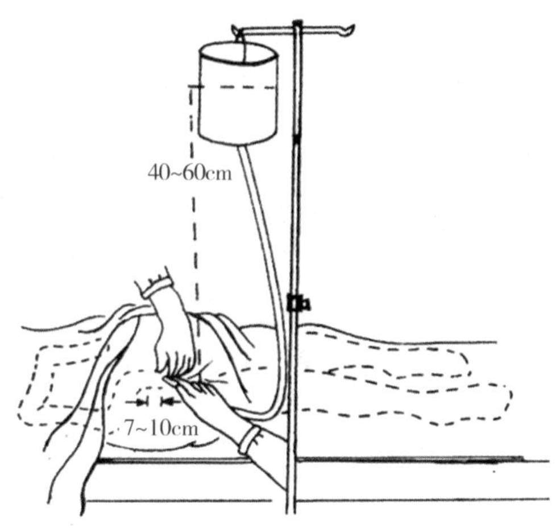

图 8-20　插管灌液

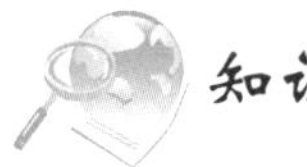

知识链接

特殊患者的灌肠要求

1. 肝性脑病患者　主要的处理措施之一是减少肠内有毒物质，以保持排便通畅。通过导泻或灌肠清除肠内含氮物质而减少氨的产生和吸收，从而减轻肝性脑病。肠内 pH 值保持在 5~6 偏酸环境，则血中氨逸出肠黏膜而进入肠腔，最后形成铵盐排出体外。肝性脑病患者禁用肥皂水灌肠，因为用碱性溶液灌肠时，肠内 pH 值呈碱性，则肠腔内铵盐（NH_4^+）可形成氨（NH_3）而进入脑中，加重肝性脑病。

2. 心力衰竭患者　主要的处理措施之一是控制体内细胞外液的容量，以控制钠盐的摄入，减轻体液潴留，降低心脏前负荷而缓解心衰，因此禁用盐水灌肠。

3. 伤寒患者　伤寒的病理损害以回肠末端的淋巴组织最为显著，伤寒患者禁用泻药或高压灌肠，以免引起肠出血、肠穿孔等并发症发生。因此为伤寒患者灌肠的溶液量要少，压力要低。当伤寒患者出现便秘时，可先用等渗盐水低压灌肠。无效时改用 50% 的甘油或液状石蜡 100ml 灌肠。

清洁灌肠

清洁灌肠即反复多次进行大量不保留灌肠的一种方法，其目的是彻底清除肠道内粪便，常用于结肠、直肠的检查、造影摄片前和手术前的肠道准备。首次用 0.1%~0.2% 肥皂液进行大量不保留灌肠，然后反复使用生理盐水灌肠数次，直至排出液清澈无粪渣为止。

（二）小量不保留灌肠

适用于腹部或盆腔手术后肠胀气的患者，以及危重、幼儿、孕妇、年老体弱患者便秘时。

【目的】

(1) 软化粪便、解除便秘。

(2) 排除肠道积气、减轻腹胀。

【评估】

(1) 患者的年龄、意识情况、生命体征、病情、临床诊断、排便情况。

（2）患者的心理状态、对操作的理解合作程度。

【计划】

1. 护理人员准备 着装整洁，剪指甲、洗手，戴口罩。熟悉灌肠术的目的、方法。

2. 用物准备

（1）治疗车上层：备量杯或小容量灌肠筒、肛管（20～22号）、温开水5～10ml、注洗器、弯盘、血管钳、润滑剂、棉签、卫生纸、橡胶或塑料单及治疗巾、手套、水温计。

（2）治疗车下层：便盆及便盆巾。

（3）常用灌肠溶液为"1、2、3"溶液（即50%硫酸镁30ml、甘油60ml、温开水90ml）和油剂（即甘油或液状石蜡50ml，加等量温开水）两种，溶液温度38℃。

（4）其他：另备屏风、绒毯。

3. 患者准备 了解灌肠的目的和操作方法，配合操作，学会深呼吸和取合适的体位。

4. 环境准备 酌情关闭门窗，屏风遮挡患者，调节室温，光线或照明充足。

【实施】

小量不保留灌肠术操作步骤及要点说明见表8－6所列。

表8－6 小量不保留灌肠术

操作流程	流程说明	要点说明
核对解释	• 备齐用物携至床旁，核对患者床号、姓名，解释灌肠目的、灌肠时的感觉及配合事项，以取得合作	• 认真查对，避免差错事故的发生
安置卧位	• 关闭门窗，遮挡患者，协助患者取左侧卧位，双膝屈曲，脱裤至膝部，臀部移至床沿	• 该姿势利用重力作用使灌肠液顺利从直肠流入乙状结肠和降结肠
垫巾准备	• 垫小橡胶单和治疗巾于臀下，戴手套，弯盘置于臀边	• 保护床单、床褥不被污染
润管排气	• 用注洗器抽吸溶液，连接肛管，润滑肛管前端，排气夹管	• 减少刺激，利于插管，防止气体进入，避免肠胀气直肠
插管灌液	• 分开臀部，暴露肛门，嘱患者深呼吸，右手将肛管轻轻插入直肠7～10cm（小儿插入深度4～7cm） • 固定肛管，放开血管钳，缓缓注入溶液，注毕夹管，取下注洗器再吸取溶液，松夹后再行灌注，如此反复直至溶液注完（图8－21） • 注入温开水5～10ml，抬高肛管尾端，使管内溶液全部流入	• 注入速度不得过快过猛，以免刺激肠黏膜，引起排便反射，如用小容量灌肠筒，液面距肛门不超过30cm • 更换注洗器时，要防止空气进入肠道引起肠胀气
拔出肛管	• 夹管或反折肛管，用卫生纸包住肛管轻轻拔出，放入弯盘内	• 充分软化粪便，利于排出
保留排便	• 擦净肛门，协助患者取舒适卧位，嘱其尽量保留溶液10～20min再排便 协助患者排便，整理床单位，清洁处理用物	• 询问患者的感受，谢谢患者的合作
整理记录	• 开窗通风，洗手，记录	• 记录灌肠时间、灌肠液种类、量及患者反应

【注意事项】

（1）灌肠时插入深度为7～10cm，压力要低，灌肠液注入速度不得过快过猛，保留时间10～20min。

（2）每次抽吸灌注液时应夹紧肛管，防止空气进入肠道而引起肠胀气。

【评价】

（1）操作中关心、保护患者，操作方法正确、熟练，动作轻稳。

（2）溶液选择正确，液面高度正确和插入深度正确。

(3) 患者了解灌肠的目的，能够配合，患者无不良反应。

【健康教育】

(1) 向患者及家属讲解维持正常排便习惯的重要性，保持良好的生活习惯。

(2) 向患者及家属讲解灌肠的目的和意义，指导患者配合操作的方法。

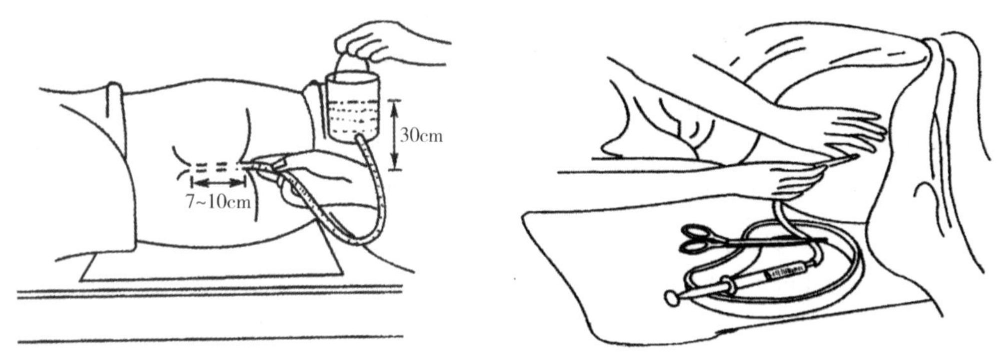

图 8－21　小量不保留灌肠

(三) 保留灌肠

将药液灌入到直肠或结肠内，通过肠黏膜吸收以达到治疗疾病目的的方法。

【目的】

(1) 用于镇静、催眠。

(2) 治疗肠道感染。

【评估】

(1) 患者的意识情况、生命体征、病情（肠道病变）、临床诊断、灌肠的目的。

(2) 患者的心理状态、排便情况、合作程度。

(3) 患者肛门皮肤、黏膜情况。

【计划】

1. 护理人员准备　着装整洁，剪指甲、洗手，戴口罩。熟悉灌肠术的目的、方法。向患者解释保留灌肠术的目的、注意事项、操作程序和配合要点。

2. 用物准备

(1) 治疗车上层：量杯或小容量灌肠筒、肛管（20 号以下），温开水 5～10ml、注洗器、弯盘、血管钳、润滑剂、棉签、卫生纸、橡胶或塑料单及治疗巾、手套、水温计、遵医嘱备灌肠液。

(2) 治疗车下层：便盆及便盆巾。

(3) 常用溶液：药物及剂量遵医嘱，灌肠溶液量不超过 200ml，溶液温度 38℃。镇静、催眠选用 10% 水合氯醛，肠道炎症选用 2% 小檗碱或 0.5% ～1% 新霉素或其他抗生素溶液。

(4) 其他：另备屏风、绒毯、小垫枕。

3. 患者准备　了解灌肠的目的和操作方法，配合操作，取合适的体位，并排空粪便及尿液。

4. 环境准备　酌情关闭门窗，屏风遮挡患者，调节室温，光线或照明充足。

【实施】

保留灌肠术操作步骤及要点说明见表 8－7 所列。

表8－7 保留灌肠术

操作流程	流程说明	要点说明
核对解释	• 备齐用物携至床旁，核对患者床号、姓名，解释灌肠目的及配合事项，关闭门窗，遮挡患者，协助患者排便、排尿	• 核对患者，取得合作 • 排便排尿后有利于药物保留和吸收
安置体位	• 根据病情选择左侧或右侧卧位，双膝屈曲，脱裤至膝部，臀部移至床沿，臀部抬高10cm	• 阿米巴痢疾病变多在回盲部，取右侧卧位，以提高疗效；慢性细菌性痢疾，病变部位多在直肠或乙状结肠，取左侧位。抬高臀部利于药物保留
垫巾置盘	• 垫小橡胶单和治疗巾于臀下，戴手套，弯盘置于臀边	• 保护床单、床褥不被污染
润管排气	• 用注洗器抽吸溶液，连接肛管，润滑肛管前端，排气夹管	• 减少刺激，利于插管，防止气体进入，避免肠胀气直肠
插管灌液	• 分开臀部，暴露肛门，嘱患者深呼吸，右手将肛管轻轻插入直肠15～20cm • 固定肛管，放开血管钳，缓缓注入溶液 • 药液注入完毕，再注入温开水5～10ml，抬高肛管尾端，使管内溶液全部流入	• 为保留药液，减少刺激，要做到肛管细、插入深、注入药液速度慢，量少。液面距肛门不超过30cm
拔出肛管	• 夹管或反折肛管，用卫生纸包住肛管轻轻拔出置弯盘内，擦净肛门，用卫生纸在肛门处轻轻按揉	
保留排便	• 嘱患者尽量忍耐，保留药液在1h以上	
整理记录	• 整理床单位，清理用物，开窗通风 洗手，观察患者反应，并做好记录	• 使药液充分吸收，达到治疗目的 • 记录灌肠时间、灌肠液种类、量及患者反应

【注意事项】

（1）嘱患者灌肠前排便排尿，排空肠道有利于药物保留和吸收。在作保留灌肠前，应了解灌肠目的及病变部位，以便掌握灌肠的卧位和插管的深度。

（2）肛管要细，插入要深，液量要少，压力要低、灌入速度宜慢、保留时间要长，有利于肠黏膜吸收对药物的吸收，增强疗效。

（3）肠道感染的患者，最好选在临睡前灌肠，因此时活动量小，药液易于保留吸收。

（4）肛门、直肠、结肠等手术后及排便失禁的患者均不宜作保留灌肠。

【评价】

（1）操作方法正确、熟练，动作轻稳，药液保留在肠道，达到治疗目的。

（2）用物备齐，溶液选择正确，液面高度、插入深度、注入药液量、速度、压力正确。

（3）操作中关心患者，护患沟通有效，患者能够配合，无不良反应发生。

【健康教育】

（1）向患者及家属讲解有关疾病的知识。

（2）向患者及家属讲解保留灌肠的目的和意义，指导患者配合操作的方法。

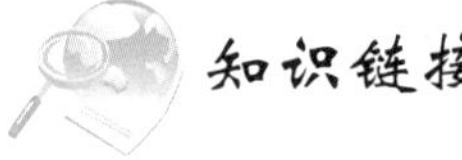

知识链接

口服高渗溶液清洁灌肠的方法

1. 原理　高渗溶液进入肠道，在肠道内不吸收而形成高渗环境，使肠道内水分大量增加，从而软化粪便，刺激肠蠕动，加速排便，达到清洁肠道的目的。

2. 溶液　常用溶液有甘露醇、硫酸镁。

3. 适应证　适用于结肠、直肠检查和手术前肠道准备。

4. 方法

（1）甘露醇法：患者前3d进半流质饮食，术前1d进流质饮食，术前1天下午2：00～4：00口服甘露醇溶液1500ml（20%甘露醇500ml+5%葡萄糖1000ml混匀）。一般在服用后15～20min即反复自行排便。

（2）硫酸镁法：患者术前3d进半流质饮食，每晚口服50%硫酸镁10～30ml。术前1d进流质饮食，术前1天下午2：00～4：00，口服25%硫酸镁200ml（50%硫酸镁100ml+5%葡萄糖盐水100ml）后再口服温开水1000ml。一般在服后15～30min即可反复自行排便，2～3h内可排便2～5次。

5. 注意事项　护士应观察患者的一般情况，服药速度不宜过快，注意排便次数及粪便性质，确定是否达到清洁肠道的目的，并做好相应记录。

第三节　排气护理

案例：

吴某，男性，38岁，平时少活动，在网吧上网，喝碳酸饮料后2h感腹部胀满不适、腹痛。

问题：

1. 该患者出现什么情况？

2. 怎样处理？其注意事项是什么？

由于各种原因使肠道内积聚过量气体不能排出时，患者可出现腹部膨隆、腹胀、疼痛、呃逆等。护理人员应认真观察患者的排气活动，有助于诊断和选择适宜的治疗、护理措施，促进其身心健康。

一、肠胀气患者的护理

肠胀气是指胃肠道内有过多的气体积聚而不能排出，引起腹胀、腹痛等不适的症状。一般情况下，胃肠道内的气体只有150ml左右，胃内的气体可通过口腔嗝出。肠道内的气体部分在小肠被吸收，其余的可通过肛门排出，一般不会导致不适。

1. 肠胀气的原因　患者由于胃肠道功能异常、吞入大量空气、肠道梗阻及肠道手术、手术后麻醉药物的影响、饮食不当（如食入产气性食物过多）或某些药物的不良反应而引起肠胀气。

2. 肠胀气的症状和体征　患者表现为腹部膨隆，叩诊呈鼓音、腹胀、痉挛性疼痛、呃逆、肛门排气过多。当肠胀气压迫膈肌和胸腔时，可出现气急和呼吸困难。

3. 肠胀气的护理措施

（1）心理护理：向患者解释肠胀气的原因，缓解其紧张不安的情绪。

（2）饮食调整：如肠胀气与饮食有关，应为患者制订营养合理、易消化的饮食，少食或勿食豆类、糖类等产气性食物，嘱患者少饮碳酸饮料，进食不宜过快。

（3）适当活动：鼓励并协助患者适当活动，卧床患者可经常更换卧位；病情允许则下床散步。

（4）腹部热敷或按摩，必要时遵医嘱给予药物治疗或进行肛管排气。

（5）健康指导：向患者及家属讲解避免肠胀气的方法，如适当活动，正确选择饮食种类；指导患者及家属养成健康的生活习惯。

二、肛管排气法

肛管排气法是将肛管经肛门插入直肠，以排除肠内积气的方法。

【目的】

帮助患者排出肠腔积气，减轻腹胀。

【评估】

（1）患者的意识情况、生命体征、病情、肠胀气程度、临床诊断、已采取的护理措施。

（2）患者的心理状态、对操作的理解合作程度。

（3）患者饮食结构和习惯、肛门皮肤、黏膜情况。

【计划】

1. 护理人员准备　着装整洁，洗手，戴口罩。熟悉肛管排气法的目的、方法。

2. 用物准备　治疗盘内备肛管（26号）玻璃接管、橡胶管、玻璃瓶（内盛水3/4满）、瓶口系带、润滑剂、棉签、胶布（1cm×15cm）橡皮圈及别针、卫生纸、弯盘、手套；另备屏风。

3. 患者准备　了解肛管排气法的目的和注意事项，配合操作，取合适的体位。

4. 环境准备　酌情关闭门窗，调节室温，屏风遮挡患者，光线或照明充足。

【实施】

肛管排气法操作步骤及要点说明见表8－8所列。

表8－8　保留灌肠术

操作流程	流程说明	要点说明
核对解释	• 备齐用物携至床旁，核对患者床号、姓名，解释灌肠目的及配合事项	• 尊重患者，取得合作
安置体位	• 协助患者取左侧卧位或平卧位，注意遮盖，暴露肛门	• 便于操作
系瓶连管	• 将玻璃瓶系于床边，橡胶管一端插入玻璃瓶液面下，另一端与肛管相连（图8－22）	• 防止外界空气进入直肠内，加重腹胀，还可观察气体排出量的情况
插管固定	• 戴手套，润滑肛管前端，嘱患者张口呼吸，将肛管轻轻插入直肠15～18cm，用胶布将肛管固定于臀部 • 留出足够的长度用别针固定橡胶管于床单上（图8－23）	• 减少肛管对直肠的刺激，便于插管 • 便于患者翻身、活动，防肛管脱落
观察处理	• 观察和记录排气情况，如排气不畅，帮助患者更换体位或按摩腹部	• 若有气体排出，可见瓶内液面下有气泡自管端逸出
拔出肛管	• 保留肛管不超过20min，拔出肛管，清洁肛门，取下手套	• 长时间置肛管，会降低肛门括约肌的反应，甚至导致肛门括约肌永久性松弛
整理记录	• 协助患者取舒适卧位，观察患者反应，询问患者腹胀有无减轻 • 整理床单位，清理用物，洗手，记录	• 记录排气时间及效果，患者反应

【注意事项】

（1）维护患者自尊，注意遮挡，保护患者的隐私。

（2）肛管保留时间不超过20min，否则会减弱肛门括约肌反应，甚至导致肛门括约肌永久性松弛，必要时可间隔2～3h后重新插管排气。

【评价】

（1）用物备齐，肛管插入深度及留置时间正确。

（2）操作方法正确、熟练，动作轻稳，达到排气目的。

（3）操作中关心患者，护患沟通有效。

【健康教育】

（1）指导患者保持健康的生活习惯。

（2）向患者及家属讲解肛管排气的目的和意义，指导患者配合操作的方法。

（3）向患者及家属讲解有关疾病的知识，避免腹胀的方法，如正确选择饮食类型。

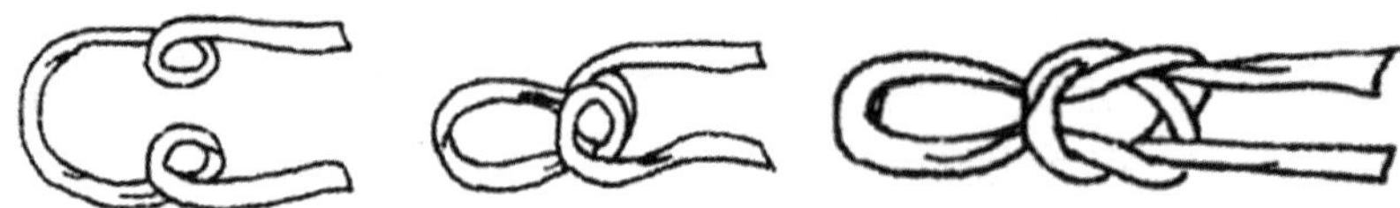

图 8－22　瓶口系法

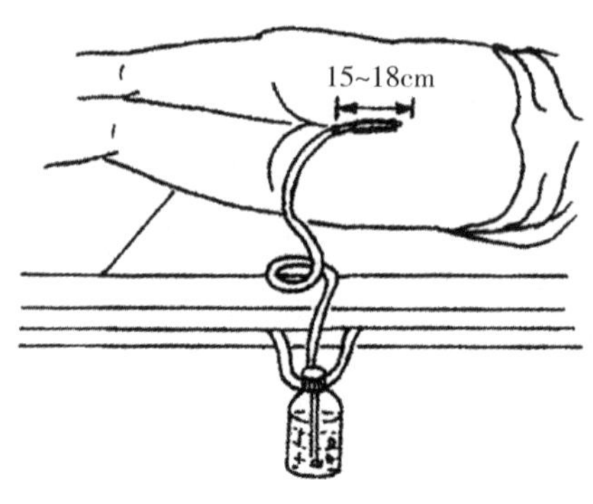

图 8－23　肛管排气法

目标检测

一、A 型题（以下每题下面有 A、B、C、D、E 五个答案，请从中选择一个最佳的答案）

1. 上消化道出血患者的粪便呈（　　）。

A. 果酱样便　　B. 暗红色便

C. 陶土色便　　D. 柏油样便

E. 鲜红色便

2. 阿米巴痢疾患者的粪便呈（　　）。

A. 果酱样便　　B. 暗红色便　　C. 陶土色便　　D. 柏油样便

E. 鲜红色便

3. 下列灌肠的注意事项，描述错误的是（　　）。

A. 对顽固性失眠者可给予保留灌肠进行镇静、催眠

B. 急腹症、消化道出血、妊娠等禁忌灌肠

C. 充血性心力衰竭用生理盐水灌肠

D. 伤寒患者灌肠液量不得超过 500ml

E. 肝昏迷患者禁用肥皂液灌肠

4. 为防止肛门括约肌永久性松弛，肛管排气的患者肛管保留时间不超过（　　）。

A. 10min　　B. 15min　　C. 20min　　D. 25min

E. 28min

5. 尿液呈酱油色见于（　　）。

A. 阻塞性黄疸　　B. 急性溶血反应

C. 晚期丝虫病　　D. 肝细胞性黄疸

E. 肾脏肿瘤

6. 插导尿管前再次消毒尿道口和小阴唇的顺序是（　　）。
A. 自上而下，由内向外　　B. 自上而下，由外向内
C. 自下而上，由内向外　　D. 自下而上，由外向内
E. 由外向内，再由内向外

7. 新鲜尿液即有氨臭味见于（　　）。
A. 膀胱炎　　B. 膀胱癌　　C. 前列腺炎　　D. 尿路结石
E. 尿潴留

8. 大量不保留灌肠的禁忌证不包括（　　）。
A. 消化道出血　　B. 急性腹膜炎　　C. 妊娠　　D. 肠穿孔
E. 外痔

9. 肥皂水灌肠，灌肠液的浓度为（　　）。
A. 0.1% ~0.2%　　B. 1% ~2%　　C. 0.5%　　D. 2% ~3%
E. 5%

10. 男患者导尿时的插管长度为（　　）。
A. 16 ~18cm　　B. 18 ~20cm　　C. 20 ~22cm　　D. 22 ~24cm
E. 24 ~26cm

11. 患者张某，女性，46 岁，患有糖尿病酮症酸中毒，尿糖阳性。该患者尿液气味呈（　　）。
A. 酸臭味　　B. 烂苹果味　　C. 腐臭味　　D. 氨臭味
E. 大蒜味

12. 患者李某，男性，48 岁，患阿米巴痢疾，行保留灌肠，为该患者灌肠其卧位、灌肠的量及液面与肛门距离是（　　）。
A. 右侧卧位、200ml、不超过 30cm　　B. 右侧卧位、200ml、不超过 50cm
C. 左侧卧位、200ml、不超过 30cm　　D. 左侧卧位、200ml 以内、不超过 35cm
E. 右侧卧位、500ml 以内、不超过 30cm

13. 某肝昏迷患者，男性，58 岁，临床表现为意识错乱，睡眠障碍，行为失常，为控制其症状，宜采用酸性溶液灌肠，禁用肥皂水灌肠，其原因是（　　）。
A. 导致腹泻　　B. 易发生腹胀
C. 引起电解质平衡失调　　D. 减少氨的产生和吸收
E. 对肠黏膜刺激性大

14. 患者吴某，女性，56 岁，拟今晨 8：30 在腰麻下行子宫肌瘤切除术，术前护士为其进行留置导尿，并向其说明导尿的主要目的是（　　）。
A. 避免术中误伤膀胱　　B. 避免术中出现尿潴留
C. 便于切除肿瘤　　D. 保护肾脏
E. 避免术中出现尿失禁

15. 患者杨某，男性，34 岁，高温环境下作业 4h 而引起中暑，需物理降温，选择灌肠的溶液温度是（　　）。
A. 0℃　　B. 39 ~41℃　　C. 28 ~32℃　　D. 38℃
E. 4℃

16. 秦某，女性，59 岁。下蹲或腹部用力时，常出现不由自主的排尿。根据患者情况应给予的护理诊断是（　　）。
A. 充盈性尿失禁　与膀胱过渡充盈有关

B. 压力性尿失禁　与腹压升高有关

C. 收缩性尿失禁　与膀胱收缩有关

D. 反射性尿失禁　与支配括约肌的神经受损有关

E. 真性尿失禁　与神经传导功能减退有关

17. 患者安某，男性，57 岁，行颅内胶质瘤切除术，术前为该患者行导尿术，便于顺利插管，提起患者阴茎与腹壁呈 60°角度的目的是（　　）。

A. 耻骨前弯消失　　B. 耻骨下弯消失

C. 耻骨前弯扩大　　D. 耻骨下弯扩大

E. 防止阴茎充血水肿

（18 ~ 19 题共用题干）

病例：患者李某，女，40 岁，因外伤瘫痪致尿失禁而采用留置导尿管，留置导尿 7d。

18. 护士在为其护理时，下列措施不符合留置导尿管的常规护理的是（　　）。

A. 导尿时留置导尿管不可提高，以防尿液逆流

B. 每日定时更换集尿袋

C. 防止引流管受压、扭曲

D. 每周更换 2 次导尿管

E. 用消毒棉球擦拭外阴及尿道口，每天 1 ~ 2 次

19. 该患者尿管引流通畅，引流的尿液色黄、混浊，医嘱行抗感染治疗，护士在为其护理时应特别注意（　　）。

A. 鼓励患者多饮水，并进行膀胱冲洗

B. 集尿袋引流管应低于耻骨联合

C. 定期更换集尿袋及导尿管

D. 观察、记录尿量并经常清洗尿道口

E. 采用间歇性引流夹管方式训练膀胱反射功能

（20 ~ 23 题共用题干）

病例：某女，34 岁，顺利产下一女婴后，12h 未排尿，主诉下腹疼痛，体检耻骨上高度膨隆，扪及囊样包块，给予各种方法试行排尿均无效，施行导尿术。

20. 为该患者导尿，初步消毒外阴的顺序为（　　）。

A. 阴阜、大阴唇、小阴唇、尿道口　　B. 尿道口、小阴唇、大阴唇、阴阜

C. 大阴唇、小阴唇、尿道口、阴阜　　D. 阴阜、尿道口、小阴唇、大阴唇

E. 小阴唇、大阴唇、阴阜、尿道口

21. 第二次消毒外阴时首先应消毒的部位是（　　）。

A. 大阴唇　　B. 小阴唇　　C. 尿道口　　D. 阴阜

E. 阴道口

22. 导尿时，下列操作步骤中错误的是（　　）。

A. 严格无菌操作　　B. 插管时动作要轻

C. 患者取屈膝仰卧位　　D. 导尿管插入 4 ~ 6cm

E. 如导尿管误入阴道，应立即拔出重新插入尿道

23. 导尿时第一次放尿不能超过（　　）。

A. 600ml　　B. 700ml　　C. 800ml　　D. 900ml

E. 1000ml

二、B 型题（以下提供若干组考题，每组考题共同使用在考题前列出的 A. B. C. D. E. 五个备选答案，请从中选择一个最佳的答案）

（24～26 题共用选项）

A. 淡黄色
B. 红色或棕色
C. 黄褐色或深黄色
D. 酱油色或浓茶色
E. 乳白色

24. 丝虫病患者尿液呈（　　）。

25. 急性肾小球肾炎、输尿管结石尿液呈（　　）。

26. 肝细胞性黄疸和阻塞性黄疸等患者尿液呈（　　）。

（27～29 题共用选项）

A. >3000ml
B. >2500mL
C. <400mL
D. <500ml
E. <100mL

27. 多尿是指 24h 尿量（　　）。

28. 少尿是指 24h 尿量（　　）。

29. 无尿或尿闭是指 24h 尿量（　　）。

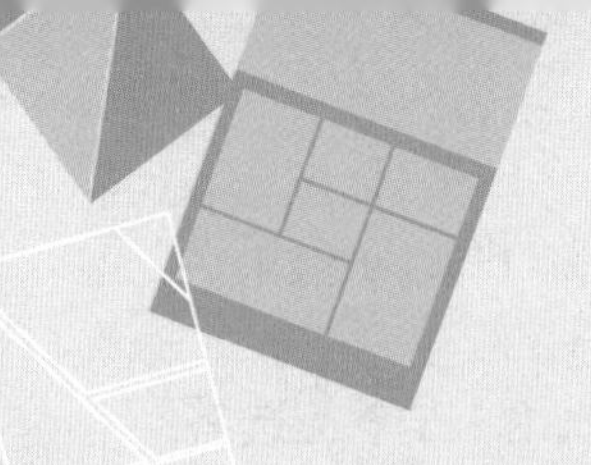

第九章

给药技术

案例

李某，男，67岁，有高血压病史10年，糖尿病病史5年，因受凉后咳嗽、咳铁锈色痰，伴头痛、发热、全身无力，来医院就诊。门诊医生以“大叶性肺炎”收住呼吸内科，医嘱：止咳糖浆10ml，tid；庆大霉素8U+生理盐水10ml雾化吸入，bid；胰岛素12U，皮下注射，tid；青霉素80万U，肌内注射，bid；青霉素，皮试，st。

问题

请问如何正确执行医嘱？

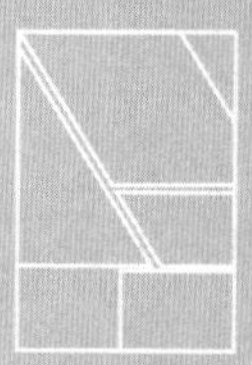

给药技术是临床最常用的一种治疗技术和手段，其目的包括治疗疾病、减轻不适、协助诊断、维持正常生理功能、预防疾病以及促进健康。护士是给药的直接执行者，又是患者用药安全的监护者。为保证患者准确、安全、有效的用药，护士必须了解用药的基本知识，熟练掌握正确的给药技术，指导患者安全用药。

第一节　药物疗法的基本知识

一、药物的种类、领取和保管

（一）药物的种类

1. 内服药　包括溶液、片剂、丸剂、散剂、胶囊、酊剂、合剂和纸型等。
2. 注射药　包括溶液、油剂、混悬剂、结晶、粉剂等。
3. 外用药　包括软膏、溶液、酊剂、粉剂、搽剂、洗剂、滴剂、栓剂、涂抹剂等。
4. 新型剂　如粘贴敷片、植入慢溶药片、胰岛素泵等。

（二）药物的领取

（1）病区应备有一定基数的常用药物，由专人负责保管，填写领药本，定期到药房领取，以补充消耗。

（2）患者使用的贵重药、特殊药物，凭医生处方领取。

（3）病区备有一定数目的剧毒药、麻醉药，用后凭医生处方领取补充。

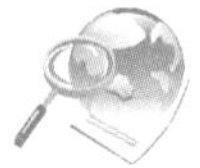

知识链接

中心（住院部）药房

目前许多医院都设有中心（住院部）药房，其优点是将药物集中使用，减少病区领药、退药和保管药物等工作，还可节约药物，避免药物的积压和浪费。中心（住院部）药房主要负责全院各个病区住院患者日间用药的发放及口服药的配药。病区药物治疗护士于每日查房后，将处方和药盘及小药卡一起送至中心药房，由专人负责配药（1日量）及核对。病区药物治疗护士取回药盘后必须再次核对，核对无误后，在准确的时间内将药物发放给患者。

（三）药物的保管

1. 药柜管理　药柜应置于通风、干燥、光线充足处，避免阳光直射。保持药柜清洁，由专人保管，定期检查药品质量，以保证用药安全。

2. 分类放置　按内服、外用、注射、剧毒等分类放置，在有效期内先领先用。剧毒麻醉药应有明显标记，并加锁保管，实行严格的交班制度。患者专用的特殊药物，应注明床号、姓名，单独存放。

3. 标签明确　内服药贴蓝色边标签，外用药贴红色边标签，剧毒麻醉药贴黑色边标签。标签上应标明药名、剂量或浓度。

4. 定期检查　药物过期或有变色、异味、沉淀、混浊、潮解、变性、标签脱落、被污染或辨认不清等现象，均不可再使用。

5. 按性质保存

（1）遇光容易变质的药物，如维生素C、氨茶碱、盐酸肾上腺素等，可用深色瓶盛装或放于黑纸遮光的纸盒内，并置于阴凉处。

（2）容易氧化、挥发、潮解、风化的药物，如乙醇、酵母片、糖衣片、过氧乙酸等须装瓶内盖紧。

（3）容易被热破坏的生物制品、抗生素等，如疫苗、胰岛素、胎盘球蛋白、抗毒血清、青霉素皮试液、肝素等应置于干燥阴凉（20℃）处或在2～10℃的冷藏环境中保存。

（4）易燃、易爆的药物，如乙醚、环氧乙烷、无水乙醇等，应单独存放于阴凉低温处，并注意密闭瓶盖，远离明火，防止发生意外。

（5）各类中药应放于阴凉干燥处，芳香性药品要密盖保存。

二、给药原则

为保证用药的安全，防止发生医疗差错，在给药中必须严格遵守以下原则。

（一）严格遵医嘱给药

给药并非一项独立的护理操作，因此，护士给药必须严格按照医嘱执行，不得擅自更改内容；对有疑问的医嘱，必须向医生了解清楚后方可执行，不可盲目给药。

（二）严格执行查对制度

护士在给药过程中，必须做到“三查八对”。

1. 三查　指操作前、操作中、操作后查（查八对的内容）。

2. 八对　包括核对床号、姓名、药名、浓度、剂量、用法、时间、有效期（批号）及质量。

（三）正确安全合理给药

1. 安全给药　护士给药应做到“五准确”，即患者、时间、药物剂量、药物浓度和给药途径的准确。

2. 合理给药　科学合理地安排给药时间，药物备好后要及时发放使用，避免药物久置而污染，药效降低及产生过敏物质，增加过敏（变态）反应的发生率。

3. 过敏试验　对易发生过敏的药物，使用前要了解用药史、过敏史，必要时作过敏试验，用药过程中还应密切观察患者的反应。

4. 配伍禁忌　两种或两种以上的药物配伍时，要注意配伍禁忌，避免发生药源性疾病。

（四）指导用药

介绍有关的用药知识，给予相应的用药指导，增强患者科学用药意识及自我保护措施，并与患者进行有效的沟通，以取得合作。

（五）注意观察反应

注意观察用药后的疗效及不良反应，对容易引起过敏反应和副作用较大的药物，应随时评估并做好记录；如发现给药错误，应及时报告，采取补救措施，以减轻患者的痛苦和进一步的损害。

三、给药途径

给药的途径应根据药物的性质、剂型、病变部位、组织对药物的吸收情况及用药目的不同而定。常用的给药途径有口服、注射（皮内、皮下、肌内、静脉、动脉注射）、吸入、舌下含化、直肠给药、外敷等。

四、给药的次数与时间

给药的次数与间隔时间取决于药物的半衰期。一般选择能维持有效的血药浓度、发挥最大药效，又不至于引起毒性反应为最佳间隔时间，同时还要兼顾药物的特性和人体的生理节奏。临床工作中常用外文缩写来表示给药的次数与间隔的时间（表9－1，表9－2）。

表9－1　医院常用给药方法的外文缩写与中文译意

外文缩写	中文译意	外文缩写	中文译意
qh	每1小时一次	st	立即
q2h	每2小时一次	prn	需要时（长期）
q3h	每3小时一次	sos	必要时（限用一次，12h内有效）
q4h	每4小时一次	Dc	停止
q6h	每6小时一次	Aa	各
Qd	每日一次	Ad	加至
bid	每日两次	Rp，R	处方

续表

外文缩写	中文译意	外文缩写	中文译意
tid	每日三次	Inj	注射
qid	每日四次	Po	口服
qod	隔日一次	OD	右眼
biw	每周两次	OS	左眼
qm	每晨一次	OU	双眼
qn	每晚一次	AD	右耳
am	上午	AS	左耳
pm	下午	AU	双耳
12n	中午 12 点	ID	皮内注射
12mn	午夜 12 点	H	皮下注射
hs	睡前	IM/im	肌内注射
ac	饭前	IV/iv	静脉注射
pc	饭后	ivgtt	静脉滴注

表 9－2　医院常用给药时间安排

给药时间缩写	给药时间安排	给药时间缩写	给药时间安排
q2h	6am，8am，10am，12n，2pm，4pm……	qd	8am
q3h	6am，9am，12n，3pm，6pm……	bid	8am，4pm
q4h	8am，12n，4pm，8pm，12mn……	tid	8am，12n，4pm
q6h	8am，2pm，8pm，2am	qid	8am，12n，4pm，8pm
qm	6am	qn	8pm

五、影响药物疗效的因素

药物的疗效受多种因素的影响，了解和掌握这些因素的作用规律，有助于护理人员采取恰当的护理措施，以更好地发挥药效，并防止或减少不良反应的发生。

（一）药物因素

1. 剂量　药量与药效存在着密切的关系，在一定范围内，药效随剂量的增加而增强，但这种增强是有限度的，当达到最大效应后，即使增加剂量药效也不会再随之增强，反而还可能引起药物的毒性反应。

2. 剂型　药物的剂型不同，其吸收量与速度也会不同，从而影响着药物发生作用的快慢和强弱。以注射用药为例，由于混悬液和油剂比水剂吸收慢，因而作用发生较慢，而药效持久。

3. 用药途径　给药途径的不同可直接影响到药物作用的快慢与强弱。机体对药物吸收速度由快至慢的顺序为：静脉注射 > 吸入 > 舌下含化 > 肌肉注射 > 皮下注射 > 直肠给药 > 口服 > 外敷。有时，相同的药物不同的给药途径还会产生不同的药物效应，如硫酸镁，口服产生导泻与利胆的作用，而注射该药则会产生镇静和降血压的作用。

4. 药物间的相互作用　合理的联合用药可使药效提高，减少不良反应，还可避免耐药性的产生；而不合理的联合用药则会使药效下降，出现不良反应。有配伍禁忌的药物相互作用不仅使药物失效、变质，甚至还会产生有毒物质。

（二）机体因素

1. 生理因素

（1）年龄与体重　一般情况下，药物用量与体重成正比。但儿童和老年人在用药时，不能单纯考虑体重因素，给药的剂量还与生长发育和机体的功能状态有关。小儿的血脑屏障不完善，肝、肾功能等发育不健全，加上新陈代谢特别旺盛，因而对药物的敏感性较高。老年人机体功能减退，尤其是肝、肾功能的减退影响到药物的代谢和排泄，因而对药物的耐受性降低。因此，儿童和老年人用药时药量应酌减。

（2）性别　不同的性别对药物的反应一般无明显差异，但应注意女性在月经、妊娠、哺乳等生理期的特殊性。如子宫对泻药、子宫收缩药及刺激性较强的药物较敏感，如在月经期或妊娠期使用此类药物，容易造成月经过多、早产或流产。另外，有些药物可通过胎盘进入胎儿体内导致胎儿畸形或经乳腺排泄进入婴儿体内引起中毒，故妇女在妊娠期和哺乳期应用药物时一定要谨慎。

2. 病理因素　疾病可影响机体对药物的敏感性，影响药物的体内过程，尤其是肝、肾功能的受损程度具有特别重要的意义。因为它们是药物转化、排泄的主要器官，当肝、肾功能受损时，药物的代谢、排泄变慢，易引起药物中毒。

3. 心理因素　心理因素在一定程度上可影响到药物效应，其中以患者的情绪、对药疗的信赖程度以及对治疗是否配合等最为重要。护理人员在给药过程中，应调动患者的主观能动性和抗病因素，以更好地发挥药效。

4. 个体差异　在年龄、体重、性别等因素基本相同时，不同个体对同一种药物的反应仍有不同，如具有过敏体质的患者对药物的敏感性高，很小剂量就可造成中毒。

（三）饮食的影响

1. 影响药物吸收而改变疗效　饮食与药物之间的相互作用，可改变药物的体内过程，从而改变药效。饮食可促进药物增强疗效，或干扰药物吸收，降低疗效。如补充铁剂时可增加酸性食物的摄入，以增加铁剂的溶解度，促进铁的吸收；而补钙剂时不宜同时吃菠菜，因为菠菜中大量的草酸可与钙结合成草酸钙从而影响钙的吸收。

2. 改变尿液 pH 值而影响疗效　氨苄西林在酸性尿液中杀菌力强，为增强疗效，宜多进荤食，使尿液呈酸性；而氨基糖苷类和磺胺类药物在碱性尿液中疗效增强，则宜多进素食。

第二节　口服给药法

口服给药法是一种最常用的给药方法，它既方便又经济且较安全，药物经口服后，通过胃肠黏膜吸收进入血液循环，起到局部或全身的治疗作用。因口服给药吸收慢，且易受肠胃功能及胃内容物的影响，故不适用于急救、意识不清、频繁呕吐、禁食、吞咽功能障碍等患者。

口服给药的目的是减轻症状、治疗疾病、维持正常生理功能、协助诊断、预防疾病。

【评估】

（1）患者的病情及目前治疗措施，包括肝、肾功能，药物过敏史及已用药物情况。

（2）患者服药的自理能力、意识状态、药物相关知识、合作程度及对服药的心理反应。

（3）患者是否适合口服给药，有无口腔或食管疾患，有无吞咽困难、口咽部溃疡、糜烂及恶心、呕吐等情况。

（4）患者对药物的相关知识的了解程度。

【准备】

1. 护士准备　着装整洁，洗手、戴口罩，熟悉药物的药理作用及用法，向患者解释用药的目的及相应的注意事项。

2. 用物准备　发药车、药物、药盘、药杯、药匙、量杯、滴管、研钵、湿纱布、包药纸、饮水管、服药本、小药卡、治疗巾、水壶（内盛温开水）。

3. 患者准备　患者了解有关所服药物的基本知识。如患者所服药物的作用、不良反应以及某些药物服用的特殊要求。

4. 环境准备　环境整洁、光线适宜。

【实施】

1. 操作流程　操作流程及说明见表9－3所列。

表9－3　口服给药法

操作流程	流程说明	要点
备药	• 洗手、戴口罩 • 根据服药本上的床号、姓名填写小药卡并按床号顺序将小药卡插入药盘内，放好药杯 • 对照服药本上床号、姓名、药名、浓度、剂量、时间进行配药 • 根据不同药物剂型采取相应的取药方法 • 固体药——用药匙取药一手拿药瓶，瓶签朝向自己，另一手用药匙取出所需药量，放入药杯 • 液体药——用量杯量取 • 摇匀药液 • 打开瓶盖，使其内面向上放置 • 一手持量杯，拇指置于所需刻度，并使其与视线平；另一手将药瓶有瓶签的一面朝向手心，倒药液至所需刻度处（图9－1） • 将药液倒入药杯 • 湿纱布擦净瓶口，药瓶放回原处 • 更换药液品种时，洗净量杯或滴管 • 油剂、按滴计算的药液或药量不足1ml时，用滴管吸取药液。 • 盛药前药杯内应倒入少许温开水 • 备药完毕，整理药柜、将物品归还原处，并根据服药本重新核对一遍，盖上治疗巾	• 严格执行三查七对制度 • 如药卡字迹不清，需重写 • 通常由住院药房（又称中心药房）根据医生处方配备，护士负责核对 • 一个患者的药摆好后，再摆另一个患者的药 • 粉剂、含化片用纸包好，放入药杯 • 使用单一剂量包装的药品，需在发药给患者时拆开包装 • 药物需碾碎时，将药在研钵内碾碎，用药匙刮出，包药纸包好 • 避免药液内溶质沉淀影响药物浓度 • 使药液水平与量杯刻度同高，保证剂量准确 • 防止倒药时污染瓶签 • 不同的药液应分别倒入不同的药杯内 • 以免药液之间发生化学变化 • 1ml以15滴计算，吸药时勿将药液吸至橡皮球内，滴药时滴管稍稍倾斜，使药量准确 • 以免药液附着杯壁，影响剂量 • 确保准确无误
发药	• 洗手，根据服药本与另一名护士再次核对一遍 • 携带服药本，备温开水，按床号顺序送药至患者床前 • 核对床号、姓名、药名、剂量、浓度、时间、方法 • 协助患者取舒适体位服药。能自理者，帮助其倒水，确认服下后方可离开；自理有困难者，如危重者及不能自行服药者应喂服；鼻饲者须将药物碾碎，用水溶解后，从胃管注入，再以少量温开水冲净胃管 • 再次查对 • 服药后，收回药杯，按要求作相应处理	• 确认无误后再发药 • 同一患者的药物应一次取出药盘；不同患者的药物不可同时取出，避免发错药物 • 药杯先浸泡消毒，后冲洗清洁（盛油剂的药杯，先用纸擦净再作初步消毒），再消毒备用；一次性药杯经集中消毒后按规定处理
发药后	• 清洁药盘	
处理	• 随时观察患者服药后的反应，若有异常，及时与医生联系	

2. 注意事项

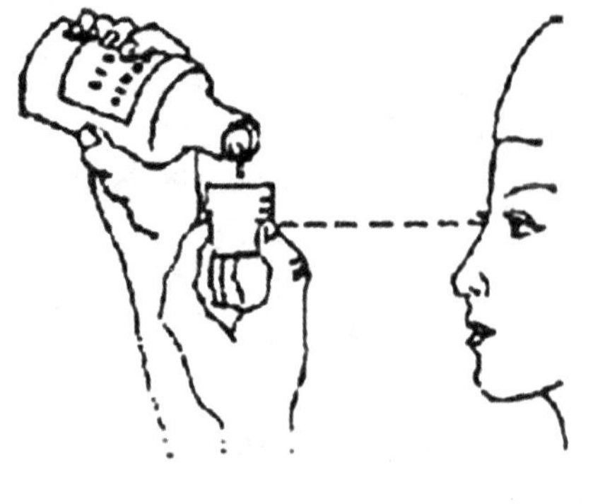
图 9-1　倒取药液

(1) 发药前护士应了解患者有关情况，如遇患者不在、特殊检查或手术需禁食，暂不发药，将药物带回保管，适时再发或交班；如患者病情有变化，应暂不发药，及时报告。

(2) 发药时如患者提出疑问，护士应重新核对，确认无误后，耐心解释再给患者服药。

(3) 密切观察药物的疗效及不良反应。

(4) 加强健康教育，尤其是慢性病患者和出院后需继续服药者。

3. 健康教育　向患者介绍药物的有关知识和严格遵从医嘱行为，使其主动配合治疗，以提高疗效和减轻不良反应的发生，并指导患者服药前应遵从以下要求。

(1) 健胃及增进食欲的药物，宜饭前服。

(2) 对胃黏膜有刺激的药物宜饭后服，使药物与食物混合，减少对胃黏膜的刺激。

(3) 服强心苷类药物应先测脉率（心率）及心律，脉率低于60次/min或节律不齐，应停服，并报告医生。

(4) 对牙齿有腐蚀作用或使牙齿染色的药物，如酸类和铁剂，服用时可用吸管吸入，避免药物与牙齿接触，服药后及时漱口。

(5) 对呼吸道黏膜起安抚作用的止咳糖浆及口内溶化的药片，服后不宜立即饮水（15min后方可饮水），以免冲淡药液，降低疗效。若同时服用多种药物时，应最后服用止咳糖浆。

(6) 磺胺类药物由肾排出，尿少时可析出结晶，为防止引起肾小管阻塞，服用该药后应多饮水。

(7) 服用利尿剂需记录出入量。

(8) 口服药物通常使用温开水送服，一般不用茶、牛奶等代替温开水。

(9) 饮酒会影响药物疗效的发挥，服药前后禁忌饮酒。

【评价】

(1) 患者能主动配合，合作良好。

(2) 患者安全正确地服药，达到治疗效果。

(3) 患者能叙述所服药物的有关知识及注意要点。

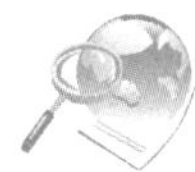
知识链接

全自动口服药品摆药机的应用

摆药机摆药的流程为：医生下达电子医嘱，医嘱信息通过医院的HIS系统发送至药房，中央控制系统自动接收、监控信息，并将信息发送到摆药机，当摆药机接收到信息后开始自动摆药，将一次药量的药片或胶囊自动包入同一药袋内。同时，还可根据用药要求进行药品的分类单独包装，如中、西药分开包装，有备注信息的药品分开包装等。包装机打印出来的药袋上有患者的姓名、病区、床号、药品名称、用药日期、服用数量、服用时间等信息，护士只需要按照药袋上的说明进行药品的发放，减少了核对医嘱环节。

优点有：①摆药机能够快速、集中处理医嘱，并将摆药和核对同时进行，大大节省了时间，提高了工作效率。②药品包装提高发药准确率，为患者的用药安全提供了保证。③患者更加明确药品的服用方法。④有效地避免了摆药过程中的二次污染，使住院患者避免二次感染。

药房应用全自动口服药品摆药机提高了医院药学服务水平，已成为医院药房的发展趋势。

第三节 吸入给药法

吸入给药法是指用雾化装置将药液分散成细小的雾滴，使其经鼻或口吸入呼吸道，作用于局部或全身，达到预防和治疗疾病目的的方法。由于吸入给药奏效快，药物用量较小，不良反应较轻，故临床应用日渐广泛。临床常用方法有超声雾化吸入法、氧气雾化吸入法、压缩雾化吸入法和手压式雾化吸入法等。

常用药物及目的：①控制呼吸道感染：常用庆大霉素、卡那霉素、红霉素和头孢类药物等。②减轻呼吸道黏膜水肿：常用地塞米松等。③解除支气管痉挛：常用氨茶碱、异丙托溴铵、沙丁胺醇（舒喘灵）等。④湿化呼吸道、稀释痰液：常用α糜蛋白酶、乙酰半胱氨酸（痰易净）等。

一、超声雾化吸入法

超声雾化吸入法是利用超声波声能，将药物变成细微的气雾，随患者吸气进入呼吸道的方法。其特点是，雾量大小可以调节，雾滴小而均匀，直径多数在5μm以下，随深吸气可到达终末支气管和肺泡。此外，因雾化器的电子部件产热，能对药液温和加热，使患者吸入温暖舒适的气雾。

超声雾化吸入法的目的有以下几点。

1. 湿化气道，改善通气功能　吸入温暖、潮湿气体减少对呼吸道的刺激，稀释呼吸道痰液，帮助祛痰。常用于呼吸道湿化不足、痰液黏稠、气道不畅等患者，也作为气管切开术后常规治疗手段。

2. 预防、控制呼吸道感染　吸入抗感染、祛痰药物以消除炎症，减轻呼吸道黏膜水肿，保持呼吸道通畅。常用于呼吸道感染、肺脓肿、肺结核、支气管哮喘等患者，也可作为胸部手术前后患者的常规治疗手段。

3. 解除支气管痉挛　吸入解痉药物以解除支气管痉挛，改善呼吸道通气状况。常用于支气管哮喘、喘息性支气管炎等患者。

4. 治疗肺癌　间歇吸入抗癌药物以治疗肺癌。

【评估】

（1）患者病情、治疗情况、用药史，所用药物的药理作用。

（2）患者意识状态，对给药计划的了解、心理状态及合作程度。

（3）患者呼吸道是否感染、通畅，如有无支气管痉挛、呼吸道黏膜水肿、痰液等；患者面部及口腔黏膜情况，如有无感染、溃疡等。

【计划】

1. 护士准备　洗手、戴口罩。熟悉药物的用法及药理作用，熟练使用超声雾化吸入器。

2. 用物准备　超声雾化吸入器一套，药液（按医嘱准备），符合国家标准的自来水或饮用水，有的雾化器需冷蒸馏水（按说明书要求）。治疗巾、水温计、弯盘、灭菌生理盐水30～50ml。

（1）超声波雾化吸入器的基本构造如下（图9－2）。

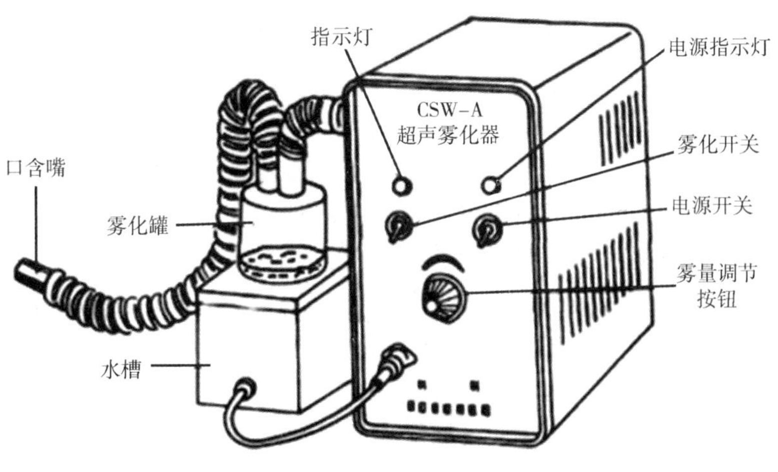

图9－2　雾化机

①超声波发生器：接电源后可输出高频电能，其面板上有电源和雾量调节开关、指示灯及定时器。

②水槽：盛冷水。

③晶体换能器：位于水槽下方，接受高频电能后将其转化为超声波声能。

④雾化罐与透声膜：雾化罐内盛药液，声能可透过其底部的透声膜与药物作用，产生雾滴。

⑤螺纹管和口含嘴（或面罩）。

（2）超声波雾化吸入器的作用原理：超声波发生器通电后输出高频电能，通过水槽底部的晶体换能器转换为超声波声能，声能透过雾化罐底部的透声膜作用于罐内的药物，破坏其表面张力使之成细微雾滴，通过导管随患者的深吸气进入呼吸道。

3. 患者准备　患者了解雾化吸入的目的、方法及注意事项，取舒适体位。

4. 环境准备　病室安静、整洁，空气新鲜，温度、湿度适宜。

【实施】

1. 操作流程　操作流程及说明见表9－4所列。

表9－4　超声雾化吸入法

操作流程	流程说明	要点
连接加水	• 洗手、戴口罩，检查并连接雾化器，水槽内加冷蒸馏水（约250ml）至能够浸没雾化罐底部的透声膜	• 使用前检查雾化器各部件是否完好以免意外发生
加药	• 将药液用生理盐水稀释至30～50ml倒入雾化罐内，检查无漏水后，将雾化罐放入水槽，盖紧水槽盖	• 水量视不同类型的雾化器而定
核对解释	• 携用物至患者处，查对并解释	• 严格执行查对制度
舒适卧位	• 协助患者取舒适卧位，铺治疗巾于患者的颌下	
调节雾量	• 接通电源，打开电源开关，预热3～5min，再打开雾化开关，调节雾量，调整定时开关至所需时间	• 一般每次定时15～20min，雾量大小可随患者的需要和耐受情况适当调节，过大会使患者不适，过小达不到治疗效果
指导患者	• 将口含嘴放入患者口中或将面罩妥善固定，指导患者做深呼吸	• 深呼吸可以帮助药液到达呼吸道深部更好地发挥疗效
关机	• 治疗毕，取下口含嘴或面罩，关雾化开关，再关电源开关	
整理	• 擦干患者面部，协助其取舒适卧位，整理床单位；清理用物，放掉水槽内的水，擦干水槽，将口含嘴、雾化罐、螺纹管浸泡于消毒液内1h，再洗净晾干备用	• 协助患者翻身叩背促进痰液排出 • 严格按消毒隔离原则清理用物
观察记录	• 观察超声雾化吸入的治疗效果，洗手并记录	

2. 注意事项

（1）严格执行查对制度，遵守消毒隔离原则。

（2）使用前检查雾化器各部件是否完好，有无松动、脱落等异常情况。

（3）水槽和雾化罐内切忌加温水或热水，水槽内无水时，不可开机，以免损坏机器。水槽内保持有足够的冷蒸馏水，如发现水温超过50℃或水量不足，应关机，更换或加入冷蒸馏水。

（4）水槽底部的晶体换能器和雾化罐底部的透声膜薄而质脆，易破碎，操作中注意不要损坏。

（5）连续使用雾化器时，中间需间隔30min。

3. 健康教育

（1）向患者及家属介绍雾化吸入的相关知识，指导其正确的吸入药物，使药液充分到达病患部位，更好地发挥疗效。

(2) 介绍雾化后正确的咳嗽，以帮助痰液的排出，避免或减轻呼吸道感染。

(3) 指导患者和家属预防呼吸道疾病发生的相关知识。

【评价】

(1) 患者理解吸入目的，采用正确的方法积极主动配合雾化吸入。

(2) 患者感觉舒适，痰液较易咳出，呼吸道痉挛缓解，治疗作用明显。

二、氧气雾化吸入法

氧气雾化吸入法是利用一定压力的氧气产生高速气流使药液形成雾状，随吸气进入呼吸道而产生疗效的方法。

氧气雾化吸入法的目的有以下几点。

(1) 预防、控制呼吸道感染。

(2) 稀释痰液以利排出。

(3) 解除支气管痉挛，改善通气功能。

【评估】

同超声雾化吸入法中评估内容。

【计划】

1. 护士准备　洗手、戴口罩，熟悉药物的用法及药理作用，熟练使用氧气雾化吸入器（图9－3）。

2. 用物准备　氧气雾化吸入器（又称射流式雾化器）、氧气装置一套、无菌生理盐水、药液（按医嘱准备）、弯盘、一次性注射器。

氧气雾化吸入器为一特制玻璃管，共有A、B、C、D、E、5个部分。将药液（药液被稀释成5ml）注入球形管内，A管接通氧气，当气流自A管冲向B管时，并不引起喷雾作用。当用手指堵住B管口时，迫使气流从C管冲出，此时D管上口附近空气密度突然降低，形成负压，球内药液经D管被吸出，当上升至D管上口时，被来自C管的急速气流吹散形成雾滴，最后从E管口冲出。

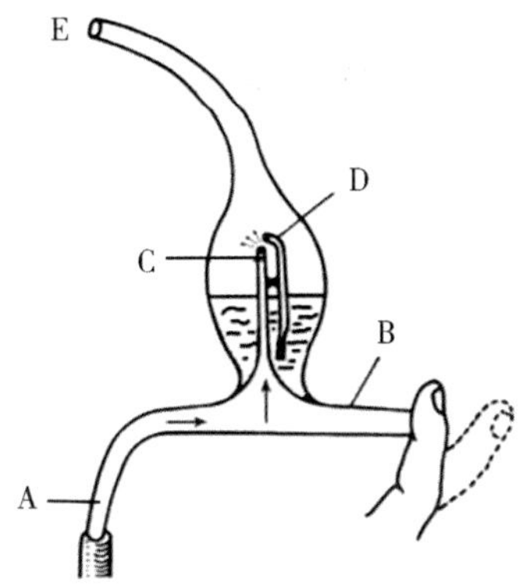

图9－3　氧气雾化吸入器

3. 患者准备　患者理解氧气雾化吸入的目的，能积极配合取舒适体位。

4. 环境准备　病室安静、整洁，空气新鲜，温度、湿度适宜，无火源及易燃物品。

【实施】

1. 操作流程　操作流程及说明见表9－5所列。

表9－5　氧气雾化吸入法

操作流程	流程说明	要点
准备	• 洗手、戴口罩，遵医嘱稀释药液至5ml，注入雾化器的球形管内，不超过规定刻度	• 使用前检查雾化吸入器连接是否完好，有无漏气
核对解释	• 携用物至患者处，查对并解释	
调氧流量	• 将氧气装置和雾化器相连接，调节氧气流量至6～8L/min	• 严格执行查对制度 • 氧气湿化瓶内勿放水，以免液体进入雾化吸入器内稀释药液 • 操作中注意严格安全用氧 • 使药液充分到达支气管、肺部，更好地发挥疗效
合适卧位	• 协助患者取坐位或半坐位	

续表

操作流程	流程说明	要点
指导患者	• 指导患者手持雾化器，将E管放入口中，紧闭嘴唇深吸气，用鼻呼气，吸气时用手堵住B管口，呼气时将手指移开，如此反复，直至药液吸完为止	
整理观察记录	• 取出雾化器，关闭氧气开关，协助清洁口腔，整理床单位，清理用物 • 观察氧气雾化吸入的效果，洗手并记录。	• 用物处理按消毒隔离原则进行，一次性雾化吸入器用后按规定处理

2. 注意事项

（1）严格执行查对制度，遵守消毒隔离原则。

（2）使用前检查雾化器各部件是否完好，有无松动、脱落等异常情况。

（3）用氧前湿化瓶内勿放水；用氧过程中注意安全，严禁接触烟火和易燃品。

3. 健康教育　同超声雾化吸入法。

【评价】

（1）患者理解氧气雾化吸入目的，愿意接受并正确配合治疗。

（2）患者感觉轻松、舒适，痰液较易咳出，症状缓解。

三、压缩雾化吸入法

压缩雾化吸入疗法是利用压缩空气将药液变成细微的气雾（直径3μm以下），使药物直接被吸入呼吸道的方法。

【目的】

同氧气雾化吸入法中目的内容。

【评估】

同超声雾化吸入法中评估内容。

【计划】

1. 护士准备　洗手、戴口罩，熟悉药物的用法及药理作用，熟练使用压缩雾化吸入器。

2. 用物准备　压缩雾化吸入器、药液、弯盘、纱布、治疗巾。

（1）压缩雾化吸入器的基本构造如下（图9－4）。

①空气压缩机：通电后可将空气压缩。其面板上有电源开关、过滤器及导管接口。

②喷雾器：其下端有空气导管接口与压缩机相连，上端可安装进气活瓣（如使用面罩，则不用安装进气活瓣），中间部分为药皿用以盛放药液。

③口含器：带有呼吸活瓣。

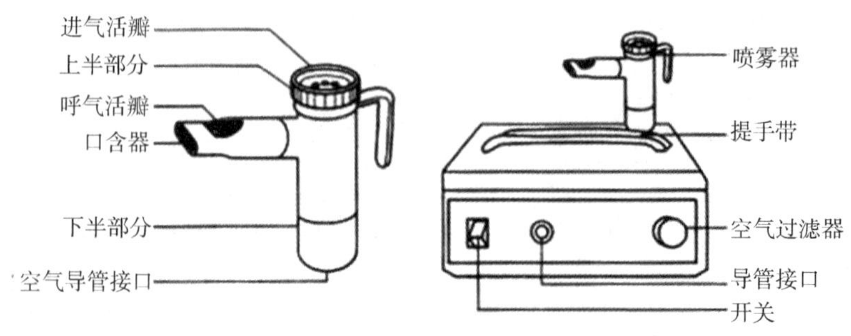

图9－4　压缩雾化吸入器

（2）压缩雾化吸入器的作用原理：空气压缩机通电后输出的电能将空气压缩，压缩空气作用于喷雾器内的药液，使药液表面张力破坏而形成细微雾滴，通过口含器随患者的呼吸进入呼吸道。

3. 患者准备　患者理解压缩雾化吸入的目的，能积极配合，取舒适体位。

4. 环境准备　病室安静、整洁，空气新鲜，温度、湿度适宜。

【实施】

1. 操作流程　操作流程及说明见表9－6所列。

表9－6　压缩雾化吸入法

操作流程	流程说明	要点
准备	• 洗手、戴口罩，检查并连接压缩雾化吸入器的电源，关上开关。遵医嘱抽吸药液注入喷雾器的药杯内，不超过规定刻度，将喷雾器与压缩机相连	• 使用前检查雾化吸入器连接是否完好
核对解释	• 携用物至患者处，再次查对并解释	• 严格执行查对制度
合适卧位	• 协助患者取舒适卧位，铺治疗巾于患者的颌下	
调节雾量	• 接通电源，打开压缩机，调节雾量大小	• 压缩机放置在平整稳定的物体上
指导患者	• 嘱患者包紧口含器，教会患者缓慢地深呼吸，屏息片刻，再慢慢地轻呼气	• 帮助药液充分到达支气管、肺部，更好地发挥疗效 • 通常雾化时间10～15min • 喷雾器冒出的烟雾变得不规则时，即停止治疗
关机	• 雾化完毕，取下口含器，关闭电源开关	
整理	• 协助清洁口腔，整理床单位，清理用物	• 用物处理按消毒隔离原则进行，定期检查压缩机的空气过滤内芯
观察记录	• 观察压缩雾化吸入的效果。洗手并做好记录。	

2. 注意事项

（1）使用前检查电源电压是否与压缩机吻合。

（2）压缩机放置在平整稳定的物体上，勿放于地毯或毛织物等软物上。

（3）治疗中密切观察患者的病情变化，出现不适可做适当休息或平静呼吸；如有痰液嘱患者咳出，不可咽下。

（4）定期检查压缩机的空气过滤内芯；喷雾器要定期清洗，如发现喷嘴堵塞，应反复清洗或更换。

3. 健康教育　同超声雾化吸入法。

【评价】

（1）患者理解压缩雾化吸入目的，愿意接受并正确配合治疗。

（2）患者感觉轻松、舒适，症状缓解。

（3）护患沟通有效。

四、手压式雾化吸入法

手压式雾化吸入法是利用拇指按压雾化器顶部，使药液从喷嘴喷出，形成雾滴作用于口咽部、气管、支气管黏膜的治疗方法。

【目的】

通过吸入药物以改善通气功能，解除支气管痉挛。主要用于支气管哮喘、喘息性支气管炎的对症治疗。

【评估】

同超声雾化吸入法中评估内容。

【计划】

1. 护士准备　洗手、戴口罩，熟悉药物的用法及药理作用，熟练使用手压式雾化吸入器。

2. 用物准备　手压式雾化吸入器（图9－5）。

手压式雾化吸入器内含药液，药液通常预置于雾化器的高压送雾器中。将雾化器倒置，用拇指按压雾化器顶部时，阀门打开，药液便快速从喷雾嘴喷出，80%形成药雾，到达口腔、咽部、气管，经黏膜吸收。

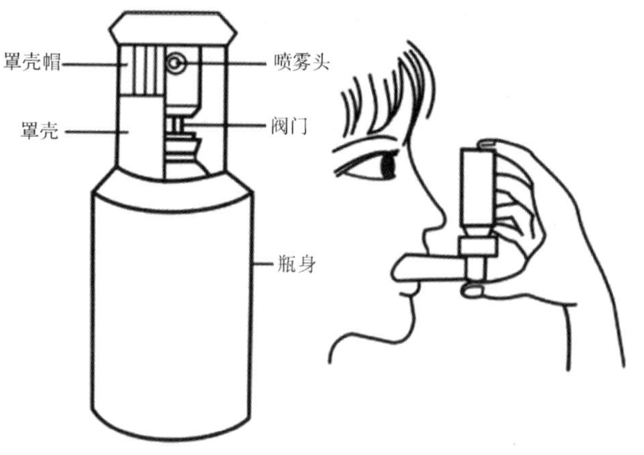

图9－5　手压式雾化吸入器

3. 患者准备　患者理解手压式雾化吸入的目的，能积极配合，取舒适体位。

4. 环境准备　病室安静、整洁，空气新鲜，温度、湿度适宜。

【实施】

1. 操作流程　操作流程及说明见表9－7所列。

表9－7　手压式雾化吸入法

操作流程	操作流程	要点
准备	• 洗手、戴口罩，遵医嘱准备手压式雾化吸入器	• 使用前检查雾化器是否完好
核对解释	• 携用物至患者处，查对并解释	• 严格执行查对制度
合适卧位	• 协助患者取坐位或半坐位	
摇匀药液	• 取下雾化器的保护盖，充分摇匀药液	
指导患者	• 将雾化器倒置，接口端放入口中。在吸气开始时，按压雾化器顶部，喷药、屏气、呼气，如此1～2次	• 紧闭嘴唇 • 尽可能延长屏气时间
整理	• 取出雾化器，协助清洁口腔，整理床单位，清理用物	• 用物按有关规定处理
观察记录	• 观察雾化吸入的效果，洗手并做好记录	

2. 注意事项

（1）严格执行查对制度，遵守消毒隔离原则，喷雾器使用后放在阴凉处保存，外壳定期清洁。

（2）使用前检查雾化器各部件是否完好，有无松动、脱落等异常情况。

（3）药液随着深吸气的动作经口腔吸入，尽可能延长屏气时间，然后呼气。

（4）每次1～2喷，两次使用间隔时间不少于3～4h。

3. 健康教育

（1）该类雾化器一般由患者保管，应使患者知道正确使用手压式雾化吸入器的方法。

（2）指导患者正确评价疗效。当疗效不满意时，不随意增加或减少喷药次数和每喷用量。

（3）分析并解释引起呼吸道痉挛的原因和诱因，指导患者加强体育锻炼，增强体质。

【评价】

（1）患者理解手压式雾化吸入目的，愿意接受并正确配合治疗。

（2）患者感觉舒适，呼吸道痉挛缓解。

第四节　注射给药法

注射给药法（injection）是将无菌药物注射入人体内的方法。注射给药药物吸收快，吸收的量也较准确，血药浓度升高迅速，能较快地发挥疗效。适用于因各种原因不宜口服给药的患者。但注射给药会造成组织一定程度的损伤，可引起疼痛及潜在并发症的发生。此外，由于药物吸收快，某些药物的不良反应出现迅速，处理比较困难。一般根据注射器针头进入不同的组织，将注射给药法分为以下几种：皮内注射、皮下注射、肌内注射、静脉注射、动脉注射。

一、注射原则

（一）严格遵守无菌操作原则

（1）注射环境整洁、安静，符合无菌操作要求。

（2）注射前护士修剪指甲、洗手、戴口罩，保持衣帽整洁；注射后护士应洗手。

（3）按要求进行注射部位皮肤消毒，并保持无菌。皮肤常规消毒方法：用2%碘酊棉签以注射点为中心向外螺旋式旋转涂擦，直径在5cm以上，待干后，用70%乙醇同法脱碘，待乙醇挥发后即可注射。现临床常用0.5%碘伏或安尔碘原液，同法涂擦消毒两次即可，无须脱碘，待干后方可注射。

（4）注射器空筒的内壁、活塞、乳头和针头的针尖、针梗、针栓内壁必须保持无菌。

（二）严格执行查对制度

严格执行“三查八对”，确保用药安全。仔细检查药物质量，如发现药液变质、变色、混浊、沉淀、过期或安瓿有裂痕等现象，不可使用；如同时注射多种药物，应查对有无配伍禁忌。

（三）严格执行消毒隔离制度

注射时做到一人一套物品：包括注射器、针头、止血带、棉垫，避免交叉感染。所用物品须按消毒隔离制度和一次性用物处理原则进行处理，不可随意丢弃。

（四）选择合适的注射器和针头

根据药物剂量、黏稠度和刺激性的强弱或注射部位选择合适的注射器和针头。注射器应完整无损，不漏气；针头锐利、无钩、无弯曲，型号大小合适；注射器和针头衔接紧密。一次性注射器须在有效时间内，包装密封不漏气。

（五）选择合适的注射部位

注射部位应避开神经、血管处（动、静脉注射除外），局部应无炎症、损伤、瘢痕、硬结、皮肤病。对需要长期注射的患者，应经常更换注射部位。

（六）掌握合适的进针角度和深度

各种注射法分别有不同的进针角度和深度要求，进针时不可将针梗全部刺入注射部位。

（七）现配现用注射药液

药液在规定注射时间前临时抽取，即时注射，以防药物效价降低或被污染。

（八）注射前排尽空气

注射前必须排尽注射器内空气，特别是静脉、动脉注射，以防气体进入血管形成栓塞。排气时，还应防止药液浪费。

（九）注射药物前检查回血

进针后，推注药物前，应抽动注射器活塞，检查有无回血。动、静脉注射必须见有回血方可推注药物。皮下、肌内注射如有回血，须拔出针头重新进针，不可将药物注入血管内。

（十）减轻患者疼痛的注射技术

（1）解除患者思想顾虑，分散其注意力，取合适体位，便于进针。

（2）注射时做到“二快一慢伴匀速”，即进针、拔针快，推药慢，推药速度要均匀。

（3）注射刺激性较强的药物，选用细长针头，进针要深。如需同时注射多种药物，一般先注射刺激性较弱的药物，再注射刺激性较强的药物，同时应注意药物配伍禁忌。

二、注射前准备

（一）注射用物准备

1. 注射盘　注射盘指用来放置注射用物的治疗盘，常规放置无菌持物镊罐、无菌纱布、无菌棉签、皮肤消毒液、砂轮、弯盘、擦手消毒液（巾）、开瓶器等。

2. 注射器及针头　根据注射部位和注射药量选择注射器及针头。

（1）注射器由空筒和活塞组成。空筒前端为乳头，空筒上有刻度，活塞后部为活塞轴、活塞柄。注射器分为玻璃和塑料两种制品，其中塑料注射器属于一次性使用注射器，目前广泛使用。

（2）针头由针尖、针梗和针栓三部分组成，静脉注射或静脉采血时还可使用相应规格的一次性头皮针。

（3）注射器及针头的构造如图 9－6。常用注射器规格、针头型号以及主要用途见表 9－8，注射器和针头的选择遵循注射原则。

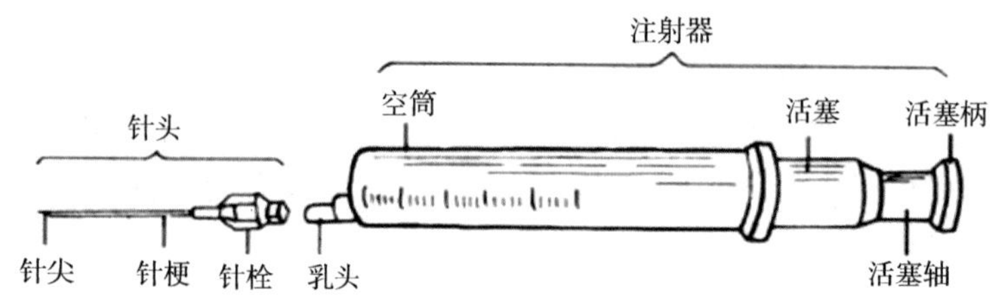

图 9－6　注射器、针头的构造

3. 注射药物　按医嘱准备。常用注射药物的剂型有溶液、油剂、混悬液、结晶和粉剂，结晶和粉剂药物需溶解后方可使用。

4. 注射本　根据医嘱准备注射本或注射卡，是注射给药的依据，便于“三查八对”，避免给药错误的发生。

表 9－8　注射器规格、针头型号及主要用途

注射器规格（ml）	针头型号	主要用途
1	4～5 号	皮内注射、小剂量药液注射
1、2	5～6 号	皮下注射
2、5	6～7 号	肌内注射、静脉采血
5、10、20、30、50、100	6～9 号	静脉注射、静脉采血

（二）药液抽吸法

药液抽吸严格按照无菌操作原则和查对制度进行。

1. 操作流程 操作流程及说明见表9－9所列。

表9－9 药液抽吸法

操作流程	流程说明	要点
查对药物		• 按查对无菌溶液的要求查对药物
吸取药液	• **自安瓿瓶内吸取药液** • 消毒及折断安瓿：手指轻弹安瓿颈部，使安瓿顶端药液流至体部，在安瓿颈部划一锯痕，用消毒液棉签擦拭锯痕后折断安瓿（图9－7） • 抽吸药液：持注射器，将针头斜面向下置入安瓿内的液面下，持活塞柄，抽动活塞，吸取药液（图9－8、图9－9） • **自密封瓶内吸取药液** • 开启瓶盖、消毒：除去铝盖中心部分，常规消毒瓶塞，待干 • 抽吸药液：注射器内吸入与所需药液等量的空气，将针头插入瓶内，注入空气；倒转药瓶及注射器，使针头在液面下，吸取药液至所需量，以示指固定针栓，拔出针头（图9－10）	• 安瓿颈部若有标记，则不需划痕，环形消毒颈部后直接折断安瓿 • 针头不可触及安瓿外口，针栓不可进入安瓿内 • 抽药时手不可触及活塞体部
排尽空气	• 将针头垂直向上，轻拉活塞，使针头内的药液流入注射器，并使气泡集于乳头口，轻推活塞，驱出空气	• 以增加瓶内压力，利于吸药 • 抽药时手不可触及活塞体部 • 如注射器乳头偏向一边，排气时，使注射器乳头向上倾斜，气泡集中于乳头根部，驱出气体 • 也可套上针头套，但须将安瓿或药瓶放于一边，以便查对
妥善放置 保持无菌	• 排气毕，将安瓿或药瓶套在针头上，再次核对后置于无菌盘内备用	

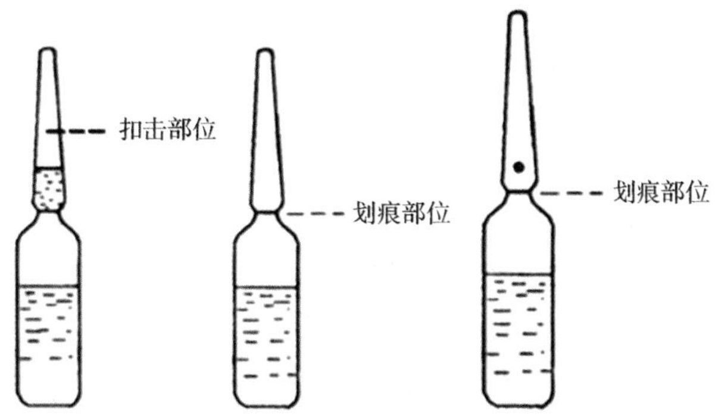

图9－7 安瓿使用前的处理

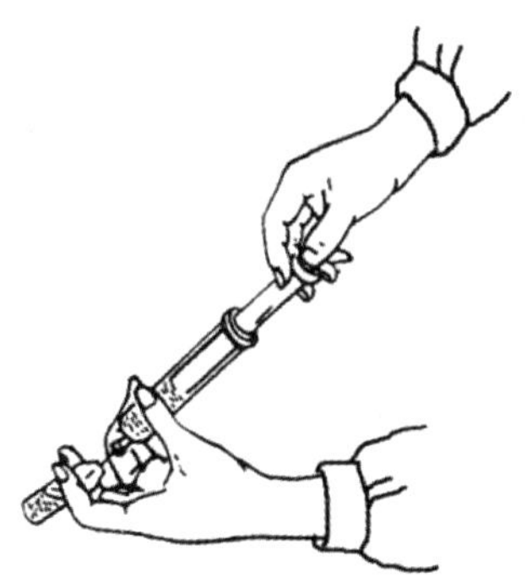
图9－8 自小安瓿抽吸药液法

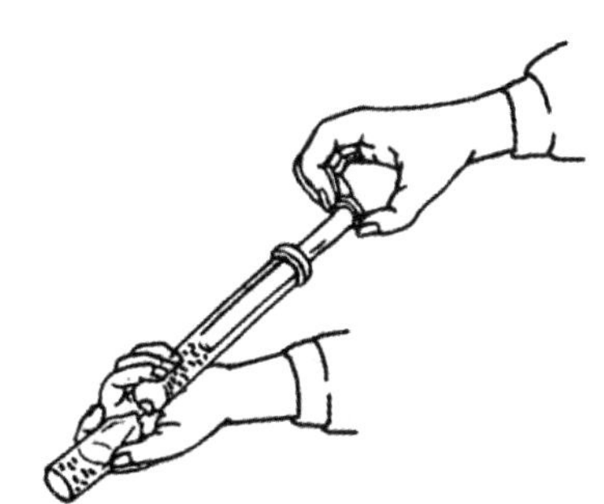
图9－9 自大安瓿抽吸药液法

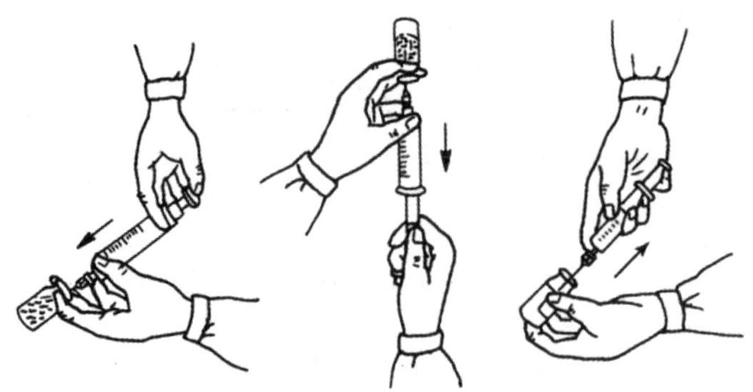

图 9-10　自密闭瓶抽吸药液法

2. 注意事项

(1) 严格执行无菌操作原则和查对制度。

(2) 抽药时不可用手握住活塞体部，以免污染药液；排气时不可浪费药液以免影响药量的准确性。

(3) 根据药液的性质抽吸药液：混悬剂摇匀后立即吸取；吸取结晶、粉剂药时，用 0.9% 氯化钠溶液或注射用水或专用溶媒将其充分溶解后吸取；油剂可稍加温或双手对搓药瓶（药液易被热破坏者除外）后，用稍粗针头吸取。

(4) 药液抽吸时间：最好是现用现抽吸，避免药液污染和效价降低。

三、常用注射法

（一）皮内注射法（intradermic injection，ID）

将少量药液注射于表皮和真皮之间的方法。

【目的】

(1) 进行药物过敏试验，以观察有无过敏反应。

(2) 预防接种。

(3) 局部麻醉的起始步骤。

【评估】

(1) 患者病情、治疗情况、用药史、药物过敏史。

(2) 患者意识状态、心理状态、对用药的认知合作程度。

(3) 患者注射部位的皮肤情况。通常根据皮内注射的目的选择不同的部位：如药物过敏试验选择前臂掌侧下段，因该处皮肤较薄，易于注射，且易辨认局部反应；预防接种常选择上臂三角肌下缘；局部麻醉常选择实施局部麻醉处。

【计划】（以药物过敏试验为例）

1. 护士准备　洗手、戴口罩。熟悉药物的用法及药理作用，询问患者药物过敏史并解释皮内注射的目的及注意事项。

2. 用物准备

(1) 治疗车上层：注射卡、手消毒液、注射盘内备皮肤消毒液、无菌棉签、弯盘。无菌盘内放已抽吸好药液的注射器和针头。如为药物过敏试验，另备 0.1% 盐酸肾上腺素、注射器、针头。

(2) 治疗车下层：生活垃圾桶、医疗垃圾桶、锐器盒。

3. 患者准备　患者理解注射目的，获得有关皮内注射的一般知识，能积极配合，取舒适体位并暴露注射部位。

4. 环境准备　备物环境按无菌操作要求进行；注射环境安静、整洁，光线适宜，必要时遮挡患者。

【实施】

1. 操作流程　操作流程及说明见表9－10所列。

表9－10　皮内注射法

操作流程	流程说明	要点
准备药液	• 洗手、戴口罩，按医嘱准备药液	• 严格执行查对制度和无菌操作原则
核对解释	• 携用物至患者处，查对并解释	• 详细询问用药史、过敏史
定位消毒	• 选择注射部位，以70%乙醇消毒皮肤两遍，待干	• 忌用碘酊消毒，避免影响结果的观察
核对排气	• 抽吸药液，再次查对并排尽空气	• 加强与患者的沟通
进针	• 一手绷紧局部皮肤，一手平持注射器，针头斜面向上，与皮肤呈5°刺入皮内	
推药	• 待针头斜面完全进入皮内后，放平注射器，固定针栓，注入药液，使局部隆起呈半球状皮丘，皮肤变白并暴露毛孔（图9－11）	• 通常皮内注射注入的剂量为0.1ml
拔针	• 注射完毕，迅速拔出针头	• 切勿按揉，并嘱咐患者勿揉搓局部
核对	• 再次查对，安置患者	• 若为药物过敏试验，20min后观察局部反应并做出判断
洗手记录	• 清理用物，洗手并记录	• 用物处理严格按消毒隔离原则进行

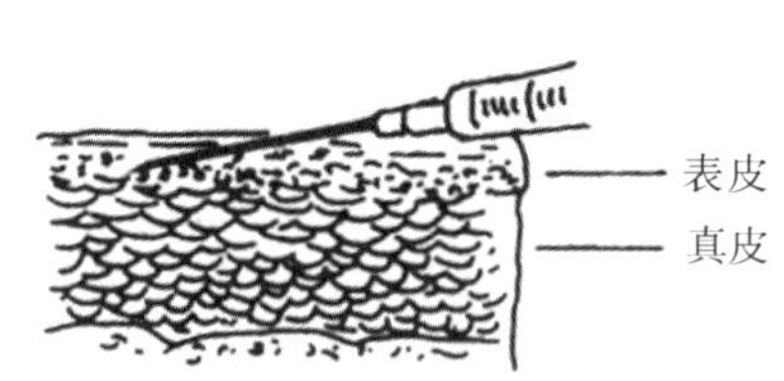

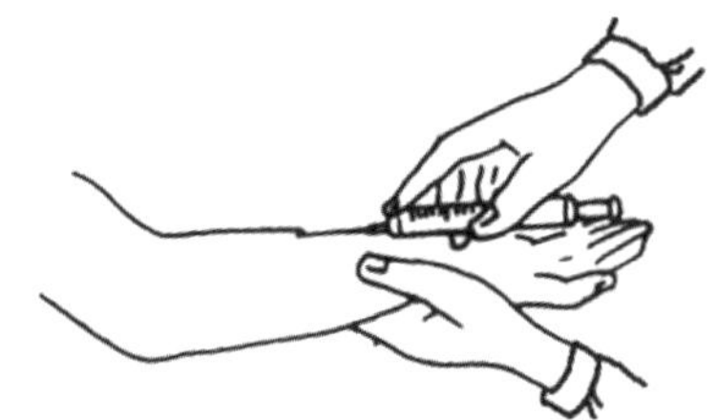

图9－11　皮内注射

2. 注意事项

（1）严格执行查对制度和无菌操作原则，严格遵守消毒隔离原则。

（2）在皮内注射前详细询问患者用药史、过敏史。如做药物过敏试验，备物时另备0.1%盐酸肾上腺素。如患者对需要注射的药物有过敏史，则不可做皮试，并与医生联系，做好标记。

（3）忌用碘酊消毒，以免影响对局部反应的观察。

（4）注意进针的角度和深度，以针头斜面全部进入皮内即可，以免药液注入皮下或药液漏出。

（5）若为药物过敏试验，同时需作对照试验，则用另一注射器及针头，在另一侧前臂相应部位注入0.1ml 0.9%氯化钠溶液。

（6）拔针后切勿按揉皮丘或揉擦局部以免影响结果的观察。

【评价】

（1）患者理解皮内注射的目的，愿意接受并配合。

（2）注射过程按注射原则进行，患者未发生感染。

（3）患者获得预防药物过敏的一般知识。

（二）皮下注射法（hypodermic injection，H）

将少量药液注入皮下组织的方法。

【目的】

(1) 注入小剂量药物，用于不宜口服给药，而需在一定时间内发生药效时。

(2) 预防接种。

(3) 局部麻醉用药。

【评估】

(1) 患者病情、治疗情况、用药史，所用药物的药理作用。

(2) 患者意识状态、肢体活动能力，对给药计划的了解、认知合作程度。

(3) 患者注射部位的皮肤及皮下组织情况。常用的皮下注射部位有：上臂三角肌下缘、两侧腹壁、后背、大腿前侧和外侧（图 9 - 12）。

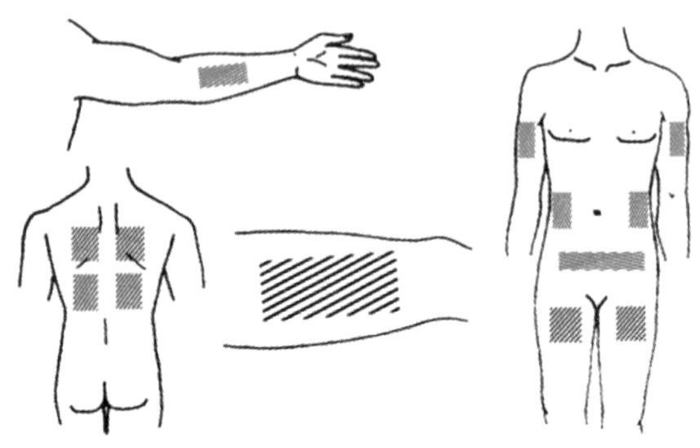

图 9 - 12　皮下注射的部位

【计划】

1. 护士准备　洗手、戴口罩。熟悉药物的用法及药理作用，询问患者用药史并解释皮下注射的目的及注意事项。

2. 用物准备

(1) 治疗车上层：注射卡、手消毒液、注射盘内备皮肤消毒液、无菌棉签、弯盘。无菌盘内放已抽吸好药液的注射器和针头。

(2) 治疗车下层：生活垃圾桶、医疗垃圾桶、锐器盒。

3. 患者准备　患者理解注射目的，能积极配合，取舒适体位并暴露注射部位。

4. 环境准备　备物环境按无菌操作要求进行；注射环境安静、整洁，光线适宜，必要时遮挡患者。

【实施】

1. 操作流程　操作流程及说明见表 9 - 11 所列。

表 9 - 11　皮下注射法

操作流程	流程说明	要点
准备药液	• 洗手、戴口罩，按医嘱准备药液	• 严格执行查对制度和无菌操作原则
核对解释	• 携用物至患者处，查对并解释	
定位消毒	• 选择注射部位，常规消毒皮肤、待干，抽吸药液	• 对皮肤有刺激性的药物一般不作皮下注射
核对排气	• 再次查对并排尽空气	
进针	• 一手绷紧局部皮肤，一手持注射器，示指固定针栓，针头斜面向上，与皮肤呈 30° ~ 40°，快速将针梗的 1/2 ~ 2/3 刺入皮下（图 9 - 13）	• 注射少于 1ml 的药液时，用 1ml 注射器，以保证注入的药物剂量准确无误 • 加强与患者的沟通 • 进针不宜过深以免刺入肌层
抽回血	• 松开绷皮肤的手，抽动活塞	

续表

操作流程	流程说明	要点
推药	• 如无回血，缓慢推注药液	• 确认针头未刺入血管内
拔针	• 注射毕干棉签轻压针刺处，快速拔针后按压片刻	• 压迫至不出血为止
核对	• 再次查对，安置患者，整理床单位	
洗手记录	• 清理用物，洗手并记录	• 用物严格按消毒隔离原则处理

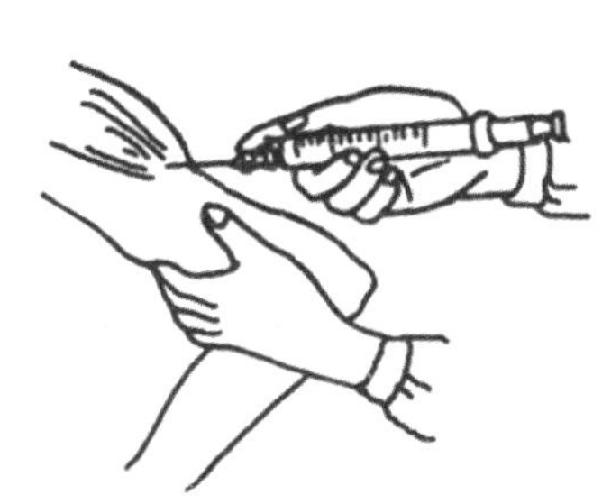

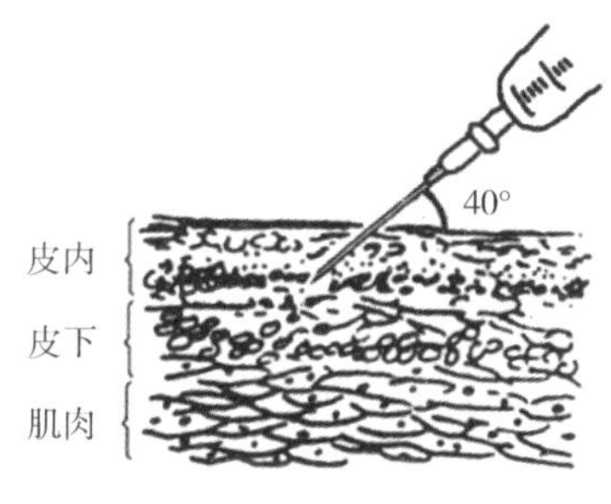

图 9－13　皮下注射

2. 注意事项

(1) 严格执行查对制度和无菌操作原则，严格遵守消毒隔离原则。

(2) 在皮下注射前详细询问患者用药史；需要长期皮下注射者，应建立轮流使用注射部位的计划，经常更换注射部位，以促进药物充分吸收。

(3) 进针角度不超过 45°，以免刺入肌层；对过于消瘦者，可捏起局部组织，穿刺角度适当减小。

【评价】

(1) 患者理解皮下注射的目的及药物作用的相关知识，愿意接受并配合。

(2) 注射过程严格按注射原则进行，注射部位未出现硬结、未发生感染。

(三) 肌内注射法 (intramuscular injection, IM)

将一定量药液注入肌肉组织的方法。

【目的】

用于不宜或不能口服、皮下注射、静脉注射且要求迅速发挥疗效时的给药。

【评估】

(1) 患者病情、意识状态。

(2) 患者的用药史、所用药物的药理作用、治疗情况、对给药计划的了解、认知合作程度。

(3) 患者的肢体活动能力，注射部位的皮肤及肌肉组织状况并准确定位。一般选择肌肉丰厚且距大血管、大神经较远处，其中最常用的部位为臀大肌，其次为臀中肌、臀小肌、股外侧肌及上臂三角肌。

①臀大肌注射定位法：臀大肌起自髂后上棘与尾骨尖之间，肌纤维平行向外下方止于股骨上部。坐骨神经起自骶丛神经，自梨状肌下孔出骨盆至臀部，在臀大肌深部，约在坐骨结节与大转子之间中点处下降至股部，其体表投影为自大转子尖至坐骨结节中点向下至腘窝。注射时避免损伤坐骨神经。臀大肌注射定位方法有两种（图 9－14）。

a. 十字法：从臀裂顶点向左或向右侧作一水平线，然后从髂嵴最高点作一垂线，将一侧臀部划分为四个象限，其外上象限（避开内角）为注射区。

b. 联线法：从髂前上棘至尾骨作一联线，其外上 1/3 处为注射部位。

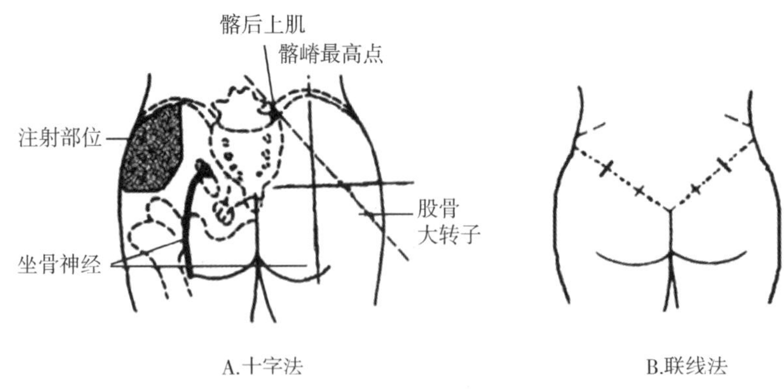

图 9－14　臀大肌注射定位法

②臀中肌、臀小肌注射定位法：该处神经、血管分布较少，且脂肪组织较薄，可供 2 岁以下幼儿注射。定位方法有以下两种。

a. 以示指尖和中指尖分别置于髂前上棘和髂嵴下缘处，在髂嵴、示指、中指之间构成一个三角形区域，其示指与中指构成的内角为注射区（图 9－15）。

b. 髂前上棘外侧三横指处为注射区域（以患者自己的手指宽度为准）。

③股外侧肌注射定位法：在大腿中段的外侧，一般成人可取髋关节下 10cm 至膝关节上 10cm，约 7.5cm 宽的范围（图 9－16）。此处大血管、神经干很少通过，且注射范围较广，可供多次注射。

④上臂三角肌注射定位法：取上臂外侧，肩峰下 2～3 横指处。此处注射方便，但是肌肉较薄，只可做小剂量注射。

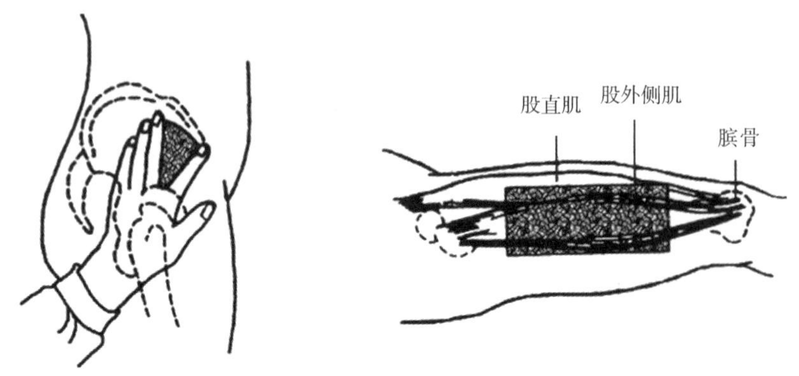

图 9－15　臀中肌、臀小肌注射定位　　图 9－16　股外侧肌注射定位法

【计划】

1. 护士准备　洗手、戴口罩。熟悉药物的用法及药理作用，询问患者用药史、药物过敏史并解释肌内注射的目的及注意事项。

2. 用物准备

（1）治疗车上层：注射卡、手消毒液、注射盘内备皮肤消毒液、棉签、弯盘。无菌盘内放已抽吸好药液的注射器和针头。

（2）治疗车下层：生活垃圾桶、医疗垃圾桶、锐器盒。

3. 患者准备　患者理解注射目的，能积极配合，取舒适体位并暴露注射部位。

4. 环境准备　备物环境按无菌操作要求进行；注射环境安静、整洁，光线适宜，必要时遮挡患者。

【实施】

1. 操作流程　操作流程及说明见表 9－12 所列。

表9－12　肌内注射法

操作流程	流程说明	要点
准备药液	• 洗手、戴口罩，按医嘱准备药液	• 严格执行查对制度和无菌操作原则
核对解释	• 携用物至患者处，查对并解释	
定位消毒	• 协助患者取合适体位，选择注射部位、定位，常规消毒皮肤、待干	• 充分暴露注射部位以方便操作
核对排气	• 抽吸药液，再次查对并排尽空气	
进针	• 一手拇、示指绷紧局部皮肤，一手持注射器，中指固定针栓，将针头迅速垂直刺入针梗的2/3	• 定位要准确避免损伤血管、神经 • 切勿将针头全部刺入，以防针梗从根部衔接处折断，难以取出消瘦者及患儿的进针深度酌减
抽回血	• 松开绷皮肤的手，抽动活塞	• 确认针头未刺入血管内
推药	• 如无回血，缓慢推注药液，同时观察患者的表情及反应	• 体现“两快一慢伴匀速” • 加强与患者的沟通
拔针	• 注射毕，快速拔针，用干棉签轻压进针处，按压片刻（图9－17）	• 压迫至不出血为止
核对	• 再次查对，安置患者，整理床单位	• 用物处理严格按照消毒隔离原则进行
洗手记录	• 清理用物，洗手并记录	

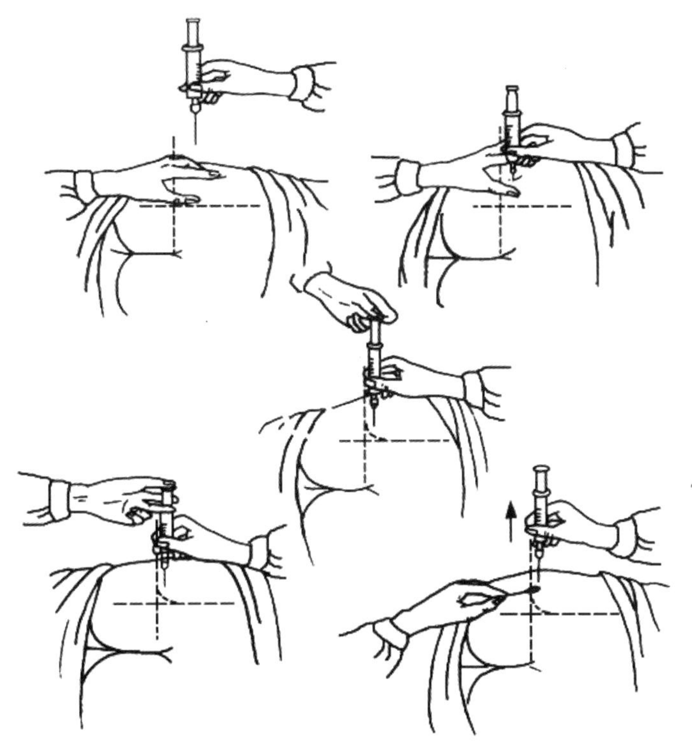

图9－17　肌内注射

2. 注意事项

（1）严格执行查对制度和无菌操作原则，严格遵守消毒隔离原则。

（2）肌内注射时，为使臀部肌肉放松，减轻痛苦与不适感，可取坐位或卧位。常用的体位有：①侧卧位时上腿伸直，放松，下腿稍弯曲；②俯卧位时足尖相对，足跟分开，头偏向一侧；③仰卧位常用于危重患者及不能自行翻身的患者采用臀中肌、臀小肌注射时；④坐位常用于门急诊患者。

（3）两岁以下婴幼儿应选用臀中肌、臀小肌进行注射。因婴幼儿在独立行走前，其臀大肌尚未发育完善，注射时易损伤坐骨神经，故避免在臀大肌注射。

（4）若注射过程中针头折断，应嘱患者保持原位不动，固定局部组织，以防断针移位，并尽快用无菌血管钳夹住断端取出；如断端全部埋入肌肉，立即请外科医生处理。

（5）对需长期肌内注射者，应交替使用注射部位，并用细长针头，避免或减少硬结的发生。如因长期多次注射引起局部硬结，可采用热敷、理疗等处理。

（6）两种药物同时注射时，应注意配伍禁忌。

【评价】

（1）患者理解肌内注射的目的及药物作用的相关知识，愿意接受并配合。

（2）注射过程严格按注射原则进行，注射部位未发生硬结、感染。

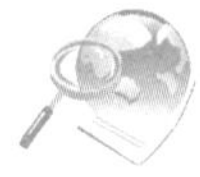
知识链接

肌内注射技巧

为了减轻注射局部的疼痛，利于药液的吸收，在实施肌内注射的过程中还可配合使用以下两种技巧。

1. 留置气泡法　用于刺激性较强药物的肌内注射，其方法是用注射器抽吸药液后，再吸入0.2～0.3ml的空气。注射时，全部药液注入后，再注入空气。该方法可使所有药液全部进入肌肉组织内，防止拔针时药液渗入皮下组织，减轻组织受刺激的程度，减轻疼痛。此外，还起到使药液限制在注射肌肉局部利于吸收的作用。

2. “Z型”注射法　适用于需长期接受肌内注射的患者或肌内注射刺激性较大的药物，目的在于防止药液外渗刺激皮下组织或沾染皮肤，起到减轻患者疼痛的作用，特别是减轻注射后疼痛。其操作方法简便易行：①常规吸药后更换一无菌针头；②将皮肤和皮下组织向一侧牵拉，按常规进行注射；③注药完毕拔出针头，让牵拉错位的皮肤和皮下组织复位，针刺通道随即闭合。如配合上述留置气泡技术使用，效果会更佳。

（四）静脉注射法（intravenous injection，IV）

自静脉注入药液的方法。

【目的】

（1）药物不宜口服、皮下、肌内注射，或需迅速发生药效时只适宜静脉注射。

（2）注入药物做某些诊断性检查。

（3）输液或输血。

（4）静脉营养治疗。

【评估】

（1）患者病情、治疗情况、用药史、药物过敏史、所用药物的药理作用。

（2）患者意识状态、肢体活动能力，对给药计划的了解、认知合作程度。

（3）患者穿刺部位的皮肤状况、静脉充盈度及管壁弹性。静脉注射常用于以下部位。

①四肢浅静脉（图9－18）：

上肢浅静脉：肘部浅静脉（贵要静脉、正中静脉、头静脉）、腕部及手背部浅静脉网。

下肢浅静脉：足部大隐静脉、小隐静脉、足背部浅静脉网。

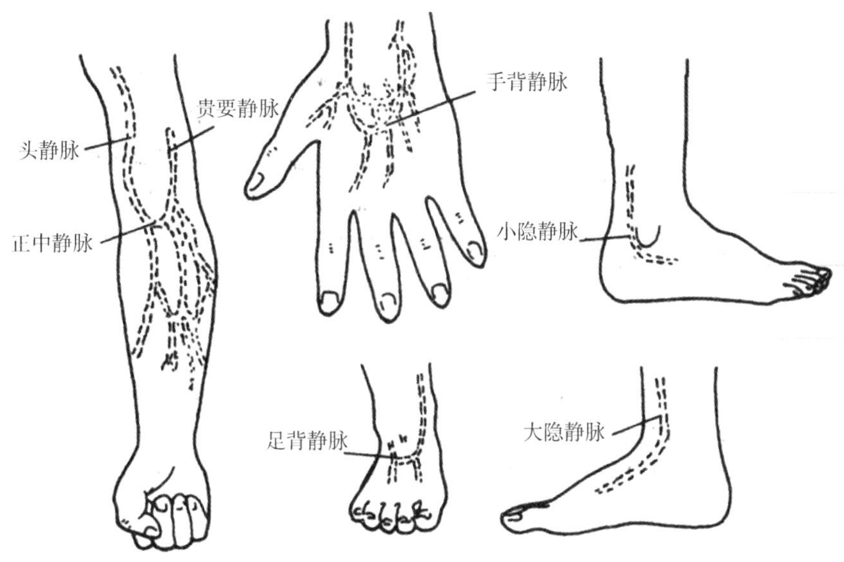

图9-18　四肢浅静脉

②头皮静脉（图9-19）：小儿头皮静脉极为丰富，分支甚多，互相沟通交错成网且静脉表浅易见，易于固定，方便病儿肢体活动。故病儿静脉注射多采用头皮静脉，临床常用的头皮静脉有：颞浅静脉、额前正中静脉、耳后静脉等。

③股静脉（图9-20）：股静脉位于股三角区，在股动脉内侧0.5cm处。

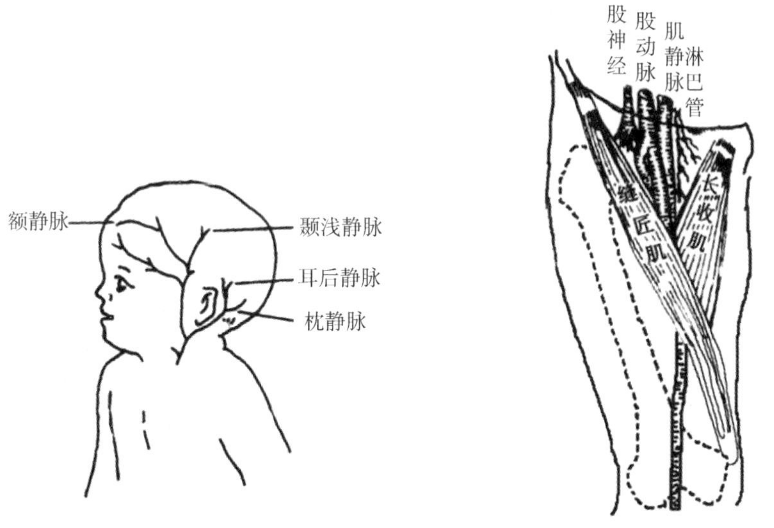

图9-19　小儿头皮静脉　　图9-20　股静脉、股动脉解剖位置

【计划】

1. 护士准备　洗手、戴口罩。熟悉药物的用法及药理作用，询问患者用药史并解释静脉注射的目的及注意事项。

2. 用物准备

（1）治疗车上层：注射卡、手消毒液、注射盘内备皮肤消毒液、无菌棉签、弯盘、止血带、头皮针、敷贴、无菌纱布。无菌盘内放已抽吸好药液的注射器和针头。

（2）治疗车下层：生活垃圾桶、医疗垃圾桶、锐器盒。

3. 患者准备　患者理解注射目的，能积极配合，取舒适体位并暴露注射部位。

4. 环境准备　备物环境按无菌操作要求进行；注射环境安静、整洁，光线适宜，必要时遮挡患者。

【实施】

1. 操作流程　操作流程及说明见表9－13所列。

表9－13　静脉注射法

操作流程	流程说明	要点说明
准备药液	• 洗手、戴口罩，按医嘱准备药液	• 严格执行查对制度和无菌操作原则
核对解释	• 携用物至患者处，查对并解释	
选择静脉	• 选择合适静脉选择粗直、弹性好、易于固定的静脉，避开关节和静脉瓣	• 长期注射者，应有计划地由小到大，由远心端到近心端选择静脉
四肢浅静脉注射		
消毒	• 在穿刺部位上方（近心端）约6cm处扎紧止血带，常规消毒皮肤，待干	• 止血带末端向上，使静脉充盈、显露，便于穿刺
核对排气	• 抽吸药液，再次核对排气或连接头皮针后排尽空气	
进针	• 以一手拇指绷紧静脉下端皮肤，使其固定；另一手持注射器，示指固定针栓，针头斜面向上，与皮肤呈15°～30°角自静脉上方或侧方刺入皮下再刺入静脉（图9－21）	• 穿刺应沉着，一旦出现局部血肿，立即拔出针头，按压局部，另选他处静脉
回抽	• 见回血，视情况再顺静脉进针少许，松开止血带，固定针头（如为头皮针，用胶布固定）	• 见回血证明针头已刺入血管内
小儿头皮静脉注射		
抽吸药液选择静脉	• 抽吸药液，套上头皮针头，排尽空气	
备皮消毒	• 患儿取仰卧或侧卧位，选择静脉 • 戴手套，注射部位备皮，常规消毒皮肤，待干	• 常选头皮针头穿刺 • 备皮后要洗净局部毛发
核对排气	• 再次查对，排气	
进针	• 由助手固定患儿头部，操作者一手拇指、示指固定静脉两端皮肤，另一手持头皮针小翼，以静脉最清晰点后约0.1cm处为进针点，向心方向与头皮平行刺入静脉，见回血后推药少许，如无异常，胶布固定针头	• 注射过程中注意约束患儿，防止其抓挠注射局部
固定针头		
股静脉注射		
消毒	• 协助患者取仰卧位，穿刺侧下肢伸直略外展外旋，常规消毒局部皮肤	• 有出血倾向者不宜采用股静脉注射
核对排气	• 抽吸药液，再次查对，排尽空气	
进针	• 术者按无菌技术原则戴上无菌手套，一手食指和中指于腹股沟处扪及股动脉搏动最明显部位并固定，另一手持注射器，针头和皮肤呈90°或45°角，在股动脉内侧0.5cm处刺入	• 必要时穿刺侧腹股沟下可垫小枕以显露注射部位
回抽	• 抽动活塞见有暗红色血，固定针头	• 抽出暗红色血液则针头已进入股静脉

续表

操作流程	流程说明	要点说明
推药	• 缓慢推注药液（图9－22）	• 加强与患者的沟通 • 注药过程中要缓慢地试抽回血，以检查针头是否仍在静脉内，如有局部疼痛或肿胀隆起，抽无回血，应拔出针头，更换部位，重新注射 • 股静脉注射，拔针后局部用无菌纱布加压止血3～5min，以免出血或形成血肿
拔针	• 注射毕，将干棉签放于穿刺点上方，快速拔出针头，按压片刻	
核对	• 再次查对，安置患者	• 用物处理严格按照消毒隔离原则进行
整理记录	• 清理用物，洗手并记录	• 记录注射时间，药物名称、浓度、剂量和患者的反应。

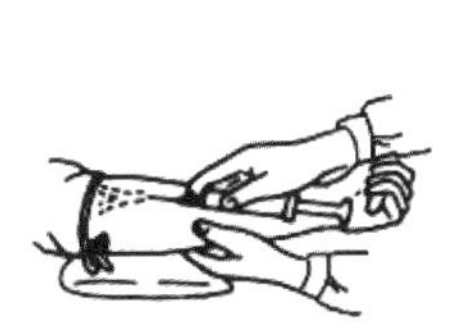
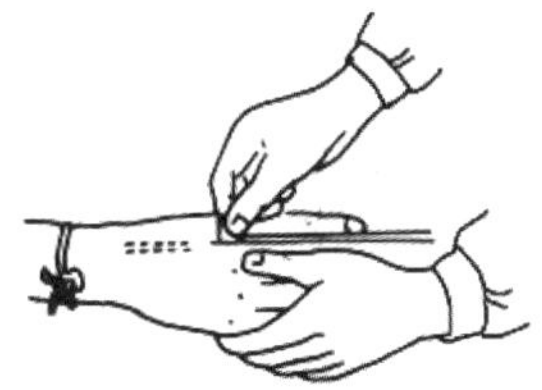

图9－21 静脉注射进针法

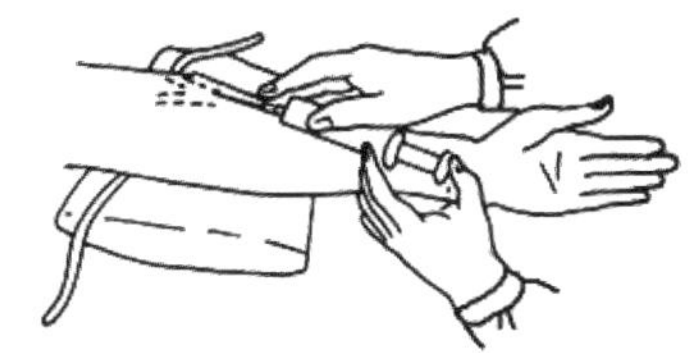

图9－22 静脉注射推注药液法

2. 注意事项

（1）严格执行查对制度和无菌操作原则，严格遵守消毒隔离原则。

（2）选择静脉时宜选择粗直、弹性好、易于固定的静脉，避开关节和静脉瓣；对需长期注射者，应有计划地由小到大，由远心端到近心端选择静脉。

（3）根据患者年龄、病情及药物性质，掌握推注药液的速度，并随时听取患者的主诉，观察局部情况及病情变化。另外，在给危重小儿行头皮静脉穿刺时应密切观察患者反应。

（4）钙剂等刺激性较强的药物禁止从头皮静脉注射，防止因药物外渗引起头皮坏死；注射对组织有强烈刺激的药物，应首先用抽有生理盐水的注射器和针头（或头皮针）进行穿刺，注射成功后先注入少量生理盐水，证实针头确在静脉内，再接抽有药液的注射器进行推药，以免药液外溢。注射过程中定期抽回血，以确认针头是否在血管内。

（5）在股静脉穿刺时如抽到血液为鲜红色，提示针头进入股动脉，应立即拔出针头，用无菌纱布紧压穿刺处5～10min，直至无出血为止。

【评价】

（1）患者理解注射目的，有安全感，愿意接受。

（2）注射过程严格按注射原则进行，注射部位无渗出、肿胀，未发生感染。

（3）能分析静脉注射失败的常见原因，根据患者情况提高静脉穿刺成功率。

【静脉注射失败的常见原因】（图9－23）

（1）针尖斜面刺入静脉一半，抽吸虽有回血，但推药时药液进入皮下，局部隆起并有痛感。

（2）针尖刺入静脉过少，抽吸有回血，但松解止血带时静脉回缩，针头滑出血管，药液注入皮下。

（3）针头刺入较深，斜面一半穿破对侧血管壁，抽吸时有回血，推注少量药液，局部无隆起，但因部分药液溢出至深层组织，患者有痛感。

（4）针头刺入过深，穿破对侧血管壁，抽吸无回血。

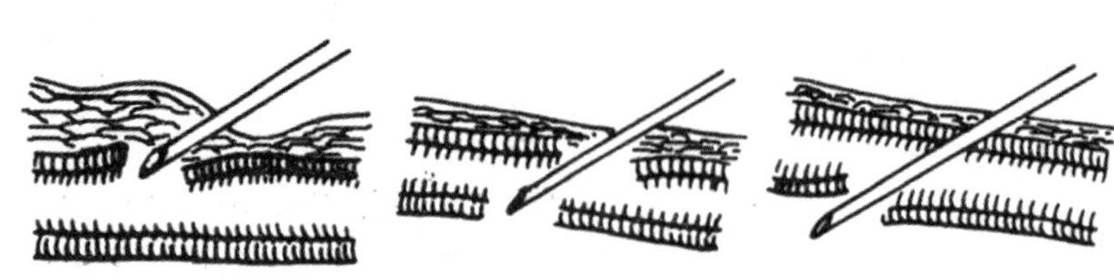

A.针尖斜面刺入静脉一半　B.针头刺入较深，斜面一半穿破对侧血管壁　C.针头刺入过深，穿破对侧血管壁

图 9－23　静脉注射失败的原因

【特殊患者的静脉穿刺要点】

1. 肥胖患者　肥胖患者皮下脂肪厚，静脉难以辨认，但较固定。注射前先摸清血管走向，然后由静脉上方注射，稍加大进针角度。

2. 水肿患者　水肿患者皮下组织积液，静脉难以辨识。注射前可沿静脉解剖位置，用手指按揉局部，以暂时推开皮下水分，使静脉充分显露后再行穿刺。

3. 脱水患者　脱水患者血管充盈不良，穿刺困难。注射前可在局部从远心端向近心端方向反复推揉、按摩，或局部热敷，待静脉充盈后再行穿刺。

4. 老年患者　老年患者皮下脂肪较少，静脉易滑动且脆性较大，针头难以刺入或易穿破血管对侧。注射时，可固定穿刺静脉上下两端，再沿静脉走向穿刺，同时注意穿刺不可过猛，以防血管破裂。

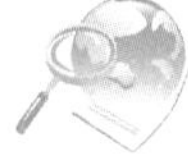

知识链接

微量注射泵

微量注射泵是电子调速注射装置，能将小剂量药液持续、均匀、定量注入人体。临床上常用于小儿及某些药物如硫酸镁、毛花苷 C、氨茶碱等的静脉注射。

（五）动脉注射法（arterial injection）

自动脉注入药液的方法。

【目的】

（1）加压注入血液或高渗葡萄糖溶液，迅速增加有效循环血量，用于抢救重度休克尤其是创伤性休克患者。

（2）注入造影剂，用于施行某些特殊检查，如血管造影等。

（3）注射抗癌药物作区域性化疗。

【评估】

（1）患者病情、治疗情况、用药史、药物过敏史、所用药物的药理作用。

（2）患者意识状态、肢体活动能力，对给药计划的了解、认知合作程度。

（3）患者穿刺部位的皮肤及血管状况。常用动脉有股动脉、桡动脉。做区域性化疗时，头面部疾患选用颈总动脉；上肢疾患选用锁骨下动脉；下肢疾患选用股动脉。

【计划】

1. 护士准备　洗手、戴口罩。熟悉药物的用法及药理作用，询问患者用药史、药物过敏史并解释动脉注射的目的及注意事项。

2. 用物准备

(1) 治疗车上层：注射卡、手消毒液、注射盘内备皮肤消毒液、无菌棉签、弯盘、无菌纱布、无菌手套及无菌洞巾（必要时）。无菌盘内放已抽吸好药液的注射器和针头。

(2) 治疗车下层：生活垃圾桶、医疗垃圾桶、锐器盒。

3. 患者准备 患者理解注射目的，能积极配合，取舒适体位并暴露注射部位。

4. 环境准备 备物环境按无菌操作要求进行；注射环境安静、整洁，光线适宜，必要时遮挡患者。

【实施】

1. 操作流程 操作流程及说明见表 9－14 所列。

表 9－14 动脉注射法

操作流程	流程说明	要点说明
准备药液	• 洗手、戴口罩，按医嘱准备药液	• 严格执行查对制度和无菌操作原则
核对解释	• 携用物至患者处，查对并解释	• 必要时，铺无菌洞巾
定位消毒	• 协助患者取适当体位，选择并显露穿刺部位，常规消毒皮肤，范围大于 6cm	• 桡动脉穿刺的穿刺点为前臂掌侧腕关节上 2cm，动脉搏动明显处 • 股动脉穿刺点在腹股沟股动脉搏动明显处，穿刺时，患者取仰卧位，下肢伸直略外展外旋，以充分暴露穿刺部位
核对排气	• 抽吸药液，再次查对并排气	
进针	• 按无菌原则戴无菌手套或常规消毒一手示指和中指，在欲穿刺动脉的搏动最明显处固定动脉于两指间，一手持注射器，在两指间垂直或与动脉走向呈 40°刺入动脉	• 有血液涌进注射器表面针头已进入动脉
推药	• 见有鲜红色血液涌进注射器，即固定穿刺针的方向和深度，推注药液	• 推注速度可略快
拔针	• 注射毕，迅速拔出针头，局部用无菌纱布加压止血 5～10min	• 也可用沙袋加压止血
核对	• 安置患者，再次查对	
洗手记录	• 清理用物，洗手并记录 • 严格按照消毒隔离原则清理用物	

2. 注意事项

(1) 严格执行查对制度和无菌操作原则，严格遵守消毒隔离原则。

(2) 有出血倾向者，慎用动脉穿刺。新生儿多选择桡动脉穿刺，因采用股动脉垂直进针易伤及髋关节。

(3) 推注药液过程中随时听取患者主诉，观察局部情况及病情变化。

(4) 拔针后局部用无菌纱布或沙袋加压止血，以免出血或形成血肿。

【评价】

(1) 患者理解注射目的，有安全感，愿意接受。

(2) 操作过程严格按注射原则进行，注射部位无血肿、感染等发生。

第五节 药物过敏试验及过敏反应的处理

临床上使用某些药物时，可因患者的过敏体质而引起不同程度的过敏反应。过敏反应系药物作为抗原或半抗原在过敏体质的机体内产生特异性抗体，使T淋巴细胞致敏，再次接触同类药物时，抗原抗体在致敏淋巴细胞上作用而引起一系列生理功能紊乱，临床表现为发热、皮疹、血管神经性水肿、血清病综合征等，严重者可发生过敏性休克危及生命。药物过敏反应的发生与过敏体质有关，与所用药物的药理作用、用药的剂量无关。

因此，在使用易产生过敏反应的药物前，除详细询问用药史、过敏史外，还必须做药物过敏试验（anaphylactic test），护士应掌握正确的试验液配制和试验方法，认真观察，正确判断试验结果，同时要熟练掌握过敏反应的急救处理。

一、青霉素过敏试验及过敏反应的处理

青霉素通过抑制细菌细胞壁合成而发挥杀菌作用，临床应用广泛，具有疗效高、毒性低的特点。但青霉素易致过敏反应，是各种抗生素中过敏反应发生率最高的药物。人群中有5%～6%对青霉素过敏，而且任何年龄，任何剂型和剂量，任何给药途径和给药时间，均可能发生过敏反应。因此在使用各种青霉素制剂前都应先做过敏试验，试验结果阴性者方可用药，同时要加强青霉素使用前后的监测，及时发现过敏反应并处理。

（一）青霉素过敏反应的原因

青霉素过敏反应系抗原和抗体在致敏细胞上相互作用而引起。青霉素本身不具有抗原性，其制剂中所含的高分子聚合体（6－氨基青霉烷酸）、青霉素降解产物（青霉烯酸、青霉噻唑酸）作为半抗原进入机体后与蛋白质或多肽分子结合而形成全抗原，使T淋巴细胞致敏，刺激B淋巴细胞的分化增殖而产生特异性抗体IgE。IgE黏附于某些组织的肥大细胞上及血液中的嗜碱性粒细胞表面，使机体处于致敏状态。当机体再次接受类似的抗原刺激时，抗原即与特异性的IgE结合，导致细胞破裂，释放组胺、慢反应物质、缓激肽、5－羟色胺等血管活性物质，这些物质分别作用于效应器官，使平滑肌收缩，微血管扩张、毛细血管通透性增高、腺体分泌增多，从而产生一系列过敏反应的临床表现。

（二）青霉素过敏试验法

青霉素过敏试验通常以0.1ml（含青霉素20～50U）的试验液皮内注射，根据皮丘及患者全身情况来判断试验结果，只有过敏试验结果阴性方可使用青霉素治疗。

【评估】

1. 患者用药史、药物过敏史　包括是否用过青霉素类药物，有无青霉素过敏史和其他药物过敏史。有青霉素过敏史者不做青霉素过敏试验；有其他药物过敏史者慎做青霉素过敏试验。

2. 患者病情、目前治疗情况　包括患者目前用药情况，如果曾应用青霉素但已停药3d现需要再次使用，或在使用过程中更换青霉素批号均需要重做过敏试验。

3. 患者心理、意识状态　对青霉素过敏试验的认识、合作程度。

【计划】

1. 护士准备　洗手、戴口罩。询问患者青霉素及其他药物过敏史并解释过敏试验的目的及注意事项。掌握青霉素皮试结果的观察，熟悉青霉素过敏反应的急救处理。

2. 用物准备

（1）治疗车上层：注射卡、手消毒液、注射盘内备皮肤消毒液、无菌棉签、弯盘、现配制好皮试液的注射器和针头。

（2）治疗车下层：生活垃圾桶、医疗垃圾桶、锐器盒。

（3）抢救物品：注射器、0.1%盐酸肾上腺素、吸氧吸痰设备、常用其他抢救药物。

3. 患者准备　患者理解试验目的、不空腹、无青霉素类药物过敏史，获得有关皮肤过敏试验的一般知识，能积极配合，取舒适体位并暴露注射部位。

4. 环境准备　备物环境按无菌操作要求进行；注射环境安静、整洁，光线适宜。

【实施】

1. 试验液的配制　以每 ml 试验液含青霉素 200～500U 为标准，具体配制方法见表 9－15 所列。

表 9－15　青霉素皮肤试验液的配制（以青霉素钠 80 万 U 为例）

青霉素钠	加 0.9% 氯化钠溶液（ml）	每 ml 药液青霉素钠含量（U/ml）	要点说明
80 万 U	4	20 万	用 5ml 注射器，6～7 号针头
0.1ml 上液	0.9	2 万	以下用 1ml 注射器，6～7 号针头
0.1ml 上液	0.9	2000	每次配制时均需将溶液混匀
0.1ml 上液	0.9	200	配制完毕换接 $4^{1/2}$ 号针头，妥善放置

2. 试验方法　确定患者无青霉素过敏史，遵照皮内注射要点在患者前臂掌侧下段注射 0.1ml 青霉素皮肤试验液，20min 后观察并判断、记录皮肤试验结果。

3. 试验结果的判断（表 9－16）

表 9－16　青霉素皮肤试验结果的判断

结果	局部皮丘情况	全身情况
阴性	大小无改变，周围不红肿，无红晕	无自觉症状，无不适表现
阳性	可见隆起出现红晕硬块，直径大于 1cm 或周围出现伪足、有痒感	可有头晕、心慌、恶心等不适，严重者可发生过敏性休克

4. 注意事项

（1）青霉素皮肤试验前详细询问患者的用药史、药物过敏史和家族过敏史。

（2）凡初次用药、停药 3d 后再用者，以及更换青霉素批号，均须按常规做过敏试验。

（3）皮肤试验液必须现配现用，浓度与剂量准确。

（4）严密观察患者，首次注射后须观察 30min。注意局部和全身反应，倾听患者主诉，做好急救的准备工作。

（5）若需做对照试验，则用另一注射器及针头，在另一侧前臂相应部位注入 0.1ml 0.9% 氯化钠溶液。

（6）试验结果阳性者禁止使用青霉素，同时报告医生，在体温单、医嘱单、病历、床头卡上醒目注明，并告知患者及家属。

【评价】

（1）患者能叙述青霉素皮肤试验的目的，愿意接受并正确配合。

（2）操作过程严格遵守注射原则，未发生意外情况。

（三）青霉素过敏反应的临床表现

青霉素过敏反应的临床表现多种多样，包括皮肤、呼吸道、消化道等过敏症状，其中最严重的表现为过敏性休克。

1. 过敏性休克（anaphylactic shock）　可在做青霉素过敏试验过程中，或注射药液后呈闪电式发生，也可在用药后数秒钟或数分钟内，或半小时后发生，极少数患者发生于连续用药的过程中，但大多数发生在注射后 5～20min 之内。主要表现为以下几点。

（1）呼吸道阻塞症状：由于喉头水肿和肺水肿可引起胸闷、气急、发绀、口吐白沫伴濒死感。

（2）循环衰竭症状：因周围血管扩张，导致循环血量不足而引起面色苍白、冷汗、发绀、脉细弱、血压下降、烦躁不安等。

（3）中枢神经系统症状：由于脑组织缺氧可引起头晕眼花、面部及四肢麻木、意识丧失、抽搐、大小便失禁等。

（4）皮肤过敏症状：瘙痒、荨麻疹及其他皮疹。

2. 血清病样反应（serum sickness－like reaction） 一般于用药后7～12d发生，临床表现和血清病相似，有发热、腹痛、皮肤瘙痒、荨麻疹、关节肿痛、全身淋巴结肿大等。

3. 各器官或组织的过敏反应

（1）皮肤过敏反应：瘙痒、荨麻疹、皮炎，严重者发生剥脱性皮炎。

（2）呼吸道过敏反应：哮喘或诱发原有的哮喘发作。

（3）消化系统过敏反应：过敏性紫癜，以腹痛和便血为主要症状。

（四）青霉素过敏性休克的处理

（1）立即停药，协助患者平卧，报告医生，就地抢救。

（2）首选盐酸肾上腺素注射，病儿剂量酌减：立即皮下注射0.1%盐酸肾上腺素0.5～1ml，如症状不缓解，可每隔30min皮下或静脉注射0.5ml，直至脱离险期。盐酸肾上腺素具有收缩血管、增加外周阻力、兴奋心肌、增加心排血量及松弛支气管平滑肌的作用，是抢救过敏性休克的首选药物。

（3）改善缺氧症状，保持呼吸道通畅：立即给予氧疗；当呼吸受抑制时，立即进行人工呼吸，并遵医嘱应用呼吸兴奋剂；如发生喉头水肿，立即配合医生准备气管插管或气管切开。

（4）如发生心跳呼吸骤停，立即进行心肺复苏抢救。

（5）根据医嘱给药：①抗过敏：给予地塞米松5～10mg静脉推注，或氢化可的松200mg加在5%或10%葡萄糖液500ml内静脉滴注。②改善微循环：静脉滴注葡萄糖液或平衡液扩充血容量，并立即给予升压药物，如多巴胺、间羟胺等。③纠正酸中毒：应用抗组胺类药物：如肌内注射盐酸异丙嗪25～50mg等。

（6）加强病情观察和基础护理：密切观察患者生命体征、尿量及其他病情变化，注意保暖，并做好病情动态记录；不断评价治疗与护理的效果。

（五）青霉素过敏反应的预防

（1）用药前详细询问用药史、过敏史和家族史，对有青霉素过敏史者禁止做过敏试验。对已接受青霉素治疗的患者，停药3d后再用，或使用中更换药物批号时，均须重新做过敏试验。

（2）青霉素皮试液在接近中性的溶剂中（pH 6～6.5）分解缓慢，所以皮试液溶媒应选择0.9%氯化钠溶液。青霉素皮试液、水溶液极不稳定，特别是在常温下容易成倍产生降解产物导致过敏反应发生，所以青霉素皮试液应现配现用。

（3）正确实施过敏试验，准确判断试验结果，严密观察患者反应，并准备好急救物品。

（4）首次注射青霉素者需观察30min，使用青霉素的治疗过程中严密观察。

二、链霉素过敏试验及过敏反应的处理

链霉素由于其本身的毒性作用及所含杂质（链霉素胍和二链霉胺）具有释放组胺的作用，可引起中毒反应和过敏反应，所以使用该药应进行皮肤过敏试验并加强观察。

（一）链霉素过敏试验法

1. 试验液的配制 以每 ml 试验液含链霉素 2500U 为标准，具体配制方法见表 9－17 所列。

表 9－17 链霉素皮肤试验液的配制

链霉素	加 0.9% 氯化钠溶液（ml）	每 ml 药液链霉素含量（U/ml）	要点说明
100 万 U	3.5	25 万	用 5ml 注射器，6～7 号针头
0.1ml 上液	0.9	2.5 万	换用 1ml 注射器
0.1ml 上液	0.9	2500	每次配制时均需将溶液混匀
			配制完毕换接 $4^{1/2}$ 号针头，妥善放置

2. 试验方法 链霉素过敏试验通常以 0.1ml（含链霉素 250U）的试验液皮内注射，20min 后根据皮丘及患者全身情况来判断试验结果，判断的方法同青霉素过敏试验法。只有链霉素过敏试验结果阴性方可使用链霉素治疗。

（二）链霉素过敏反应的表现及处理

链霉素过敏反应的临床表现及处理同青霉素过敏反应大致相同，过敏性休克的发生率不高但死亡率很高。

链霉素的毒性反应比过敏反应更常见、更严重，有全身麻木、抽搐、肌肉无力、眩晕、耳鸣、耳聋等。因链霉素可与钙离子络合而使毒性症状减轻，故可静脉注射葡萄糖酸钙或氯化钙治疗。

三、破伤风抗毒素过敏试验及过敏反应的处理

破伤风抗毒素（tetanus antitoxin，TAT）属于一种特异性抗体，能中和破伤风患者体液中由破伤风杆菌产生的毒素，使机体产生被动免疫，从而有效控制病情发展或起到预防疾病的功能。TAT 是马的免疫血清，对人体而言是异种蛋白，具有抗原性，注射后容易出现过敏反应。因此用药前须作过敏试验。曾用过 TAT 但超过一周者，如需使用，应重新做过敏试验。

（一）破伤风抗毒素过敏试验法

1. 试验液的配制 以每 ml 试验液含破伤风抗毒素 150U 为标准，具体配制方法：取每 ml 含 TAT 1500U 的药液 0.1ml，加生理盐水至 1ml 即得。

2. 试验方法 皮内注射 TAT 试验液 0.1ml（含 TAT 15U），20min 后观察结果。

阴性：局部皮丘无变化，全身无反应。

阳性：局部皮丘红肿硬结，直径大于 1.5cm，红晕超过 4cm，有时出现伪足、痒感。全身反应同青霉素过敏反应相似。

（二）破伤风抗毒素过敏反应的表现及处理

TAT 过敏反应的表现为皮试局部红肿硬结、瘙痒，全身发热，以血清病型反应多见，偶见过敏性休克，抢救不及时可致死亡。

TAT 过敏试验阴性者，可将所需剂量一次注射完毕；TAT 过敏试验阳性者，通常采用 TAT 小剂量多次脱敏注射疗法，这是因为 TAT 是一种特异性抗体，没有可以替代的药物。脱敏疗法的机制是小量抗原进入人体后，同肥大细胞或嗜碱性粒细胞上的 IgE 结合，释放出少量的组胺等活性物质不致对机体产生严重损害，因此临床上可不出现症状。经过多次小量的反复注射后，可使细胞表面的 IgE 抗体

大部分甚至全部被结合而消耗掉，最后可以全部注入所需药量而不发生过敏反应。脱敏注射步骤见表9－18所列。

表9－18 破伤风抗毒素脱敏注射法

次数	TAT（ml）	加0.9%氯化钠溶液（ml）	注射途径
1	0.1	0.9	肌内注射
2	0.2	0.8	肌内注射
3	0.3	0.7	肌内注射
4	余量	稀释至1ml	肌内注射

每隔20min注射1次，每次注射后均需密切观察。如发现患者面色苍白、气促、发绀、荨麻疹等不适或血压下降时应立即停止注射，并迅速处理。如反应轻微，待反应消退后，酌情增加注射次数，减少每次注射剂量，在密切监测病情的状况下顺利注入余量。

四、头孢菌素类药物过敏试验法

头孢菌素类药物是目前临床上常用的抗生素之一，具有高效、低毒、广谱的特点。由于该药使用后易致过敏反应，且与青霉素之间呈现不完全的交叉过敏反应。因此用药前应做皮肤过敏试验。试验结果阴性者方可使用该药。以先锋霉素Ⅵ为例，介绍皮肤过敏试验液的配制。

1. 过敏试验液的配制　以每ml试验液含先锋霉素Ⅵ 500μg为标准，具体配制方法见表9－19所列。

表9－19 先锋霉素Ⅵ皮肤试验液的配制

先锋霉素Ⅵ	加0.9%氯化钠溶液（ml）	每ml药液先锋霉素Ⅵ含量（U/ml）	要点说明
0.5g	2	250mg	用2～5ml注射器，6～7号针头
0.2ml上液	0.8	50 mg	换用1ml注射器
0.1ml上液	0.9	5 mg	每次配制时均需将溶液混匀
0.1ml上液	0.9	500μg	配制完毕换接$4^{1/2}$号针头，妥善放置

2. 试验方法　先锋霉素Ⅵ过敏试验通常以0.1ml（含先锋霉素Ⅵ 50μg）的试验液皮内注射，20min后根据皮丘及患者全身情况来判断试验结果，判断的方法及过敏反应的处理同青霉素过敏试验。

3. 注意事项

（1）先锋霉素Ⅵ皮肤试验前详细询问患者的用药史、药物过敏史和家族过敏史。

（2）皮肤试验液必须现配现用，浓度与剂量准确。

（3）严密观察患者，首次注射后须观察30min。注意局部和全身反应，倾听患者主诉，做好急救的准备工作。

（4）试验结果阳性者禁止使用先锋霉素Ⅵ，同时报告医生，在体温单、医嘱单、病历、床头卡上醒目标注，并告知患者及其家属。

五、碘过敏试验法

临床上常用碘化物造影剂作泌尿系统、心脏血管、脑血管、其他脏器和周围血管造影，CT增强扫描和其他各种腔道、瘘管造影等，应在造影前1－2d做碘过敏试验，结果为阴性者方可做碘造影检查。

1. 过敏试验方法及结果判断

（1）口服法：口服5%～10%碘化钾5ml，每日3次共3d，然后观察。

结果判断：阴性者无任何不适症状；阳性者有口麻、眩晕、心慌、恶心呕吐、流泪、流涕、荨麻疹等表现。

（2）皮内注射法：皮内注射碘造影剂0.1ml，20min后观察。

结果判断：阴性者皮试局部无反应；阳性者皮试局部有红肿、硬块，其皮丘直径超过1cm。

（3）静脉注射法：静脉缓慢注射碘造影剂1ml（常用30%泛影葡胺），5～10min后观察。

结果判断：阴性者无任何不适；阳性者有血压、脉搏、呼吸和面色等改变。

2. 注意事项

（1）在静脉注射造影剂前，应该首先作皮内注射试验，然后再行静脉注射试验，如均为阴性方可进行碘剂造影。

（2）有少数人过敏试验阴性，但在注射碘造影剂时仍可发生过敏反应，故造影时必须备好急救药品。过敏反应的处理原则同青霉素过敏反应的处理。

（3）过敏试验的结果应及时记录。

六、普鲁卡因过敏试验法

普鲁卡因为一种麻醉药，凡首次应用普鲁卡因或注射普鲁卡因青霉素者均须做过敏试验。

（1）试验液的配制　以每ml试验液含普鲁卡因0.25%为标准。如为1%的普鲁卡因溶液，取0.25ml稀释至1ml即可；如为2.5%的普鲁卡因溶液，取0.1ml稀释至1ml即可。

（2）试验方法　皮内注射0.25%普鲁卡因试验液0.1ml，20min后观察试验结果并记录。

（3）结果的判断和过敏反应的处理　同青霉素过敏试验及过敏反应的处理。

目标检测

一、A型题（以下每题下面有A、B、C、D、E五个答案，请从中选择一个最佳的答案）

1. 需装在密盖有色瓶置于暗处保存的药物是（　　）。

A. 胃复安（甲氧氯普胺）　　B. 氨茶碱

C. 苯巴比妥　　D. 糖衣片

E. 心痛定（硝苯地平）

2. 宜饭前服用的药物是（　　）。

A. 维生素C　　B. 颠茄合剂　　C. 止咳合剂　　D. 地高辛

E. 胃蛋白酶合剂

3. 下列药物服用后应多饮水的是（　　）。

A. 铁剂　　B. 止咳糖浆　　C. 助消化药　　D. 健胃药

E. 磺胺类药

4. 超声波雾化吸入后，下列物品不需要消毒的是（　　）。

A. 面罩　　B. 螺纹管　　C. 口含嘴　　D. 水槽

E. 雾化罐

5. 对接受青霉素治疗的患者，如果停药几天以上，必须重新做过敏试验（　　）。

A. 1d　　B. 2d　　C. 3d　　D. 4d

E. 5d

6. 发生青霉素过敏反应，患者最早出现的症状是（　　）。

A. 意识丧失　　B. 血压下降　　C. 面色苍白　　D. 喉头水肿、气促

E. 幻觉、谵妄

7. 链霉素过敏反应的急救中可选用（　　）。

A. 乳酸钙　　B. 碳酸钙　　C. 溴化钙　　D. 草酸钙

E. 葡萄糖酸钙

8. 不符合无痛性注射原则的是（　　）。

A. 正确体位，放松肌肉　　B. 注射技术“两快一慢”

C. 注意配伍禁忌　　D. 刺激性强的药物快速推入

E. 分散患者注意力

9. 同时注射数种药物时，应特别注意药物的（　　）。

A. 刺激性　　B. 有无变质　　C. 有效期　　D. 配伍禁忌

E. 剂量多少

10. 李女士在注射破伤风抗毒素 15 分钟后出现局部皮丘红肿，硬结直径 1.6cm，有瘙痒感。其处理是（　　）。

A. 将全量分 3 次肌内注射　　B. 禁用破伤风抗毒素

C. 将全量分 4 次注射，剂量递减　　D. 将全量分 4 次注射，剂量递增

E. 将全量平均分成 4 次注射

11. 张先生，24 岁，阑尾切除术后回病房，医嘱哌替啶 50mg im q6h pm，正确执行时间是（　　）。

A. 每 6h 一次，连续使用　　B. 术后 6h 使用一次

C. 术后 6h 使用一次，限用 2 次　　D. 术后 6h 使用一次，限用 3d

E. 必要时用，两次间隔时间 6h

12. 李女士，68 岁，患慢性充血性心力衰竭，医嘱地高辛 0.25mg po qd，护士发药时应首先注意（　　）。

A. 视患者服下后再离开　　B. 给药前测脉率（心率）及节律

C. 嘱患者服药后多饮水　　D. 将药研碎再喂服

E. 给药前测血压

13. 杨先生，65 岁，患慢性支气管炎，痰黏稠不易咳出，为帮助祛痰，给以氧气雾化吸入，下述操作错误的是（　　）。

A. 呼气时手指移开出气口　　B. 患者漱口以清洁口腔

C. 氧气流量调到 6～10L/min　　D. 喷气管口放入口中，紧闭上唇

E. 用蒸馏水稀释药物至 10ml

14. 生物制品类药物保存方法为（　　）。

A. 密盖瓶保存　　B. 放入有色瓶　　C. 放入冰箱　　D. 放在阴凉处

E. 远离明火

二、B 型题（以下每题提供有 A、B、C、D、E 五个备选答案，请选择一个最佳答案，有的可多次被选）

周某，男，25 岁，化脓性扁桃体炎，医嘱青霉素过敏试验

15. 过敏试验液注入皮下的剂量为（　　）。

A. 40u　　B. 60u　　C. 100u　　D. 200u

E. 400u

16. 5min 后患者出现濒危感，伴烦躁不安，呼吸困难，出冷汗，血压下降，患者出现（　　）。

A. 青霉素过敏性休克　　B. 呼吸道迟缓反应

C. 消化道过敏反应　　D. 青霉素毒性反应

E. 血清病型反应

17. 遇到上述情况，首先采取的紧急措施是（　　）。

A. 立刻平卧，皮下注射0.1%盐酸肾上腺素　　B. 立刻给予升压药多巴胺

C. 立即静脉注射地塞米松　　D. 立即给呼吸兴奋药物山梗菜碱

E. 立即静脉注射葡萄糖酸钙

患者，女，55岁，因哮喘发作急诊就医，医嘱“氨茶碱0.25g+25%葡萄糖20ml，iv”。

18. 护士为患者行静脉注射时穿刺的角度为（　　）。

A. 紧贴皮肤　　B. 5°~10°　　C. 15°~30°　　D. 35°~38°

E. 50°~55°

19. 注射过程中发现局部肿胀，抽有回血，患者主诉疼痛明显，可能的原因是（　　）。

A. 针头堵塞　　B. 针头穿透血管壁

C. 针头斜面紧贴血管壁　　D. 针头斜面一半在血管外

E. 针头穿刺过深致药物进入组织间隙

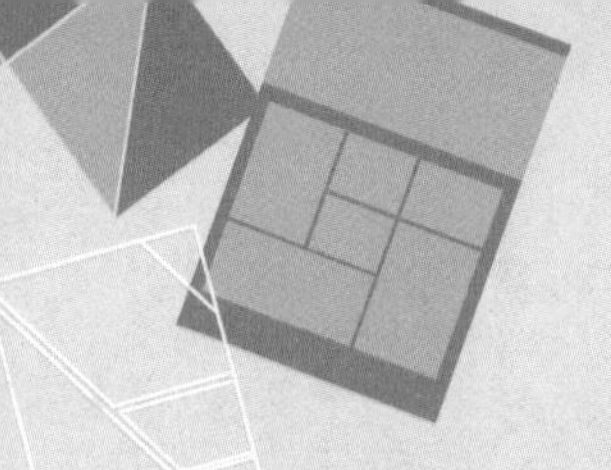

第十章 静脉输液和输血技术

案例

向某，男，65岁，慢性阻塞性肺部疾病，按照医嘱输液，护士将输液速度调至70gtt/min，在输液10min后突然出现胸闷、气促、咳粉红色泡沫样痰，大量稀痰液从口鼻溢出，肺部听诊有大量的湿性啰音。

问题

1.请同学们找出病人出现了什么问题，其原因是什么？
2.请同学们说说如何进行防治？

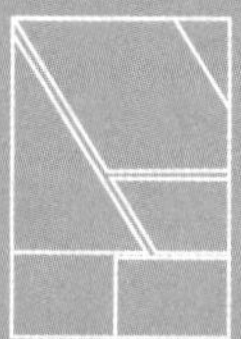

正常人体内的水、电解质、酸碱度都保持在正常范围内，以维持机体内环境相对恒定，保证正常生理功能。但在疾病和创伤时，体液平衡易发生紊乱，使内环境不能维持稳定状态，如不及时纠正，将导致严重后果。静脉输液和输血是临床上用于纠正水、电解质及酸碱平衡失调，恢复内环境稳定状态的重要措施之一，是护士必须熟练掌握的护理技术。

第一节　静脉输液法

静脉输液是利用大气压和液体静压形成的输液系统内压高于人体静脉压的原理，将大量无菌溶液或药液直接输入静脉的技术（图 10－1）。

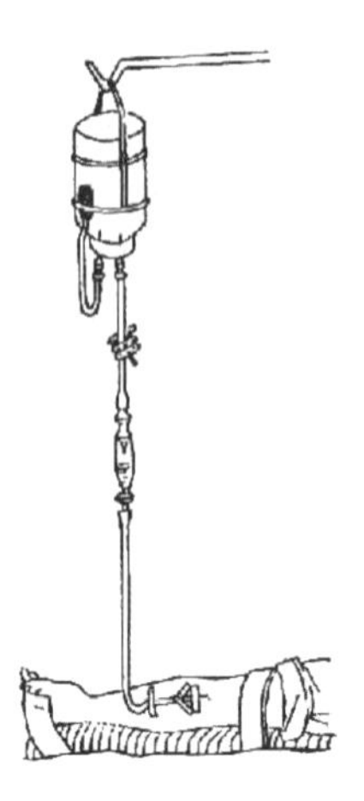

图 10－1　静脉输液法

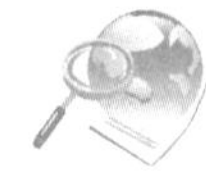

知识链接

静脉输液的发展史

1628 年，英国医生哈维发现了血液循环，认识到血液的运输作用，从而奠定了静脉输液的基础。

1656 年，英国医生克利斯朵夫和罗伯特用羽毛管针头，把药物注入狗的静脉，为历史上首例注入血流的行为。

1662 年，德国一名叫约翰的医师，首次将药物注入人体，但由于感染患者未被救活。

1832 欧洲的一次瘟疫流行，苏格兰医生托马斯成功将盐类物质输入人体，成功奠定静脉输液治疗。

1900 年科学家发现人体血液的分型。

20 世纪初，研制出更安全的静脉注射液体——葡萄糖，生理盐水，碳化合物，钾水，钠。

1957 年，发明一次性头皮针。在此前，输液工具为羽毛卷片，动物静脉，动物膀胱，塑料橡胶制品及注射器针头。

1964 年，美国 BD 公司发明了第一代静脉留置针。

1972 年，美国成立静脉输液学会。

1999 年 12 月，中国静脉输液学会在北京成立。

从形式上分，静脉输液经历了三代：开放式、半开放式、密闭式。

一、静脉输液的目的

（1）补充水和电解质，以调节或维持酸碱平衡。常用于各种原因的脱水、酸碱平衡紊乱、和某些原因不能进食者，如腹泻、剧烈呕吐、大手术后。

（2）补充血容量，维持血压，改善微循环。常用于治疗严重烧伤、出血、休克等。

（3）输入药物，达到解毒、控制感染、利尿和治疗疾病的目的。常用于各种中毒、各种感染、组织水肿，以及各种需经静脉输入药物的治疗。

（4）补充营养，维持热量，促进组织修复，获得正氮平衡。常用于慢性消耗性疾病、胃肠道吸收障碍、不能经口进食如昏迷、口腔疾病等。

二、静脉输液常用溶液及作用

（一）晶体溶液

晶体溶液的分子量小，在血管内存留时间短，对维持细胞内外水分的相对平衡有重要作用，纠正体内的水、电解质失调效果显著。

1. 5% ~10% 葡萄糖溶液　用于补充热量和水分，减少组织分解，减少酮体产生，减少蛋白质消耗和促进钾离子进入细胞内。5% 或 10% 葡萄糖溶液进入人体后迅速分解，一般不产生提高血浆渗透压作用和利尿作用，常用作静脉给药的载体和稀释剂。

2. 等渗电解质溶液　用于补充水和电解质，维持体液容量和渗透压平衡。常用溶液有 0.9% 氯化钠溶液、5% 葡萄糖氯化钠溶液、复方氯化钠溶液（林格氏等渗溶液）。

3. 碱性溶液　用于纠正酸中毒，维持酸碱平衡。常用溶液有 11.2% 乳酸钠溶液、1.84% 乳酸钠溶液、1.4% 碳酸氢钠溶液和 5% 碳酸氢钠溶液等。

4. 高渗溶液　用于利尿脱水，可迅速提高血浆渗透压、回收组织水分进入血管内，消除水肿；可降低颅内压，改善中枢神经系统的功能。常用溶液有 20% 甘露醇、25% 山梨醇、25% ~50% 葡萄糖溶液等。

（二）胶体溶液

胶体溶液的分子量大，在血液内存留时间长，能有效维持血浆胶体渗透压，增加血容量，改善微循环，提高血压。

1. 右旋糖酐　中分子右旋糖酐，可扩充血容量；低分子右旋糖酐，可降低血液黏稠度，改善微循环和防止血栓形成。

2. 代血浆　可扩充血容量，增加循环血量和心排血量；可增加血浆容量，改善微循环，减轻组织水肿。多用于失血性休克，严重烧伤和低蛋白血症。

3. 血液制品　有白蛋白和血浆蛋白等，可补充蛋白质维持胶体渗透压，减轻水肿，并促进组织修复，多用于营养不良和低蛋白血症。

（三）静脉高营养溶液

高营养溶液能供给患者热量，维持正氮平衡，补充各种维生素和矿物质。其成分主要由氨基酸、脂肪酸、维生素、矿物质、高浓度葡萄糖或右旋糖酐以及水分组成。高营养溶液应该新鲜配制，配制时必须严格无菌技术操作，同时溶液内不得添加与营养素无关的物质。常用溶液有复方氨基酸、脂肪乳剂等。

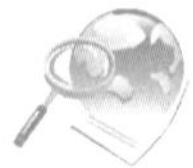

知识链接

临床补液原则

（1）先晶后胶、先盐后糖：补充血容量通常先用晶体溶液，扩容作用1h左右，而胶体溶液分子量大，扩容较晶体溶液作用持久。晶体溶液中的葡萄糖经过体内代谢后成为低渗液，扩容作用相对减弱。

（2）先快后慢：为及时纠正体液失衡，早期阶段输液速度宜快，病情平稳后逐步减慢。但需根据病情、年龄、心肺功能给予调整。

（3）宁少勿多：一般先补充丢失量，然后继续补液直到水、电解质和酸碱失衡完全纠正。

（4）补钾“四不宜畅”：不宜过早；不宜过浓（浓度不超过0.3%）；不宜过快（成人30～40gtt/min）；不宜过多（成人每日总量不超过5g，小儿0.1～0.3g/kg）。尿畅补钾：尿量>300ml/小时，才可补钾。

三、常用输液部位

（一）输液部位选择原则

静脉输液时，应根据患者的病情、液体的性质和量、病程长短、年龄、神志、体位、即将进行手术的部位等情况选择输液部位。

1. 根据输液量和输液的时间　一般液体量大，输液时间短时，选择大静脉；对长时间需要输液的患者，应有计划的从四肢远心端静脉开始，逐渐向近心端移动。

2. 根据药物的性质　刺激性大，黏稠度大选择大静脉。

3. 根据患者静脉状况　一般选平直柔软富有弹性的静脉，注意皮肤情况，已多次穿刺的部位应避免再次穿刺。

4. 根据患者安全、活动和舒适的需要　避开关节，尽量选择患者活动限制最少的部位。

（二）常用的输液部位

1. 周围静脉　成年人多选此部位，上肢常用手背静脉网、头静脉、贵要静脉、肘正中静脉；下肢常用足背静脉网、大隐静脉、小隐静脉（图10－2）。

2. 头皮静脉　婴幼儿多选此部位，小儿头皮静脉分支多，交错成网，并且表浅易见，不易滑动，好固定。常用的有颞浅静脉、额静脉、耳后静脉、枕静脉（图10－3）。

3. 颈外静脉　是颈部最大浅静脉，易于穿刺与固定。需要长期持续输液而周围静脉不易穿刺者；周围循环衰竭的危重者，需测量中心静脉压的；长期静脉输入高浓度、刺激性强的药物或静脉内行高营养疗法的患者多选此部位（图10－4）。

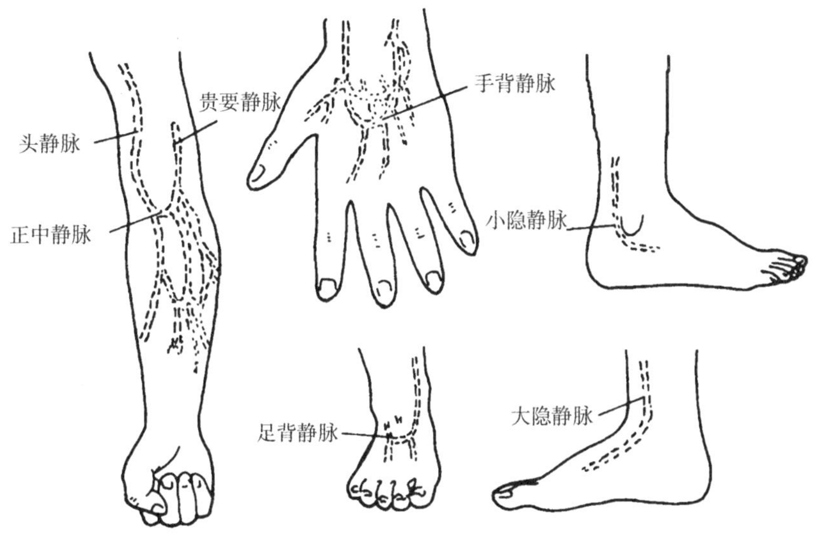

图10－2　四肢静脉

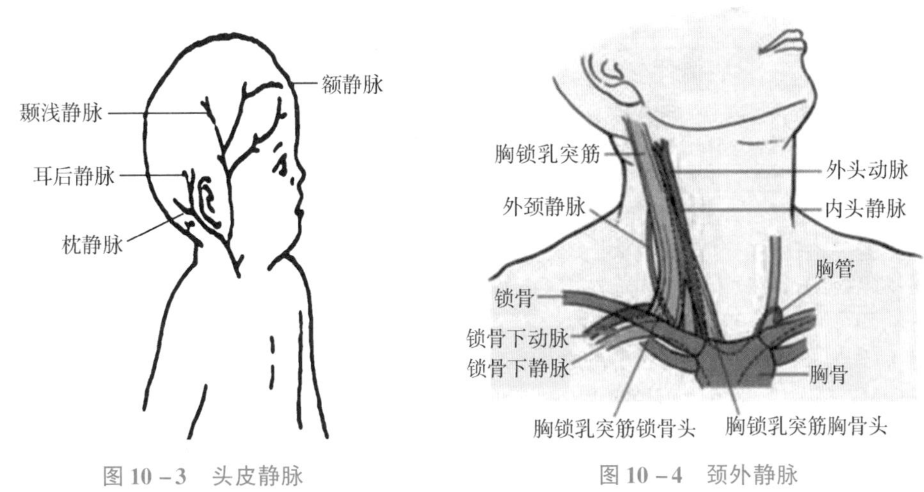

图10－3　头皮静脉

图10－4　颈外静脉

四、常用静脉输液法

（一）周围静脉输液法

【目的】

同“静脉输液的目的”。

【操作前准备】

（1）转抄医嘱：转抄于治疗单，双人核对医嘱准确无误，签字。

（2）洗手：按七步法洗手，接触患者前洗手。

【评估】

1. 环境　安全、舒适、整洁、光线充足、温湿度适宜。

2. 患者

（1）核对床头（尾）卡，自我介绍，核对手腕带准确无误，告知患者静脉输液的目的。

（2）全身：年龄、病情、意识状态及心肺功能状况营养状况、心理状态及配合程度。

（3）局部：穿刺部位的皮肤和静脉无异常，选择静脉粗、直、弹性良好，避开静脉瓣和关节，从远端小静脉开始注射，了解患者肢体活动度。

（4）告知患者静脉输液的方法、注意事项及配合要点，询问患者有无其他需要。

3. 输液架　完好，可以使用。

【计划】

1. 操作者准备　洗手，戴口罩，必要时戴手套。

2. 患者准备　了解输液的目的，排空大小便，取舒适卧位。

3. 用物准备

（1）注射盘：碘伏在有效期内、棉签已开启在有效期内、输液器包装完好在有效期内、一次性治疗巾包装完好并在有效期内，输液敷贴（或胶布）、止血带、弯盘。

（2）液体及药物：遵照医嘱准备。

（3）其他物品：瓶套、小垫枕、输液卡、笔、有秒针的表，必要时准备小夹板和绷带。

（4）输液架。

【实施】

周围静脉输液法的操作步骤及要点说明见表 10－1 所列。

表 10－1　周围静脉输液法

操作流程	流程说明	要点
操作前准备	• 自我介绍；服装鞋帽整洁，仪表大方；举止端庄，态度和蔼可亲、洗手、戴口罩、必要时戴手套	
核对注射卡与医嘱	• 患者的床号、姓名、药名、剂量、浓度、用法、时间	• 严格执行查对制度，防止差错
配制药液	• 检查药液：包括名称、有效期、瓶身或安瓿完整性、药液是否澄清等， • 消毒加药：开启输液瓶铝盖中心部分，常规消毒瓶盖（拉环式塑胶输液瓶密闭好的，厂家达到灭菌要求，开启后可以不消毒）遵照医嘱抽取药液（抽取时做到不余、不漏、不污染），核对后注入输液瓶中，摇匀药液，观察有无配伍禁忌 • 倒贴瓶贴，露出药名、批号及可观察药液的空白区域	• 检查名称、剂量、有效期、瓶口有无松动，瓶身有无裂缝，药液有无变质，将瓶上下摇动几次，对光检查药液有无浑浊、沉淀、絮状物等 • 根据医嘱和治疗原则、病情急缓和药物半衰期等情况，合理分配用药、安排输液顺序，注意配伍禁忌
插输液器	• 检查输液器后取出，消毒瓶塞，插输液器至针头根部，关闭调节器	• 检查输液器的包装有无破损，是否过期
核对解释	• 携用物至患者床旁 • 核对患者信息并解释，确认患者已排尿，环境符合要求 • 垫一次性治疗巾 • 再次核对药液 • 检查输液器与输液瓶（内含已配制的药液）正确连接，确认调节器关闭	• 操作前查对：保证将正确的药物给予正确的患者，避免差错事故的发生
排除空气	• 备好敷贴或胶布，放置输液架， • 输液瓶倒挂于输液架上 • 排除输液器内空气：倒置滴管，打开调节器，使药液下降，当药液平面达滴管的 1/2～2/3 时，迅速倒转滴管，使药液下降，充满导管，排尽空气，液体无外溢 • 检查滴管以下输液管内无气泡，再关闭调节器	• 第一次排尽输液管内空气，防止发生空气栓塞

续表

操作流程	流程说明	要点
选择静脉	• 协助患者取舒适卧位，在穿刺点上方6cm以上处扎止血带	• 注意保持导管接头和针头的无菌状态 • 选择粗、直、弹性好的静脉，避开静脉瓣和关节，从远端小静脉开始注射
消毒皮肤	• 以穿刺点为中心，用消毒棉签螺旋形消毒穿刺部位皮肤两次消毒范围直径 >5cm，待干	• 螺旋形消毒皮肤时，两次方向相反
二次核对	• 核对患者及药液取下输液针头帽，排尽空气再次检查输液管内有无气泡	• 操作中核对，避免差错事故的发生
穿刺固定	• 患者握拳 • 行静脉穿刺：以20°～30°角进针；见回血后，将头皮针平行送入血管少许；三松（松止血带、松拳、松调节器） • 敷贴固定针头	• 敷贴应遮盖穿刺位置，妥善固定，必要时可以夹板固定
调节滴速	• 根据药物性质、患者的病情、年龄及心肺肾功能状况合理调节滴速，并观察患者全身反应和穿刺点情况	• 一般成人40－60滴/min，儿童20－40滴/min；对心肺功能不全、年老体弱、婴幼儿应减慢滴速输入含钾药物、高渗溶液、升压药等应减慢滴速
三次核对	• 核对药物与输液卡 • 记录，挂输液卡于输液架上 • 取出止血带和无菌垫纸，整理床单位 洗手，脱口罩	• 操作后核对：避免差错事故的发生
指导患者	• 不可随意调节滴速；静脉输液侧手臂只能平行移动，尽量不要上下移动；如有不适，请按呼叫器；我们也会巡视观察。	• 注意保护输液部位，不要按压、扭曲输液导管，若输液部位肿胀、疼痛或全身不适及时报告 • 巡视时观察输液部位、输液瓶及管的情况，认真听取患者主诉
用物处理	• 用物按要求分类处理，洗手，记录	• 用1000mg/L有效氯消毒液擦拭治疗盘、治疗台、治疗车
拔针	• 输液毕拔针 • 洗手、戴口罩，携用物到患者床旁 • 核对患者信息、手腕带，向患者解释 • 撕去头皮针上的胶贴，无菌棉签轻压针眼，迅速拔针，嘱按压片刻	• 拔针时按压用力不可过大，以免引起疼痛和血管损伤 • 棉签纵向按压针眼上方
记录	• 洗手、脱口罩，记录	• 记录输液结束的时间、液体和药物滴入的总量、患者有无全身和局部反应。

【评价】

（1）正确执行无菌操作。

（2）在输液过程中，严格执行查对制度。

（3）操作规范，轻、稳、准确，穿刺成功。

（4）输液过程中，无药液浪费现象。

【注意事项】

（1）严格执行无菌技术操作和查对制度。

（2）保护静脉：对长期输液的患者，应从远端小静脉开始使用静脉。

（3）输液顺序：根据病情和药液性质，有计划地安排输液顺序，如需加入药物，应合理安排，注意配伍禁忌。

（4）防止空气栓塞：及时更换输液瓶，输液完毕后及时拔针。

（5）巡视观察：加强巡视耐心听取主诉，严密观察输液部位的皮肤有无肿胀；针头有无脱出、阻塞或移位；针头与输液器衔接是否紧密；输液管有无扭曲受压；滴速是否适宜，及时处理输液故障。

（6）需24h连续输液者，应每天更换输液器。

（二）静脉留置针输液法

静脉留置针又称套管针，其主要优点是保护患者血管，尤其适用于输液时期较长、年老体弱，血管穿刺困难的患者（图10－5）。

【目的】

为患者建立静脉通路，便于抢救，适用于输液时期较长患者。

【评估】

同“周围静脉输液法”。

【计划】

同“周围静脉输液法”，另备周围静脉留置针、一次性封管器具、无菌贴膜，包装完好在有效期内。

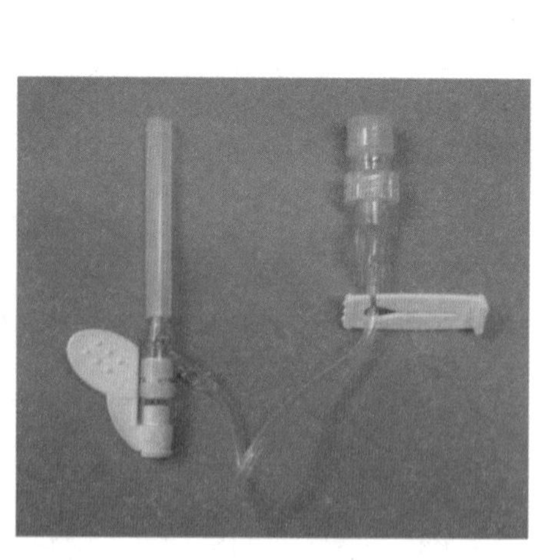

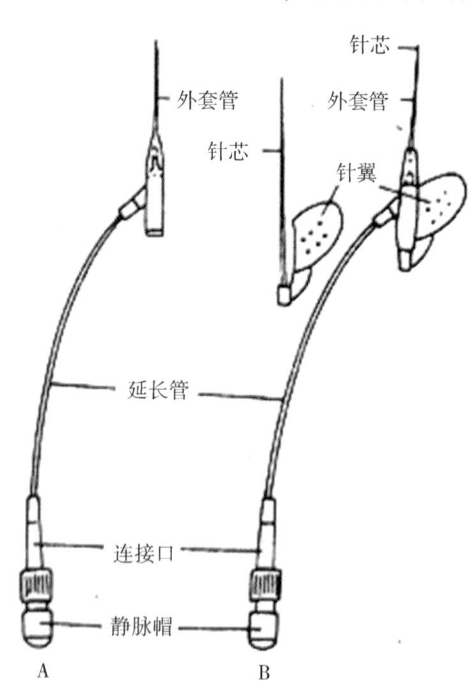

图10－5　静脉留置针

【实施】

静脉留置针输液法的操作步骤及要点说明见表10－2所列。

表 10－2　静脉留置针输液法

操作流程	流程说明	要点
素质要求 核对注射卡与医嘱 配制药液 插输液器 核对解释 排除空气 消毒皮肤 扎止血带	• 同“周围静脉输液法” • 先消毒，再扎止血带	• 消毒范围直径 8cm • 穿刺点上方 10cm 扎止血带
再次核对排气	• 核对患者及药液 • 打开留置针，与头皮针头连接，旋转针芯，垂直取下针帽，排尽空气 • 再次检查输液管内有无气泡	
穿刺固定	• 患者握拳，绷紧皮肤，与皮肤呈 15－30°角度进针，见回血后降低进针角度，再进针少许，一只手固定针头，另一只手后撤针芯 0.2cm，将导管与针芯全都送入血管，固定针座，退出针芯，嘱患者松拳、松止血带、打开调节器 • 用无菌贴膜以穿刺点为中心塑形固定；固定底座；U 型延长管塑形；固定头皮针；注明置管日期、时间、签名	• 注意一捏、二抚、三按压 肝素帽高于导管尖端，且与血管平行
调节滴速 末次核对 指导患者 用物处理	• 同周围静脉输液法	
输液完毕封管 再次输液	• 洗手、戴口罩，携用物到患者床旁 • 核对患者信息、手腕带，向患者解释 • 关闭调节器，拔出输液管针头，常规消毒肝素帽胶塞，将抽好的封管液（0、4% 枸橼酸钠生理盐水 1～2ml 或者肝素稀释液）的注射器针头刺入肝素帽胶塞内进行封管 • 再次输液，常规消毒肝素帽胶塞，将输液针头插入肝素帽内，打开调节器，调节滴速，开始输液	• 留置静脉套管针的有效期应参照使用说明 • 每次输液前后应检查患者穿刺部位及静脉走向有无红、肿，询问患者有关情况，发现异常时及时拔除导管，给予处理
整理记录	• 同周围静脉输液法	

知识链接

留置针封管方法

1. 输液器快输封管法　在输液结束时直接用输液器内液体，将输液器调节器调至最大，进液 3～4ml，时间为 60s。在液面继续下降的过程中，双手将留置针尾部的延长管双折后夹入关闭夹，同时应避免挤压针头一侧的延长管，减少血液回流的机会，最后拔除头皮针。

2. 输液器挤压封管法　即在输液即将结束时，将输液器的调节器调至最大，将刺入肝素帽内的输液器头皮针向外拔出 2/3，然后一手固定针柄，准备拔针，另一手将输液器茂菲滴管上端反折，同时用力挤压茂菲滴管，使茂菲滴管下端的液体迅速进入血管约3～5ml，将留置针延长管上的小夹子靠近Y接口端夹上，然后拔出头皮针。

3. 注射器直接封管法　当输液完毕时，关闭输液器的调节器，将针头与肝素帽分离，消毒肝素帽，用抽有封管液的注射器直接刺入肝素帽内，先缓慢推注5～8ml封管液，然后快推2～3ml停1s，反复2～3次，最后边推余液边退针头斜面至肝素帽内，再推注1～2ml封管液，使其充满整个管腔及肝素帽腔，再将留置针延长管上的小夹子靠近Y接口端夹上，拔掉针头。

4. 注射器间接封管法　即双重正压封管法。当输液完毕时，将头皮针与连管处分离，反折头皮针乳头，将抽有封管液的注射器连接于头皮针乳头上，以右手均匀推注封管液3～4ml时，左手拇指将延长管根部向针翼上方反折，食指按住使延长管根部成反折死角，然后右手固定，取8cm胶带单侧反折1～2mm，左食指抬起，压住针翼上方的延长管，与皮肤黏合固定，然后再次推注余液1ml行正压封管，分离退出已再次成正压的头皮针，用胶布固定。

【评价】

同“周围静脉输液法”。

【注意事项】

（1）留置针输液一般留置3～5d，不超过7d。

（2）输液前后检查穿刺部位，询问患者有无不适，发现异常，及时处理。

（3）输液后嘱咐患者穿刺部位不要用力过猛。

知识链接

影响留置针留置时间的因素

（1）穿刺部位：对于可下床活动的患者，不宜选用下肢静脉。

（2）操作因素：①操作中软管进入静脉太短，肢体活动较剧可引起液体自穿刺点缓慢溢出，引起炎症反应，大大缩短了留置时间。②型号不符，临床上应选用较粗的静脉和较细的静脉留置针，这样套管部分与血管之间有一定量的血液边流，可减少套管与血管内壁接触的机会。③穿刺部位：避开关节处，牢固固定敷料，操作时动作轻柔，减少套管针来回移动，以减少对血管内壁的机械损伤，可降低炎症的发生率和严重程度。关节处穿刺者输液时置针肢体易取外展位，可使液体滴入顺利，延长留置时间。④避免化学刺激，消毒时碘酒、酒精不宜过多，且要待干后穿刺，以免碘酒、酒精通过皮肤与血管间的窦道侵入血管，造成化学刺激，以致短期内出现穿刺周围皮肤的红、肿、硬结。

（3）患者自身因素：①血液处于高凝状态：患者高龄、肥胖、吸烟及既往有血栓形成史、糖尿病、心功能不全、先天性凝血酶缺乏症等，均可使机体处于一种高凝状态。②活动：正常的静脉血流对活化的凝血因子起稀释和清除作用，当患者不活动或活动较少时，使血流变慢或淤滞，局部凝血酶聚集，纤维蛋白活性降低，易导致局部血栓形成。而活动方法不当，使有留置针的肢体处于下垂姿势，因重力作用造成血管堵塞。而不得不拔管而缩短留置时间。

（4）输入对血管有刺激的药物：输入血管刺激性药物前后要用生理盐水冲管。高渗溶液如：20%的甘露醇、营养液、脂肪乳、氨基酸、能量合剂及缩血管药物等对血管刺激性大，易引起静脉炎，缩短留置时间。

（5）封管方法不当：封管方法得当，可延长留置时间，防止并发症的发生。

（三）头皮静脉输液法

头皮静脉输液是患儿临床输液常采用的一种方法，但穿刺时要注意鉴别头皮静脉和动脉（表10－3）。

表 10 – 3　小儿头皮静脉与动脉的鉴别

鉴别项目	头皮静脉	头皮动脉
外观	微蓝色	正常肤色或淡红色
管壁	薄、易被压瘪	厚、不易被压瘪
活动度	不易滑动	易滑动
搏动	无	有
血流方向	向心	离心
穿刺后表现	无痛苦，回血正常，推药阻力小	痛苦貌或尖叫，回血呈冲击状，推药阻力大，局部出现树枝样苍白

【目的】

同周围静脉输液法。

【评估】

（1）患儿的年龄、病情及意识情况。

（2）患儿的心理状况及合作程度。

（3）穿刺部位的皮肤及血管情况。

【准备】

（1）护士准备：着装整洁，洗手，戴口罩。

（2）用物准备：同密闭式周围静脉输液法，另备75%乙醇、4 –5 号头皮针、按需要准备抽吸 0.9%氯化钠溶液的 5ml 注射器、备皮用具。

（3）环境准备：同密闭式周围静脉输液。

【实施】

见表 10 – 4 所列。

表 10 – 4　头皮静脉输液法

操作流程	流程说明	要点
素质要求 核对注射卡与医嘱 配制药液 插输液器 核对解释 排除空气	• 同密闭式静脉输液法	
选择静脉	• 患儿取舒适卧位，助手或者家属固定患儿的头部或者肢体，操作者位于患者头侧，剃去局部头发，选择粗、直、清晰的血管	• 便于穿刺
消毒皮肤	• 75%的乙醇消毒局部皮肤、待干	• 常规消毒影响血管清晰度
再次查对	• 再次核对床号、姓名、药液	
穿刺静脉	• 用注射器抽吸输入液体后与头皮针连接，以左手拇指、食指固定静脉两端，右手持针柄沿静脉向心平行穿刺，见回血后分离头皮针和注射器，将头皮针和输液器乳头连接后，打开调节器，见液体点滴通畅后固定	• 穿刺时有落空感，无回血时可稍用力吸注射器
同密闭式静脉输液法		

【评价】

（1）患儿的所有输液环节安全、顺利。

（2）护士在穿刺时动作轻、稳、准，操作规范。

【注意事项】

（1）注意鉴别头皮静脉和动脉。

（2）根据病情、年龄、药物性质调节滴速，一般每分钟不超过20滴。

（四）输液泵使用方法（图10－6）

输液泵：能根据医嘱要求将少量药液持续、精确、微量、均匀泵入患者体内，使药物在体内能保持有效血药浓度以救治危重患者。

1. 输液泵的结构及原理

微机系统：概括为其“大脑”，对整个系统进行控制和处理。泵装置：概括为其“心脏”，是输注液体的动力源。

检测系统：主要是各类传感器，如：红外线滴数传感器、超声波气泡传感器。

报警系统：由微机发出各种指令，主要报警表现有光电报警和声音报警。

输入及显示装置：输入设定输液的各参数，显示各参数和当前工作状态等。蠕动泵是以波动方式连续挤压充满液体的输液管，推动管内液体向下流动，传送带动得越快，液体被挤出越多，反之越少。因此，可准确控制输液泵流量。

2. 目的　准确控制输液速度，使药物速度均匀、用量准确并安全地进入患者体内发生作用。

3. 输液泵操作流程及注意事项（表10－5）

表10－5　输液泵操作流程

项目	步骤	要点及注意事项
使用输液泵	• 核对 • 解释操作目的、注意事项及配合方法 • 输液泵固定输液架上 • 打开输液泵门，把排尽空气的输液管装进输液泵，固定好后关门 • 打开电源开关，根据医嘱设置参数，先调定输液总量，调定每小时输液量，开启启动键，开始滴注（若更改输液速度先按停止键，重新设置后再按启动键） • 两人核对设置速度是否正确，有报警应查明原因，及时处理	• 严格执行三查八对制度 • 解释使用输液泵的目的 • 特殊药物不能擅自调速 • 一般输液瓶应高于输液泵30cm，输液泵高于患者心脏30cm，确保输液效果 • 选择输液泵管最好是透明度好的专用管 • 必须沿着输液泵内的导管槽装进，紧贴壁槽，不弯曲 • 如有回血，先按停止键再按冲洗键，待血回流后再按启动
停用输液泵	• 先按停止键后关电源，打开输液泵门，取出输液管，拔电源插头 • 输液结束撤离用品，消毒擦干输液泵，检查其性能，妥善存放备用	• 各种原因需打开输液泵时，应先关闭输液管，避免药物快速输入引起不良反应
观察记录	• 设定巡视登记卡，15～30min巡视1次，检查时间与输入量是否相符 • 观察药物的使用效果与病情是否相符 • 观察局部血管情况 • 输液泵的运转是否正常 • 准确记录药物使用的开始及结束时间、输入量、速度、效果、泵的性能	• 密切观察并记录输液过程中患者的反应，及时处理输液故障
整理用物	• 患者取舒适卧位 • 整理床单位 • 用物分类处理 • 护士洗手	• 用物按要求分别处理

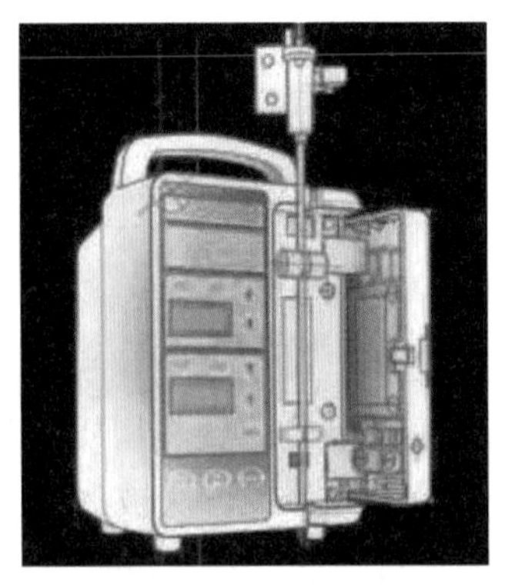

图 10－6　输液泵输液法

五、输液速度与时间的计算

在输液过程中，点滴系数（滴/毫升）指每毫升溶液的滴数。常用的静脉输液器的点滴系数有 10、15、20 三种型号。静脉点滴的速度和时间可按下列公式计算：

（1）已知每分钟的滴数和液体总量，计算输液所需的时间

$$输液时间（小时）=\frac{液体总量（毫升）\times 点滴系数}{每分钟滴数\times 60（分钟）}$$

（2）已知液体总量与计划需用时间，计算每分钟滴数

$$每分钟滴数=\frac{液体总量（毫升）\times 点滴系数}{输液时间（分钟）}$$

六、常见输液故障及处理

（一）液体不滴

（1）针头滑出血管外，液体注入皮下组织。表现为局部肿胀、疼痛，应另选血管重新穿刺。

（2）针头斜面紧贴血管壁，妨碍液体输入。应调整针头位置或适当变换肢体位置，直到滴注通畅为止。

（3）针头阻塞，折叠滴管下输液管，同时挤压接近针头端的输液管，感觉有阻力无回血，确定针头阻塞，应更换针头重新穿刺。

（4）压力过低，输液瓶的位置过低或患者肢体位置过高所致，可适当抬高输液瓶高度或降低肢体位置。

（5）静脉痉挛，局部可行热敷、按摩，以扩张血管。

（二）茂菲氏滴管内液面过高

将输液瓶取下，使插入瓶内的针头露出液面，待溶液缓慢流下，直到茂菲氏滴管露出液面时，再挂回输液架上即能继续滴注。

（三）茂菲氏滴管内液面过低

折叠滴管下端的输液管，同时挤压茂菲氏滴管，待滴管液面升至适当水平时，松开下端输液导管即可。

（四）茂菲氏滴管内页面自行下降

检查滴管上端输液导管和茂菲氏滴管有无漏气或裂隙，必要时予以更换。

七、常见输液反应及护理

（一）发热反应

1. 原因　发热反应是常见的输液反应，常因输入致热物质（致热源、死菌、游离的菌体蛋白或药物成分不纯等）所致。多由于输液瓶清洁消毒不完善或再次被污染；输入液体消毒、保管不善变质；输液器消毒不严或被污染；输液过程未能严格执行无菌操作等所致。

2. 症状　多发生在输液开始后数分钟至1h内，主要表现发冷、寒战和发热。轻者发热常在38℃左右，停止输液数小时后多可自行恢复正常；重者初起寒战，继之高热，可达41℃，并伴有恶心、呕吐、头痛、脉快、周身不适等症状。

3. 护理措施

（1）预防：严格检查药液质量、输液用具的包装及灭菌有效期等，严格无菌操作技术，防止致热物质进入体内。

（2）减慢输液滴速或停止输液，及时通知医生，注意体温变化。

（3）寒战时适当增加盖被、热水袋保暖，热饮，高热时物理降温。

（4）遵医嘱给予抗过敏药物或激素治疗。

（5）保留剩余药液和输液器，必要时送检做细菌培养，查找原因。

（二）急性肺水肿

1. 原因　由于滴速过快，在短期内输入过多液体，使循环血容量急剧增加，心脏负担过重所致；患者原有心肺功能不全，多见于左心功能不全。

2. 症状　患者突然出现呼吸困难、胸闷、咳嗽、咯粉红色泡沫样痰，严重时可从口鼻涌出，听诊肺部布满湿啰音，心率快，心律不齐。

3. 护理措施

（1）预防：严格控制输液滴速和输液量，对心肺疾患患者及老年人、小儿尤其注意。

（2）立即停止输液，及时通知医生，积极配合抢救。

（3）患者取端坐位，双腿下垂，以减少静脉血回流，减轻心脏负担。必要时四肢轮流结扎，以阻断静脉血回流，每隔5～10min轮流放松肢体的止血带，可有效地减少回心血量，待症状缓解后，止血带应逐渐解除。

（4）高流量氧气吸入，一般流量为6～8L/min，同时，用30%～50%乙醇湿化氧气，以减低肺泡内泡沫表面的张力，使泡沫破裂消散，从而改善肺部气体交换，减轻缺氧症状。

（5）遵医嘱给予镇静剂，强心剂、利尿剂和扩血管药物。

（三）静脉炎（图10－7）

1. 原因　由于长期输注浓度较高、刺激性较强的药物，或静脉内放置刺激性强的塑料管时间过长而引起局部静脉壁的炎性反应；也可因输液过程中无菌操作不严引起局部静脉感染。

2. 症状　沿静脉走向出现条索状红线，局部组织红、肿、灼热、疼痛，有时伴有畏寒、发热等全身症状。

3. 护理措施

（1）预防：严格执行无菌技术操作；对血管壁有刺激性的药物，如红霉素、氢化可的松等，应充分稀释后应用；并防止药物溢出血管外；同时要有计划地更换注射部位，以保护静脉。

（2）抬高患肢并制动，局部用50%硫酸镁进行热湿敷，每日2次，每次20min。也可用中药（如意金黄散）外敷，每日2次，每次20min。

（3）超短波理疗，每日1次，每次20～30min。

（4）合并感染者，遵医嘱用抗生素。

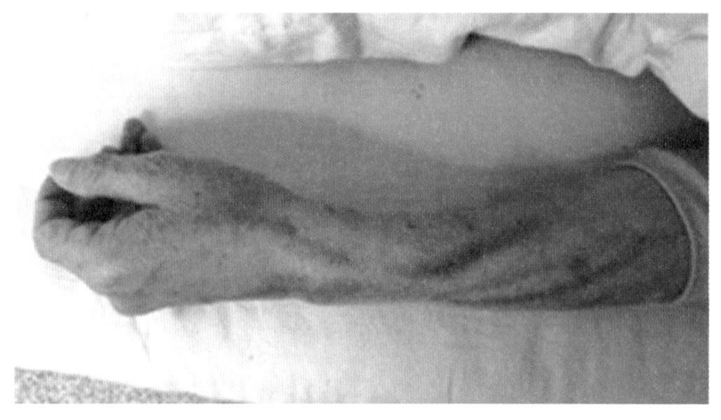

图10－7　静脉炎

（四）空气栓塞

1. 原因　由于输液管内空气未排尽；输液管连接不紧，有漏缝；加压输液、输血无人在旁看守；连续输液添加液体不及时等。进入静脉的空气，首先被带到右心房，再进入右心室。如空气量少，则被右心室压入肺动脉，并分散到肺小动脉内，最后到毛细血管吸收，因而损害较少，如空气量大，则空气在右心室内将阻塞动脉入口，使血液不能进入肺内进行气体交换，引起严重缺氧，而致患者死亡。

2. 症状　患者感觉胸闷异常不适或胸骨后疼痛，随之出现呼吸困难和严重发绀，有濒死感。听诊心前区可闻及响亮的、持续的"水泡声"，心电图可表现心肌缺血和急性肺心病的改变。

3. 护理措施

（1）预防：输液前必须排尽输液管内空气；输液过程中密切观察；如需加压输液或输血时应专人守护，以防空气栓塞发生。

（2）停止输液，通知医生，配合抢救，安慰患者，减轻恐惧感。

（3）立即安置患者左侧卧位并头低足高位，此位置在吸气时可增加胸内压力，以减少空气进入静脉，左侧卧位可使肺动脉的位置在右心室的下部，气泡则向上飘移右心室尖部，避开肺动脉入口，由于心脏跳动，空气被混成泡沫，分次小量进入肺动脉内，逐渐被吸收（图10－8）。

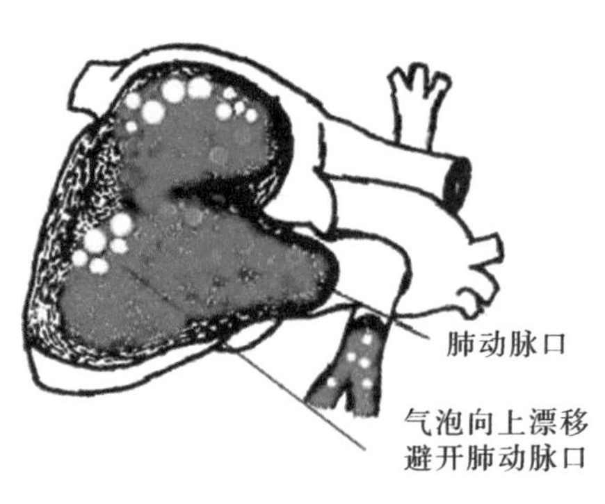

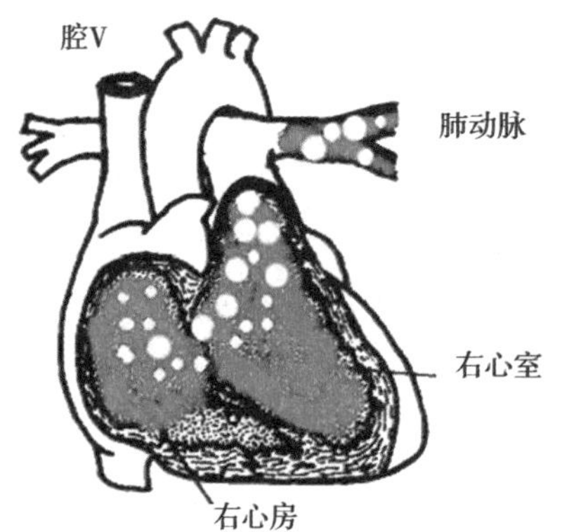

图10－8　空气栓塞

（4）给予高流量氧气吸入，提高患者的血氧浓度，纠正严重缺氧状态。

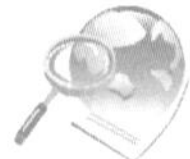

知识链接

输液微粒污染的防护

1. 输液微粒是指输入液体中的非代谢颗粒杂质，肉眼不易观察到，其直径一般在 1～15μm，大的直径可达 50～300μm，微粒在溶液中的多少决定液体的透明度。输液微粒污染是指输液微粒随液体进入人体对人体造成严重危害的过程。

2. 输液微粒的来源

（1）药液生产过程中混入的异物和微粒。

（2）盛装药液的容器不洁净。

（3）输液器和注射器不洁净。

（4）配液环境不洁净如切割安瓿、开瓶塞、反复穿刺溶液瓶橡胶塞等。

3. 输液微粒污染的危害

（1）直接阻塞血管。

（2）红细胞聚集在微粒上，形成血栓引起血管栓塞和静脉炎。

（3）肺内肉芽肿、影响肺功能。

（4）血小板减少和过敏反应等。

最易受微粒损害的脏器有肺、脑、肝和肾等部位。

4. 防护措施

（1）制剂生产方面。

（2）临床操作中防止微粒污染应采用一次性密闭式输液器、输液器通气管末端使用终端滤器。

（3）配液与输液的环境应空气净化。

（4）输液前认真检查药液的透明度、质量和有效期。

（5）药液现用现配，遵守操作规程。

（6）严格无菌技术操作等。

第二节　静脉输血法

案例：

某男，30 岁，遭车祸致腹部创伤而急诊入院。查体：血压 70/45mmHg，心率 120 次/min，脉搏细弱，表情冷漠，出冷汗，躁动不安。根据医嘱需输血 200ml，输液 2000ml。

问题：

1. 输血前应准备哪些工作？如何取得患者的配合？

2. 输血 10min 后，患者出现头痛、恶心、呕吐、胸闷、四肢麻木、腰背部疼痛，该患者发生了什么，应立即采取哪些护理措施？

静脉输血是将全血或成分血如血浆、红细胞、白细胞或血小板等通过静脉输入体内的方法。静脉输血是急救和治疗疾病的重要措施之一（图 10－9）。

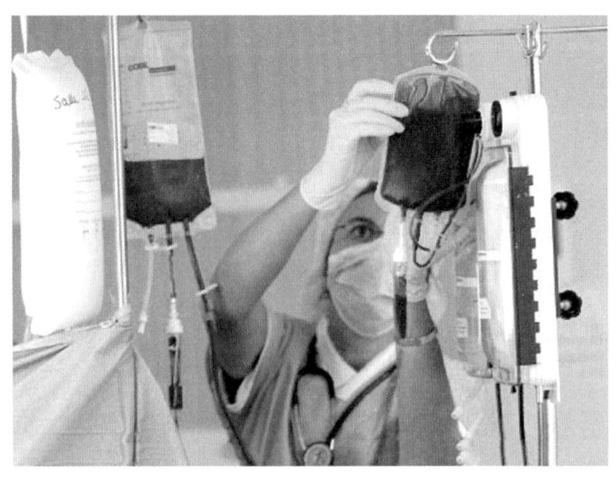

图 10－9　静脉输血法

一、静脉输血的目的

(1) 补充血容量：用于失血、失液引起血容量减少或休克患者，以增加有效循环血量，提升血压，增加心排血量，促进血循环。

(2) 纠正贫血：常用于因血液系统疾病而引起的严重贫血和某些慢性消耗性疾病的患者，以增加血红蛋白含量，提高红细胞携氧能力，改善组织器官缺氧情况。

(3) 补充抗体和补体，增加机体抵抗力，提高机体抗感染力。常用于严重感染、烧伤等。

(4) 增加白蛋白，维持胶体渗透压，减少组织液渗出和水肿。常用于低蛋白血症的患者。

(5) 补充凝血因子和血小板，改善凝血功能，有助于止血。常用于凝血机制障碍的患者。

(6) 排除有害物质：用于一氧化碳、苯酚等化学物质中毒，血红蛋白失去运氧能力或不能使氧气供组织利用时，以改善组织器官的缺氧状况。

二、血液制品的种类

(一) 全血

全血指采集的血液未经任何加工而全部保存的血液。可分为以下两种。

1. 新鲜血　指在4℃的常用抗凝保养液中，保存1周内的血。它基本保留了血液中原有的各种成分。可以补充各种血细胞、凝血因子和血小板。适用于血液病患者。

2. 库存血　指在4℃的冰箱中保存2～3周的血，虽含有血液的各种成分，但血细胞、血小板、凝血酶原等成分破坏较多，酸性增高，钾离子浓度增高。故大量输入库存血时，可引起酸中毒和高血钾症。适用于各种原因引起的大出血患者。

(二) 成分血

是将血液成分进行分离，加工成各种高浓度、高纯度的血液制品，根据病情需要输入相关的成分。

1. 血浆　是全血经分离后的液体部分，主要成分为血浆蛋白，不含血细胞，无凝集原。因此不出现凝集反应。常用的有以下几种。

(1) 普通血浆：分新鲜血浆和保存血浆两种。前者在采血后立即分离输入，它除了血细胞外，基本上保留了血液的各种成分，适用于凝血因子缺乏患者；保存血浆除血浆蛋白外，其他成分逐渐破坏，一般可保存6个月。常用于血容量及血浆蛋白较低的患者。

（2）冰冻血浆：普通血浆放在－30℃低温下保存。有效期一般为1年，应用时放在37℃温水中融化。

（3）干燥血浆：冰冻血浆放在真空装置下加以干燥而成，保存时间为5年，应用时可加适量等渗盐水或0.1%枸橼钠溶液溶解。

2. 血细胞

（1）红细胞：经沉淀、离心洗涤等方法分离血浆后提取制剂有浓缩红细胞、红细胞悬液、洗涤红细胞。

①浓缩红细胞：新鲜全血经离心或沉淀除去血浆的剩余部分，适用于携氧功能缺陷和血容量正常的贫血患者。

②红细胞悬液：提取血浆后的红细胞加入等量红细胞保养液制成，适用于战地急救及中小手术患者。

③洗涤红细胞：红细胞经生理盐水洗涤数次后，再加入适量生理盐水，用于免疫性溶血性贫血患者。

（2）白细胞：由新鲜全血经离心后而成的白细胞，在4℃的温度下保存，有效期为48h。用于粒细胞缺乏伴严重感染的患者。

（3）血小板浓缩液：全血离心后所得，在22℃的温度下保存，有效期为24h。适用于血小板减少或功能障碍性出血患者。

（4）各种凝血制剂：如凝血酶原复合物等，适用于各种原因引起的凝血因子缺乏的出血患者。

3. 其他血液制品

（1）白蛋白液：从血浆中提取制成，能提高机体血浆蛋白和胶体渗透压，适用于低蛋白血症患者。

（2）纤维蛋白原：适用于纤维蛋白原缺乏症和弥散性血管内凝血（DIC）。

（3）抗血友病球蛋白浓缩剂：适用于血友病患者。

三、静脉输血原则

（1）输血前必须做血型鉴定和交叉配血实验。

（2）无论是全血还是成分血必须选用同型血液输入。

（3）患者若需要再次输血，则必须重新做交叉配血实验

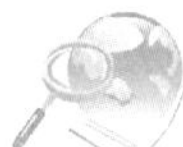

知识链接

（一）血型与红细胞凝集

（1）血型：指红细胞膜上特异性抗原的类型。

（2）红细胞凝集：将血型不相容的两个人的血液滴加在载玻片上并使之混合，红细胞会凝集成簇的现象。

（3）凝集原：红细胞膜上的特异性抗原。

（4）凝集素：能与红细胞膜上的凝集原起反应的特异性抗体，存在于血浆中。

（二）血型系统

1. ABO血型系统　ABO血型是根据红细胞膜上是否存在凝集原A与凝集原B将血液分为A、B、AB、O四种血型。

2. Rh 血型系统　以红细胞膜上有无 D 抗原存在分为 Rh 阳性和阴性，汉族中 99% 的人为 Rh 阳性，Rh 阴性者仅 1%。

（三）血型鉴定

表 10－6　血型鉴定

血型	红细胞膜上抗原	血浆中抗体
A	A	抗 B
B	B	抗 A
AB	AB	无
O	无	抗 A＋抗 B

（四）交叉配血试验

交叉配血试验的目的在于检查受血者与献血者之间有无不相合抗体。输血前虽然查明两者的血型相同，为保证输血安全，仍需再做交叉配血试验。

1. 直接交叉配血试验　用受血者血清和供血者红细胞进行配合试验，检查受血者血清中有无破坏供血者红细胞的抗体，其结果绝对不可有凝集或溶血现象。

2. 间接交叉配血试验　用供血者的血清和受血者的红细胞进行配合试验，检查输入的血浆中有无破坏受血者红细胞的抗体。理论上，O 型血可作为其他任何血型的输入血，AB 型可接受其他各血型，但在临床上仍以输入同型血为原则。

而 Rh 阴性血只能接受 Rh 阴性血的输入。Rh 阳性血可接受 Rh 阴性和 Rh 阳性血的输入。

四、静脉输血方法

包括间接输血法、直接输血法、自体输血法。

【评估】

（1）患者的身体、心理、社会状况：包括病情与躯体活动能力、患者的病损部位与理解合作程度、心理状态等。

（2）患者的血型、输血史及过敏史。

（3）穿刺静脉情况：有无皮肤病及静脉的粗细情况，一般选择粗直的血管进行静脉输血。

【准备】

（1）操作者准备：着装整齐，洗手，戴口罩、手套。

（2）用物准备：同“周围静脉输液”用物，另备一次性输血器、采血针、标本瓶 0.9% NS250ml、血液或血制品。

（3）患者准备：了解静脉输血的步骤及配合方法，排空大小便，舒适卧位。

（4）环境准备：整洁、安全、舒适。

【实施】

（一）间接输血法

操作步骤及要点说明见表 10－7 所列。

表 10－7　密闭式静脉输血法

操作流程	流程说明	要点
素质要求	• 同“周围静脉输液法”	
输血前准备	• 备血　根据医嘱抽取患者血标本 2ml，与填写完整的输血申请单和配血单，一起送至血库，接受血型鉴定和交叉配血试验 • 取血　根据医嘱，凭提血单到血库取血，与血库人员共同认真做好“三查十对”。护士在配血单上签字 • 取血后　勿剧烈震荡，以免红细胞大量破坏造成溶血，如是库存血，应在室温下放置 15～20min 后再输入，切勿加温，以免血浆蛋白凝固变性引起输血反应 • 输血前　两名护士再次核对，确定无误签字后方可输入，取得患者及家属理解并同意，签署知情同意书	• 三查：有效期、输血装置是否完好、血的质量。确认：①血袋有无破损渗漏。②血液有无溶血及血凝块和其他异常 • 十对：姓名、床号、住院号、血型交叉配血的实验结果、供血者的姓名、编号、型号、血型、对血的种类和量、采血的日期
建立静脉通路	• 按照周围静脉输液技术进行输液（用输血器输液），输入少量生理盐水，确认滴注通畅，准备输血	• 注意：输液器换成输血器 • 向患者解释输血前输入生理盐水的目的 • 检查输液部位有无红肿
再次检查核对	• 两名护士再次做好“三查十对”	
摇匀血液	• 以手腕旋转动作将血袋内血液轻轻摇匀	• 勿剧烈震荡，防止红细胞破坏
连接输血袋	• 打开血袋封口，常规消毒输血袋穿刺口，以无菌技术将输血器针头移至输血袋内，将血袋挂于输液架上	
调节滴速	• 开始输血速度要慢，观察患者情况 15min，无异常后，根据病情调节滴速	• 10～15 滴/min • 成人 40～60 滴/min，小儿酌减，年老体弱、严重贫血、心衰患者，速度要慢
操作后核对	• 患者床号、姓名，血型，并签输血卡	
操作后的处理	• 安置舒适体位，并告知患者相关注意事项，如在输血过程中有什么不适，请按呼叫器，我也会随时来巡视病房	• 请患者不要随意调节滴速 • 输血侧肢体不要剧烈活动 • 如果局部有红肿胀痛、滴速减慢及其他不适请及时按呼叫器
输血完毕后的处理	• 输血完毕，消毒无菌生理盐水瓶口，取下血袋内针头，插入生理盐水瓶中，滴入少量生理盐水，直到输血器内的血液全部输入人体内，再拔针 • 输血袋低温 24h 保存 • 其他同周围静脉输液	• 输血前后滴注生理盐水冲洗输血管道；输入两个以上供血者血液时，在两袋血液之间输入 0.9% 氯化钠溶液，防止发生反应。 • 24h 后由专人送回血库
记录	• 在护理记录单上记录输血时间及血型、血量，输血过程中有无输血反应	• 输血单夹在病历内保存

【评价】

（1）正确执行无菌操作。

（2）在取血和输血过程中，严格执行查对制度。

（3）操作规范，轻、稳、准确，穿刺成功。

（4）输血过程中，无血液浪费现象。

【注意事项】

（1）根据配血单采集血标本，每次为一位患者采集，禁止同时采集两位患者的血标本，以免发生差错

（2）输血时必须经两人核对无误方可输入。

（3）认真检查库存血质量　正常血液分为两层，上层血浆呈淡黄色，半透明，下层血细胞均匀，呈暗红色，两者之间界限清楚，无凝血块。如血浆变红，血细胞呈暗紫色，界限不清，提示血液变质，不能使用。库存血取出后，30min 内给患者输入，以免放置过久，血液变质或污染。

（4）全血和成分血同时输入，应首先输入成分血（尤其是浓缩血小板），其次是新鲜血，最后为库血，保证成分血新鲜输入。成分血除红细胞外，要求在 24h 输完（从采血开始计时）。

（5）输血后血袋保留 24h。

【健康教育】

（1）向患者说明调节输血速度的依据，告知患者不能自行调节输血速度。

（2）向患者介绍常见的输血反应及防治方法，告知患者，一旦出现输血反应，应立即使用呼叫器。

（3）向患者介绍有关血型知识，做血型鉴定及交叉配血试验的意义。

（4）向患者介绍输血的适应证和禁忌证。

（二）直接静脉输血法

是将供血者血液抽出后，立即输给患者称直接输血法。常用于婴幼儿少量输血或无库存血而患者急需输血时。其操作步骤及要点说明见表 10－8 所列。

表 10－8　直接静脉输血法

操作流程	流程说明	要点
准备工作	• 取供血者和患者的血标本，做血鉴定和交叉配血试验。 • 签知情同意书 用物准备　同静脉注射法	• 准备 50ml 或 100ml 注射器、3.8% 枸橼酸钠适量
核对解释	• 向供血者和患者解释目的及注意事项 • 两者分别卧在床上，露出一侧手臂，核对两者的姓名、血型、交叉配血试验结果	• 以解除顾虑，取得合作
准备抗凝注射器	• 注射器内加抗凝剂	• 50ml 血液加入 3.8% 枸橼酸钠 5ml
抽输血液	• 三位护士合作 一位采血，一位传递，另一位输注 • 在更换注射器时不需拔出针头，用手压迫穿刺部位前端静脉以减少出血	• 抽取供血者血液时不能过快，并注意观察面色，询问有无不适 • 给患者注射血液时也不能过快，并注意观察有无不适和病情变化
拔针	• 输血毕，拔出针头，无菌棉球按压穿刺点至无出血，用胶布固定，其余同密闭式输血技术	
记录	• 洗手、脱口罩	记录输血时间、血量、血型、有无输血反应

（三）自体输血法

指采集患者体内血液或于手术中收集自体失血再回输给患者的方法，即输回自己的血液。不需要做血型鉴定和交叉配血试验，不会产生免疫反应，既节省血源，又防止发生输血反应，同时避免了输血引起的疾病传播。自体输血有以下三种形式。

1. 术前预存自体血　一般于术前 3 周开始，每周或隔周采血一次，最后一次在手术前 3d，以利机体恢复正常的血浆蛋白水平。把采集的血液在血库低温下保存，待手术时再输给患者。

2. 术前稀释血液回输　于手术日手术开始前采集并同时从静脉输注晶体或胶体溶液，借此降低血细胞比容（HCT），而同时维持血容量，目的是稀释血液，使术中失血时实际丢失的血细胞及其他成分相应减少。

3. 术中失血回输　在手术中收集失血回输给患者。如脾破裂、宫外孕等，血液流入腹腔16h内，无污染和凝血时，可将血液收集起来，加入适量抗凝剂，经过过滤后输回患者。

五、常见输血反应及护理

（一）溶血反应

是指输入的红细胞或受血者的红细胞发生异常破坏，引起的一系列临床症状。是输血中最严重的一种反应，可分为血管内和血管外溶血。

1. 血管内溶血

（1）原因

①输入异型血，多由于ABO血型不相容引起，即供血者与受血者血型不符而造成血管内溶血。

②输血前红细胞已变质溶解　如血液贮存过久；血温过高；输血前血液被加热或震荡过剧；血液受细菌污染均可造成溶血。

③血液内加入高渗或低渗溶液或影响血液pH值变化的药物，致使红细胞大量破坏所致。

（2）症状：通常在输血10～15ml后即可出现反应。

第一阶段：由于红细胞凝集成团，阻塞部分小血管，从而引出四肢麻木、头胀痛、胸闷、腰背剧痛等。

第二阶段：由于红细胞发生溶解，大量血红蛋白散布在血浆中，则出现黄疸和血红蛋白尿（酱油色）。同时伴有寒战、高热、呼吸困难和血压下降等。

第三阶段：由于大量的血红蛋白从血浆进入肾小管，遇酸性物质而变成结晶体，堵塞肾小管，另一方面抗原和抗体的相互作用，又引起肾小管内皮缺血、缺氧而坏死脱落，致使肾小管阻塞，患者出现少尿、无尿等急性肾功能衰竭症状，严重者可致死亡。

（3）护理措施

预防：认真做好血型鉴定和交叉配血试验；输血前认真查对，杜绝差错；严格执行血液保存制度，不使用变质血液。

处理：

①立即停止输血，维持静脉输液通道，通知医生给予紧急处理。

②遵医嘱静脉滴注5%碳酸氢钠溶液碱化尿液，防止血红蛋白结晶阻塞肾小管；血压下降患者给升压药或其他药物等。

③双侧腰部封闭，并用热水袋敷双侧肾区以解除肾小管痉挛，保护肾脏。

④密切观察生命体征和尿量，做好病情记录，对少尿、无尿患者，按急性肾衰竭处理。

⑤出现休克症状，立即配合抗休克治疗。

⑥保留余血和血标本送血库重新鉴定。

2. 血管外的溶血反应　多由Rh系统内抗体抗－D、抗－C和抗－E所造成。临床常见Rh系统血型反应中，绝大多数是由D抗原所致，由于红细胞破裂释放出游离血红蛋白转化为胆红素，循环至肝脏后迅速分解，通过消化道排出体外。血管外溶血反应一般在输血后一周或更长时间发生，症状较轻，有轻度发热伴乏力、血胆红素升高。对此患者应查明原因，确诊后尽量避免再次输血。

（二）发热反应

发热反应是输血最常见的反应。

1. 原因

（1）主要因致热源引起，当保养液或输血用具被致热源污染，输血后即可发生发热反应。

（2）没有遵守无菌操作原则，造成病菌污染。

（3）多次输血后，患者血液中产生一种白细胞抗体和血小板抗体，当再次输血时引起发生免疫反应。

2. 症状　可在输血中或输血后 1～2h 内发生，患者有畏寒或寒战、发热，体温可达 40℃及以上，伴有皮肤潮红、头痛、恶心、呕吐等。轻者 1～2h 可缓解。

3. 护理措施

预防：严格管理血库保养液和输血用具，有效预防致热源；输血过程中严格执行无菌操作，防止污染。

处理：

（1）反应轻者减慢输血速度可使症状减轻。

（2）严重者立即停止输血，维持静脉通路。立即通知医生，密切观察生命体征，给予对症处理：寒战时注意保暖，加盖被；高热时给物理降温；必要时遵医嘱用给予解热镇痛药、抗过敏，如异丙嗪或肾上腺皮质激素；将输血装置、剩余血连同贮血袋送检。

（三）过敏反应

1. 原因

（1）患者为过敏体质，平时对某些物质易引起过敏，血液中的异体蛋白质与过敏机体的组织细胞（蛋白质）结合，形成完全抗原而致敏。

（2）输入血液中含有致敏物质，如供血者在献血前用过可致敏的药物或食物。

（3）多次输血产生过敏性抗体，当再次输血时，这种抗体和抗原相互作用而发生过敏反应。

2. 症状　过敏反应多发生在输血即将结束或在输血后发生。其表现轻重不一，轻者为皮肤瘙痒，局部或全身出现荨麻疹，轻度血管神经性水肿，多见于颜面，如眼睑、口唇高度水肿；重者因喉头水肿，出现呼吸困难，两肺闻及哮鸣音，甚至发生过敏性休克。

3. 护理措施

预防：勿选用有过敏史的献血员，献血者在采血前 4h 内不宜吃高蛋白质和高脂肪的食物，宜用适量清淡饮食或糖水，以免血中含有致敏物质。

处理：

（1）轻者减慢输血速度，继续观察。

（2）重者立即停止输血，呼吸困难者氧气吸入，严重喉头水肿作气管切开；循环衰竭时用抗休克治疗，过敏性休克时，配合抢救。

（3）根据医嘱皮下注射肾上腺素 0.5～1ml 或用抗过敏的药物和激素如异丙嗪、氢化可的松或地塞米松等。

（四）与大量输血有关的反应

大量输血一般指在 24h 内紧急输血量大于或相当于患者总血量。常见的反应有以下几种。

1. 循环负荷过重　其原因、症状及护理措施同静脉输液反应的肺水肿。

2. 出血倾向

（1）原因：长期反复输血或短时间内输入库存血较多，由于库存血的血小板破坏多，凝血因子减少而引起出血。

（2）症状：皮肤、黏膜瘀点或淤斑，穿刺部位可见大块淤血，或手术后伤口渗血。

（3）护理措施：

①短时间内输入大量库存血时，应密切观察患者的意识、血压、脉搏等变化，注意皮肤、黏膜或手术伤口有无出血现象。

②遵医嘱间隔输入新鲜血液或血小板悬液，以补充足够的血小板和凝血因子。

3. 枸橼酸钠中毒反应

（1）原因：与大量输血后血钙下降有关，因大量输血随之输入大量枸橼酸钠，如果肝功能不全，枸橼酸钠尚未氧化即和血中游离钙结合，导致血钙下降，引起凝血功能障碍、毛细血管张力降低、血管收缩不良和心肌收缩无力等。

（2）症状：患者出现手足抽搐、出血倾向、血压下降，心率缓慢、心室纤维颤动、甚至出现心搏骤停。

（3）护理措施：

①严密观察患者反应，及时通知医生，根据医嘱给药，配合医生采取治疗。

②每输 1000ml 血时，遵医嘱静脉注射 10% 葡萄糖酸钙或氯化钙 10ml，预防发生低血钙。

4. 其他　空气栓塞、细菌污染、因输血而传染的疾病，如艾滋病、乙型肝炎、疟疾等。严格把关采血、储存血和输血操作的各个环节，是预防输血反应的关键措施。

目标检测

一、A 型题（以下每题下面有 A、B、C、D、E 五个答案，请从中选择一个最佳的答案）

1. 静脉输液导管内空气未排尽可能发生的危险是（　　）。

A. 脑气栓引起昏迷　　B. 冠状血管气栓引起心肌坏死

C. 肺动脉气栓引起严重缺氧或死亡　　D. 左心房气栓引起心律不齐

E. 右心房气栓引起心室期前收缩

2. 输液速度过快，短时间内输入过多液体可能引起的症状是（　　）。

A. 突然胸闷、呼吸困难、咳大量泡沫痰　　B. 频繁期前收缩

C. 穿刺部位红肿热痛、条索状红线　　D. 血压升高

E. 血红蛋白尿

3. 静脉输液发生空气栓塞应立即让患者采取的卧位是（　　）。

A. 直立位　　B. 垂头仰卧位　　C. 左侧卧位　　D. 右侧卧位

E. 半坐卧位

4. 上午 8：30 开始输液 1500ml，滴数为 50 滴/min，滴度系数 15gtt/ml，输完时间（　　）。

A. 下午 3：00　　B. 下午 3：30　　C. 下午 4：00　　D. 下午 4：30

E. 下午 5：00

5. 静脉输液发生空气栓塞时，造成患者死亡的原因是空气阻塞了（　　）。

A. 上腔静脉入口　　B. 下腔静脉入口　　C. 肺动脉入口　　D. 肺静脉入口

E. 主动脉入口

6. 大量输入库存血后容易出现（　　）。

A. 碱中毒和低血钾　　B. 碱中毒和高血钾　　C. 酸中毒和低血钾　　D. 酸中毒和高血钾

E. 高血钠和低血钾

7. 输入下列溶液时速度宜慢的是（　　）。
A. 低分子右旋糖酐　B. 5%葡萄糖溶液　C. 升压药　D. 抗生素
E. 生理盐水
8. 发生溶血反应时，护士首先应（　　）。
A. 停止输血，保留余血　B. 通知医生和家属，安慰患者
C. 热敷腰部，静脉注射碳酸氢钠　D. 控制感染，纠正水电质紊乱
E. 安慰患者，给患者吸氧
9. 白血病患者最适宜输（　　）。
A. 血细胞　B. 新鲜血　C. 库存血　D. 血浆
E. 水解蛋白
10. 从静脉注射部位沿静脉走向出现条索状红线、肿痛等症状时宜（　　）。
A. 适当活动患肢　B. 降低患肢并用硫酸镁湿敷
C. 抬高患肢并用硫酸镁湿敷　D. 生理盐水热敷
E. 70%酒精湿热敷

二、B 型题（以下每题提供有 A、B、C、D、E 五个备选答案，请选择一个最佳答案，有的可多次被选）

（11－15 题备选答案）
A. 致热原　B. 多次输血
C. 输入异型血　D. 输入速度过快、量过多
E. 输入刺激性强的药物
11. 过敏反应是由于（　　）。
12. 溶血反应是由于（　　）。
13. 发热反应是由于（　　）。
14. 心脏负荷过重的反应是由于（　　）。
15. 静脉炎是由于（　　）。
（16－20 题备选答案）
A. 血液病患者　B. 凝血因子缺乏者
C. 血浆蛋白较低的患者　D. 免疫性溶血性贫血患者
E. 各种原因引起的大出血
16. 全血适用于（　　）。
17. 库存血适用于（　　）。
18. 新鲜血浆适用于（　　）。
19. 保存血浆适用于（　　）。
20. 洗涤红细胞适用于（　　）。

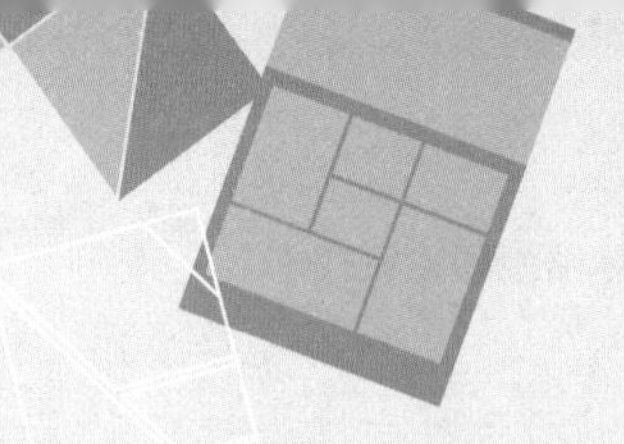

第十一章 护士职业防护

案例

某产科助产士接生，结束时发现手套破损,手指有伤口，接生时接触了大量的羊水和患者血液，患者为HBsAg阳性，该护士上岗前体检乙肝抗体抗原均为阴性。

问题

事件发生后助产士非常紧张和担心，打电话咨询。如果你是这位助产士，你认为该如何处置?

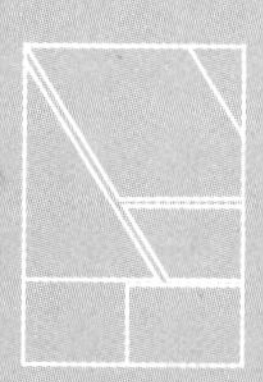

护士主要的工作场所是医院，而医院是患者集中、病原体聚集的地方，护士在履行救死扶伤的职责时，潜在的职业危害日渐突出，对护士的身心健康造成不同程度的直接或间接的影响。因此，护士应能辨别职业损伤的危险因素，并采取积极、科学的防范措施，自觉做好职业防护，保障自身的职业安全。

一、概念

1. 护士职业暴露　是指护士在为患者提供护理服务过程中，经常处于感染患者的血液、体液及排泄物等的环境中，有感染某种疾病的危险，称为护士职业暴露。如接触污染的注射器、针头、各种导管等，以及光、热、电磁辐射等各种理化损伤因子的影响。

2. 护士职业防护　是指在护理工作中采取多种有效措施，保护护士免受职业损伤因素的侵袭，或将其危害降到最低程度。

3. 标准防护　是指假定所有人的血液、体液、分泌物等体内物质都有潜在的传染性，接触时均应采取防护措施，防止因职业感染传播疾病的策略。

二、职业损伤危险因素

（一）生物性因素

护士职业损伤的生物性因素主要是指细菌、病毒、支原体等微生物对机体的伤害。护士在护理工作中，每天与感染这些微生物的各种分泌物、排泄物，及患者用过的各种器具、衣物等密切接触，因而容易受到病原微生物的侵袭，最常见的是细菌和病毒。具体为：①细菌：常见的致病菌为葡萄球菌、链球菌、肺炎球菌和大肠杆菌等，主要通过呼吸道、消化道、血液、皮肤等途径感染护士。②病毒：常见的为肝炎病毒、艾滋病病毒、冠状病毒等，主要通过呼吸道和血液感染护士。其中最危险的、最常见的是艾滋病病毒、乙型肝炎病毒和丙型肝炎病毒。

（二）化学性因素

1. 化学消毒剂　护士在日常护理工作中，经常接触到的化学消毒剂（如甲醛、含氯消毒剂、过氧乙酸、戊二醛等），可通过皮肤、眼及呼吸道等途径对护士造成损伤。轻者可引起皮肤过敏、流泪、恶心、呕吐、气喘等症状，严重的可引起眼结膜灼伤、上呼吸道炎症、喉头水肿、肺炎等，甚至造成肝脏和中枢神经系统的损害。

2. 化疗药物　化疗药物不仅会使患者出现毒性反应，对经常接触化疗药物的护士，如果防护不当也会造成潜在危害。护士在进行药物的准备、注射及废弃物丢弃过程中，化疗药物均有可能通过皮肤、呼吸道、消化道等途径入侵护士体内。长期接触化疗药物的护士更有可能受到伤害，常表现为：白细胞数量减少、流产率增高，甚至导致畸形、肿瘤及脏器损伤等。

（三）物理性因素

1. 机械性损伤　常见的有跌倒、扭伤、撞伤、负重伤等。如负重伤是护士由于职业关系，在护理工作中常常会搬动患者或较重物品，如身体负重过大或用力不合理，易导致不同程度的身体损伤。包括下肢静脉曲张，胃溃疡，腰椎间盘突出，腰肌劳损等，比较常见的是腰椎间盘突出症，引发主要原因包括：①工作强度大：临床护士长期处于工作压力大、工作强度高、工作节奏快、精神高度紧张的状态中，身体承受力下降；在搬运患者、协助患者翻身时，腰部负荷过大，如用力不均衡或弯腰姿势不当，很容易造成腰部损伤。②外界温差的刺激：较大的温差刺激会阻碍腰部的血液循环，减少营养的供给，加快椎间盘的退变，引发腰肌劳损，使腰椎间盘突出症发生的危险大大增加。③长期的积累损伤：临床护士在执行护理操作过程中，弯腰、扭转的动作较多，长期积累可使腰部负荷过重，更易发生腰部损伤。

2. 锐器伤　锐器伤是最常见的职业损伤因素之一。是一种由医疗锐器，如注射器针头、各种穿刺针、缝针、手术刀、剪刀、安瓿等造成的意外伤害，引起皮肤深部足以使受伤者出血的皮肤损伤。锐器伤是导致血源性传播疾病的最主要因素。常见原因包括：①准备物品时被误伤。②掰安瓿、抽吸药物时被划伤。③双手回套针帽时被刺伤。④注射、拔针时患者不配合被误伤。⑤注射器、输液器毁形时被刺伤。⑥分离、浸泡、清洗用过的锐器被误伤。⑦整理治疗盘、治疗室台面时被裸露的针头或碎玻璃刺伤、处理医疗污物时导致误伤。⑧手术中传递锐器时被误伤。

3. 放射性损伤　护士在为患者进行放射性诊断和治疗的过程中，如果防护不当或发生泄漏，也会导致放射性损伤，引发皮肤、眼部，甚至血液系统的功能障碍。如皮肤的炎症、溃疡、癌症，眼部晶状体混浊等。

4. 温度性损伤　包括：热水瓶、热水袋所致烫伤；氧气、乙醇等易燃易爆物品所致烧伤；烤灯、高频电刀所致灼伤等。

5. 噪声　长期处于声音强度超过 40dB 的环境中，可使医护人员精力不集中，甚至影响人的听力、内分泌、神经系统和心血管等生理功能的损害。医院噪声的主要来源包括：监护仪、呼吸机的机械声、报警声，患者的呻吟声、小孩的哭闹声，电话铃声等。

（四）心理、社会因素

护理工作导致护士出现心理卫生问题的主要原因包括：人力资源不足、危重患者增加使临床护理工作更加繁忙；非常态的人际环境、护患纠纷时面临的潜在暴力损害；面对患者痛苦、死亡等的负性刺激；担心发生差错事故所致的压力；频繁的倒班所致身心疲惫等。这些因素不仅影响护士身体、心理的健康，也影响社会群体对护士职业的选择，是不容忽视的。

三、主要防护措施

（一）洗手

（1）在接触血液、体液、分泌物、排泄物及污染物品后，无论是否戴手套，必须洗手；摘下手套及接触另一名患者前，必须洗手，以避免微生物转移给其他患者或地方。

（2）常规洗手应使用肥皂或洗手液（肥皂应保持干燥）。在某种特殊情况下，如感染或传染病流行期间，还应使用消毒液洗手。

（二）防护用物的使用

防护用物包括帽子、口罩、防护镜、面罩、隔离衣、鞋套、手套等。用于防止血液或其他传染性物质接触医务人员的身体和衣物。防护用物种类和数量的选择取决于微生物的特点、所做的操作和接触的类型。

（1）护理可能产生血液、体液、分泌物及排泄物飞溅或飞沫的患者时，应戴上口罩、防护镜或面罩，以保护眼、鼻及口部的黏膜。

（2）隔离衣污染，应尽快脱下，立即洗手，避免把微生物带给其他患者或地方。

（3）戴手套：①有伤口时应戴手套操作，加强防护。虽然戴手套不能防止针刺伤，但可以减少血液进入人体的量从而减少感染的机会。②操作中，手套破损后应立即更换，脱手套后仍需立即彻底洗手。③接触黏膜或未污染的皮肤时，应更换清洁的手套。④接触血液、体液、分泌物、排泄物及污染物品时，必须戴上清洁手套（不需消毒）。⑤手套使用后，应注意脱掉并洗手。特别是接触未污染的物体或表面前，以及诊治其他患者前，以避免把微生物转移给其他患者或地方。

（三）锐器伤的防护

1. 防护措施　锐器伤防护的关键是建立锐器伤防护制度，提高自我防护意识，规范操作行为。

（1）进行侵袭性（有创性）操作过程中，光线要充足；严格按规程操作，防止被各种针具、刀片、破裂安瓿等医用锐器刺伤或划伤。

（2）使用安瓿制剂时，先用砂轮划痕再掰安瓿，并垫棉球或纱布以防损伤皮肤。

（3）抽吸药液时规范使用无菌针头，抽吸后立即单手操作套上针帽；经三通装置静脉加药时须去除针头。

（4）制定完善的手术器械如刀、剪、针等摆放及传递的规定，规范器械护士的基本操作。

（5）手持针头或锐器时勿将针尖或锐器面对他人，以免刺伤他人。

（6）禁止用手直接接触使用后的针头、刀片等锐器；禁止直接用手传递锐器，可以使用小托盘传递锐器。

（7）禁止将使用后的针头重新套上针帽（除外某项操作，如抽动脉血进行血气分析）；禁止用双手分离污染的针头和注射器，禁止用手折弯或弄直针头。

（8）严格执行医疗废物分类标准。使用后的锐器不应与其他医疗垃圾混放，须及时并直接放入耐刺、防渗漏的锐器盒内，以防被刺伤。锐器盒要有明显标志。

（9）为不合作的患者做治疗、护理时，须有他人的协助。

（10）选用有安全装置、性能好的护理器材，如采用真空采血用品采集血液标本；使用自动毁形的安全注射器、带保护性针头护套的注射器及安全型静脉留置针等。

（11）加强护士职业安全教育与健康管理。护士在工作中发生锐器伤后，应立即做好局部的处理。建立护士健康档案，定期为护士进行体检，并接种相应疫苗。建立损伤后登记上报制度；建立锐器伤处理流程；建立受伤护士的监控系统，追踪伤者的健康状况；做好心理疏导，有效采取预防补救措施。

2. 紧急处理方法

（1）发生针刺伤时，受伤护士要保持镇静，立即用手从伤口的近心端向远心端挤压，挤出伤口的血液，禁止进行伤口局部挤压或按压，以免产生虹吸现象，将污染血液吸入血管，增加感染机会。

（2）用肥皂水彻底清洗伤口，并在流动水下反复冲洗；用等渗盐水冲洗黏膜。

（3）局部用0.5%碘伏或75%乙醇消毒伤口，并包扎。

（4）向主管部门报告并及时填写锐器伤登记表。

（5）进行相关监测，根据患者血液中含病毒、细菌的多少和伤口的深度、暴露时间、范围等进行评估，再根据结果做相应处理，如注射高价免疫球蛋白。

（四）化疗药物损害的防护

1. 配制化疗药物的环境要求　条件允许应设专门化疗药物配药间，配备空气净化装置，在专用层流柜内配药，以防止药物对配制人员产生危害。操作台面应覆以一次性防渗透性防护垫，以吸附溅出的药液，减少药液污染台面。有条件的医院应设置化疗药物配制中心。

2. 配制化疗药物的准备要求　①配制前用流动水洗手；戴帽子、口罩、护目镜，穿防渗透隔离衣，戴聚氯乙烯手套；若需戴双层手套，则在外面再戴一副乳胶手套。②割锯安瓿前轻弹其颈部，使附着的药粉降落至瓶底。掰安瓿时应垫纱布，避免药粉、药液外溅，避免玻璃碎片飞溅，划破手套。

3. 执行化疗药物操作的要求　①溶解药物时，溶媒应沿瓶壁缓慢注入瓶底，待药粉浸透后再晃动，防止药粉溢出。②瓶装药液稀释后抽出瓶内气体，以防瓶内压力过高，药液从针眼处溢出。③抽取药液后，不要将药液排于空气中。④抽取的药液以不超过注射器容量的3/4为宜。⑤操作结束后擦洗操作台。脱去手套后彻底冲洗双手并行沐浴，以减轻药物的毒副作用。⑥静脉给药时戴手套；确保注射器及输液管接头连接紧密，以防药液外漏；加药速度不宜过快，以防药液从管口溢出。

4. 化疗药物外漏和人员暴露时的处理要求　①若化疗药物外漏，应立即标明污染范围，避免他人接触。药液溢洒在桌面或地面上，应用吸水毛巾或纱布吸附，若是药粉，则用湿纱布轻轻抹擦，以防药粉飞扬污染空气，再用肥皂水擦拭污染表面。②在配制、使用化疗药物和处理污染物的过程中，药液溅到工作服或口罩上，应立即更换；药液溅到皮肤上，应立即用肥皂水和清水清洗污染部位的皮肤；眼睛被污染时，应立即用清水或生理盐水反复冲洗。③记录接触情况，必要时就医治疗。

5. 污染废弃物的处置要求　①凡与化疗药物接触过的废安瓿及药瓶、一次性注射器、输液器、棉球、棉签等，须放置在专用的密闭垃圾桶及有特别标记的防刺破、防漏的专用容器中，由专人封闭处理，避免污染空气。②所有污染物、一次性防护衣、帽等须焚烧处理；非一次性物品如隔离衣等，应与其他物品分开放置、标记，高温处理。③处理48h内接受过化疗的患者的分泌物、排泄物、血液等时，须穿隔离衣、戴手套；被化疗药物或患者体液污染的床单等应单独洗涤。④患者使用过的洗手池、马桶用清洁剂清洗。⑤混有化疗药物的污水，应在医院污水处理系统中专门处理后再排入城市污水系统。

（五）负重伤的防护

1. 加强身体锻炼　健美操、广播体操、太极拳、瑜伽等，可以提高肌肉的柔韧性，关节的灵活性，预防下肢静脉曲张；加强腰部锻炼，尤其是腰背肌、腰椎活动度的锻炼，改善局部血液循环，预防椎间盘退变。

2. 保持正确的工作姿势　①工作间歇适当变换体位或姿势，缓解肌肉、关节疲劳，减轻脊柱负荷；尽可能抬高下肢或锻炼下肢，促进血液回流。②站立时，双下肢轮流支撑身体重量，适当做垫脚动作，促进小腿肌肉的收缩及静脉血回流。③站立或坐位时，保持腰椎伸直，使脊柱支撑力增大，避免过度弯曲造成腰部韧带劳损。④弯腰搬重物时，伸直腰部，双脚分开，屈髋下蹲，后髋及膝关节用力，挺身搬起重物。

3. 使用劳动保护用品　①工作期间，护士可以佩戴腰围以加强腰部的稳定性，休息时解下，以免长时间使用造成腰肌萎缩。②协助重患者翻身时采用合适的辅助器材。③穿弹力袜或绑弹力绷带，减轻肢体沉重感或疲劳感，促进下肢血液回流。穿软底鞋。

4. 养成良好生活习惯　①选用硬板床或硬度、厚度适宜的床垫。②从事家务劳动或活动时，避免长时间弯腰，或尽量减少弯腰次数。③减少持重物的时间和重量。④合理膳食，均衡营养，适当增加蛋白质的摄入，多食富含维生素B、维生素E的食物，以营养神经，促进血流、改善血液循环。

5. 避免过重工作负荷　合理排班，避免护士工作强度过大，或一次性工作时间过长，以减轻身体负荷和职业压力。

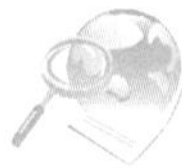

知识链接

标准预防的主要措施

（1）洗手：接触血液、体液、排泄物、分泌物后可能污染时，脱手套后，要洗手或使用快速手消毒剂洗手。

（2）手套：当接触血液、体液、排泄物、分泌物及破损的皮肤黏膜时应戴手套；手套可以防止医务人员把自身手上的菌群转移给患者的可能性；手套可以预防医务人员变成传染微生物时的媒介，即防止医务人员将从患者或环境中污染的病原在人群中传播。在两个患者之间一定要更换手套；手套不能代替洗手。

（3）面罩、护目镜和口罩：戴口罩及护目镜也可以减少患者的体液、血液、分泌物等液体的传染性物质飞溅到医护人员的眼睛、口腔及鼻腔黏膜。

（4）隔离衣：穿隔离衣为防止被传染性的血液、分泌物、渗出物、飞溅的水和大量的传染性材料污染时才使用。脱去隔离衣后应立即洗手，以避免污染其他患者和环境。

（5）可重复使用的设备：①可复用的医疗用品和医疗设备，在用于下一患者时根据需要进行消毒或灭菌处理。②处理被血液、体液、分泌物、排泄物污染的仪器设备时，要防止工作人员皮肤和黏膜暴露，工作服的污染，以致将病原微生物传播给患者和污染环境。③需重复使用的利器，应放在防刺的容器内，以便运输、处理和防止刺伤。④一次性使用的利器，如针头等放置在防刺、防渗漏的容器内进行无害化处理。

（6）物体表面、环境、衣物与餐饮具的消毒：①对医院普通病房的环境、物体表面包括床栏、床边、床头桌、椅、门把手等经常接触的物体表面定期清洁，当污染时随时消毒。②在处理和运输被血液、体液、分泌物、排泄物污染的被服、衣物时，要防止医务人员皮肤暴露、污染工作服和环境。③可重复使用的餐饮具应清洗、消毒后再使用，对隔离患者尽可能使用一次性餐饮具。④复用的衣服置于专用袋中，运输至指定地点进行清洗、消毒，并防止运输过程中的污染。

(7) 急救场所可能出现需要复苏时，用简易呼吸囊（复苏袋）或其他通气装置以代替口对口人工呼吸方法。

(8) 医疗废物应按照国家颁布的《医疗废物管理条例》及其相关法律法规进行无害化处理。

目标检测

一、A 型题（请从选项中选择一个最佳的答案）

1. 医务人员手部皮肤发生破损时，在进行可能接触患者血液、体液等诊疗、护理、卫生工作操作时，要戴（　　）。

A. 无菌手套　　B. 清洁手套

C. 双层乳胶手套　　D. 耐热手套

2. 下列疾病不是职业防护的传染病类型的是（　　）。

A. 甲肝　　B. 乙肝　　C. 丙肝　　D. 艾滋病

3. 职业暴露的原因（　　）。

A. 针刺　　B. 切割　　C. 直接接触　　D. 以上都对

4. 世界卫生组织提出的国际洗手日为（　　）。

A. 10 月 5 日　　B. 10 月 10 日

C. 10 月 15 日　　D. 10 月 25 日

5. 各种治疗和护理及换药操作次序应为（　　）。

A. 清洁伤口—感染伤口—隔离伤口　　B. 感染伤口—隔离伤口—清洁伤口

C. 清洁伤口—隔离伤口—感染伤口　　D. 隔离伤口—感染伤口—清洁伤口

6. 对收置多重耐药感染患者和定植患者和病房（　　）。

A. 随便进行清洁和消毒　　B. 不用使用专用的物品进行清洁和消毒

C. 应当使用专用的物品进行清洁和消毒　　D. 没必要使用专用的物品进行清洁和消毒

7. 进行诊疗护理操作时可能发生血液、分泌物，喷溅时执行标准预防措施包括防护用品使用的是（　　）。

A. 口罩、帽子　　B. 口罩、帽子、手套

C. 口罩、帽子、手套、防护手套　　D. 口罩、帽子、手套、防护手套、隔离衣

8. 飞沫传播的近距离传播，近距离是（　　）。

A. 1m 以内　　B. 1.2m 以内　　C. 1.5m 以内　　D. 2m 以内

9. 护理人员在临床工作中感染血源性传染病，最常见的原因是（　　）。

A. 针刺伤　　B. 侵袭性操作

C. 接触传染病患者的体液　　D. 为传染病患者的污染伤口换药

E. 给传染病患者擦浴

10. 护士需在洗手后再消毒的情况是（　　）。

A. 脱无菌手套后　　B. 离开普通病房前

C. 为乙肝患者导尿前

D. 为糖尿病患者静脉注射后

E. 处理破伤风患者伤口后

11. 某护士在抽吸药液的过程中，不慎被掰开的安瓿划伤了手指，不妥的处理方法是（　　）。

A. 用0.5%碘伏消毒伤口，并包扎

B. 用75%乙醇消毒伤口，并包扎

C. 从伤口的远心端向近心端挤压

D. 及时填写锐器伤登记表

E. 用肥皂水彻底清洗伤口

12. 患者女，30岁。2年前确诊为艾滋病，现合并肺结核出现发热、盗汗、淋巴结肿大、咳嗽咳痰咯血、呼吸困难而入院治疗。护士为患者吸痰，以下操作正确的是（　　）。

A. 吸痰操作前可不洗手

B. 吸痰时可不戴手套，操作后洗手即可

C. 吸痰时不慎将痰液溅到地面，先用漂白粉消毒后再做清洁处理

D. 吸痰管用毕丢入污物桶后再集中处理

E. 吸痰管用毕放入结实的一次性袋内直接焚烧处理

13. 患者女，30岁，剖宫产术前，为其行留置导尿过程中，护士戴、脱无菌手套的操作，下列错误的是（　　）。

A. 戴手套前先将手洗净擦干

B. 核对手套袋外的手套号码、灭菌日期

C. 戴好手套后，两手置腰部水平以上

D. 如发现手套破损，应立即加戴一只手套

E. 脱手套时，将手套口翻转脱下

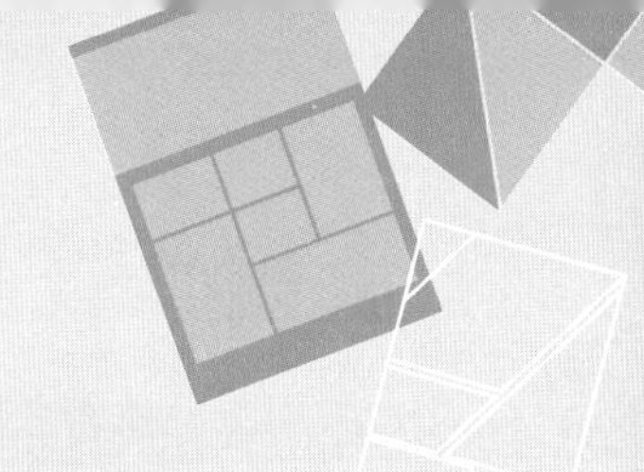

第十二章 冷热疗技术

案例

张峰，男，28岁，在高温环境中工作时，体温上升至40℃左右，面色潮红，皮肤灼热，无汗，呼吸、脉搏增快。

问题

1. 如何为该患者降温？
2. 该患者哪些部位禁忌用冷？
3. 用冷过程中应注意观察什么？

冷热疗法是临床常用的物理治疗方法，是利用低于或高于人体的温度作用于局部或全身，使之产生不同效应，从而达到一定的治疗目的。作为冷热疗法的实施者，护理人员应了解冷热疗法的相关知识，掌握正确的使用方法，防止不良反应发生，以确保患者的身心需要。

第一节 冷疗法

一、冷疗的目的

机体受到冷的刺激，外周温度感受器和中枢冷敏感神经元兴奋，使产热中枢兴奋性增强，散热中枢兴奋性降低、血管收缩、血流减慢、血量减少，从而达到止血、止痛、消炎、降温的目的。

（一）控制炎症扩散

冷疗可使局部血管收缩，血流减少，降低细胞的新陈代谢和细菌的活力，限制炎症的扩散。适用于炎症早期，如鼻部软组织发炎早期，采用鼻部冰敷以控制炎症扩散。

（二）减轻组织疼痛和肿胀

冷疗可抑制组织细胞的活动，减慢神经冲动的传导，降低神经末梢的敏感性，从而减轻疼痛；同时，用冷后血管收缩，毛细血管的通透性降低，渗出减少，减轻组织肿胀压迫神经末梢引起的疼痛。适用于急性损伤初期、牙疼、烫伤等，如踝部扭伤48h内，用冷疗可减轻踝部软组织的出血和疼痛。

（三）减轻局部充血或出血

冷疗可使局部毛细血管收缩，毛细血管通透性降低，减轻局部组织的充血和水肿；冷疗还可使血流减慢，血液黏稠度增加，促进血液凝固而控制出血。适用于鼻出血、扁桃体摘除术后、局部软组织损伤的早期等。

（四）降温

冷直接与皮肤接触，通过传导与蒸发的物理作用散热，从而降低体温，使患者舒适。适用于高热、中暑患者降温。头部用冷，可降低脑细胞的代谢，提高脑组织对缺氧的耐受性，减少脑细胞损害。适用于颅脑损伤术后，预防脑水肿、脑缺氧。

二、影响冷疗效果的因素

（一）方式

冷疗分湿冷法和干冷法两大类。应用冷疗方式不同，效果也不同。因为水是一种良好的导体，其传导能力及渗透能力比空气强，因此同样的温度，湿冷的效果优于干冷。在临床应用中要根据患者的病情适当选择，同时注意防止冻伤。

（二）部位

用冷部位不同，产生的冷效应也不同。不同厚度的皮肤对冷反应的效果不同。皮肤较厚的手心和脚底，对冷刺激的耐受力强，用冷效应较差；而皮肤较薄的区域如颈部、大腿内侧，对冷刺激的敏感性强，用冷效应较好。此外，不同深度的皮肤对冷反应也不同，皮下冷觉感受器比温觉感受器浅表且数量也多，故浅层皮肤对冷刺激较敏感。血液循环也能影响冷疗法的效果，血液循环良好的部位可增强冷应用的效果。因此，临床上为高热患者降温时，要将冰袋、冰囊置于颈部、腋下、腹股沟等皮肤薄且有体表大血管流经处。

（三）面积

冷效应与用冷面积成正比。用冷面积越大，对身体血流量、温度等影响越大，产生的效应越强；反之，则弱。但用冷面积越大，患者的耐受性越差，还可能引起全身反应。如大面积用冷疗法，会导致血管收缩，周围皮肤的血液分流至内脏血管，使患者血压升高。因此，实施全身用冷时，护士应特别注意观察患者的反应。

（四）时间

在一定时间内，冷效应是随时间的增加而逐渐增强，以达到最大的治疗效果。如果持续用冷时间过长，会发生继发效应（继发效应：指用冷或热超过一定时间，会产生与生理效应相反的作用。如热疗可使血管扩张，但持续用冷30～45min后，则血管收缩；同样持续用冷30～60min后，则血管扩张，这是机体避免长时间用冷或用热对组织的损伤而引起的防御反应。），从而抵消其治疗效应，甚至引起不良反应，如寒战、生命体征改变或局部冻伤、坏死等。因此，冷疗应有适当的时间，一般为20～30min为宜。如需反复用冷，中间必须给予1h的休息时间，让组织有一个复原的过程，然后再按规定重复使用。

（五）温度

用冷的温度与体表的温度相差越大，机体对冷刺激的反应越强烈，反之则反应越小。此外，环境温度也可能影响冷效应，如室温过低，散热增加，冷效应增加；室温过高，冷效应降低。

（六）个体差异

年龄、性别、身体状况、居住习惯、肤色等影响冷疗的效应。婴幼儿体温调节中枢未发育成熟，对冷刺激的适应能力有限；老年人由于其功能减退，对冷刺激的反应比较迟钝；女性对冷刺激较男性敏感；浅肤色对冷反应较深肤色更强烈；身体虚弱、意识不清、昏迷、感觉迟钝、麻痹或血液循环受阻的患者，对冷刺激的敏感性降低，尤其要注意防止冻伤。

三、冷疗法的禁忌证

（一）血液循环障碍

血液循环不良的患者，用冷会进一步使血管收缩，加重血液循环障碍，导致局部组织缺血缺氧而变性坏死。如大面积组织损伤、全身微循环障碍、休克、水肿、糖尿病、动脉硬化、神经病变等患者。

（二）组织损伤、破裂

用冷可加重血液循环障碍，增加组织损伤，且影响伤口的愈合。尤其是大范围组织损伤应绝对禁止用冷。

（三）慢性炎症或深部化脓病灶

用冷可使局部毛细血管收缩、血流量减少，妨碍炎症的吸收，影响疾病的康复。

（四）对冷过敏者

患者用冷后可出现过敏症状，如红斑、荨麻疹、关节疼痛、肌肉痉挛等。

（五）冷疗的禁忌部位

1. 枕后、耳郭、阴囊处　用冷易引起冻伤。
2. 心前区　用冷易引起反射性心率减慢、心律不齐、房室传导阻滞、心房或心室纤颤。
3. 腹部　用冷易引起腹痛、腹泻。
4. 足底　用冷易引起反射性末梢血管收缩而影响散热或引起一过性冠状动脉收缩。因此，对高热降温者及心脏病患者应避免足心用冷。

四、冷疗技术

冷疗技术包括局部冷疗技术和全身冷疗技术两大类。局部冷疗技术有冰袋、冰囊、化学冰袋、冰帽、冰槽、冷湿敷等；全身冷疗技术有乙醇拭浴、温水拭浴等。

（一）冰袋、冰囊的使用

冰袋、冰囊用于降温、止血、镇痛、消炎、消肿。

【评估】

(1) 患者的病情、年龄、体温、治疗情况及护理情况。

(2) 患者的意识、生命体征、活动能力、心理反应、合作程度、局部皮肤及黏膜状况。

【计划】

1. 护理人员准备　着装整洁，洗手，戴口罩。熟悉冰袋的使用目的、方法。

2. 用物准备　冰袋或冰囊及布套（图 12－1）、冰块、木槌、帆布袋、毛巾、脸盆及冷水、冰匙。

3. 患者准备　了解冰袋的使用目的、部位、注意事项等，取合适的体位、愿意配合操作。

4. 环境准备　病室安静、整洁，调节室温，酌情关闭门窗。如需暴露患者可用屏风或围帘遮挡。

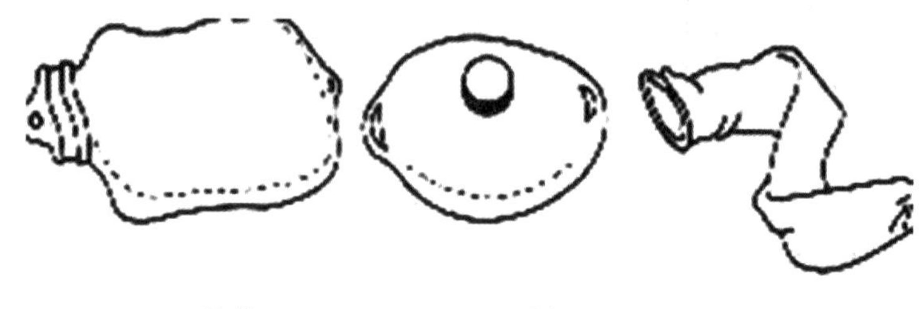

A. 冰袋　　B. 冰帽　　C. 冰囊

图 12－1　冰袋、冰帽、冰囊

【实施】

1. 操作流程　操作流程及说明见表 12－1 所列。

表 12－1　冰袋或冰囊的使用

操作流程	流程说明	要点
备冰装袋	• 洗手，戴口罩，着装整齐。将所需用物准备齐全，将冰块放入帆布袋（木箱）内，用木槌敲成核桃大小。放入盆中用冷水冲去棱角。用冰匙将小冰块装入冰袋约 1/2～2/3 满，排气后扎紧袋口。擦干冰袋外壁水迹，倒提冰袋，检查无漏水后装入布套内备用	• 避免冰块棱角损坏冰袋发生漏水 • 空气可加速冰的融化，排气后可使冰袋外壁紧贴患者皮肤 • 布套可避免冰袋与患者皮肤直接接触
核对解释	• 携用物至床旁，再次核对患者姓名、床号，向患者和家属做好解释	• 确认患者，避免差错，取得患者配合
放置冰袋	• 将冰袋放至所需部位。一般冰袋置于身体皮肤薄而有大血管分布处，如颈部、腋下、腹股沟等（图 12－3）；冰袋、冰帽可置于头部（图 12－2）；高热患者降温冰袋置于患者的前额、头顶部和体表大血管分布处（图 12－4）；扁桃体摘除术后将冰囊置于颈前颌下	• 置前额时，也可将冰袋悬吊在支架上，以减轻局部压力，但冰袋必须与前额接触
撤除冰袋	• 用冷 30min 后，撤掉冰袋，协助患者取舒适体位，整理患者床单位	• 防止产生继发效应 • 长时间使用者，需间隔 1h 后再重复使用
整理记录	• 倒空冰袋的水，倒挂、晾于通风阴凉处；冰袋布套清洁后晾干备用；整理用物，清洁后放于原处备用洗手，记录冷疗部位、时间、效果、反应	

2. 注意事项

(1) 随时观察冰袋有无漏水，是否夹紧，冰块是否融化，以便及时更换。

(2) 注意观察用冷部位血液循环状况，每 10min 查看一次局部皮肤颜色，如出现皮肤苍白、青紫或有麻木感等，应立即停止用冷。

（3）根据不同目的，掌握用冷时间。用冷疗时间不超过30min，如有特殊一般需休息60min后再使用；用于降温，30min后测体温，当体温降至39℃以下，取下冰袋，做好记录。注意防止继发效应影响治疗效果。

3. 健康教育

（1）操作前，向患者及家属解释局部冷疗的操作方法及注意事项。

（2）介绍局部冷疗所产生的生理效应、治疗作用和继发效应。

【评价】

（1）操作方法正确、熟练，达到冷疗目的。

（2）放置部位准确，患者舒适、安全。

（3）操作中关心患者，护患沟通有效。

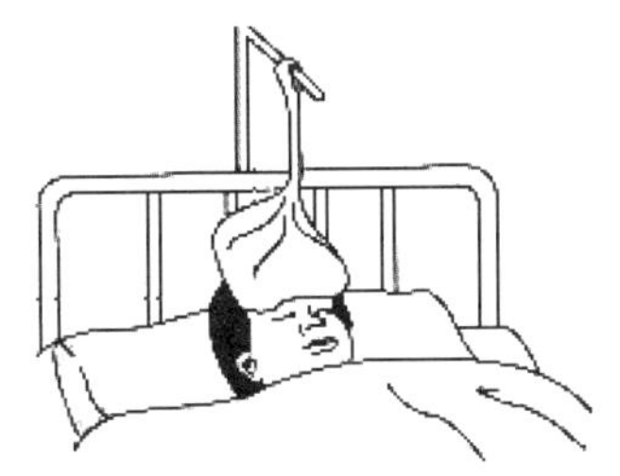

图12-2 前额、头顶置冰袋法

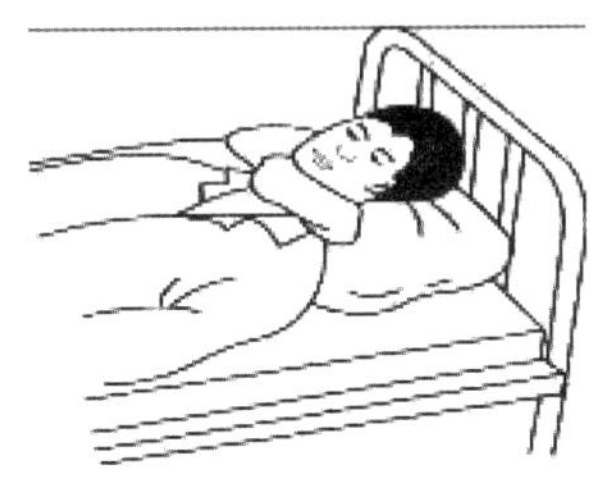

图12-3 颈部冷敷

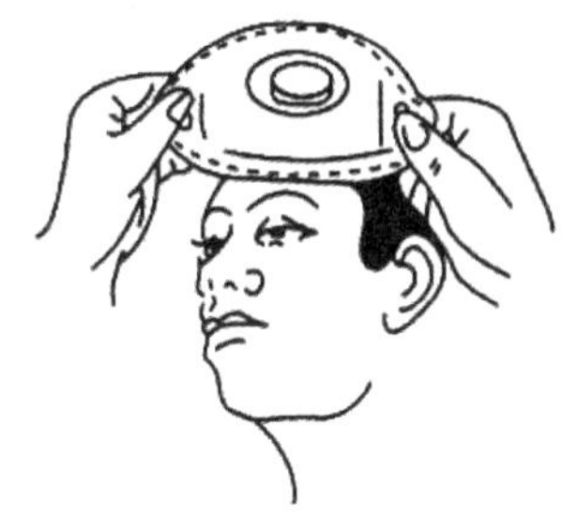

图12-4 冰袋使用法

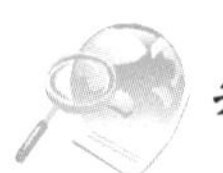

知识链接

化学制冷袋的使用

化学制冷袋可代替冰袋，是一种无毒、无味，内装凝胶或其他化学冰冻介质的冰袋。化学制冷袋分两种：

● 一种是可以反复使用的化学制冷袋，又称超级冰袋。它是内装凝胶或其他化学冰冻介质的冰袋，使用前需将其放置于冰箱内4h，使其由凝胶状态变成固体状态，使用时取出，吸热后，又由固体状态变成凝胶状态，每次使用约维持2h。使用过程中，应每10~15min更换一次冷敷部位，以免引起冻伤。检查化学制冷袋的塑料袋有无漏液，一旦嗅到有氨味，应立即更换。如药液外渗，皮肤受到刺激，可给予食醋外敷。使用后，冰袋外壁用消毒液擦拭，置冰箱内，可再次使用。

● 另一种是一次性化学制冷袋，为特制密封的聚乙烯塑料袋，用隔离夹分成两个独立的部分，分别装有两种不同的化学物质：碳酸钠和硝酸铵。使用时取下袋中间的隔离夹，挤压塑料袋，使两种化学物质充分混匀，当两种化学物质混合时即发生化学反应，约3min后化学袋温度降至0℃左右，可持续使用30~60min。由于经过化学反应后制剂的消耗，不可重复使用。使用过程中应观察有无破损、漏液现象，如有异常，立即更换。

（二）冰帽、冰槽的使用

冰帽、冰槽用于头部降温，防治脑水肿，降低脑组织代谢，提高脑细胞对缺氧的耐受性，减轻脑细胞损害。

【评估】

（1）患者的病情、年龄、体温、头部情况、已采取的治疗、护理情况。

（2）患者的意识情况、生命体征、活动能力、心理反应、合作程度。

【计划】

1. 护士准备　着装整洁，洗手，戴口罩。熟悉冰帽、冰槽使用的目的、方法。

2. 用物准备　冰帽或冰槽（图 12－5）、冰块、木槌、帆布袋、毛巾、脸盆及冷水、冰匙、小垫枕、水桶、肛表、凡士林纱布、海绵垫、不脱脂棉球。

3. 患者准备　了解冰帽或冰槽的使用目的、部位、注意事项等，配合操作。

4. 环境准备　病室安静、整洁，调节室温，酌情关闭门窗，无对流风直吹患者。

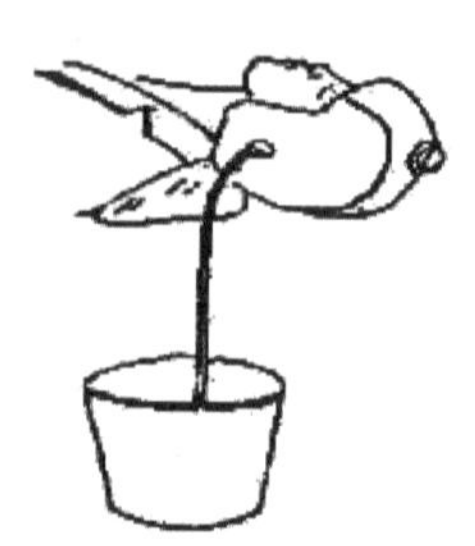
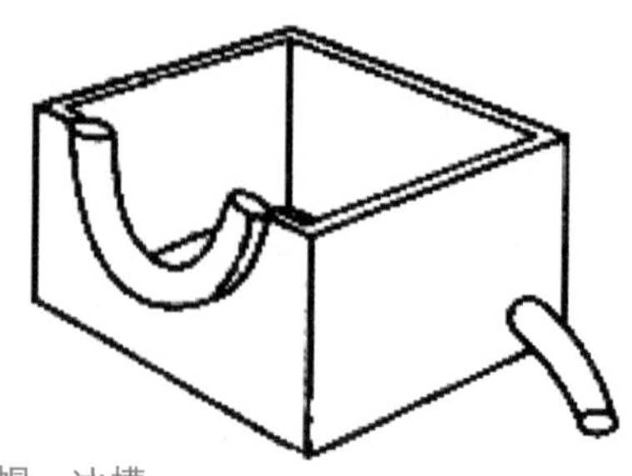

图 12－5　冰帽、冰槽

【实施】

1. 操作流程　操作流程及说明见表 12－2 所列。

表 12－2　冰帽冰槽的使用

操作流程	流程说明	要点
备冰装帽或冰槽	• 洗手，戴口罩，着装整齐。将所需用物准备齐全，将冰块放入帆布袋（木箱）内，用木槌敲成核桃大小。放入盆中用冷水冲去棱角。用冰匙将冰块装入冰帽内，擦干冰帽外壁的水迹	• 避免冰块棱角损坏冰帽发生漏水
核对解释	• 携冰帽或冰槽至患者床旁，再次核对患者，向患者和家属做好解释	• 确认患者，避免差错，取得患者合作
放置冰帽或冰槽	• 去枕，铺橡胶单及中单于患者头下，将患者头部置于冰帽或冰槽内，用海绵垫于患者枕颈部和双耳廓，将小枕垫于肩下，有利于保持呼吸道通畅用冰槽者，患者外耳道内塞不脱脂棉，以防冰槽内冰水流入患者耳内将冰帽的引水管置于水桶中，注意水流情况	• 防止冻伤 • 每 30min 测量体温一次
观察记录	• 观察患者体温、局部皮肤状况、全身反应及病情变化并记录。维持肛温在 33℃左右，不宜低于 30℃，用冷时间视病情而定记录用冷的时间、效果、反应	• 以防心房纤颤等并发症出现
撤除冰帽或冰槽	• 用毕，撤除冰帽或冰槽	
整理用物	• 整理清洁用物，冰帽的处理同冰袋	

2. 注意事项

（1）观察冰帽有无破损、漏水。冰块是否融化，应及时更换。

（2）观察患者头部皮肤变化，尤其是耳郭部位应注意防止发生青紫、麻木及冻伤。

（3）每 30min 测量体温一次，肛温不得低于 30℃。

（4）注意心率变化，防止心房、心室纤颤或房室传导阻滞等。

3. 健康教育

（1）操作前，向患者及家属介绍冰帽的使用方法。

（2）解释头部冷疗作用及注意事项。

【评价】
(1) 操作方法正确、熟练、轻稳，达到冷疗目的。
(2) 操作中关心患者，护患沟通有效，患者无不良反应。

(三) 冷湿敷

冷湿敷主要用于降温、止血、消炎、扭伤早期消肿与止痛。
【评估】
(1) 患者的病情、年龄、体温、已采取的治疗、护理情况。
(2) 患者的意识情况、生命体征、活动能力、心理反应、合作程度。
【计划】
1. 护理人员准备　着装整洁，洗手，戴口罩。熟悉冷湿敷的目的、方法。
2. 用物准备　小盆内盛冰水、敷布2块、敷钳2把，小橡胶单及治疗巾、毛巾、凡士林、纱布。
3. 患者准备　了解冷湿敷的目的、部位、注意事项等，体位舒适、愿意配合。
4. 环境准备　病室安静、整洁，调节室温，酌情关闭门窗，无对流风直吹患者。
【实施】
1. 操作流程　操作流程及说明见表12-3所列。

表12-3　冷湿敷法

操作流程	流程说明	要点
准备	• 洗手，戴口罩，着装整齐，备齐用物，携至患者床旁	
核对解释	• 再次核对患者，做好解释	• 确认患者，避免差错，取得患者合作
暴露患处	• 暴露患处，在受敷部位下垫治疗巾，受敷部位涂凡士林，盖上一层纱布	• 必要时用屏风遮挡 • 凡士林可减缓冷传导，防止冻伤患者，并使冷疗效果持久
湿敷患处	• 将敷布浸入冰水盆中，双手各持一把钳子将浸在冰水中的敷布拧干，抖开敷布，折叠后敷在患处	• 为使皮肤免受过冷的刺激敷布需浸透，拧至不滴水为度（图12-6）
观察效果	• 每3~5min更换一次敷布，一般冷湿敷时间为15~20min	• 保证冷敷效果，防止产生继发效应 • 若有伤口应按照无菌技术操作原则进行冷湿敷并更换伤口敷料
整理记录	• 冷湿敷结束后，撤掉敷布和纱布，擦去凡士林，协助患者去舒适体位，整理患者床单位整理其他用物，清洁、消毒后放于原处备用。洗手，记录冷湿敷部位、时间、效果、反应	• 促进患者舒适

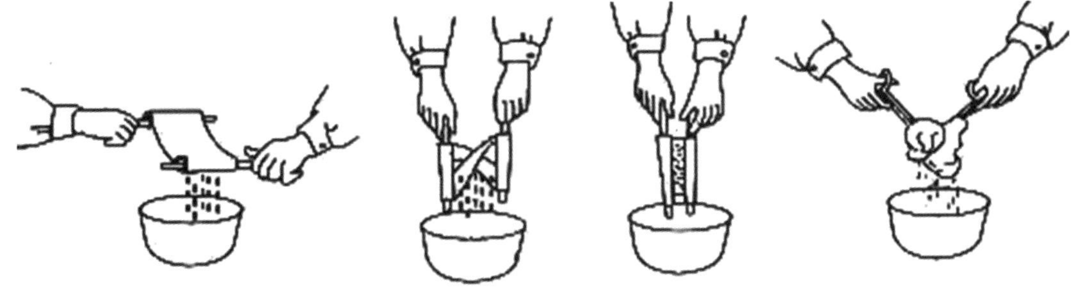

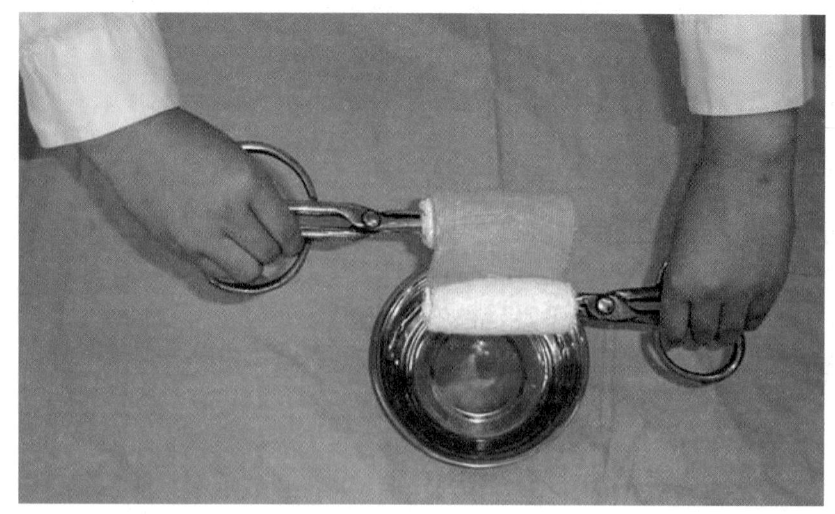

图 12－6　冷湿敷拧敷布法

2. 注意事项

（1）使用过程中，注意检查湿敷情况，及时更换敷布。

（2）注意观察局部皮肤变化及患者的全身反应。

（3）如冷敷部位为开放性伤口，需按无菌技术操作，冷敷后按外科换药法处理伤口。

【评价】

（1）操作方法正确、熟练、轻稳，达到冷疗目的。

（2）操作中关心患者，护患沟通有效，患者无不良反应。

（3）健康教育。

①操作前，向患者及家属解释局部冷疗的操作方法及注意事项。

②介绍局部冷疗所产生的生理效应、治疗作用和继发效应。

（四）乙醇擦浴

乙醇擦浴用于高热患者降温。

【评估】

1. 患者的病情、年龄、体温、已采取的治疗、护理情况。

2. 患者的意识情况、生命体征、活动能力、心理反应、合作程度。

3. 患者的皮肤情况，有无乙醇过敏史。

【计划】

1. 护理人员准备　着装整洁，修剪指甲，洗手，戴口罩。熟悉乙醇拭浴的目的、方法。

2. 用物准备　治疗碗（内盛 25%～35% 的乙醇 200～300ml，乙醇温度 30℃），小毛巾 2 条、大毛巾、冰袋及布套、热水袋及布套、必要时备清洁衣裤、便器、屏风、床单、被套。

3. 患者准备　了解乙醇拭浴的目的、部位、注意事项等，配合操作，卧位舒适，必要时排尿。

4. 环境准备　调节室温，关闭门窗，屏风遮挡患者。

【实施】

1. 操作流程　操作流程及说明见表 12－4 所列。

表 12－4 乙醇擦浴步骤

操作流程	流程说明	要点
准备	• 洗手，戴口罩，着装整齐，备齐用物携至患者床旁	
核对解释	• 再次核对患者，向患者解释擦浴的目的和方法。关闭门窗，遮挡患者	• 确认患者，避免差错，取得患者的合作
安置体位	• 松开床尾盖被，协助患者脱去上衣，松解裤带；置冰袋于患者头部，热水袋于足下	• 冰袋置于头部以防擦浴时表皮血管收缩、头部充血 • 热水袋置于足下使患者感觉舒适，并减轻头部充血 • 尽量减少暴露患者
垫巾拭浴	• 暴露擦拭部位，将大毛巾垫于擦拭部位下，以浸湿的小毛巾包裹手掌、挤干，边擦边按摩，最后以毛巾擦干，擦拭顺序： (1) 双上肢：侧颈→肩→上臂外侧→前臂外侧→手背；侧胸→腋窝→上臂内侧→肘窝→前臂内侧→手心；同法擦对侧上肢 (2) 背部：协助患者→侧卧，擦拭颈下肩部→背部→臀部。穿好上衣，脱去裤子 (3) 双下肢：髋部→下肢外侧→足背；腹股沟→下肢内侧→内踝；臀下沟→下肢后侧→腘窝→足跟。同法擦拭对侧下肢	• 肘窝、腋窝、手心、腹股沟、腘窝处稍用力擦拭，并延长擦拭时间，以促进散热 • 擦浴全程不宜超过 20min，并注意观察患者的反应
撤热水袋	• 擦拭完毕，撤掉热水袋	
整理记录	• 协助患者穿裤子并取舒适体位，整理床单位，整理用物，清洁消毒后放原处洗手，记录擦浴时间、效果、反应	
观察处置	• 半小时后测量患者体温并记录	

2. 注意事项

（1）擦浴过程中注意观察患者局部皮肤情况及全身反应，如出现面色苍白、寒战，呼吸异常时，应立即停止擦浴并通知医生，给予相应的处理。

（2）擦浴时，以拍拭方式进行，避免摩擦产热。

（3）新生儿及血液病高热患者禁用乙醇擦浴。

（4）禁忌擦拭胸前区、腹部、后颈部、足底等部位，以免引起不良反应。

3. 健康教育

（1）操作前，向患者及家属解释乙醇擦浴的操作方法、注意事项和禁忌部位。

（2）介绍乙醇擦浴所产生的生理效应、治疗作用和继发效应。

【评价】

（1）操作方法正确、熟练、轻稳，达到冷疗目的，患者无不良反应。

（2）操作中关心患者，护患沟通有效，患者舒适、安全。

（五）温水擦浴

常用于小儿、老人及体质虚弱患者的降温。用脸盆盛放 32～34℃ 温水 2/3 满，按乙醇擦浴法进行拍拭，其目的、准备、操作流程及注意事项均同乙醇。

第二节　热疗法

案例：

张某，女性，62岁，因发热待查入院，近两天后颈部有疼痛感，检查发现后颈部有一疖肿，0.5cm×0.5cm大小，护士要为她做后颈部热疗每天两次。

问题：

1. 应选择哪种热疗方法？
2. 护士应掌握哪些操作要点才能准确、有效、安全地为患者热疗？
3. 热疗过程应注意哪些问题？

一、热疗的目的

机体受到热的刺激，外周温觉感受器和中枢热敏神经元兴奋，使散热中枢的兴奋性增强，产热中枢兴奋性降低，血管扩张，血流加快，血量增多，从而达到治疗与舒适的目的。

（一）促进炎症消散和局限

热疗可使局部血管扩张，促进血液循环，利于组织中毒素、废物排出；血量增多，白细胞数量增加，增强新陈代谢和白细胞的吞噬功能，营养状态改善使机体局部或全身的抵抗力和修复力增强。炎症早期用热，可促进炎性渗出物的吸收和消散；炎症后期用热，可促使白细胞释放蛋白溶解酶，溶解坏死组织，使炎症局限。如踝部扭伤48h后，用热疗可促进踝关节软组织瘀血的吸收和消散。

（二）减轻深部组织充血

热疗可使皮肤血管扩张，血流量增加，使平时大量呈闭锁状态的动静脉吻合支开放，导致全身循环血量的重新分布，深部组织血流量减少，从而减轻深部组织充血。

（三）减轻疼痛

热疗可降低痛觉神经的兴奋性，提高疼痛阈值；又可改善血液循环，加速致痛物质（如组胺）排出和炎性渗出物的吸收，解除对局部神经末梢的刺激和压迫，从而减轻疼痛。同时热疗可使肌肉、肌腱和韧带松弛，增强结缔组织的伸展性，增加关节的活动范围，减少肌肉痉挛、僵硬和关节强直所致的疼痛。

（四）保暖与舒适

热疗可使局部血管扩张，促进血液循环，使体温升高，患者感到温暖舒适。适用于危重、年老体弱、早产儿、末梢循环不良的患者。

二、影响热疗效果的因素

（一）方式

用热方式不同，疗效也不同，热疗分湿热法和干热法两大类。湿热由水导热，传导快，渗透力强，因此同样的温度，湿热效应优于干热。在临床应用中应根据患者的病情和治疗要求选择适当的方法，使用湿热时，温度应比干热低一些。

（二）时间

热疗需要有一定的时间才能产生效应，在一定的时间内，热疗效应随着时间的延长逐渐增强。热疗时间一般为20～30min。持续用热时间过长，也会发生继发效应，机体对热的耐受性增强，敏感性降低，从而抵消其治疗效应，甚至引起不良反应。

（三）温度

用热的温度与体表的温度相差越大，机体对热刺激的反应越强烈，反之则反应越小。此外，环境温度也会影响热效应，如室温越高，散热越慢，热效应越强。室温越低，散热越快，热效应越弱。

（四）面积

热效应与用热面积成正比。用热面积越大，对身体血量、温度等影响越大，产生的效应越强。用热面积越小，效应就越弱。但用热面积越大，患者的耐受性也越差，因此，大面积用热时，应密切观察患者的局部及全身反应。

（五）部位

不同厚度的皮肤对热反应的效果也不同，用热部位不同，产生的热效应也不同。如四肢对热的耐受力强，用热效果较差；躯体对热的敏感性强，用热效果较好。此外，血液循环情况也能影响热疗效果，血液循环良好的部位，热效应增强。

（六）个体差异

由于个体的身体状态、年龄、性别、习惯、肤色等有所差异，同一强度的热刺激，会产生不同的效应。如老年人的反应较迟钝；婴幼儿对热刺激的适应能力有限；女性的反应较男性敏感；浅肤色比深肤色对热反应更强烈；身体虚弱、意识不清、昏迷、感觉迟钝、麻痹及血液循环受阻等患者的反应敏感性降低，应注意防止烫伤。

三、热疗法的禁忌证

（一）急腹症未明确诊断前

用热虽可减轻疼痛，但易掩盖病情真相而贻误诊断和治疗。如未确诊的急腹症，腹部用热不但掩盖病情，还有引发腹膜炎的危险。

（二）面部危险三角区感染时

由于该处血管丰富，面部静脉无静脉瓣，且与颅内海绵窦相通，用热可使该处血管扩张，血液量增多，导致细菌及毒素进入血液循环，促进炎症扩散，易引起颅内感染或败血症。

（三）软组织损伤或扭伤早期（48h内）

用热可促进血管扩张，通透性增高，加重皮下出血、肿胀、疼痛。因此损伤或扭伤48h内禁忌热疗。

（四）脏器内出血时

用热可使局部血管扩张，促进血液循环，增加脏器的血液量和血管的通透性，从而加重出血。

（五）其他

（1）心、肝、肾功能不全者：大面积热疗使皮肤血管扩张，减少对内脏器官的血液供应，加重病情。

（2）急性炎症：热疗可使局部温度升高，有利于细菌繁殖及分泌物增多，加重病情。如牙龈炎、中耳炎、结膜炎。

（3）皮肤湿疹：热疗可加重皮肤受损或使患者痒感不适。

（4）孕妇：热疗会影响胎儿的生长。

（5）恶性肿瘤：热疗可使癌细胞加速新陈代谢而加重病情，同时使肿瘤扩散、转移。

（6）金属移植物部位、人工关节：金属是热的良好导体，易造成烫伤。

（7）麻痹、感觉异常者慎用。

（8）睾丸：用热会抑制精子发育并破坏精子。

四、热疗技术

热疗技术分干热技术和湿热技术两大类。干热技术有：热水袋、烤灯、化学加热袋；湿热技术有：热湿敷、热水坐浴、温水浸泡等。

（一）热水袋的使用

热水袋用于保暖、解痉、镇痛及促进舒适。

【评估】

（1）患者的病情、年龄、体温、用热习惯、对温度的敏感性、已采取的治疗、护理情况。

（2）患者的意识情况、生命体征、活动能力、局部皮肤情况、心理反应、合作程度。

【计划】

1. 护士准备　着装整洁，修剪指甲，洗手，戴口罩。
2. 用物准备　热水袋及布套（图 12－7）、热水、水壶、水温计、干毛巾。
3. 患者准备　了解使用热水袋的目的、部位、注意事项，体位舒适、愿意配合。
4. 环境准备　病室安静、整洁，调节室温，酌情关闭门窗，无对流风直吹患者。

【实施】

1. 操作流程　操作流程及说明见表 12－5 所列。

表 12－5　热水袋的使用

操作流程	流程说明	要点
备热水袋	• 检查热水袋有无破损，准备 1000～1500ml 热水，水温 60～70℃ （1）放平热水袋，去掉塞子，一手持热水袋袋口的边缘，另一手灌入热水至 1/2～2/3 满 （2）将热水袋端逐渐放平，见热水达到袋口即排尽袋内空气，旋紧塞子 （3）擦干热水袋外壁水迹，倒提热水袋并轻轻抖动无漏水后装入布套内	• 对老年人、小儿、昏迷、用热部位知觉麻痹、麻醉未清醒者，水温调至 50℃ • 边灌边提高热水袋口端以防热水外溢 • 排尽空气，防止影响热传导 • 严格检查热水袋有无漏水现象，避免烫伤患者；避免热水袋直接与患者皮肤接触；热水袋外面可用毛巾包裹，注意观察用热部位的皮肤状况

续表

操作流程	流程说明	要点
核对解释	• 洗手，戴口罩，着装整齐，携热水袋至患者床旁，再次核对患者，解释用热水袋的目的、方法及注意事项	
置热水袋	• 将热水袋放至所需部位，袋口朝向身体外侧用热 30min 后，撤掉热水袋	• 防止产生热的继发效应 • 如为保暖，应及时更换热水
撤热水袋	• 协助患者取舒适体位，整理患者床单位倒空热水袋的水，倒挂、晾干后吹气旋紧塞子，热水袋布套清洁后晾干备用	• 以防热水袋的两层橡胶粘连
整理记录	• 洗手、记录热疗部位、时间、效果、反应	

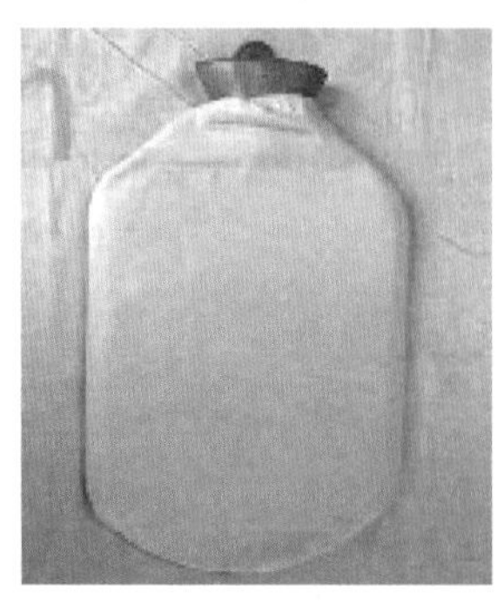

图 12－7　灌热水袋

2. 注意事项

（1）使用前检查热水袋有无破损，以防漏水烫伤。

（2）特殊患者使用热水袋时，应在布套外再包一大块毛巾，以防烫伤。

（3）使用热水袋过程中加强巡视，定时观察局部皮肤情况，如发现潮红、疼痛等反应，应立即停止使用，并在局部涂凡士林，以保护皮肤，并做好交接班。

（4）小儿、老年人、意识不清、麻醉未清醒、末梢循环不良、感觉障碍等患者使用热水袋时，水温应调节在 50℃以内，以防烫伤。

（5）治疗时间不宜超过 30min，以防发生不良反应，如为保暖而持续使用，应及时更换热水，并做好交接班工作。

（6）炎症部位热敷时，热水袋灌水 1/3 满，以防压力过大，引起疼痛。

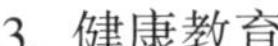

3. 健康教育

（1）使用热水袋前，向患者和家属介绍使用方法。

（2）解释使用热水袋热疗，机体所产生的生理反应、继发效应和治疗作用。

（3）说明影响热水袋作用的因素和禁忌使用热疗的疾病。

【评价】

（1）达到热疗目的，患者舒适、安全。

（2）操作方法正确，患者未发生烫伤。

（3）操作中关心、保护患者，护患沟通有效。

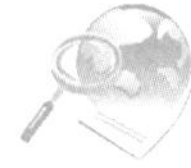

知识链接

化学加热袋

化学加热袋是密封的塑料袋，内盛两种化学物质（如铁粉、活性炭等物质），使用时通过搓揉，将化学物质充分混合，使袋内的两种化学物质发生反应而产热。具有保暖、解痉、镇痛作用。化学物质反应初期热温不足，以后逐渐加热并有一高峰期，化学加热袋温度可达 76℃，平均温度为 56℃，可持续使用 2h 左右。化学加热袋使用时一定要加布套或包裹使用，必要时可加双层包裹使用，防止烫伤。小儿、老年人、意识不清、麻醉未清醒、末梢循环不良、感觉障碍等患者不宜使用化学加热袋。

（二）烤灯的使用

烤灯主要用于消炎、消肿、解痉、镇痛，促进创面干燥结痂，保护肉芽组织生长。

【评估】

（1）患者的病情、年龄、体温、对温度的敏感性、已采取的治疗、护理情况。

（2）患者的意识情况、生命体征、活动能力、局部皮肤情况、心理反应、合作程度。

【计划】

1. 护士准备　着装整洁，修剪指甲，洗手，戴口罩。
2. 用物准备　鹅颈灯、红外线灯，必要时备湿纱布或有色眼镜、屏风。
3. 患者准备　了解使用热的目的、部位、注意事项，体位舒适、愿意配合。
4. 环境准备　病室安静、整洁，调节室温，酌情关闭门窗，必要时屏风遮挡患者。

【实施】

1. 操作流程　操作流程及说明见表 12－6 所列。

表 12－6　烤灯的使用

操作流程	流程说明	要点
准备烤灯	• 检查烤灯的性能是否完好	• 确认烤灯功能正常
核对解释	• 携烤灯至患者床旁，再次核对，向患者和家属做好解释	• 尊重患者，取得合作
暴露患处	• 暴露治疗部位，协助患者躺卧舒适，必要时屏风遮挡	• 注意保暖，保护患者隐私
照射患处	• 接通电源，打开开关，移动烤灯对准治疗部位，调节烤灯距离治疗部位 30～50cm，用手试温，以温热为宜。每次照射 20～30min	• 亦可根据厂家说明书调节距离
观察效果	• 照射期间询问患者感觉，观察局部皮肤颜色	• 以防烫伤
整理记录	• 照射完毕，关闭开关；协助患者穿好衣服，取舒适体位，整理患者床单位，切断电源，将烤灯放回原处备用洗手，记录烤灯照射部位、时间、效果、反应	• 嘱患者在病室内休息 15min 后方可外出，以防感冒

2. 注意事项

（1）根据治疗部位的不同选择不同功率的灯泡，胸、腹、腰、背部 500～1000W，手、足部 250W，亦可用鹅颈灯（40～60W）。

（2）照射过程中注意观察患者全身反应及局部反应，皮肤出现桃红色为合适剂量，如皮肤出现紫红色，应立即停止照射，局部涂凡士林保护皮肤。

（3）照射完毕，嘱患者休息 15min 后方可外出，防止感冒。

（4）意识不清、局部感觉障碍、血液循环障碍、瘢痕者，照射时应加大灯距，防止烫伤。

（5）前胸、面颈照射，应戴有色眼镜或纱布遮盖，保护眼睛。

3. 健康教育

（1）使用烤灯前，向患者和家属介绍使用方法，说明使用烤灯治疗的注意事项。

（2）向患者说明使用烤灯热疗对机体产生的继发效应和治疗作用。

【评价】

（1）达到热疗目的，患者舒适、安全。

（2）操作方法正确，患者未发生烫伤。

（3）操作中关心、保护患者，护患沟通有效。

（三）热湿敷

热湿敷法主要用于解痉、镇痛、消炎、消肿。

【评估】

（1）患者的病情、年龄、体温、用热习惯、对温度的敏感性、已采取的治疗、护理情况。

（2）患者的意识情况、活动能力、局部皮肤、伤口情况、心理反应、合作程度。

【计划】

1. 护士准备　着装整洁，修剪指甲，洗手，戴口罩。

2. 用物准备

（1）治疗盘内：敷布 2 块、敷钳 2 把、凡士林、棉签、纱布 1 块、塑料纸、棉垫、橡胶单、治疗巾、水温计。

（2）脸盆（内盛 50～60℃热水）、热水壶、热水袋，酌情备大毛巾、屏风、换药用物。

3. 患者准备　了解用热的目的、部位、注意事项，体位舒适、愿意配合。

4. 环境准备　病室安静、整洁，调节室温，酌情关闭门窗，必要时屏风遮挡患者。

【实施】

1. 操作流程　操作流程及说明见表 12－7 所列。

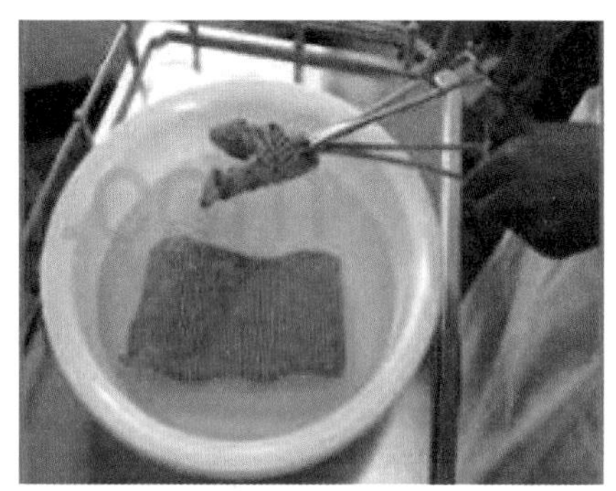

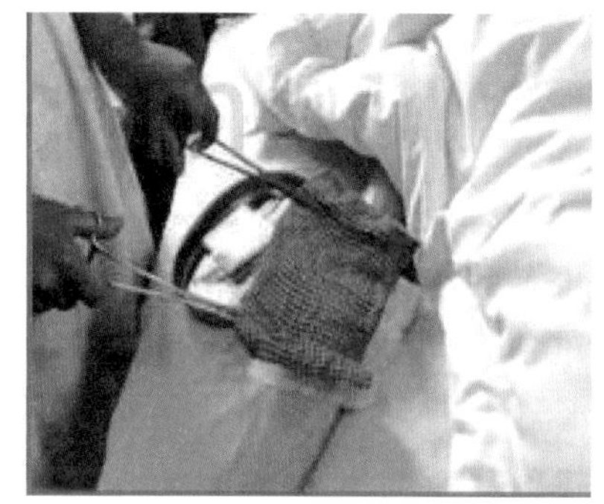

图 12－8　热湿敷拧敷布法

表 12－7　热湿敷法

操作流程	流程说明	要点
核对解释	• 备齐用物携至人床旁，再次核对、解释	• 尊重患者，取得合作
暴露患处	• 暴露热敷部位，在该部位下垫橡胶单和治疗巾；热敷部位涂凡士林后盖一层纱布	• 必要时屏风遮挡 • 凡士林可减缓热传导，防止烫伤患者，并使热疗效果持久
湿敷患处	• 将敷布浸入热水中，双手各持一把钳子将浸在热水中的敷布拧至不滴水（图 12－8），抖开敷布，用手腕掌侧皮肤试温，以无烫感为宜，折叠后敷在患处。治疗部位不禁忌受压者，可在敷布上加热水袋，再盖上毛巾或棉垫以维持热敷温度	• 若有伤口应按照无菌技术操作进行热湿敷并更换伤口敷料
观察效果	• 热湿敷过程中询问患者的感觉，应注意局部皮肤变化，患者感到烫热，可揭开一角散热	• 每 3～5min 更换一次敷布，持续 15～20min
整理记录	• 撤掉敷布和纱布，擦去凡士林，擦净治疗部位协助患者取舒适体位，整理患者床单位，整理其他用物，清洁、消毒后放原处备用洗手，记录热湿敷部位、时间、效果及反应	

2. 注意事项

(1) 注意调节水温在50～60℃，水温过高容易烫伤，水温过低达不到治疗效果。随时观察局部皮肤颜色和全身情况，防止烫伤。

(2) 面部热敷者，应热敷后30min方可外出，以防感冒。

(3) 热敷部位若有伤口，需按无菌技术操作，热敷后按外科换药法处理伤口。

3. 健康教育

(1) 操作前，向患者和家属介绍操作方法及注意事项，说明影响湿热敷效果的因素。

(2) 解释湿热敷对机体产生的生理效应和继发效应。

【评价】

(1) 达到热疗目的，患者舒适、安全。

(2) 操作方法正确，患者未发生烫伤。

(3) 操作中关心、保护患者，护患沟通有效。

(四) 热水坐浴

热水坐浴的主要作用是消炎、消肿、止痛、清洁、促进舒适、减轻充血。适用于会阴、肛门、外生殖器疾病和手术后，以及盆腔充血、水肿、炎症及疼痛。

【评估】

1. 患者的病情、年龄、体温、用热习惯、已采取的治疗、护理情况。

2. 患者的意识情况、活动能力、局部皮肤、伤口情况、心理反应、合作程度。

【计划】

1. 护士准备　着装整洁，修剪指甲，洗手，戴口罩。

2. 用物准备　坐浴椅上置坐浴盆（图12－9），热水（水温40～45℃）、药液（遵医嘱）、无菌纱布、毛巾、水温计。必要时备屏风、换药用物。

3. 患者准备　了解热水坐浴的目的、配合事项，清楚正确的坐浴方法，排空大小便及清洗坐浴部位。

4. 环境准备　病室安静、整洁，调节室温，酌情关闭门窗屏风遮挡，无对流风直吹患者。

【实施】

1. 操作流程　操作流程及说明见表12－8所列。

表12－8　热水坐浴

操作流程	流程说明	要点
核对解释	• 备齐用物携至床旁，再次核对、解释；暴露患处，处协助患者脱裤至膝盖部	• 尊重患者，取得合作
协助坐浴	• 让患者先试水温，然后坐于盆内，使臀部完全浸于水中，腿部用大毛巾遮盖；坐浴15～20min，随时调节水温	• 关闭门窗或屏风遮挡，保护患者隐私 • 注意保暖，以防受凉
观察效果	• 随时观察患者反应及局部皮肤情况	
整理记录	• 坐浴完毕，擦干臀部，协助患者穿裤子，取舒适体位整理用物，清洁消毒后放原处备用洗手，记录坐浴时间、药液、时间、效果、反应	

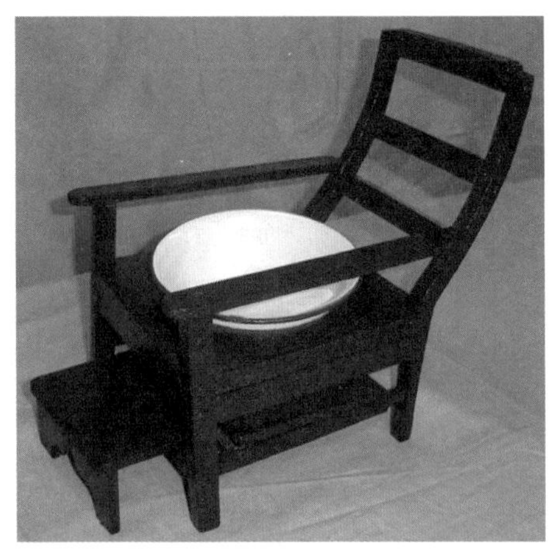
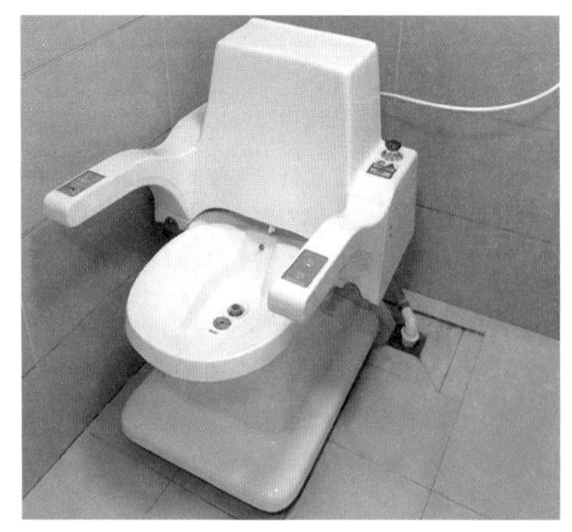

图 12-9 坐浴椅和坐浴机

2. 注意事项

(1) 坐浴前嘱患者排空大小便，防热水刺激肛门、会阴而引起排便、排尿反射。

(2) 坐浴过程中，随时观察患者面色、呼吸和脉搏，如诉乏力、头晕、心慌等不适，应立即停止坐浴，扶患者上床休息，保护患者安全。

(3) 女性月经期，妊娠后期、产后 2 周内、阴道出血和盆腔急性炎症均不宜坐浴，以免引起或加重感染。

(4) 坐浴部位若有伤口，需备无菌坐浴盆、溶液、药液，按无菌技术操作，坐浴后按外科换药法处理伤口。

3. 健康教育

(1) 操作前，向患者和家属介绍操作方法及注意事项。

(2) 解释热水坐浴的治疗作用。

【评价】

(1) 达到热疗目的，患者舒适、安全。

(2) 操作方法正确，患者未发生烫伤。

(3) 操作中关心、保护患者，护患沟通有效。

(五) 温水浸泡

温水浸泡法的主要作用为消炎、镇痛、清洁和消毒伤口，用于手、足、前臂、小腿等部位的感染。

【评估】

(1) 患者的病情、年龄、体温、用热习惯、对温度的敏感性、已采取的治疗、护理情况。

(2) 患者的意识情况、活动能力、局部皮肤、伤口情况、心理反应、合作程度。

【计划】

1. 护士准备　着装整洁，修剪指甲，洗手，戴口罩。

2. 用物准备　浸泡盆（若有伤口应备无菌浸泡盆）、热水瓶、热水（水温 43～46℃）、药液（遵医嘱）、无菌纱布、长镊子、毛巾、水温计。必要时备换药用物。

3. 患者准备　了解温水浸泡的目的、部位、方法及注意事项，坐姿舒适、愿意配合。

4. 环境准备　病室安静、整洁，调节室温，酌情关闭门窗，无对流风直吹患者。

【实施】

1. 操作流程　操作流程及说明见表 12-9 所列。

表 12－9　温水浸泡法

操作流程	流程说明	要点
核对解释	• 备齐用物携至床旁，再次核对、解释	• 尊重患者，取得合作
协助浸泡	• 嘱患者将浸泡肢体慢慢放入盆内浸泡液中，浸泡液的温度可依据患者习惯调节，护士亦可酌情调节水温用镊子夹取纱布反复清洗创面，使之清洁（图 12－10）	• 防止烫伤患者，镊子尖端勿接触创面 • 浸泡 30min，倾听患者主诉，随时调节水温
观察效果	• 随时观察局部皮肤有无发红、疼痛等反应	
整理记录	• 浸泡完毕，用纱布擦干肢体，有伤口者行外科换药协助患者取舒适体位，整理患者床单位整理用物，清洁、消毒后放原处备用洗手，记录温水浸泡部位、时间、效果、反应	

2. 注意事项

（1）浸泡过程中倾听患者主诉，随时观察局部皮肤情况，调节水温，如出现发红、疼痛等反应要及时处理。

（2）浸泡部位若有伤口，需备无菌浸泡盆、药液及用物，浸泡后按外科换药法处理伤口。

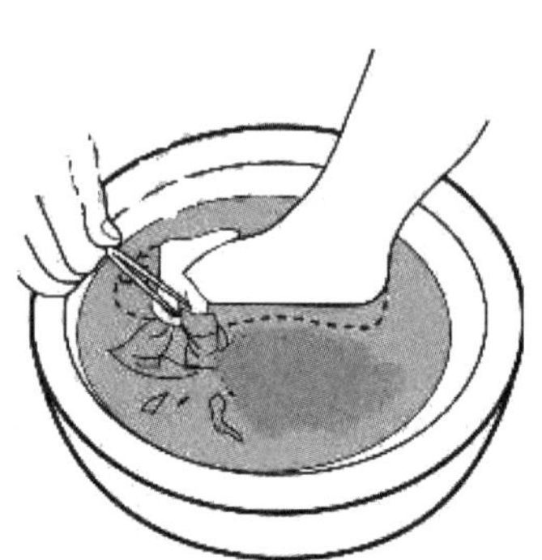

图 12－10　温水浸泡

3. 健康教育

（1）操作前，向患者和家属介绍操作方法及注意事项。

（2）解释温水浸泡的治疗作用。

【评价】

（1）达到热疗目的，患者舒适、安全。

（2）操作方法正确，患者未发生烫伤。

（3）操作中关心、保护患者，护患沟通有效。

目标检测

一、A 型题（以下每题下面有 A、B、C、D、E 五个答案，请从中选择一个最佳的答案）

1. 下列患者不宜用冷疗的是（　　）。

A. 中暑患者　　B. 慢性炎症患者　　C. 高热患者　　D. 牙痛的患者

E. 早期局部软组织损伤的患者

2. 禁用热水坐浴的患者是（　　）。

A. 肛门部充血、炎症　　B. 痔疮手术后

C. 血栓性外痔　　D. 会阴疾病

E. 妊娠后期

3. 面部危险三角区感染化脓时，禁忌用热，其原因是（　　）。

A. 易导致颅内感染　　B. 易加重患者疼痛　　C. 易掩盖病情　　D. 易加重局部出

E. 易导致面部烫伤

4. 张某，男，30 岁，打篮球时不慎致膝关节扭伤，1h 后来医院就诊。下列处理正确的是（　　）。

A. 局部按摩　　B. 冷热敷交替

C. 用热水泡脚　　D. 局部用热水袋

E. 局部用冰袋

5. 患儿，女，3 岁，昏迷 3 天，四肢冰冷，用热水袋保暖，水温应调至（　　）。

A. 60℃　　B. 58℃　　C. 48℃　　D. 70℃

E. 72℃

6. 患者章某，女性，55 岁，行颅内肿瘤切除术后伴高热，降温应先用（　　）。

A. 热水袋　　B. 冰袋　　C. 酒精擦浴　　D. 热水坐浴

E. 冰槽

7. 患者万某，男，26 岁，行扁桃体摘除术术后出血，为配合止血，护士最好采取的方法是（　　）。

A. 应用止血药　　B. 嘱患者喝温开水

C. 颈部用冰囊　　D. 头部置冰槽内

E. 患者取半坐位

8. 患者男，62 岁，发热待诊，高热 39.8℃，意识清楚，无其他特殊不适，为该患者降温而采用乙醇拭浴时，下列方法正确的是（　　）。

A. 发生寒战时应减慢速度　　B. 拭浴时以离心方向拍拭

C. 擦至胸腹时动作轻柔　　D. 头部放热水袋，足部放冰袋

E. 擦后 11min 测量体温

（9 ~ 11 题共用题干）

病例：患者陈某，男，70 岁，患老年性慢性支气管炎急性发作收治入院，主诉怕冷，欲为该患者灌一热水袋取暖。

9. 使用热水袋水温不能过高的原因是（　　）。

A. 皮肤对热反应敏感　　B. 局部感觉较迟钝

C. 血管对热反应敏感　　D. 可加重病情

E. 皮肤抵抗力差

10. 使用时下列不妥的是（　　）。

A. 灌水约 2/3 满　　B. 排尽空气，旋紧塞子

C. 擦干后倒提热水袋检查有无漏水　　D. 水温以 50℃以内为宜

E. 套上布套，直接接触足部皮肤取暖

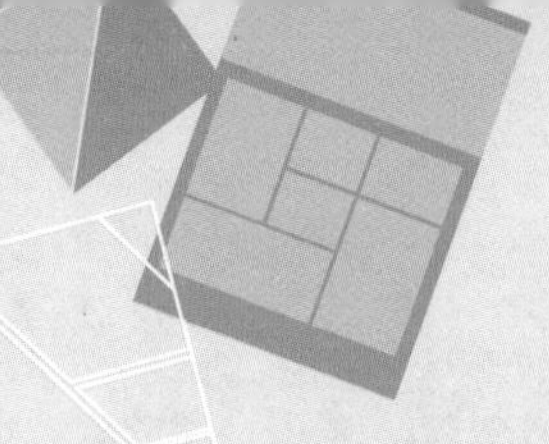

第十三章 标本采集技术

案例

一天傍晚，张护士长正准备下班，一位病人很气愤找到她诉说："护士长，你也该培训培训你们的护士！今天早晨采血的李护士，扎血管的时候针头退来退去痛得我够呛，好不容易进到血管，中途换管子的时候居然把针头给扯出来了，血流到我的被套、床单上，还害得我多挨了一针。刚才王护士给我说什么今天早晨的标本出了问题没有结果，明天早晨要重新抽血化验，你看我手上现在都还青着一大片！你们当病人是实验品吗？""实在不好意思，我代表我们的护士给您道歉了。"面带微笑的护士长真诚地与患者进行沟通，让该患者的心情平静了很多。

问题

1. 患者的采血处为什么会出现淤血现象？
2. 什么原因导致采集的血液标本不合格？
3. 护士怎样正确的采集各种标本？

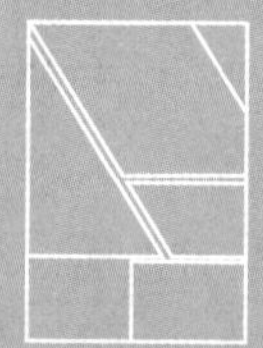

第一节　标本采集的意义和原则

在临床护理工作中，经常要采集患者的排泄物、分泌物、呕吐物、血液、体液等标本送验，旨在通过实验室的检查方法来鉴定病原，了解疾病的性质及病情的进展情况。因此，正确的检验结果对疾病的诊断、治疗和预后的判断具有一定的价值。而正确的检验结果与正确地采集标本关系密切，护士必须了解各种检验的临床意义，掌握采集标本的正确方法，以保证检验结果不受影响，是护理工作的重要责任。

一、标本采集的意义

临床送检的标本包括排泄物（粪便与尿液）、分泌物（如白带、痰液）、呕吐物、血液、体液（脑脊液、腹水、胸腔积液、盆腔积液等）、脱落细胞（食管、阴道）等，这些标本检验的结果可在一定程度上反映出机体的正常生理现象与病理变化，为明确疾病诊断、制定防治措施、观察疾病进展提供重要的依据。

二、标本采集的原则

（一）遵照医嘱

由医生开出医嘱并填写检验申请单，要求字迹清楚、目的明确，并由医生签全名后护士执行。

（二）充分准备

1. 护士准备

（1）明确标本的检验目的、项目、采集方法、采集量和注意事项，以免采集不当影响检查结果的准确性。护士操作前应修剪指甲、洗手、戴口罩、帽子和手套，必要时穿隔离衣。

（2）仔细查对医嘱，核对检验申请单及患者等，无误后方可执行，防止差错事故发生。

2. 物品准备　根据检验目的，选择标本容器。容器外按要求贴上标签，标明患者的科室、床号、姓名、住院号、检验项目、送检日期等，便于识别。

3. 患者准备　向患者解释采集标本的意义、方法及注意事项，以便取得合作。

（三）严格查对

标本采集前、采集后、送检前均应详细查对，确保标本无误。具体查对以下内容。

（1）书面：姓名、科室、床号、住院号、标本名称、项目、检验目的、送检日期。

（2）患者：床号、姓名。

（3）标本：类别、质量、数量、留取时间。

（四）正确采集

要求护士采集的方法、采集量、采集时间准确。如妊娠诊断试验应留取晨尿，因此时绒毛膜促性腺激素（HCG）浓度高。

（五）及时送检

所有标本不可放置过久，以免变质，如培养标本立即送检，超过 1h 作废；大便标本 2h 内送检，否则加保存剂；特殊标本必要时注明采集时间。

第二节　各种标本采集技术

一、血液标本采集技术

血液标本是临床上最重要、最常见的检验项目，不仅反映血液系统本身的病变，也为全身性疾病的诊断、判断患者病情进展程度和治疗效果提供依据。包括静脉血标本（分全血标本、血清标本、血培养标本）、动脉血标本的采集。

【目的】

1. 全血标本　用于血沉检查及测定血液中某些物质如血糖、尿素氮、肌酐、尿酸、肌酸、血氨的含量。

2. 血清标本　用于电解质、肝功能、血脂、血清酶等的测定。

3. 血培养标本　培养检测血液中的病原菌和进行药物敏感实验。

4. 动脉血标本　用于血液气体分析，了解患者呼吸功能。判断患者有无电解质、酸碱失衡。

【评估】

（1）患者诊断、治疗情况、意识状态、肢体活动能力等。

（2）患者穿刺部位的皮肤与静脉情况；是否需禁食准备。

（3）患者对此操作的理解与合作程度。

【计划】

1. 护士准备　着装整齐、洗手、戴口罩、明确检验目的、熟悉采集方法和注意事项。

2. 用物准备　注射盘、检验单。其他根据采集标本不同准备。

静脉血标本：真空采血针（传统采集法：备无菌干燥 5ml 或 10ml 注射器）、真空采血管（传统采集法：备干燥试管、抗凝试管或培养管）、一次性手套（必要时）、酒精灯、火柴（必要时）。

动脉血标本：动脉血气针（传统采集法：备注射器先抽吸 1∶500 肝素 0.5ml 湿润注射器管腔，余液丢弃）标本容器、无菌软木塞、一次性手套（必要时）、酒精灯、火柴（必要时）。

3. 患者准备　清洁穿刺部位的皮肤、了解标本采集目的和配合要点。生化检验患者清晨需禁食。

4. 环境准备　整洁、宽敞、明亮，符合静脉穿刺要求。

【实施】

（一）静脉血标本的采集

目前，临床主要利用真空采血针和真空采血试管进行采血（图 13－1）。真空采血针为双向针，一端刺入静脉（前针头），一端（后针头）以密闭橡皮套包裹刺入真空采血试管。真空采血试管是全密闭式试管，采用国际通用的头盖和标签颜色显示试验用途，根据检验目的预制准确的真空量，采血时血液在负压作用下自动流入试管。由于在完全封闭状态下采血，避免了血液外溢引起的暴露与污染，也有利于标本的转运和保存，故在临床得到广泛的运用。

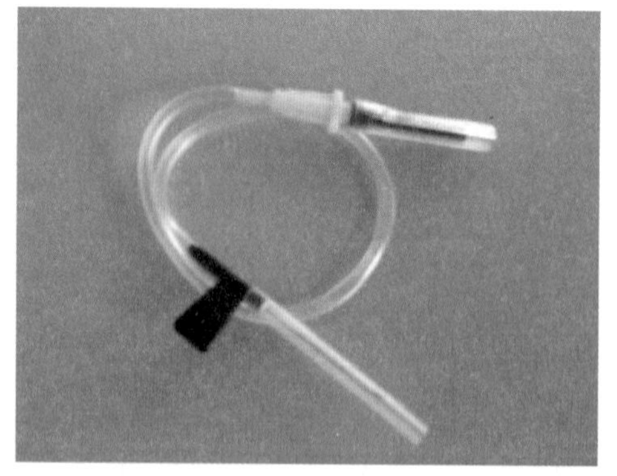

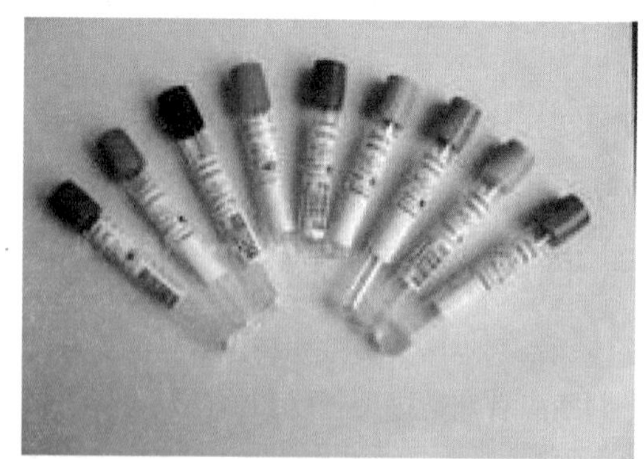

图 13－1　真空采血针与真空采血试管

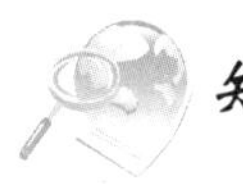

知识链接

表 13－1　静脉血标本采集试管的选择及相关知识

检验项目	盖试管颜色	添加剂	采血量（ml）
凝血实验	浅蓝	抗凝剂	1.8
血常规	紫色	抗凝剂	2.0
血沉	黑色	抗凝剂	1.6
血糖	灰色	抗凝剂	3.0
生化、急诊生化、免疫	绿色	抗凝剂	3.0～5.0
生化、免疫、血清样本	红色	无	3.0～5.0
生化、免疫快速凝血样本	橘红色	速凝剂	5.0
生化、免疫高品质样本	黄色	分离胶＋速凝剂	5.0

1. 静脉采血的实施（表 13－2）

表 13－2　静脉采血的实施

操作流程	流程说明	要点说明
核对、备用物	• 查对医嘱与化验单，备齐采血用物，查对采血针、采血试管，试管外按要求写标签或（条形码）	• 防止发生差错
查对、解释	• 将用物携至患者床旁，核对患者并解释操作目的、配合方法	• 确认患者、取得理解与合作
选静脉、消毒	• 选择合适的静脉，于穿刺点上方约 6cm 处扎止血带；常规消毒皮肤，患者握拳	• 严格执行无菌技术操作、不宜过紧，以免影响标本质量
开包、检查	• 打开包装并取出采血针，取下前针头保护帽，检查针头是否符合穿刺要求，核对患者（传统采集法用注射器）	• 操作中查对
穿刺、采血	• 手持采血针针柄行静脉穿刺。穿刺成功后，取下后针头保护帽，刺入真空管，血液自动流至需要量。若多管采血，第一个试管采完血后拔除试管，将后针头连接另一试管，如此反复进行（传统采集法：按静脉注射术将针头刺入静脉，见回血后并抽动活塞，抽血至所需量）	• 抗凝试管颠倒 5～8 次混匀，防止血液凝固；无添加剂试管不得震荡，防止红细胞破裂引起溶血动作轻柔，避免前针头滑出血管
拔针、按压	• 最后一个采血试管快结束时，患者松拳头，松开止血带，快速拔针，让软管内残留血液流入试管，以无菌棉签按压穿刺点（传统采集法：拔出针头后，立即取下针头，将血液注入标本容器内）	• 时间 3～5min，注意棉签按压住两个穿刺点（传统采集法：将血液顺管壁缓慢注入试管；血培养标本应注入无菌容器内）
整理、宣教	• 再次核对，协助患者取舒适体位，整理床单位、用物，进行健康宣教	
送检标本	• 将标本连同化验单及时送检	• 防止标本遗失、污染
洗手、记录	• 洗手后在医嘱单上签名确认	

2. 注意事项

（1）采血前做好解释工作，取得患者配合；仔细检查，避免发生差错及标本损坏；采集标本的方法、量、时间要正确。

（2）严格执行无菌技术操作，防止感染。

（3）严禁在输液、输血的针头处或同侧肢体采血，以免影响检验结果。

（4）血液在清晨空腹时各种化学成分相对稳定，故生化检验宜清晨空腹采血，提前告知患者禁食禁饮。

（5）同时采取几个项目的血标本，按照血培养→全血标本（抗凝试管）→血清标本（干燥试管）的顺序注入，动作迅速准确。

（6）血培养标本应在抗生素使用前采集，如已使用应在化验单上注明。一般做血培养采血5ml，亚急性心内膜炎患者采血10～15ml，以提高培养阳性率。

（7）据检验目的正确选择试管，采血前不可先将后针头与试管相连，防止管内负压消失影响采血。

（二）动脉血标本的采集

临床现多采用动脉血气针（图13－2）进行标本的采集。其优点是预设了足量的固体肝素抗凝剂；可根据实验所需预设采血量；具有自动排气装置，完全迅速排出“死腔”气体和防止外界气体进入针筒；提供了高密度的针塞和针座帽，以隔离空气，采样后可直接送检和保存标本。克服了传统注射器采血方法操作复杂、“死腔”气体无法排除、液体抗凝剂稀释标本、系统密闭性和材料致密性较差，易造成内外气体交换等缺陷，操作安全、简单、结果精确。

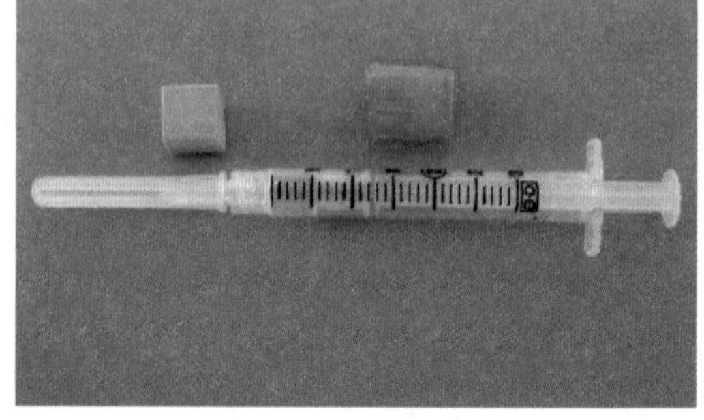

图13－2　动脉血气针

1. 动脉采血的实施（以股动脉为例）（表13－3）

表13－3　动脉采血的实施（以股动脉为例）

操作流程	流程说明	要点说明
核对、备用物	• 核对医嘱与化验单，备采血用物，查对采血针外包装与有效期	• 防止发生差错
查对、解释	• 将用物携至患者床旁，核对患者并解释操作目的、配合方法	• 确认患者、取得理解与合作
摆体位	• 术者站在穿刺侧，协助患者仰卧，下肢稍屈膝外展外旋	• 充分暴露穿刺部位
选动脉、消毒	• 在髂前上棘与耻骨结节连线的中点处，用手指触摸到动脉搏动最明显处，即为穿刺点，常规消毒皮肤，核对患者	• 消毒范围大于5cm
固定动脉	• 检查并拆开采血针包装，去针头帽前将活塞拉至预设量（传统采集法：检查并拆开注射器），戴无菌手套或严格消毒左手中、示指，固定动脉于两指间	• 预设量根据实验项目设定，一般0.6～1.6ml即可
穿刺、采血	• 右手持针于两指间垂直或40°左右刺入，见鲜红色血液涌出，即表示刺入动脉	• 暗红色血液常提示误入股静脉，需更换部位与采血针重新采集
拔针、按压	• 血气针自动吸出血液达到预设量时（传统采集法：右手固定好穿刺针方向与深度，左手快速采血），拔出针头后立即刺入软塞，按压穿刺点5～10min	• 防止出血形成血肿 • 大气氧分压高于血液氧分压，刺入软塞以隔绝空气，保证结果准确 • 血容量不足患者可用手抽吸血液至需要量
核对、整理、	• 再次核对，协助患者取舒适体位，整理床单位、用物，进行健康宣教	
送检标本	• 按要求贴标签，将标本与化验单及时送检	• 离体血液的血细胞继续新陈代谢，消耗氧气，释放二氧化碳，影响检验结果；不能及时送检时冷藏保存不超过2h
洗手、记录	• 洗手后在医嘱单上签名确认	

2. 注意事项

（1）血气分析首选桡动脉，在前臂掌侧腕关节上2cm、动脉搏动最明显处以40°角穿刺采集。若需桡动脉做冠状动脉造影或搭桥的患者，选择股动脉、肱动脉等处采集。

（2）标本应在患者安静的状态下采集标本，紧张、恐惧心理会导致呼吸过度或屏气引起结果误差。

（3）采血后按压时间5～10min，特殊患者（抗凝剂治疗）适当延长按压时间。有出血倾向的患者，慎用动脉采血，防止流血不止。

（4）严格执行无菌操作，防止感染。

（5）吸氧患者注明吸氧浓度。

【评价】

（1）严格执行无菌操作原则。

（2）采集方法正确、过程顺利、质量符合要求。

（3）具有爱伤观念、护患沟通有效、患者配合。

（4）标本送检及时。

二、尿液标本采集技术

采集尿液标本进行观察和实验室检测，不仅可以协助泌尿系统疾病的诊断，同时可以了解各系统的功能状态和全身的代谢情况。包括尿常规标本、12h或24h标本、尿培养标本的采集。

【目的】

1. 常规标本　检查尿液颜色、透明度、测比重、有无细胞及管型、作尿糖及尿蛋白定性。

2. 12h或24h标本　用于尿的各种定量检查，如Addis计数、钠、钾、肌酸、肌酐、17－羟类固醇、尿糖定量或尿浓缩查结核分枝杆菌等。

3. 培养标本　收集未被污染的尿液作细菌培养或药物敏感试验。

【评估】

（1）患者的诊断、治疗情况、意识状态、治疗状况（抗生素的使用情况）、心理状况等。

（2）患者对操作的理解与接受程度。

（3）患者会阴部的卫生情况和有无月经等出血情况。

【计划】

1. 护士准备　着装整齐、洗手、戴口罩、明确检验目的、熟悉采集方法和注意事项。

2. 用物准备

（1）常规标本：一次性标本容器（50ml或100ml），必要时备便盆或尿壶。

（2）12h或24h标本：3000～5000ml的清洁有盖便器、防腐剂（根据检验项目而定）适量。

（3）培养标本：消毒液、无菌棉签、无菌标本容器、无菌手套、无菌生理盐水、便盆或尿壶、必要时备导尿包等。

3. 患者准备　清洗会阴部（必要时护士协助冲洗）、了解标本采集目的和方法。

4. 环境准备　整洁、宽敞、安全、隐蔽。

【实施】

1. 尿液标本采集的实施（表13－4）

表 13－4 尿液标本采集的实施

操作流程	流程说明	要点说明
核对、备用物	• 核对医嘱与化验单，选择合适的容器，贴标签	• 防止发生差错
查对、解释	• 将用物携至患者床旁，核对患者并解释操作目的、配合方法	• 确认患者、取得理解与合作
患者准备	• 嘱咐患者清洗会阴部，必要时护士给予会阴冲洗	• 去除分泌物
留取标本	• 常规标本 • 可自理患者：嘱咐患者留约 30～50ml 尿，测尿比重需留 100ml 于清洁尿杯内 • 不能自理患者：协助便盆排尿后收集标本 • 留置导尿患者：于集尿袋下方引流孔中打开橡胶塞收集尿液。 • 培养标本 • 中段尿留取法：遮挡患者，取适宜体位，放便盆，按导尿术清洁、消毒外阴及尿道口，戴无菌手套，无菌尿杯接取中段尿 5～10ml，加盖 • 导尿术留标本：常用于昏迷、尿失禁、尿潴留患者（详见导尿术） • 留置导尿患者：拔去闭式引流的集尿袋，弃去导尿管前段尿液，采集无污染的膀胱内尿液送检；或消毒尿道口处的导尿管壁，用连接空针筒的细针斜穿管壁抽吸尿液，留于无菌尿杯内，加盖 • 12h 或 24h 标本 • 将大口清洁尿瓶置于阴凉处，注明起止时间 • 根据检验目的，选择防腐剂加入大口集尿瓶 • 嘱咐患者将尿液排于便盆后，再倒入集尿瓶 • 12h 标本：晚 7 时排空膀胱后开始留尿，至次晨 7 时留取最后一次尿，即 7pm（弃）→次晨 7am（留）的全部尿液 • 24h 标本：晨 7 时排空膀胱后开始留尿，至次晨 7 时留取最后一次尿，即 7am（弃）→次晨 7am（留）的全部尿液 • 将留取的全部尿液盛于集尿瓶，测总量	• 取晨起第一次尿液中段 • 注意屏风的使用 • 使用抗生素前采集 • 采集中段尿时，应在患者膀胱充盈时采集 • 尿杯不接触会阴部 • 勿从引流袋下端管口直接采集标本，长期留置尿管者换尿管后采集 • 防止尿液变质 • 方便准确收集尿液 • 按“弃前留后”原则收集，弃去的尿液为检查前存留在膀胱的部分，不应留取 • 集尿瓶应放在阴凉处，根据检查要求在尿中加防腐剂（于第一次尿液倒入后添加防腐剂）
整理、宣教	• 再次核对，协助患者取舒适体位，整理床单位、用物，进行健康宣教	
送检标本	• 将标本与化验单及时送检	• 防止标本遗失、污染
洗手、记录	• 洗手后在医嘱单上签名确认	• 记录颜色、气味、性状

2. 常用防腐剂的作用及用法（表 13－5）

表 13－5 常用防腐剂的作用及用法

名称	作用	用法	运用举例
甲醛	固定尿中有机成分，防腐	每 100ml 尿液加入 400mg/L 甲醛 0.5ml	艾迪计数（12h 尿细胞计数）等
浓盐酸	防止尿中激素被氧化，防腐	24h 尿液中加 10ml/L 浓盐酸	17－羟类固醇、17－酮类固醇
甲苯	保持尿液化学成分不变	第一次尿量倒入后，每 100ml 尿液中加甲苯 0.5ml（即甲苯浓度为 5－20ml/L）	尿糖定量、尿蛋白定量

3. 注意事项

（1）女患者月经期不宜留取尿标本，以免影响结果；也不得混入粪便。

（2）尿培养标本中勿混入消毒剂；严格执行无菌操作，避免影响检验结果。

（3）尿液标本必须新鲜，并按要求留取。

(4) 常规检查在标本采集后尽快送检，最好不超过2h。

【评价】

(1) 严格遵照标本采集原则、培养标本无污染。

(2) 标本采集方法正确、质量符合要求。

(3) 护患沟通有效、患者配合。

(4) 标本送检及时。

三、粪便标本采集技术

粪便是由已消化和未消化的食物残渣、消化道分泌物、大量的细菌和水分组成。采集粪便标本进行检测，有助于评估患者的排泄功能和准确评估疾病。包括常规标本、隐血标本、培养标本、寄生虫标本四种。

【目的】

1. 常规标本　用于检查粪便的性状、颜色、细胞等。

2. 隐血标本　用于检查粪便内肉眼不能观察到的微量血液。

3. 培养标本　查找粪便中的致病菌。

4. 寄生虫及虫卵标本　用于检查粪便寄生虫、幼虫及虫卵计数。

【评估】

(1) 患者的诊断、治疗情况、意识状态、心理状况。

(2) 患者对操作的理解与接受程度。

(3) 患者肛门周围的卫生情况和有无腹泻、便秘等异常情况。

【计划】

1. 护士准备　着装整齐、洗手、戴口罩、明确检验目的、熟悉采集方法和注意事项。

2. 用物准备

(1) 常规标本：清洁便器、内附检便匙的检便盒或棉签、化验单。

(2) 隐血标本：清洁便盆、内附检便匙的检便盒或棉签、化验单。

(3) 培养标本：消毒便盆、内附检便匙的无菌培养容器、无菌棉签、化验单。

(4) 寄生虫及虫卵标本：带盖清洁便盆、内附检便匙的检便盒或棉签、载玻片与透明胶带（查蛲虫）、化验单。

3. 患者准备　了解标本采集目的和方法，并按要求在采集标本前排空膀胱。

4. 环境准备　整洁、宽敞、安全、隐蔽。

【实施】

1. 粪便标本采集的实施（表13-6）

表13-6　粪便标本采集的实施

操作流程	流程说明	要点说明
核对、备物	• 核对医嘱与化验单，选择合适的容器，贴标签	• 防止发生差错
查对、解释	• 将用物携至患者床旁，核对患者并解释操作目的、配合方法	• 确认患者、取得理解与合作
患者准备	• 取标本前患者先排尿，遮挡患者	• 避免标本中混入尿液 • 保护患者隐私

续表

操作流程	流程说明	要点说明
留取标本	• 常规标本 • 排便于清洁便盆中，检便匙采集粪便中央或黏液、脓血部分约黄豆大小于（约5g）放检便盒内，水样便取15～30ml于容器中 • 隐血标本 • 留取方法同常规标本 • 培养标本 • 患者排便于消毒便盆中 用无菌检便匙取粪便中央或脓血、黏液便约2～5g，放入无菌培养容器中，加盖 • 不易获得粪便的患者及幼儿：用直肠试纸蘸取生理盐水，插入肛门6～7cm，沿同一方向旋转，退出后置无菌培养容器中，加盖 • 寄生虫及虫卵标本 • 查阿米巴原虫：先将便盆加温接近人体温度，排便后，30min内连同便盆一起及时送检 • 查蛲虫：于患者晚间睡前或清晨刚醒，将透明薄膜贴在肛门周围，拭取后立即送检 • 检查寄生虫卵：患者排便于清洁便盆内，用检便匙在粪便不同部位取黏液、带血部分5～10g送检	• 取便部位要准确、防止粪便干燥 • 取便前3d食隐血实验饮食，第4d取便 • 使用抗生素前采集 • 防止标本污染 • 动作轻柔 • 保持阿米巴原虫的活动状态，防止其死亡 • 蛲虫易在午夜或清晨爬至肛门处产卵 • 做血吸虫孵化检查或已服用驱虫药物，需留取全部粪便
核对、整理	• 再次核对，协助患者取舒适体位，整理床单位、用物，进行健康宣教	
送检标本	• 将标本与化验单及时送检	• 防止标本遗失、污染
洗手、记录	• 洗手后在医嘱单上签名确认	• 记录颜色、气味、性状

2. 注意事项

（1）各种检验标本不得混入尿液、血液、消毒剂等无关成分，不采用棉棒取便。

（2）隐血标本采集前3d，患者饮食符合要求，禁食肝脏、绿叶蔬菜、肉类、动物血、含铁剂药物等，以免造成假阳性。

（3）查阿米巴原虫时，采标本前几天不给患者服用油剂、钡剂、含金属的泄剂，以免影响虫卵或胞囊的显露；采集标本时，便盆先加温再排便，连同便盆及时送检。

（4）查蛲虫标本时时间要准确；检查寄生虫卵于不同部位取便；已服用驱虫药物或做血吸虫孵化检查，需留取全部粪便。

【评价】

（1）严格执行标本采集原则、培养标本无污染。

（2）标本采集方法正确、质量符合要求。

（3）护患沟通有效、患者配合。

（4）标本送检及时。

四、痰标本采集技术

痰液系气管、支气管和肺泡的分泌物，在正常情况下分泌很少。临床上通过对痰液量、颜色、性状、气味的观察，和检查痰液内细菌、细胞等来协助诊断呼吸系统某些疾病。包括痰的常规标本、24h痰标本、痰培养标本三种。

【目的】

1. 常规标本　检查痰的一般性状，涂片查痰内细菌、虫卵和细胞。

2. 培养标本　检查痰液中的致病菌及其种类。

3. 24h 痰标本　检查 24h 痰液的量及性状。

【评估】

（1）患者的诊断、治疗情况、意识状态。

（2）患者口腔清洁情况。

（3）患者对操作的理解与接受程度。

【计划】

1. 护士准备　着装整齐、洗手、戴口罩、明确检验目的、熟悉采集方法和注意事项。

2. 用物准备

（1）常规标本：一次性清洁杯、95% 的乙醇或 10% 甲醛（必要时）、化验单。

（2）培养标本：一次性无菌带盖痰培养杯、化验单、根据医嘱准备漱口溶液，无菌吸痰管（必要时）、无菌生理盐水（必要时）、无菌手套（必要时）。

（3）24h 痰标本：一次性清洁杯（容量 500ml，内加少量清水）、化验单。

3. 患者准备　了解采集目的和配合方法，按要求漱口。

4. 环境准备　整洁、宽敞、明亮。

【实施】

1. 痰液标本采集的实施（表 13－7）

表 13－7　痰液标本采集的实施

操作流程	流程说明	要点说明
核对、备物	• 核对医嘱与化验单，选择合适的容器，贴标签	• 防止差错事故
查对、解释	• 将用物携至患者床旁，核对患者并解释操作目的、配合方法	• 取得理解与合作
患者准备	• 嘱患者清晨起床未进食前先清水漱口，培养标本遵医嘱先用漱口液漱口（如朵贝尔溶液），再清水漱口	• 去除口腔细菌与杂质
留取标本	• 常规标本 • 漱口后深呼吸，用力咳出气管深处的第一口痰，留于清洁杯内 • 培养标本 • 漱口后深呼吸，用力咳出气管深处的痰液，留于无菌容器内，加盖 • 昏迷或不合作患者可用无菌吸痰法吸取痰液 2～5ml • 24h 痰标本 • 清洁杯内先加少量清水 • 漱口后，指导患者留取早晨起床（7am）的第一口痰液至次晨（7am）的全部痰液，观察 24h 痰液总量、颜色与性状	• 留取痰的标本查找癌细胞，应立即送检，或用 95% 乙醇溶液或 10% 甲醛溶液固定后送检。 • 使用抗生素前采集 • 防止标本污染 • 防止痰液黏附于杯壁上 • 计算时应减去加入的清水量
漱口	• 指导患者漱口，必要时进行口腔护理	• 促进患者舒适
核对、整理	• 再次核对，协助患者取舒适体位，整理床单位、用物，进行健康宣教	
送检标本	• 将标本与化验单及时送检	• 防止标本遗失、污染
洗手、记录	• 洗手后在医嘱单上签名确认	• 记录颜色、气味、性状

2. 注意事项

(1) 留取各种痰液标本前均需漱口，以去除口腔杂质。

(2) 患者不可将漱口液、唾液、鼻涕等混入标本，以免影响结果的正确性。

(3) 培养标本应严格无菌操作，避免污染标本。

【评价】

(1) 严格执行标本采集原则、培养标本无污染。

(2) 标本采集方法正确、质量符合要求。

(3) 护患沟通有效、患者配合。

(4) 标本送检及时。

五、咽拭子标本采集技术

【目的】

从咽部及扁桃体采集分泌物作细菌培养或病毒分离，协助疾病诊断。

【评估】

(1) 患者的诊断、治疗情况、意识状态。

(2) 患者的进食时间、有无口腔疾患。

(3) 患者对操作的理解、接受程度。

【计划】

1. 护士准备　着装整齐、洗手、戴口罩、明确检验目的、熟悉采集方法和注意事项。

2. 用物准备　无菌咽拭子培养管（一次性咽拭子培养管）、化验单、火柴、酒精灯、消毒压舌板，必要时备手电筒。

3. 患者准备　了解采集目的和配合方法。

4. 环境准备　整洁、宽敞、明亮。

【实施】

表 13－8　咽拭子标本采集的实施

操作流程	流程说明	要点说明
核对、备物	• 核对医嘱与化验单，选择合适的容器，贴标签	• 防止发生差错事故
查对、解释	• 将用物携至患者床旁，核对患者并解释操作目的、配合方法	• 确认患者、取得理解与合作
暴露咽喉部	• 点酒精灯，患者张口发“啊”音	• 必要时用压舌板
采集标本	• 取出咽拭子中的无菌长棉签，快速擦拭两侧颚弓、咽和扁桃体上的分泌物	• 棉签不要触及其他部位。
消毒试管口	• 在酒精灯火焰上消毒试管管口，棉签插入培养管后塞紧	• 避免污染
核对、整理	• 再次核对，协助患者取舒适体位，整理床单位、用物，进行健康宣教	
送检标本	• 将标本与化验单及时送检	• 防止标本遗失、污染
洗手、记录	• 洗手后在医嘱单上签名确认	

2. 注意事项

(1) 避免在进食后 2h 内进行，防止呕吐。

(2) 最好在抗感染、抗病毒治疗前采集标本。

(3) 采集时严格无菌操作，防止标本被污染。

（4）采集真菌培养标本，应在口腔溃疡面上采取分泌物。

【评价】

（1）严格执行无菌操作原则、标本无污染。

（2）采集方法正确、动作轻柔、患者舒适。

（3）具有爱伤观念、护患沟通有效、患者配合。

（4）标本送检及时。

目标检测

一、A 型题（以下每题下面有 A、B、C、D、E 五个备选答案，请从中选择一个最佳的答案）

1. 采集血清标本时，错误的是（　　）。

A. 用干燥注射器　　B. 用干燥试管

C. 用抗凝试管　　D. 用干燥针头

E. 将血液缓慢注入试管内

2. 下面需血清标本的检验项目是（　　）。

A. 血氨　　B. 血糖　　C. 血沉　　D. 血钾

E. 血常规

3. 同时抽取多项血标本时，注入试管的正确顺序为（　　）。

A. 抗凝管→血培养管→干燥管　　B. 干燥管→抗凝管→血培养管

C. 血培养管→抗凝管→干燥管　　D. 抗凝管→干燥管→血培养管

E. 血培养管→干燥管→抗凝管

4. 患者女性，26 岁，因子宫收缩乏力产后大出血，面色苍白、贫血貌，运用真空试管采血急查血常规，下面错误的方法是（　　）。

A. 备紫色抗凝试管　　B. 在输液侧肢体抽取血标本

C. 穿刺部位严格消毒　　D. 不可先将采血针头与试管相连

E. 血液注入试管后轻轻摇动

5. 患者王某，女，有胃溃疡病史。近期因上腹疼痛加剧入院，采集粪便标本作隐血试验，3 天前应禁食下面食物的是（　　）。

A. 绿叶蔬菜、猪肝　　B. 山药、冬瓜

C. 牛奶、鸡蛋　　D. 土豆、白菜

E. 豆制品、馒头

6. 男性患者，85 岁，因肺气肿、呼吸衰竭入院。医嘱：动脉血气分析，护士采集标本错误的是（　　）。

A. 桡动脉取血　　B. 注射器肝素化后采血

C. 取血后针头迅速刺入软塞　　D. 取血后回抽注射器，防止针头阻塞

E. 采血部位按压 10 分钟

7. 患者李某，50 岁，肾移植术后使用免疫抑制剂，口腔内大量溃疡，疑真菌感染，作真菌培养时取分泌物的部位是（　　）。

A. 扁桃体　　B. 咽部　　C. 双侧腭弓　　D. 溃疡面

E. 硬腭

8. 传统法静脉采血错误的操作方法是（　　）。

A. 在穿刺部位上方6cm 处系止血带　　B. 皮肤消毒范围大于5cm

C. 针头刺入皮肤的角度是20°　　D. 见回血，松止血带，抽取所需血量

E. 将血液缓慢注入试管内

（9－11 题共用题干）

李某，女，35 岁，停经38 周，经检查血压200/120mmHg，双下肢水肿明显，尿蛋白（+++）入院，需留24h 尿液作尿蛋白定量检查。

9. 护士应在尿标本加防腐剂是（　　）。

A. 95%乙醇　　B. 浓盐酸　　C. 甲苯　　D. 稀盐酸

E. 甲醛

10. 加入防腐剂的目的是（　　）。

A. 固定尿中有机成分　　B. 保持尿液的碱性环境

C. 保持尿液的化学成分不变　　D. 保持尿液的酸性环境

E. 防止尿中激素被氧化

11. 孕妇尿液标本的正确留取时间是（　　）。

A. 7am～7pm 的全部尿液

B. 7am～次晨7am 的全部尿液

C. 晨7am 排空膀胱后开始留尿一次晨7am 的全部尿液

D. 晨5am 排空膀胱后开始留尿一次晨5am 的全部尿液

E. 任意留取24h 尿液

（12－13 题共用题干）

女性，40 岁，右下肺炎，用青霉素治疗后热退3d 后又发热，白细胞总数持续增高。医嘱：血培养加药敏试验。

12. 此患者做血培养的目的是（　　）。

A. 测定血红蛋白含量　　B. 测定肝功能

C. 测定血清酶　　D. 测定白细胞数量

E. 查找血液中的致病菌及药敏试验

13. 采集标本的最佳时间是（　　）。

A. 高热时、使用抗生素前　　B. 退热后

C. 清晨空腹时　　D. 使用抗生素后

E. 晚上睡觉后

（14－15 题共用题干）

患者男性，62 岁，吸烟史40 年。近期反复出现刺激性呛咳、咯血、胸痛等症状，门诊以肺癌收入院。为明确诊断，需采集痰液作脱落细胞检查。

14. 痰标本采集时间宜为（　　）。

A. 饭后2h　　B. 睡前　　C. 随时采集　　D. 空腹采集

E. 清晨

15. 检查痰中癌细胞，固定标本的溶液宜选（　　）。

A. 1%苯扎溴铵　　B. 2.5%碘酊　　C. 75%乙醇　　D. 10%甲醛

E. 10%草酸钾

二、B 型题（以下每题提供有 A、B、C、D、E 五个备选答案，请选择一个最佳答案，有的可多次被选）

A. 甲苯　B. 浓盐酸　C. 甲醛　D. 醋酸　E. 碳酸氢钠

16. 尿液艾迪计数检查，标本中应加入（　　）。

17. 查尿液中的激素，标本中应加入（　　）。

A. 清晨空腹　B. 任何时间均可　C. 傍晚　D. 临睡前　E. 午后

18. 小儿蛲虫留取标本的最佳时间是（　　）。

19. 血液生化标本留取的最佳时间是（　　）。

A. 不同部位粪便　B. 带血及黏液大便　C. 便盆加温的大便　D. 严格进食后的大便　E. 全部粪便

20. 血吸虫孵化检查留取（　　）。

21. 检查寄生虫卵留取（　　）。

22. 腹泻患者留取（　　）。

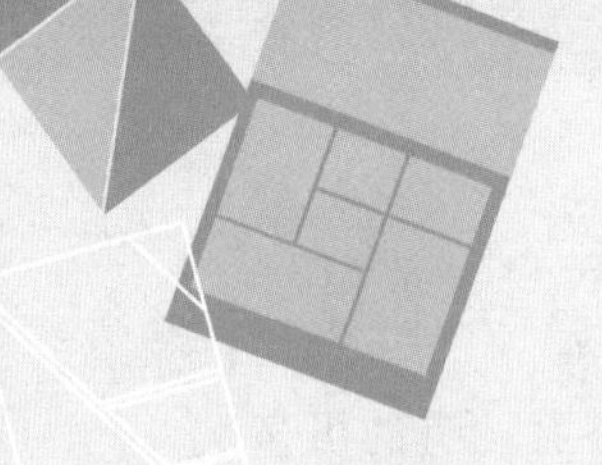

第十四章 危重患者的病情观察和抢救技术

案例

李阿姨，73岁，神志清，气短、胸痛，口服硝酸甘油不缓解，右侧肢体感觉、运动障碍，骶尾部潮红，大小便失禁。T36.8℃，P104次/min，R26次/min，BP80/50mmHg心电图示Ⅱ、Ⅲ、aVF导联ST段抬高，宽而深的Q波，T波倒置。诊断为“急性下壁心肌梗死”，给与溶栓、扩管等治疗。

问题

1. 该患者是危重患者吗？为什么？
2. 对该患者病情如何观察？
3. 请说出护理上应重点观察哪些内容？

病情观察是医护人员对患者的病史和现状进行全面系统的了解，对病情做出综合判断的过程，是医务人员临床工作中的一项重要内容。及时、准确、全面的病情观察可为诊断、治疗、护理和预防并发症提供必要的临床依据。

危重症患者的特点是病情严重、病情变化快，随时可能出现危及患者的生命。在护理和抢救危重症患者的过程中，要求护士必须准确掌握心肺复苏、吸痰、吸氧、洗胃、自动体外除颤器（AED）等基本的抢救技术，以及准确、及时进行病情观察和评估技能。熟悉抢救的基本流程，与医生团队配合保证抢救工作及时、准确、有效进行。

第一节 病情观察

观察是对事物、现象进行仔细查看的过程，是一项系统工程，对患者的观察，应从症状到体征，从生理到精神、心理的全面细致的观察，并且应该贯穿于患者疾病过程的始终。

一、病情观察的概念和意义

病情观察是医务人员在工作中运用视、触、听、嗅等感觉器官及辅助工具来获得患者的信息，医务人员对患者的病情观察是一种有意识的、审慎的、连续的过程。因此，需要对从事病情观察的医务人员进行相关的专业培训，以保证观察及时、全面、系统、准确，为患者的诊断、治疗及护理提供科学依据，促进患者尽快康复。

临床工作中对患者的病情观察的主要意义有以下几个方面：可以为疾病的诊断、治疗和护理提供科学依据；可以有助于判断疾病的发展趋向和转归，在患者的诊疗和护理过程中做到心中有数；可以及时了解治疗效果和用药反应；可以有助于及时发现危重症患者病情变化的征象等，以便采取有效措施及时处理，防止病情恶化，挽救患者生命。

二、护士应具备的素质

在病情观察中要求医务人员做到：既有重点，又要认真全面；既要细致，又要准确及时。护士在对患者的病情观察中要求具有去伪存真、反复印证、详细分析的能力，以便排除干扰，获得正确结果，还应该认真记录观察的内容。这就要求护士必须具备广博的医学知识、严谨的工作作风，一丝不苟、高度的责任心及训练有素的观察能力，做到“五勤”，即勤巡视、勤观察、勤询问、勤思考、勤记录。通过有目的、有计划认真细致的观察，及时、准确地掌握和预见病情变化，为危重患者的抢救赢得时间。

三、病情观察的方法

护士在对患者进行病情观察时，可以应用各种感觉器官观察患者，以达到全面准确收集患者资料的目的。此外，护士还可以利用相应的辅助仪器，监测患者病情变化的指标，增加观察效果。

（一）直接观察法

1. 视诊（inspection）　视诊是最基本的检查方法之一，即用视觉来观察患者全身和局部状态的检查方法。视诊可以观察到患者全身的状态，如年龄、性别、营养状况等；从患者入院直至出院，通过连续或间断的观察，可了解患者的营养状态、意识状态，面部表情、姿势体位，疼痛的行为和肢体活动情况，皮肤、呼吸、循环状况，分泌物、排泄物的性状、数量以及患者与疾病相关的症状、体征等系列情况，并随时注意观察患者的反应及病情变化，以便及时调整观察的重点。

2. 听诊（auscultation）　是利用耳直接或借助听诊器等仪器听取患者身体各个部分发出的声音，分析判断声音所代表的不同含义。通过耳可以直接听到患者发出的声音，如听到咳嗽，可以通过咳嗽的不同声音、音调，发生持续的时间，剧烈的程度以及声音的改变来分析患者疾病的状态。借助仪器可以听到患者的心音、频率、呼吸音、肠鸣音等。

3. 触诊（palpation）　是通过手的感觉来感知患者身体某部位有无异常的检查方法。如：患者体表的温度、湿度、弹性、光滑度、柔软度及脏器的大小、形状、软硬度、移动度和波动感等。触诊时应注意：向患者解释检查的目的和配合动作；为患者取适宜的体位，以便操作和观察；操作前护士需洗手并注意温暖手。

4. 叩诊（percussion）　是指通过手指叩击或手掌拍击被检查部位体表。使之震动而产生音响，根据所感到的震动和所听到的音响特点来了解被检查部位脏器的大小、形状、位置及密度，如：确定肺下界、心界的大小与形状、肝脾的边界、有无腹水及腹水的量等。叩诊时护士应嘱患者暴露被检部位，肌肉放松，护士集中精力分辨对称部位音响的异同。

5. 嗅诊（smelling）　是指利用嗅觉来辨别患者的各种气味，判断与其健康状况关系的一种检查方法。患者的气味可以来自皮肤、黏膜、呼吸道、胃肠道以及分泌物、呕吐物、排泄物等。如：呼吸时的恶臭味、烂苹果味、大蒜样臭味等。

（二）间接观察法

通过与家属亲友的交流、床边和书面交接班、阅读病历、检验报告、会诊报告及其他相关资料，获取有关病情的信息。达到对患者疾病全面、细致观察的目的。

四、病情观察的内容

（一）一般情况的观察

1. 发育与营养状态（development and nutrition state） 发育通常以年龄、身高、智力、体重及第二性征之间的关系来进行综合判断；而营养状态则以皮肤的光泽度、弹性，皮下脂肪的丰满程度、毛发指甲的润泽程度、肌肉的发育状况等综合判断。营养状态与食物的摄入、消化、吸收和代谢等因素有关。是判断机体健康状况、疾病程度以及转归的重要指标之一。

2. 面容与表情（facial features and expression） 健康人表情自然、神态安逸。患病后，通常表现为痛苦、忧虑、疲惫或烦躁等；某些疾病发展到一定程度时，可出现特征性的面容与表情。临床上常见的典型面容包括有：

（1）急性病容：表现为面颊潮红、兴奋不安、鼻翼扇动、呼吸急促、口唇疱疹、表情痛苦，见于急性感染性疾病，如肺炎球菌肺炎、高热等患者。

（2）慢性病容：表现为面色苍白或灰暗、面容憔悴、目光暗淡、消瘦无力等，常见于慢性消耗性疾病。如：恶性肿瘤晚期、慢性肝病、结核病等。

（3）二尖瓣面容：表现为双颊紫红、口唇发绀，见于风湿性心脏病患者。

（4）贫血面容：表现为面色苍白、唇舌及结膜色淡、表情疲惫乏力，见于各种类型的贫血患者。

除了以上这四种典型面容外，临床上还有：病危面容、甲状腺功能亢进面容、满月面容、脱水面容、面具面容等。

3. 体位（position） 体位是指身体在休息时所处的状态。临床上常见的体位有：自主体位、被动体位、强迫体位。不同的疾病可使患者采取不同的体位，有时对某些疾病的诊断具有一定意义。如：昏迷或极度衰竭的患者，由于不能自行调整或变换肢体的位置呈被动体位；胆石症、肠绞痛的患者，在腹痛发作时，辗转反侧，坐卧不宁，患者常呈强迫体位。

4. 姿势与步态（posture and gait） 姿势指举止的状态。健康成人躯干端正，肢体动作灵活适度。步态即走动时所表现的姿态。小脑、锥体外系功能障碍、深感觉、肌力、肌张力异常等均会影响姿势和步态。如佝偻病、大骨节病、进行性肌营养不良或双侧先天性髋关节脱位等患者，在行走时身体左右摇摆，称蹒跚步态（鸭步，waddling gait）；小脑疾患、乙醇中毒患者，行走时躯干重心不稳，步态紊乱如醉酒状，称醉酒步态（drinking mans gait）。此外，患者突然出现步态改变，可能是病情变化的征兆之一，如高血压患者突然出现跛行，则提示有发生脑血管意外、偏瘫的可能。

5. 皮肤与黏膜（skin and mucosa） 皮肤、黏膜常可反映某些全身疾病。主要应观察其颜色、温度、湿度、弹性及有无出血、水肿、皮疹、皮下结节、囊肿等情况。如肺心病、心力衰竭等缺氧患者，其口唇、面颊、鼻尖等部位发绀；休克患者皮肤湿冷；肾性水肿，多于晨起眼睑、颜面水肿；贫血患者，其口唇、结膜、指甲苍白等。

6. 睡眠（sleep） 注意观察睡眠的深度、时间，有无失眠、多梦易醒、梦游等现象。

7. 呕吐物（vomiting） 是胃内容物或一部分小肠内容物，由于胃肠逆蠕动增加，进入食管，通过口腔而排出体外的现象。呕吐可将胃内有害物质吐出，因而是一种具有保护意义的防御反射。但长期频繁呕吐，不仅会影响进食和营养物质的吸收，而且由于大量胃液丢失，引起水、电解质及酸碱的紊乱。剧烈呕吐还可引起贲门撕裂而致上消化道出血，如呕吐物不慎吸入可造成窒息及吸入性肺炎。应注意观察呕吐的次数、发生时间、方式及呕吐物的性状、量、色、气味及伴随症状等。

（1）时间：妊娠呕吐常发生在清晨；幽门梗阻的呕吐常发生在夜晚或凌晨。

（2）方式：中枢性呕吐的特征为不伴随恶心，呕吐呈喷射状，常见于脑肿瘤、脑出血、脑炎、脑膜炎等颅内压升高的患者；消化道疾病所致的反射性呕吐，其特点与进食时间有关，发生时间有规律性，呕吐物中可发现致病菌，且呕吐后可缓解不适感。

（3）性状：一般呕吐物含有消化液及食物，偶尔有呕吐寄生虫者。幽门梗阻时，呕吐物常为宿食；高位小肠梗阻者，呕吐物常伴胆汁；霍乱、副霍乱患者的呕吐物为米泔水样。

（4）量：成人胃容量约为300ml，如呕吐物超过胃容量，应考虑有无幽门梗阻或其他异常情况；神经官能症呕吐量不多，吐后可再进食。

（5）颜色：急性大出血时，由于血液未来得及与胃内容物发生反应，呕吐物呈鲜红色；陈旧性出血或出血相对缓慢，血液与胃酸及胃内容物发生反应因而呕吐物呈咖啡色；胆汁反流入胃内呕吐物呈黄绿色；胃内容物有腐败性改变且滞留在胃内时间较长时呕吐物呈暗灰色。

（6）气味：普通呕吐物呈酸味；胃内出血者呈碱味；含有大量胆汁时呈苦味；幽门梗阻的患者，由于食物在胃内停留时间较长呈腐臭味；肠梗阻时呈粪臭味；有机磷农药中毒者呕吐物常带大蒜味。

（7）伴随症状：呕吐伴腹痛腹泻常见于急性胃肠炎、食物中毒。喷射状呕吐伴剧烈头高，常见于颅内高压；呕吐伴眩晕及眼球震颤，常提示前庭功能障碍。

8. 排泄物（egesta）　包括粪、尿、痰液、汗液等，应注意观察其量、色、味、性状、次数等，详见有关章节。

（二）生命体征的观察

生命体征的观察贯穿于对患者护理的全过程，在患者病情观察中占据重要的地位。体温、脉搏、呼吸、血压均受大脑控制和神经、体液的调节，正常人的生命体征在一定范围内相对稳定。当机体患病时，生命体征变化最为敏感，若体温不升多见于大出血休克患者；体温过高排除感染因素外，夏季应考虑是否因中暑所致；脉搏节律改变多为严重心脏病、药物中毒、电解质紊乱等原因所致；出现周期性呼吸困难多为呼吸中枢兴奋性降低引起；收缩压、舒张压持续升高，应警惕发生高血压危象。（详见生命体征的评估与护理）

（三）意识状态的观察

意识（consciousness）是指大脑功能活动的综合表现，是中枢神经系统对外界环境的刺激能做出正确应答反应的能力。正常人应表现为意识清晰，反应敏捷、语言流畅、准确，思维合理，情感活动正常，对时间、地点、人物的判断力和定向力正常。

意识障碍（disturbance of consciousness）是指个体对外界环境刺激缺乏正常反应的一种精神状态。任何原因引起大脑高级神经中枢功能损害时，都可以出现意识障碍。表现为对自身及外界环境的认识及记忆、思维、定向力、情感、自觉等精神活动的不同程度的异常改变。按意识障碍的严重程度临床分为以下几种。

1. 嗜睡（somnolence）　是最轻的意识障碍。患者处于持续睡眠状态，但能被言语或轻度刺激唤醒，醒后能正确、简单而缓慢的回答问题，但反应迟钝，刺激去除后又很快入睡。

2. 意识模糊（confusion）　其程度较嗜睡深，患者表现为思维活动困难、言语不连贯、对时间、地点、人物的定向力完全或部分发生障碍，可有幻觉、错觉、躁动、思维混乱或谵语等。

3. 昏睡（stupor）　是较严重的意识障碍，患者处于熟睡状态，能被较强烈刺激唤醒。如：压迫眶上神经、用力摇动身体等强刺激可被唤醒，但很快又进入沉睡状态，醒后答话含糊或答非所问。

4. 昏迷（coma）　是最严重的意识障碍，表现为意识持续的中断或者完全丧失，按其程度不同可分为以下几种。

（1）浅度昏迷：意识大部分丧失，无自主运动，对外界事物和声、光等刺激无反应，但对疼痛等强刺激如：压眼眶、针刺，可出现痛苦表情和肢体退缩等防御反应。瞳孔对光反射、角膜反射、吞咽反射、咳嗽反射等可存在。生命体征较平稳，但可有大小便失禁或尿潴留。

（2）中度昏迷：对周围事物及各种刺激均无反应，对于剧烈刺激可出现防御反射，角膜反射减弱，瞳孔对光反射迟钝，眼球无转动。

（3）深度昏迷：意识完全丧失，对各种刺激全无反应。全身肌肉松弛，各种反射均消失。呼吸不规则，血压可下降等生命体征不同程度异常，大小便失禁或潴留。

护士对意识状态的观察，可根据患者的语言反应，了解其思维、反应、情感活动、定向力等，必要时可通过一些神经反射，如观察瞳孔对光反应、角膜反射、对强刺激（如疼痛）的反应、肢体活动等来判断其有无意识障碍，以及意识障碍程度。临床上还可以使用量表进行评估，常用的如格拉斯哥昏迷评分量表（Glasgow Coma Scale，GCS），对患者的意识障碍及其严重程度进行观察与测定。GCS 包括睁眼反应、语言反应、运动反应 3 个子项目，使用时分别测量 3 个子项目并计分，然后再将各个项目的分值相加求其总和，即可得到患者意识障碍程度的客观评分。GCS 量表总分范围为 3～15 分，15 分表示意识清醒。按意识障碍的差异分为轻、中、重度，轻度 13～14 分，中度 9～12 分，重度 3～8 分，低于 8 分者为昏迷，低于 3 分者为深昏迷或脑死亡。在对意识障碍患者进行观察时，同时还应对伴随症状与生命体征、营养、大小便、活动和睡眠、血气分析值的变化进行观察（表 14－1）。

表 14－1　Glasgow（GCS）昏迷量表

项目	状态	分数
睁眼反应	自发性地睁眼反应	4
	声音刺激睁眼反应	3
	疼痛刺激睁眼反应	2
	任何刺激均无睁眼反应	1
语言反应	对人物、时间、地点等定向问题清楚	5
	对语言混淆不清，不能准确回答有关人物、时间、地点等定向问题	4
	言语不流利，但字意可辨	3
	言语模糊不清，字意可辨	2
	任何刺激均无语言反应	1
运动反应	可按指令动作	6
	能确定疼痛部位	5
	对疼痛的刺激有肢体的肢体退缩反应	4
	疼痛刺激时肢体过屈（去皮质强直）	3
	疼痛刺激时肢体过伸（去大脑强直）	2
	疼痛刺激时无反应	1

（四）瞳孔的观察

瞳孔的变化是许多疾病，尤其是颅内疾病、药物中毒、昏迷等病情变化的一个重要指征。观察瞳孔要注意两侧瞳孔的形状、对称性、大小及对光反应。

1. 瞳孔的形状、大小与对称性　在自然光线下，瞳孔直径一般为 2～5mm，正常瞳孔呈圆形，两侧等大等圆，位置居中，边缘整齐。瞳孔形状改变常见于眼科疾病引起。瞳孔呈椭圆形散大，常见于青光眼，呈不规则形，常见于虹膜粘连。瞳孔直径小于 2mm 称为瞳孔缩小，小于 1mm 为针尖样瞳孔。单侧瞳孔缩小常提示同侧小脑幕裂孔疝早期。双侧瞳孔缩小，常见于有机磷农药、氯丙嗪、吗啡等药物中毒。瞳孔直径大于5mm称为瞳孔散大，一侧瞳孔散大、固定，常提示同侧颅内病变（如颅内血肿、脑肿瘤等）所致的脑疝的发生。双侧瞳孔散大，常见于颅脑损伤、颅内压增高、颠茄类药物中毒或濒死状态。

2. 对光反射　正常瞳孔对光反射灵敏，并于光亮处瞳孔收缩，昏暗处瞳孔扩大。如果瞳孔对光线刺激的反应变慢或无反应时，称瞳孔对光反射迟钝或对光反射消失，常见于危重或深昏迷患者。

（五）特殊检查或药物治疗的观察

1. 特殊检查和治疗后的观察　在临床实际工作中，会对未明确诊断的患者，进行一些常规特殊专科检查。如冠状动脉造影、胆囊造影、胃镜、腹腔镜检查、腰穿、胸穿等。这些检查均会对患者产生不同程度的创伤，护士应重点了解其注意事项，观察生命体征、倾听患者的主诉，防止并发症的发生。如冠状动脉造影后应根据采用的方法对患者的局部止血情况进行观察。由于治疗的需要，患者可能应用引流，应注意观察引流液的性质、颜色、量等；观察引流管是否通畅，有无扭曲、受压、引流不畅的现象，引流袋（瓶）的位置等；锁骨下静脉穿刺的患者，应注意有无胸闷或呼吸困难；吸氧患者观察缺氧症状有无改善等。

2. 特殊药物治疗患者的观察　药物治疗是临床最常用的治疗方法。护士应注意观察其疗效、副作用及毒性反应。如服用降压药的患者应注意血压的变化；应用止痛药应注意患者疼痛的规律性质，用药后的效果；如果药物具有成瘾性还应注意使用的间隔等。

（六）心理状态的观察

心理状态的观察包括患者语言、行为、思维能力、认知能力、情绪状态、感知情况是否处于正常，有无记忆力减退、思维混乱、反应迟钝、语言、行为怪异等情况以及是否出现焦虑、恐惧、绝望、忧郁等情绪反应。

（七）自理能力的观察

了解患者的自理能力，可以有助于护士对患者进行有针对性的护理，观察患者的活动耐力和能力，有无医疗、疾病的限制，是否借助轮椅或义肢等辅助器具，可以通过一些量表的测定来确定患者的自理能力，如：日常生活活动能力量表（ADL）等。

第二节　危重患者的抢救和护理

危重症患者是指那些病情严重，随时可发生生命危险的患者。这些患者通常患有多脏器功能不全，病情重而且复杂，病情变化快，随时会有生命危险，故而需要严密的、连续的病情观察和全面的监护与治疗。对危重症患者的抢救是医疗、护理的重要任务之一，因此必须做好全面、充分的准备工作，并且需要常备不懈，只有这样才能在遇到急危重患者时，全力以赴，及时地进行抢救，以挽救患者的生命。

急症抢救和重症监护是抢救危重症患者两个主要环节。急救医学的任务及工作重点在于现场抢救、运送患者及医院内急诊三部分。重症监护主要以重症监护病房为工作场所，接受由急诊科和院内有关科室转来的危重患者。系统化、科学化的管理是保证成功抢救危重症患者的必要条件之一。

一、抢救工作的组织管理与抢救设备管理

（一）抢救工作的组织管理

1. 立即指定抢救负责人，组成抢救小组　抢救过程中的指挥者应为抢救小组组长，各级医务人员必

须听从指挥，在抢救过程中态度要严肃、认真，动作迅速准确，既要分工明确，又要密切配合。护士可在医生未到之前，根据病情需要，予以适当、及时的紧急处理，如止血、吸氧、吸痰、人工呼吸、胸外心脏按压、建立静脉通道等。

2. 制定抢救方案　护士应参与抢救方案的制定，如：抢救护理计划，明确护理诊断与预期目标，确定护理措施，解决患者现存在的或潜在的紧急护理问题。使危重患者能及时、迅速得到救治。

3. 做好核对工作和抢救记录　各种急救药物须经两人核对，正确后方可使用；执行口头医嘱时，须向医生复述一遍，双方确认无误后方可执行，抢救完毕需及时由医生补写医嘱和处方。抢救中各种药物的空安瓿、输液空瓶、输血空瓶（袋）等应集中放置，以便统计和查对。各种抢救和护理记录要求在抢救后 6 小时内完成，字迹清晰、及时准确、详细全面。

4. 医护密切配合　安排护士参加医生组织的查房、会诊、病例讨论，熟悉危重患者的病情、重点监测项目及抢救过程，做到心中有数，配合默契。

5. 抢救室内抢救器械和抢救药品管理　严格执行“五定”制度，即定数量、定点放置、定专人管理、定期消毒灭菌、定期检查维修；抢救物品一律不得外借，值班护士每班交接，并做记录。护士还应熟悉抢救器械的性能和使用方法，并能排除一般故障，保证急救物品完好率达 100%。

6. 抢救用物的日常维护　抢救用物使用后，要及时清理，归还原处和补充，并保持整齐清洁。如抢救传染病患者，应按传染病要求进行消毒、处理，严格防止交叉感染。

（二）抢救设备管理

急诊室和病区均应设单独抢救室。病区抢救室宜设在靠近护士办公室的房间内。要求宽敞、整洁、安静、光线充足。室内应备有“五机”（心电图机、洗胃机、呼吸机、除颤仪、吸引器）、“八包”（腰穿包、心穿包、胸穿包、腹穿包、静脉切开包、气管切开包、缝合包、导尿包）以及各种抢救药品及抢救床。在抢救室内应设计环形输液轨道及各种急救设备。

1. 抢救床　最好为多功能床，必要时另备木板块，以备在做胸外心脏按压时使用。

2. 抢救车　应按照要求配置各种常用急救药品（表 14-2）、急救用无菌物品以及其他急救用物。如各种无菌急救包（“八包”）、各种注射器及针头、输液器及输液针头、输血器及输血针头、压舌板、舌钳、牙垫、各种型号的医用橡胶手套、各种型号及用途的橡胶或硅胶导管、无菌治疗巾、无菌敷料、皮肤消毒用物等。其他非无菌用物，如治疗盘、血压计、听诊器、手电筒、止血带、玻璃接头、夹板、多头电源插座等。

3. 急救器械　应保证各种急救器械的完好，包括给氧系统（氧气筒和/或给氧装置或中心供氧系统、加压给氧设备），电动吸引器或中心负压吸引装置，电除颤仪、心脏起搏器、心电监护仪，简易呼吸器、呼吸机，电动洗胃机等。

表 14-2　常见急救药品

类别	药物
呼二联	尼可刹米（可拉明）、山梗菜碱（洛贝林）等
心三联	盐酸利多卡因、硫酸阿托品、盐酸肾上腺素
强心药	去乙酰毛花苷丙（西地兰）、毒毛花苷 K 等
抗心绞痛药	硝酸甘油等
升压药	间羟胺、多巴胺等
降压药	酚妥拉明、硝普钠、利血平等
平喘药	氨茶碱
止血药	酚磺乙胺（止血敏）、氨甲环酸、氨甲苯酸、维生素 K1、鱼精蛋白、垂体后叶素等

续表

类别	药物
止痛镇静、抗惊厥药	哌替啶（度冷丁）、地西泮（安定）、苯巴比妥钠、硫喷妥钠、氯丙嗪等
解毒药	阿托品、碘解磷定、氯解磷定、亚甲蓝等
碱性药	5%碳酸氢钠溶液、11.2%乳酸钠溶液等
其他	0.9%生理盐水、林格氏液、各种浓度的糖水、糖盐水、低分子右旋糖酐、10%葡萄糖酸钙、代血浆等

二、危重患者的护理

对于危重症患者的护理，护士不仅要注重高技术性的护理，同时也不能忽视患者的基础生理需要，它是危重病护理的重要工作内容之一，其目的是满足患者的基本生理功能、基本生活需要、舒适安全的需求，预防压疮、坠积性肺炎、失用性萎缩、退化及静脉血栓形成等并发症的发生。护士应全面、仔细、缜密地观察病情，判断疾病转归。必要时设专人护理，并于护理记录单上详细记录观察结果、治疗经过、护理措施，以供医护人员进一步诊疗、护理时做参考。

（一）危重症患者的病情监测

危重症患者由于病情危重、病情变化快，因此对其各系统功能进行持续监测可以动态了解患者整体状态、疾病危险程度以及各系统脏器的损害程度，对及时发现病情变化、及时诊断和抢救处理极为重要。危重症患者病情监测的内容较多，最基本的是中枢神经系统、循环系统、呼吸系统、肾功能及体温的监测。

（二）保持呼吸道的通畅

1. 有效咳嗽　咳嗽是一种防御性的呼吸反射，可排出呼吸道内的异物、分泌物，具有清洁、保护和维持呼吸道通畅的作用。护士应指导患者进行有效咳嗽：患者取坐位或半坐卧位，屈膝，上身前倾，双手抱膝或在胸部和膝盖上置一枕头用两肋夹紧，深吸气后屏气3s（有伤口者，护士应将双手压在伤口两侧），然后患者腹肌收缩及两手抓紧支持物（脚和枕），用力做爆破性咳嗽，将痰咳出，咳嗽间歇应让患者休息。在病情允许的情况下增加活动量，有利痰液松动。

2. 叩击　用手叩击胸背部，借助振动使分泌物松脱而排出体外。其方法是：患者取坐位或侧卧位，操作者将手固定成手背隆起，手掌中空，手指弯曲，拇指靠紧食指，有节奏地自下而上、由外向内轻轻叩打。边叩击边鼓励患者咳嗽，或间隔进行体位引流。注意不可在裸露的皮肤肋骨上下、脊柱、乳房等部位叩击，叩击力量以患者不感疼痛为宜。

3. 体位引流　将患者置于特殊体位，借助重力作用使肺与支气管内所积存的分泌物，流入大气管并咳出体外，称体位引流。体位引流主要适用于支气管扩张、肺脓肿等大量脓痰者，对高血压、心力衰竭、极度衰弱以及使用人工呼吸机等患者禁用。其方法是如下所列。

（1）根据病变部位不同采取相应的体位进行引流，要求患者患肺处于高位，其引流的支气管开口向下，便于分泌物顺体位引流而咳出。

（2）患者间歇深呼吸并尽力咳痰，护士协助轻叩相应部位，可提高引流效果。

（3）痰液黏稠者，可给予蒸汽吸入、超声雾化吸入或祛痰药物等，以助排痰。

（4）引流可每日2～4次，每次15～30min，宜在空腹时进行。

（5）密切观察，如患者出现头晕、面色苍白、出冷汗、血压下降等应停止引流。记录引流液的色、质、量，如引流液大量涌出，应防止窒息，引流液每日小于30ml，可停止体位引流。

4. 湿化和雾化　通过湿化空气，可减少对呼吸道黏膜的刺激，保持气管和支气管黏膜不因干燥而受损。雾化时加入药物，还可起到消炎、镇咳、化痰、改善通气作用，维持呼吸系统的正常生理功能。

（三）加强临床基础护理

1. 眼睛的保护　眼睑不能自行闭合的患者，可在眼部涂上金霉素、红霉素眼药膏或覆盖凡士林纱布保护角膜，防止角膜干燥而发生角膜溃疡、结膜炎。

2. 口腔护理　根据需要进行口腔护理，对不能经口腔进食者更应保持口腔卫生。

3. 皮肤护理　认真做好皮肤清洁护理，保持皮肤干燥，及时更换污染的床单和衣物，使床铺平整舒适；做到“六勤一注意”，即：勤观察、勤翻身、勤擦洗、勤按摩、勤更换、勤整理，注意交接班，避免压疮发生。

4. 保持肢体功能　经常为患者翻身，做四肢的主动或被动运动，每天 2 或 3 次，轮流将患者的肢体进行伸屈、内收、外展、内旋、外旋等活动，同时进行按摩，预防肌腱及韧带退化、肌肉萎缩、关节僵直、静脉血栓形成和足下垂的发生。

5. 补充营养和水分　危重患者机体分解代谢增强，消耗大，对营养物质的需要量增加，而患者胃口不佳，消化功能减退，为保证患者有足够营养和水分，维持体液平衡，应设法增进患者饮食，并协助自理缺陷的患者进食，对不能进食者，可采用鼻饲或完全胃肠外营养。对大量引流或额外体液丧失的患者，应注意补充足够的水分。

6. 维持排泄功能　协助患者大、小便并保持通畅。必要时给予人工通便或无菌操作下行导尿术。对留置尿管者加强常规护理，保持引流通畅，防止泌尿系统感染。

7. 保持导管通畅　危重患者身上置有多种引流管，如导尿管、胃肠减压管、伤口引流管等，应妥善固定，安全放置，防止扭曲、受压、堵塞、脱落等，确保导管通畅。定期更换引流袋，同时严格执行无菌操作技术，防止逆行感染发生。

8. 确保安全　对意识障碍、烦躁不安、谵妄的患者，应合理使用约束带，防止意外发生。牙关紧闭、抽搐的患者，用缠有纱布的牙垫放在上下臼齿之间，防止舌咬伤，室内光线宜暗，工作人员动作要轻，避免患者因外界刺激而引发抽搐。

（四）危重患者的心理护理

在对危重患者进行抢救和护理的过程中，患者会产生极大的心理压力。如：①病情危重对死亡的恐惧。②突然在短时间完全要依赖于他人。③反复身体检查，甚至触及身体隐私部分。④完全陌生的环境。⑤仪器和嘈杂的声音。⑥因使用呼吸机治疗导致沟通障碍等。患者的家人也会因自己所爱的人的生命受到威胁而焦虑和担忧，因此，在抢救危重患者生命的同时，护理人员还须努力做好心理护理。

（1）表现出对患者无微不至的照顾、关心和尊敬，态度要和蔼、诚恳、富有同情心。

（2）在任何操作前向患者做简单、清晰的解释，语言应精练易于理解，举止应稳重、操作应娴熟。给患者充分的信赖感和安全感。

（3）对于因气管插管、气管切开等原因失去了语言表达能力的患者，要加强非语言交流，使用一些辅助用具，保证与患者的有效沟通。

（4）尽可能多地采取“治疗性触摸”，可以引起患者注意，传达关心、关爱、支持的信息。

（5）病室内应安静，尽量降低各种噪音，护士工作中应做到“四轻”，即说话、走路、操作、关门轻；在操作检查治疗时，应注意保护患者隐私。在适当位置悬挂时钟，让患者有时间的概念，对生命充满信心。

（6）在条件允许下，可运用放松训练和音乐治疗方法减轻和缓解患者焦虑、紧张的情绪。

第三节　常用急救技术

案例：

患者，男性，56岁，急诊入院于21：50分左右突然昏迷，呼之不应，查体血压测不出，呼吸5次/min，大动脉搏动消失，呼吸深大、缓慢，口唇发绀，双侧瞳孔等大等圆，直径约2.0mm，对光反射存在，双肺呼吸音低，心音消失。

问题：

1. 请根据患者目前的状态，分析支持判断患者出现呼吸心脏骤停的临床资料是哪些？如果需要确诊还需要哪些临床资料？

2. 对患者应该监测的内容？

3. 如果出现心脏骤停应该实施怎样的急救措施？

急救的最基本目的就是挽救生命，护理人员对临床常用急救技术掌握的程度可以直接影响到对急危重患者抢救方案的实施，以及抢救的成败。因此护理人员必须掌握必要的急救知识与技能。

一、基础生命支持技术

心肺脑复苏（cardiopulmonary cerebral resuscitation，CPCR）是对由于外伤、中毒、意外低温、淹溺和电击等各种原因，导致的心跳骤停，致使全身血液循环中断、呼吸停止、意识丧失等所采取的旨在恢复循环、呼吸和大脑功能的一系列及时、规范、有效的急救措施的总称。

心肺复苏（cardiopulmonary resuscitation CPR）是针对呼吸、心跳停止，紧急采取重建和促进心脏、呼吸有效功能恢复的一系列措施。

心肺脑复苏包括三个阶段：基础生命支持（basic life support，BLS）、高级生命支持（advance cardiac life support，ACLS）、持续生命支持（persistent life support，PLS）阶段，本节重点介绍BLS阶段。

基础生命支持技术（basic life support，BLs）又称为现场急救，是心肺复苏中的初始急救技术，无论专业或非专业人员一旦判断患者心脏骤停，都应立即徒手进行救护。一旦有意外发生时，可立即做出正确的判断与处理，为急救赢得时间，为患者的进一步治疗奠定基础。在2015年的国际心肺复苏指南中将成人生命链分为了院内救治体系和院外救治体系。院外心脏骤停的患者将依赖社区获得救助，非专业救护人员必须识别出心脏骤停、进行呼救、开始心肺复苏并给予除颤，直到专业团队接手；院内心脏骤停的患者依赖于专门的监控系统来预防心脏骤停，一旦发生，应立即启动多学科团队的救治，实施高质量的心肺复苏。

1. 心脏骤停的原因　电击、溺水、器质性心脏病、手术和麻醉意外，水电解质及酸碱平衡紊乱，药物中毒或过敏等。

2. 临床表现　①清醒患者突然神志消失。②大动脉摸不到搏动、测不到血压、无心音。③无自主呼吸。④瞳孔散大光反射消失。⑤面色发绀或苍白。

3. CPR的步骤　①判断。②急救与呼救。③实施C人工循环+A开放气道+B人工呼吸。

【目的】通过实施心肺复苏术，建立患者的循环、呼吸功能，保证其重要脏器的血液供应，尽快恢复其心跳、呼吸和大脑功能。

【评估】

心脏骤停的判断

（1）轻拍并大声呼叫患者，无反应，为意识丧失。

（2）触摸颈动脉搏动（图14－1）位置要准确，用食指、中指先触及颈前正中甲状软骨，然后滑向与胸锁乳突肌之间的凹陷，触摸时间不超过10s。《2015美国心脏协会心肺复苏及心血管急救指南》规定医务人员10s内未扪及动脉搏动应开始按压（C－A－B程序）并使用自动体外除颤器（AED）。

（3）快速检查呼吸（图14－2），一看，胸廓起伏，二听，呼吸音，三感觉，鼻孔有无气流，确定没有呼吸或仅仅是叹息后即停止，为无自主呼吸。

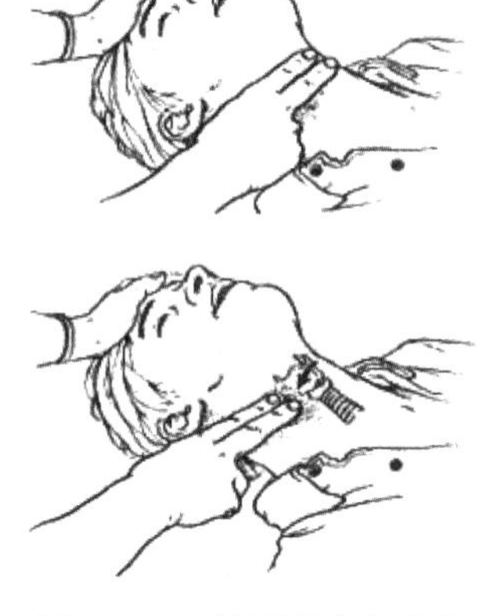

图14－1　触摸颈动脉搏动

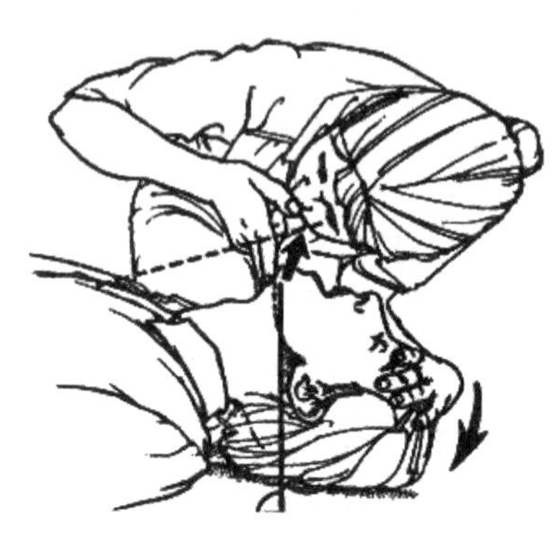

图14－2　快速检查呼吸

【计划】

1. 操作者准备　正确判断患者呼吸、心脏停搏，熟悉基本生命支持技术的操作和抢救程序。
2. 用物准备　呼吸膜（纱布），必要时备木板、脚踏凳。
3. 患者体位　仰卧于硬板床或地上，解开患者的领扣、领带及腰带等束缚物。
4. 环境准备　确认周围环境安全，立即就地抢救。

【实施】

1. 操作流程　操作流程及说明（表14－3）。

表14－3　徒手心肺复术

操作流程	流程说明	要点
确认现场安全	• 首先确定现场环境安全	• 确保现场对施救者和患者均是安全的
识别心脏骤停	• 双手轻拍患者，并在患者耳边大声呼唤，无呼吸或仅有喘息，10s内可同时检查呼吸和脉搏	• 检查患者有无反应 • 即呼吸不正常 • 触摸脉搏一般不少于5s，不多于10s
启动应急反应系统	• 呼叫旁人帮忙（如果适用）通过移动通信设备	• 如在院内第一时间启动院内应急系统；自取或请他人取得AED及急救设备
启动复苏	• 如没有正常呼吸，有脉搏，给予人工呼吸，每5～6s 1次呼吸，或10～12次/min • 没有呼吸（或仅有喘息）无脉搏，启动心肺复苏	• 如果2min后，仍未启动应急反应系统，则启动； • 继续人工呼吸；约每两分钟检查一次脉搏，如果没有脉搏，开始心肺复苏
摆放体位	• 仰卧位于硬板床或地上，如是卧于软床上的患者，其肩背下需垫心脏按压板，去枕、头后仰，松开领口、领带、围巾及腰带	• 注意避免随意移动患者；该体位有助于胸外心脏的有效性；避免误吸，有助于呼吸

续表

操作流程	流程说明	要点
胸外心脏按压	①抢救者站在或跪于患者右侧 ②按压部位：两乳头连线的中点与胸骨的交点（胸骨中下1/3交界处）；（图14－3右手中指先触及肋弓下缘，滑向双侧肋弓的汇合点定位，食指并拢，左手掌根部贴于食指并放于胸骨上，右手掌交叉重叠手指翘起离开胸壁（图14－4） ③腕、肘、肩关节伸直与胸骨垂直，利用上身重量有节律的下压，使胸骨下陷不少于5～6cm（既不少于5cm，也不应超过6cm），儿童、婴儿至少胸部前后径的1/3，儿童大约5cm，婴儿大约4cm。解除压力，使胸骨自然复位 ④按压频率100～120次/min，放松时手掌根部不离开胸壁	• 按压部位应准确，避免偏离胸骨而引起肋骨骨折或肝脾破裂等并发症。按压同时应大声报数。 • 按压与放松时间比是1∶1 尽可能减少胸外按压中断，检查心肺情况控制在10s以内
清理气道	• 清理口鼻腔分泌物，呕吐物、异物，有义齿者应取下	
开放气道	• 仰头举颏法 抢救者一手的小鱼际置于患者前额，用力向下压使其头部后仰，另一手示指、中指置于患者的下颌骨边缘，将颏部向上抬起，打开气道（图14－5） • 仰头抬颈法 抢救者一手抬起患者颈部，另一手以小鱼际部位置于患者前额，使其头后仰，颈部上托（图14－6） • 双下颌上提法 抢救者双肘置患者头部两侧，持双手示、中、无名指放在患者下颌角后方，向上或向后抬起下颌（图14－7）	• 后仰程度为下颌、耳郭的连线与地面垂直，此方法最常用 • 以上两种方法头、颈部损伤患者禁用 • 患者头保持正中位，不能使头后仰，不可左右扭动。适用于怀疑有颈椎损伤患者
人工呼吸	• 口对口人工呼吸法 ①在患者口鼻盖呼吸膜或单层纱布 ②用压额头的手的拇指和食指捏住患者鼻孔 ③双唇包严患者口唇吹气，持续1s，有效指标：看到患者胸廓隆起为度（图14－8） ④吹气完毕，松开鼻翼，侧头吸入新鲜空气，同时注意观察胸部复原情况，连续两次成人每5～6s 1次呼吸，频率为10～12次/min • 口对鼻人工呼吸法 用仰头抬颏法，同时抢救者用举颏的手将患者口唇闭紧深吸一口气，双唇包严患者鼻部吹气（吹气的方法同上） • 口对口鼻人工呼吸法 抢救者双唇包住患者口鼻部吹气（吹气时间和频率同口对口人工呼吸法）	• 首选方法，防止交叉感染 • 防止吹气时气体从口鼻溢出，维持肺泡通气和氧合作用 • 患者借助肺和胸廓的自行回缩将气体排出；每次吹气时间不超过2s；有效指标：患者胸部起伏，且呼气时听到或感到有气体逸出 • 用于口腔严重损伤或牙关紧闭患者，防止吹气时气体由口唇逸出 • 适用于婴幼儿。吹气时间要短，均匀缓慢吹气，防止气体进入胃部，引起胃膨胀

续表

操作流程	流程说明	要点
效果判断	• 按压有效性判断：①能扪及大动脉（股、颈动脉）搏动，血压维持在 8kPa（60mmHg）以上；②口唇、面色、甲床等颜色由发绀转为红润；③室颤波由细小变为粗大，甚至恢复窦性心律；④瞳孔随之缩小，有时可有对光反应；⑤呼吸逐渐恢复；⑥昏迷变浅，出现反射或挣扎	• 按压必须同时与人工呼吸配合，按 30：2（1 个周期）进行，每 5 个周期停 <10s 检查呼吸、脉搏。
观察监护	• 观察病情，实施高级生命支持，用简易呼吸器或人工呼吸机维持呼吸，加强监护	

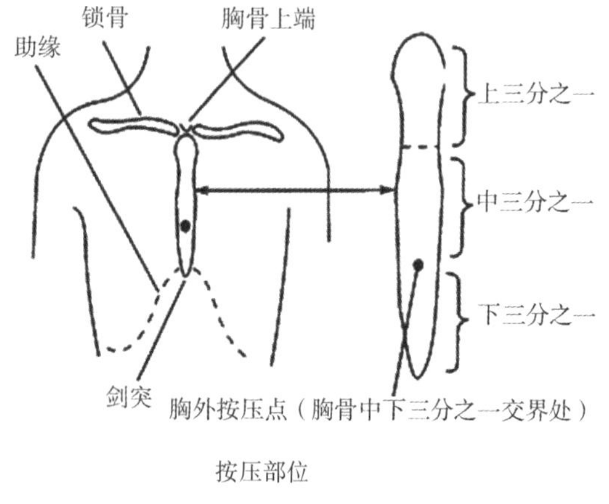

按压部位

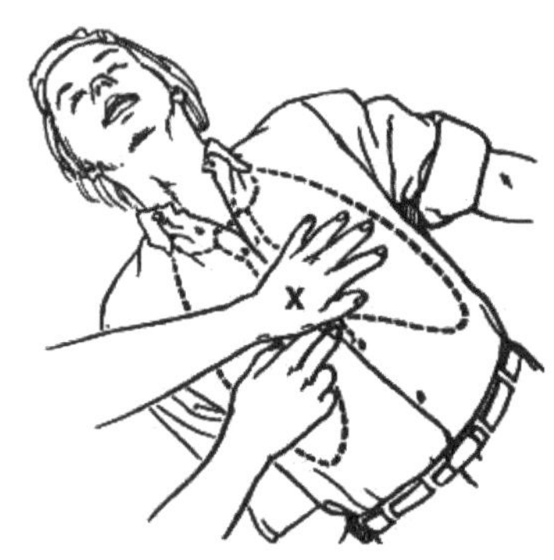

按压定位方法

图 14－3

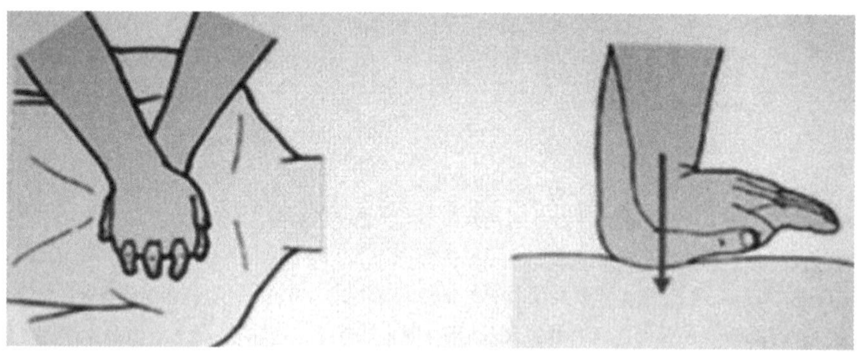

图 14－4 按压手法

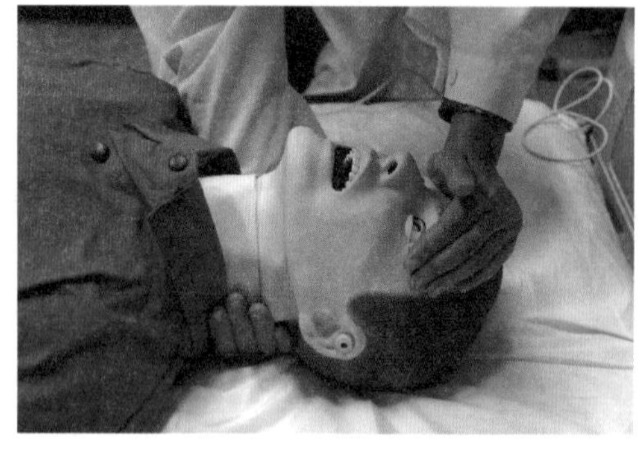

图 14－5 仰头举颏法

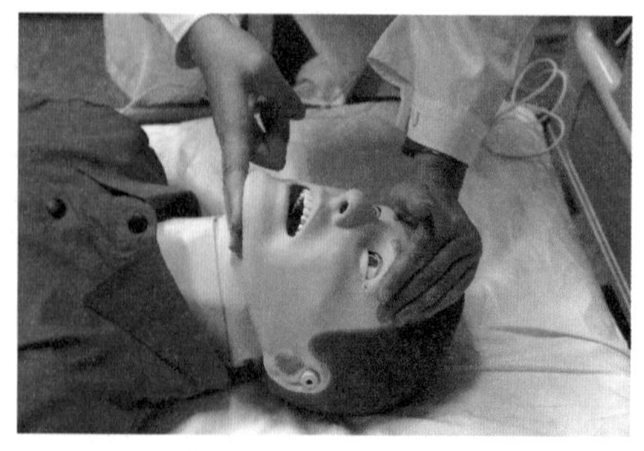

图 14－6 仰头抬颈法

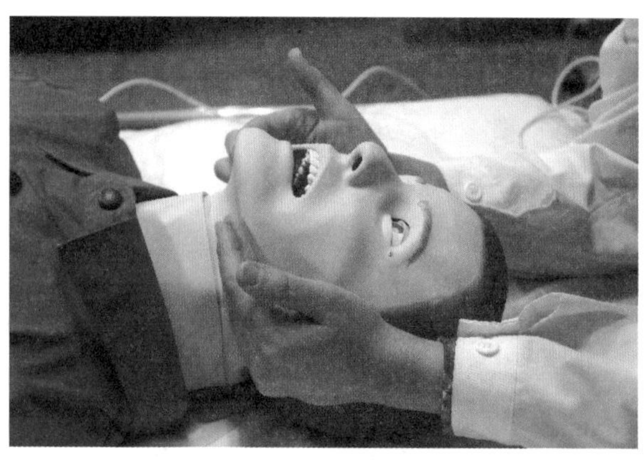

图 14－7　双下颌上提法

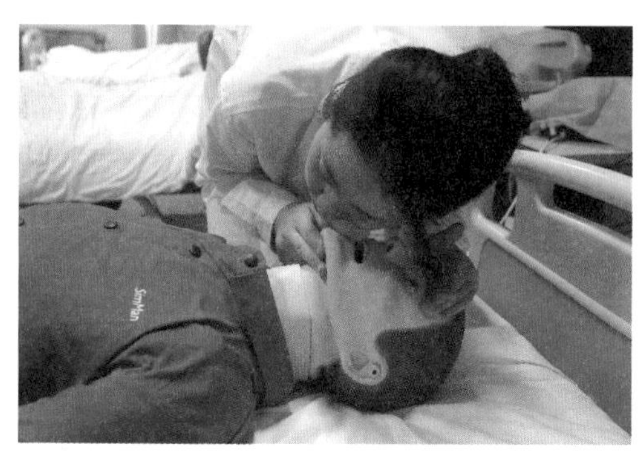

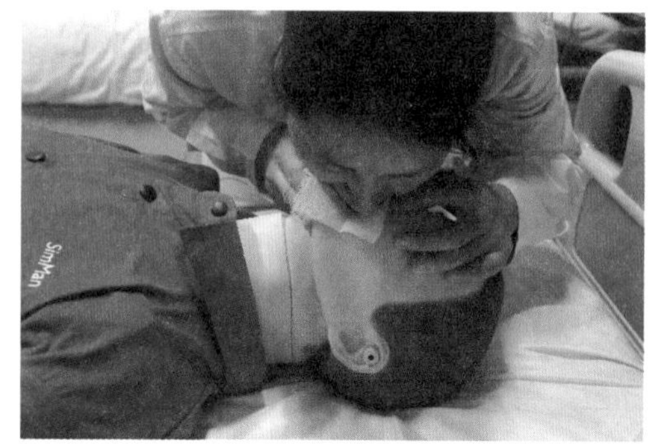

图 14－8　口对口人工呼吸法

2. 注意事项

（1）在发现无呼吸或不正常呼吸（喘息样呼吸）的心脏骤停患者，应立即启动紧急救护系统，立即进行 CPR（图 14－9）。

（2）遇头颈、脊椎外伤者不宜抬颈或搬动，以免脊髓损伤。

（3）呼叫患者时不要摇动患者，做到“轻拍重唤”。

（4）判断心跳、呼吸停止要迅速准确，尽早进行 CPR。

（5）胸外心脏按压频率：每分钟 100～120 次/min；保证每次按压后胸廓回弹；尽量减少按压中断（控制在 10s 内）；按压深度：成人 5～6cm，儿童或婴儿至少 1/3 前后径。

（6）胸外心脏按压与人工呼吸比，成人无论单人和双人法均为 30∶2；儿童或婴儿：单人操作 30∶2，双人操作 15∶2。连续做 5 个循环，然后进行评估。

（7）人工呼吸要强调效果，每次吹气要见明显胸廓隆起，吹气大约 1s 时间。

（8）把持简易呼吸器时采用 CE 手法，面罩要包严患者口鼻，以防漏气。无氧源时挤压球囊 2/3，潮气量 700～1000ml。

（9）严重胸廓畸形，肋骨骨折，血气胸，心包填塞，心脏外伤等禁用胸外心脏按压，应立即配合医生进行胸内心脏按压。

【评价】心肺复苏过程中应密切观察患者心肺复苏的有效指征，包括以下几点。

（1）能扪及大动脉（股、颈动脉）搏动，血压维持在 8kPa（60mmHg）以上。

（2）口唇、面色、甲床等颜色由发绀转为红润。

（3）室颤波由细小变为粗大，甚至恢复窦性心律。

（4）瞳孔随之缩小，有时可有对光反应。

(5) 呼吸逐渐恢复。

(6) 昏迷变浅，出现反射或挣扎。

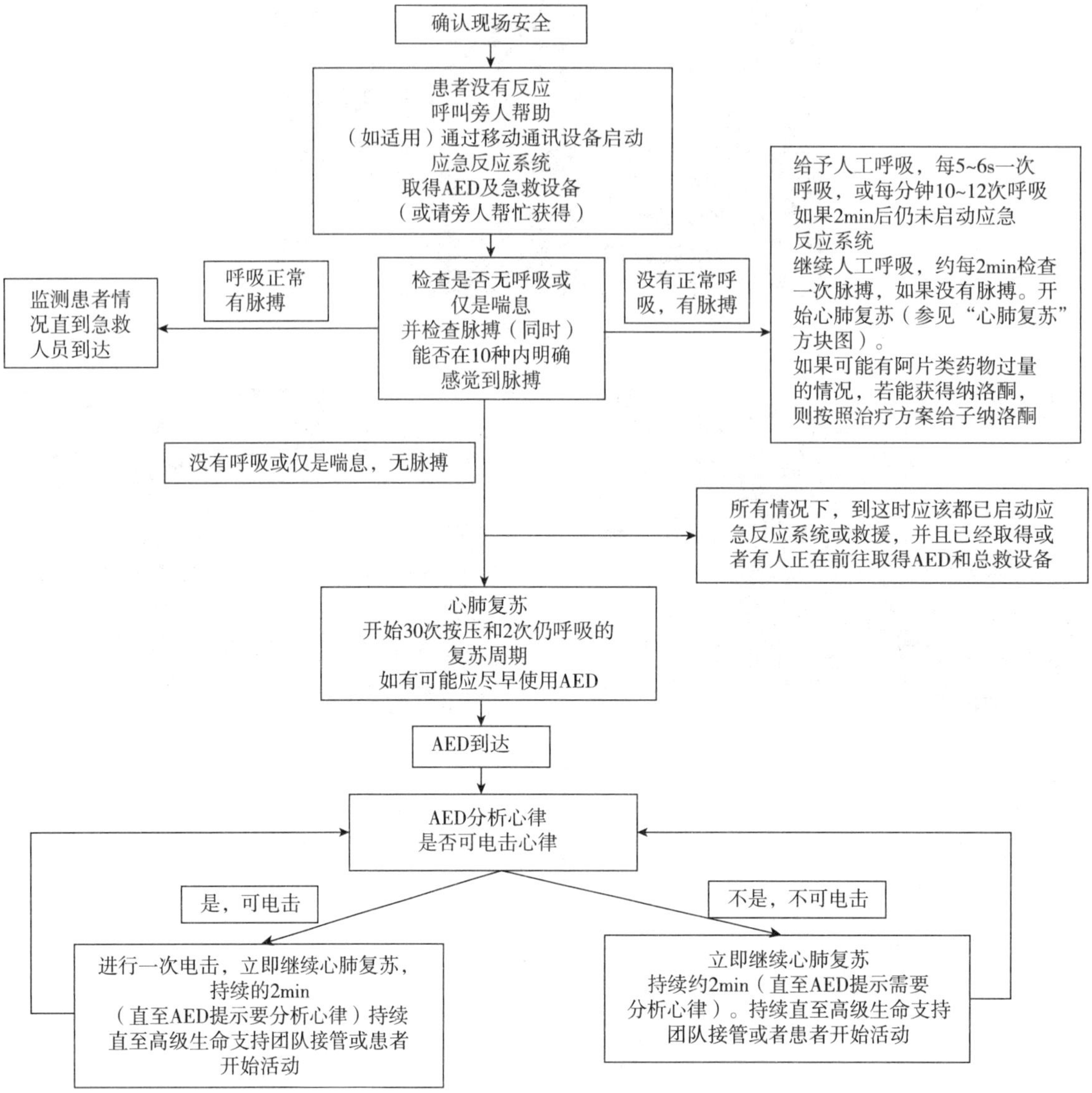

确认现场安全

患者没有反应
呼叫旁人帮助
（如适用）通过移动通讯设备启动
应急反应系统
取得AED及急救设备
（或请旁人帮忙获得）

检查是否无呼吸或
仅是喘息
并检查脉搏（同时）
能否在10种内明确
感觉到脉搏

呼吸正常
有脉搏

监测患者情
况直到急救
人员到达

没有正常呼
吸，有脉搏

给予人工呼吸，每5~6s一次
呼吸，或每分钟10~12次呼吸
如果2min后仍未启动应急
反应系统
继续人工呼吸，约每2min检查
一次脉搏，如果没有脉搏。开
始心肺复苏（参见“心肺复苏”
方块图）。
如果可能有阿片类药物过量
的情况，若能获得纳洛酮，
则按照治疗方案给予纳洛酮

没有呼吸或仅是喘息，无脉搏

所有情况下，到这时应该都已启动应
急反应系统或救援，并且已经取得或
者有人正在前往取得AED和总救设备

心肺复苏
开始30次按压和2次仍呼吸的
复苏周期
如有可能应尽早使用AED

AED到达

AED分析心律
是否可电击心律

是，可电击

进行一次电击，立即继续心肺复苏，
持续的2min
（直至AED提示要分析心律）持续
直至高级生命支持团队接管或患者
开始活动

不是，不可电击

立即继续心肺复苏
持续约2min（直至AED提示需要
分析心律）。持续直至高级生命支持
团队接管或者患者开始活动

图 14－9　BLS 成人心搏骤停抢救流程图

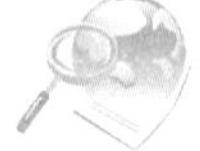

知识链接

电除颤越早越好，室颤发生3～5min内，进行CPR加除颤可使生存率增加49%～75%。自动体外除颤器（AED）：便携、易于操作，自动检测分析、心电，语音提示，高度自动化，过去把除颤归为高级生命支持阶段（ACLS），随着人们对早除颤重要性的认识以及AED的普及，使现场除颤成了可能，发达国家非专业救护人员：警察、消防人员、公寓保安等普遍使用，安放在人口流动较大的场所：运动场、学校、车站等，目前我国大城市已开始使用。

二、氧气疗法

案例：

杨先生，78 岁，近半个月来咳嗽、咳痰，气促，今晨呼吸困难，神志恍惚，烦躁不安。临床诊断为慢性肺源性心脏病。查体：体温 37.5℃，脉搏 130 次/min，血压 130/80mmHg，呼吸 38 次/min，口唇发绀，两肺底闻及湿啰音。

问题：

1. 如何给患者吸氧？

2. 患者使用氧疗应如何进行监护？

氧是生命活动所必需的物质，如果组织得不到足够的氧或不能充分利用氧，组织的代谢、功能、甚至形态结构都可能发生异常改变，这一过程称为缺氧。氧气疗法是指通过给氧，提高动脉血氧分压（PaO_2）和动脉血氧饱和度（SaO_2），增加动脉血氧含量（CaO_2），纠正各种原因造成的缺氧状态，促进组织的新陈代谢，维持机体生命活动的一种治疗方法。

1. 缺氧的分类和氧气疗法的适应证

（1）低张性缺氧：由于吸入气体氧分压过低，肺通气障碍，静脉血分流入动脉血引起。主要特点为动脉血氧分压（PaO_2）降低，动脉血氧含量（CaO_2）减少，组织供氧不足。常见于高原病、慢性阻塞性肺部疾病、先天性心脏病等。

（2）血液性缺氧：由于血红蛋白数量减少或性质改变，造成血氧含量降低或血红蛋白结合的氧不易释放所致。常见于贫血、一氧化碳中毒、高铁血红蛋白血症等。

（3）循环性缺氧：由于组织血流量减少，使组织供氧量减少所致。其原因为全身性循环性缺氧和局部性循环性缺氧。常见于休克、心力衰竭、栓塞等。

（4）组织性缺氧：由于组织细胞利用氧异常所致。其原因为组织中毒、细胞损伤、呼吸酶合成障碍。常见于氰化物中毒、大量放射线照射等。

以上四类缺氧中，低张性缺氧由于患者的 PaO_2 和 SaO_2 明显低于正常，吸氧能提高 PaO_2、SaO_2、CaO_2，使组织供氧增加，因而氧疗效果最好。对于一氧化碳中毒，心功能不全、心排出量严重下降、大量失血、严重贫血等也有良好的治疗作用。

2. 缺氧程度

除临床表现外，主要根据动脉血氧分压（PaO_2）和动脉血氧饱和度（SaO_2）来对缺氧程度进行判断，但不足之处是不能正确地反映组织缺氧状态。混合静脉血氧分压（PVO_2）可反映组织缺氧状态（表 14－4）。

表 14－4　缺氧程度的判断

程度	发绀	呼吸困难	神志	血气分析	
				PaO_2（mmHg）	SaO_2（%）
轻度	无	不明显	清楚	>50	>80
中度	明显	明显	正常或烦躁	30－50	60－80
重度	显著	严重（三凹征）	昏迷或半昏迷	<30	<60

轻度低氧血症一般不需氧疗。如有呼吸困难，可给予低流量低浓度（氧流量 1～2L/min）吸氧；中度低氧血症需氧疗；重度低氧血症是氧疗的绝对适应证。

血气分析检查是监测用氧效果的客观指标，当患者静脉血氧分压 PaO_2 低于 50mmHg（6.6kPa）时，应给予吸氧。

3. 供氧装置　临床有氧气筒和管道氧气装置（中心供氧装置）两种。

（1）氧气筒及氧气表装置（图14-10）：

①氧气筒：是一圆柱形无缝钢筒，筒内可耐高压达14.7MPa（150kg/cm^2）的氧，容纳氧气6000L。氧气筒的顶部有一总开关，控制氧气的进出。氧气筒颈部的侧面，有一气门与氧气表相连，是氧气自筒中输出的途径。

②氧气表：由压力表、减压器、流量表、湿化瓶及安全阀组成。压力表可测知氧气筒内的压力，以MPa（kg/cm^2）表示，压力越大，表明氧气筒内氧气越多。减压器是一种弹簧自动减压装置，将来自氧气筒内的压力减至0.2～0.3MPa（2～3kg/cm^2），使流量平稳，保证安全。流量表用来测量每分钟氧气的流出量，流量表内有浮标，从浮标上端平面所指的刻度，可知每分钟氧气的流出量。湿化瓶内装1/3～1/2蒸馏水，通气管浸入水中，湿化瓶出口和鼻导管相连。安全阀的作用是当氧流量过大、压力过高时，安全阀内部活塞自行上推，使过多的氧气由四周小孔流出，以确保安全。

氧气浓度与流量的关系：吸氧浓度（%）=21+4×氧流量（L/min）

（2）管道氧气装置（中心供氧装置）：医院氧气集中由供应站负责供给，设管道至病房、门诊、急诊等。供应站有总开关控制，各用氧单位连接流量表即可使用。此法迅速、方便（图14-11）。

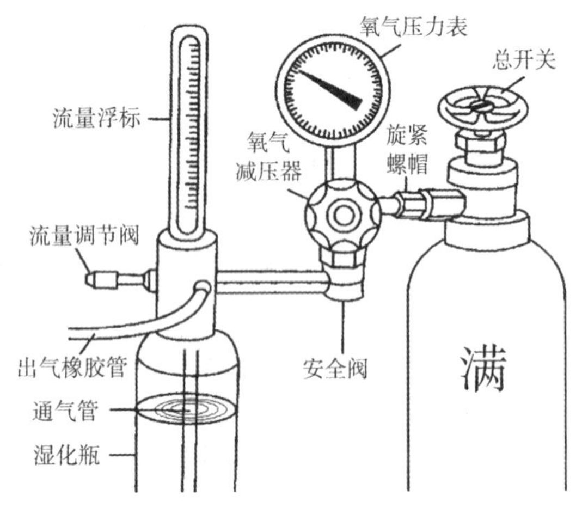

图14-10　氧气筒与氧气表装置

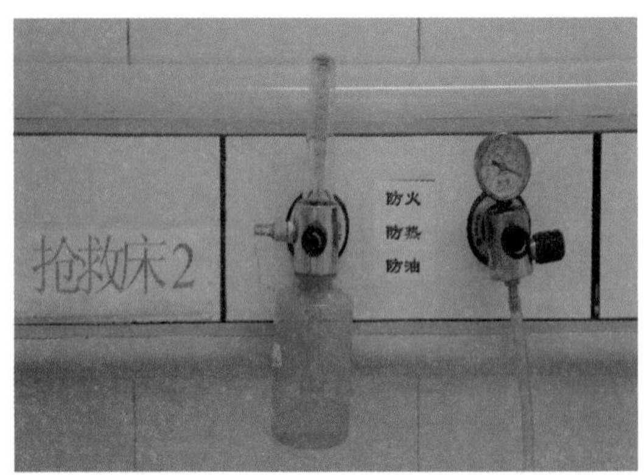

图14-11　中心管道供氧装置

4. 氧疗方法

（1）鼻导管给氧法：是将细鼻导管从患者一侧鼻腔插入鼻咽部（鼻尖至耳垂的2/3）。此法患者不易耐受，且导管对鼻腔产生压力而易被分泌物堵塞。因而目前不常用。

（2）鼻塞法：有单孔和双孔两种鼻塞，鼻塞是一种用塑料制成的球状物，将鼻塞塞入鼻孔鼻前庭内给氧的方法（图14-12）。此法可避免鼻导管对鼻黏膜的刺激，患者较为舒适，适用于长期吸氧的患者。

（3）面罩法：将面罩置于患者的口鼻部供氧，氧气自下端输入，呼出的气体从面罩两侧孔排出（图14-13）。由于口、鼻部都能吸入氧气，效果较好。给氧时必须有足够的氧流量，一般需6～8L/min。可用于病情较重，氧分压明显下降者。

（4）氧气头罩法：将患者头部置于头罩里，罩面上有多个孔，可以保持罩内一定的氧浓度、温度和湿度（图14-14）。头罩与颈部之间要保持适当的空隙，防止二氧化碳潴留及重复吸入。此法主要用于小儿。

（5）氧气枕法：氧气枕是一长方形橡胶枕，枕的一角有一橡胶管，上有调节器可调节氧流量（图14-15），氧气枕充入氧气，接上湿化瓶即可使用。此法可用于家庭氧疗、危重患者的抢救或转运途中，以枕代替氧气装置。

（6）鼻氧管给氧法：是将鼻氧管插入鼻孔内约1cm，导管环固定稳妥即可（图14-16）。此法比较简单，患者感觉比较舒适，容易接受，因而是目前临床上常用的给氧方法之一。

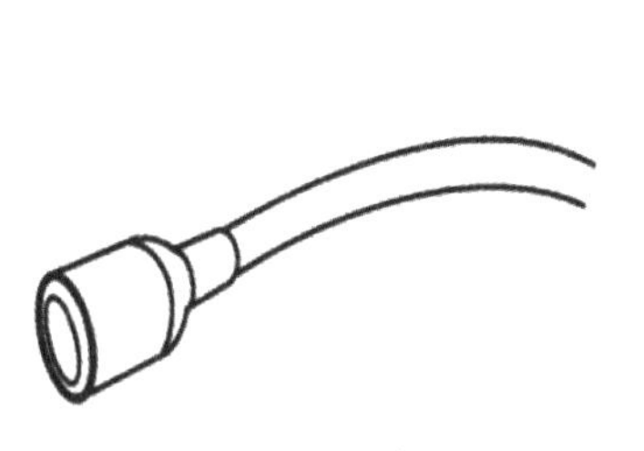
图 14－12　鼻塞

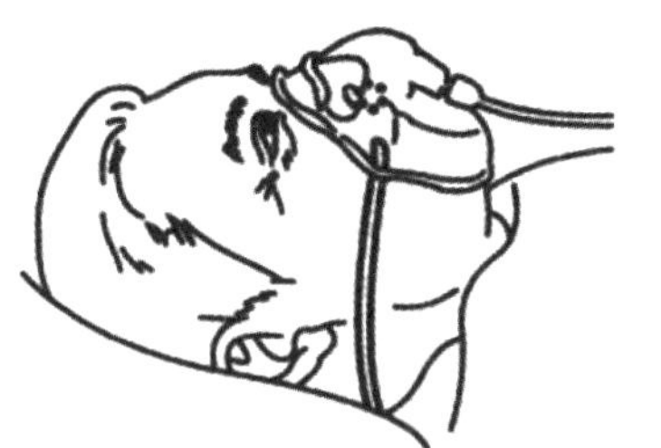
图 14－13　面罩

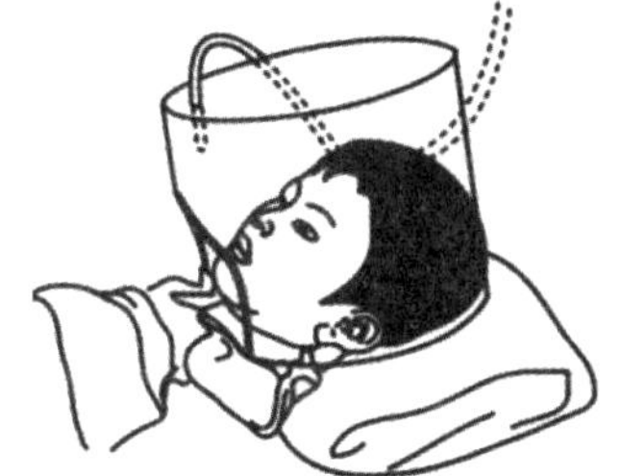
图 14－14　头罩

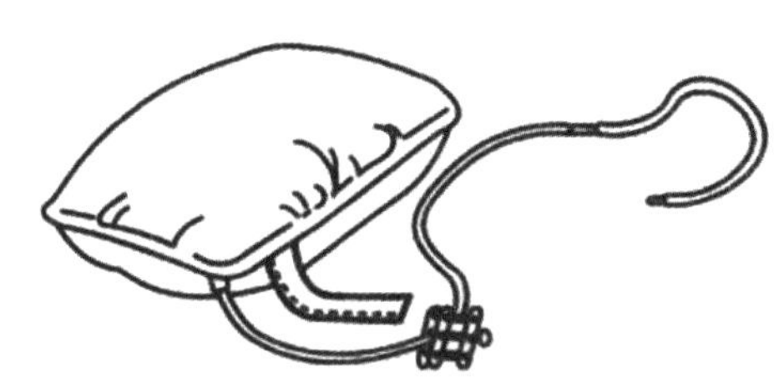
图 14－15　氧气枕

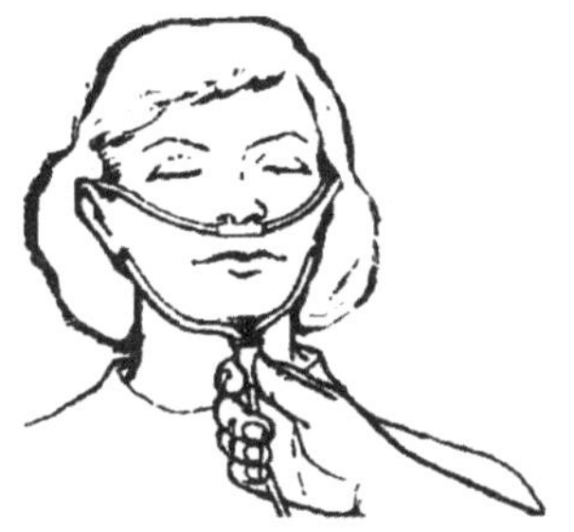
图 14－16　鼻氧管给氧法

【目的】

纠正各种原因造成的缺氧状态，提高动脉血氧分压（PaO_2）和动脉血氧饱和度（SaO_2），增加动脉血氧含量（CaO_2）。促进组织的新陈代谢，维持机体生命活动。

【评估】

（1）患者年龄、病情、意识、治疗情况，心理状态及合作程度。

（2）患者缺氧程度、血气分析结果。

【计划】

1. 操作者准备　衣帽整洁，修剪指甲，洗手，戴口罩。

2. 用物准备

治疗盘内备：小药杯（内盛冷开水）、纱布、弯盘、一次性吸氧管、棉签、扳手。

治疗盘外备：管道氧气装置或氧气筒及氧气压力表装置、氧记录单、笔。

3. 患者准备　了解吸氧的目的、方法、注意事项及配合要点；体位舒适，情绪稳定。

4. 环境准备　室温适宜、光线充足、安静、远离火源。

【实施】

1. 操作流程：操作流程及说明（表 14－5）。

表 14－5　鼻导管给氧法

操作流程	流程说明	要点
核对解释	• 携用物至患者床旁，核对、解释，说明目的，取得合作	• 确认患者
装表连接	• 将氧气表装在氧气筒上（若为中心供氧，将流量表插入床头中心管道供氧装置孔内）湿化瓶盛蒸馏水或冷开水 1/3 ~ 1/2 满，连接好湿化瓶	• 装表口诀：一吹（尘）、二上（表）、三紧（拧紧）、四查（检查）
清洁鼻腔	• 用棉签蘸水清洁双侧鼻腔	• 检查鼻腔有无分泌物堵塞及异常

续表

操作流程	流程说明	要点
接管调节	• 连接导鼻管，根据需要调节流量，浮标上缘所对准的刻度为流量读数	• 轻度缺氧 1 ~ 2L/min，中度缺氧 2 ~ 4L/min，重度缺氧 4 ~ 6L/min，小儿 1 ~ 2L/min，心脏骤停和一氧化碳中毒者可 8 – 10L/min
插管固定	• 鼻导管蘸水湿润并检查是否通畅；将鼻管导插入双侧鼻孔约 1cm，将导管绕过耳后，固定于下颌处，松紧适宜	• 告诉患者和家属用氧期间不可自行调节流量
记录观察	• 记录给氧时间、氧流量、患者反应；观察缺氧症状、实验室指标、氧气装置是否漏气及通畅、有无出现氧疗副作用	
停氧整理	• 先取下鼻导管，再关流量表；整理床单位，协助患者取舒适体位；取下流量表，整理用物，记录停氧时间	• 卸表口诀：一关（总开关及流量开关）、二扶（压力表）、三松（氧气筒气门与氧气表连接处）、四卸（表）

2. 注意事项

（1）用氧前，检查氧气装置有无漏气，是否通畅。

（2）使用氧气时，应先调节流量后应用。停用氧气时，应先拔出导管，再关闭氧气开关。中途改变流量时，先分离鼻导管与湿化瓶连接处，调节好流量再接上。以免一旦开关出错，大量氧气进入呼吸道而损伤肺部组织。

（3）常用的湿化液有冷开水、蒸馏水。急性肺水肿用 20% ~30% 乙醇溶液，乙醇具有降低肺泡内泡沫的表面张力，使肺泡泡沫破裂、消散，改善肺部气体交换，减轻缺氧症状的作用。

（4）严格遵守操作规程，注意用氧安全，切实做好“四防”，即防震、防火、防热、防油。氧气筒搬运时要避免倾倒撞击。氧气筒应放阴凉处，周围严禁烟火及易燃品，距明火 5m 以上，距暖气 1m 以上，以防引起燃烧。氧气表及螺旋口勿涂油，也不用带油的手装卸。

（5）氧气筒内氧勿用尽，压力表至少要保留 0.5MPa（$5kg/cm^2$），以免灰尘进入筒内，再充气时引起爆炸。

（6）对有氧的或已用尽的氧气筒，应分别悬挂“满”或“空”的标志，既便于及时调换，也便于急用时搬运，提高抢救速度。

（7）用氧过程中，应密切观察缺氧症状有无改善，呼吸是否通畅。

【评价】

（1）患者愿意配合、缺氧症状改善。

（2）患者及家属了解正确使用氧疗的方法及注意事项等相关知识。

（3）未见呼吸道损伤及其他意外发生。

5. 氧疗监护

（1）缺氧症状好转：患者由烦躁不安转为安静、心率变慢、血压上升、呼吸平稳、皮肤红润温暖、发绀消失，说明缺氧症状改善。

（2）实验室检查指标：可作为氧疗监护的客观指标。主要观察氧疗后 PaO_2（95 ~ 100mmHg）、$PaCO_2$（正常值 35 ~45mmHg）、SaO_2（正常值 96% ~100%）等。

（3）氧气装置：有无漏气，管道是否通畅。

6. 氧疗的副作用和预防　当氧浓度高于 60%、时间持续超过 24h，可出现氧疗副作用。常见的副作用有以下几种。

（1）氧中毒：其特点是肺实质的改变，表现为胸骨下不适、疼痛、灼热感，继而出现呼吸增快、恶心、呕吐、烦躁、断续的干咳。预防措施：避免长时间、高浓度氧疗，动态监测血气分析和观察氧疗的治疗效果。

（2）肺不张：吸入高浓度氧气后，肺泡内氮气被大量置换，一旦阻塞支气管，其所属肺泡内的氧气被肺循环血液迅速吸收，引起吸入性肺不张。表现为烦躁，呼吸、心率增快，血压上升，继而出现呼吸困难、发绀、昏迷。预防措施：鼓励患者做深呼吸，多咳嗽和经常改变卧位、姿势，防止分泌物阻塞。

（3）呼吸道分泌物干燥：氧气是一种干燥气体，吸入后会导致呼吸道黏膜干燥，分泌物黏稠，不易咳出，且有损纤毛运动。预防措施：氧气吸入前一定要先湿化再吸入，以此减轻刺激作用。

（4）晶状体后纤维组织增生：常见于暖箱中的早产儿。当暖箱中所供氧气浓度过高时，可引起婴儿视网膜血管收缩、视网膜纤维化，最后出现不可逆转的失明。预防措施：应控制氧浓度和给氧时间。

（5）呼吸抑制：常见于Ⅱ型呼吸衰竭者（PaO_2降低、$PaCO_2$增高），由于$PaCO_2$长期处于高水平，呼吸中枢失去了对二氧化碳的敏感性，呼吸的调节主要依靠缺氧对外周化学感受器的刺激来维持，吸入高浓度氧，解除缺氧对呼吸的刺激作用，使呼吸中枢抑制加重，导致呼吸动作减弱或呼吸停止。预防措施：对于Ⅱ型呼吸衰竭患者应给予低浓度、低流量（1～2L/min）吸氧并保持呼吸通畅，维持PaO_2在8kPa即可。

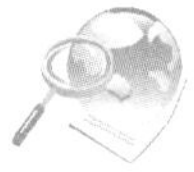
知识链接

高压氧治疗

高压氧疗法是指在高气压（大于一个标准大气压）环境下呼吸纯氧或混合氧以达到治疗各种疾病的方法。一般而言，凡是机体全身性或局部性缺氧、急性或慢性缺氧引起的各种缺氧性疾病都属于高压氧治疗的对象。如急性CO中毒及其迟发性脑病、心脏呼吸骤停复苏后、各种意外事故造成的急性缺氧（溺水、窒息、自缢、触电等）、高原反应等。它具有治疗范围广、治疗病种多及疗效可靠等特点。目前高压氧疗法已向康复医学、潜水医学、航空医学、保健医学、高原医学、运动医学及军事医学等方面发展。

三、吸痰法

案例：

王某，75岁，因咳嗽、痰多、呼吸急促，收治入院。查体：体温39.4℃，脉搏110次/min，血压130/85mmHg，呼吸38次/min，神清，发绀，两肺底闻及湿啰音，双肺及喉头可闻及痰鸣音，无力咳嗽，诊断为：急性重症肺炎。遵医嘱为患者吸痰。

问题：

1. 如何为该患者吸痰？

2. 实施时应注意哪些问题？

吸痰法（aspiration of sputum）是指经口、鼻腔、人工气道将呼吸道的分泌物吸出，以保持呼吸道通畅，预防吸入性肺炎、肺不张、窒息等并发症的一种方法。临床上主要用于年老体弱、危重、昏迷、麻醉未清醒等各种原因引起的不能有效咳嗽、排痰者。

吸痰装置包括中心吸引器、电动吸引器两种，均是利用负压吸引原理，连接导管吸出痰液。各大医院均设中心负压装置（图14－17），吸引器管道连接到个病床单位，使用时只需接上吸痰管，开启开关，即可吸引，十分方便。

在紧急状态下，可用注射器吸痰及口对口吸痰。前者用50～100ml注射器连接导管进行抽吸；后者由操作者托起患者下颏，使其头后仰并捏住患者鼻孔，口对口吸出呼吸道分泌物，解除呼吸道梗阻症状。

电动吸引器由马达、偏心轮、气体过滤器、压力表、安全瓶、贮液瓶组成（图 14 – 18）。安全瓶、贮液瓶可贮液 1000ml，瓶塞上有两个玻璃管，并有橡胶管相互连接。接通电源后，可使瓶内呈负压，将痰吸出。

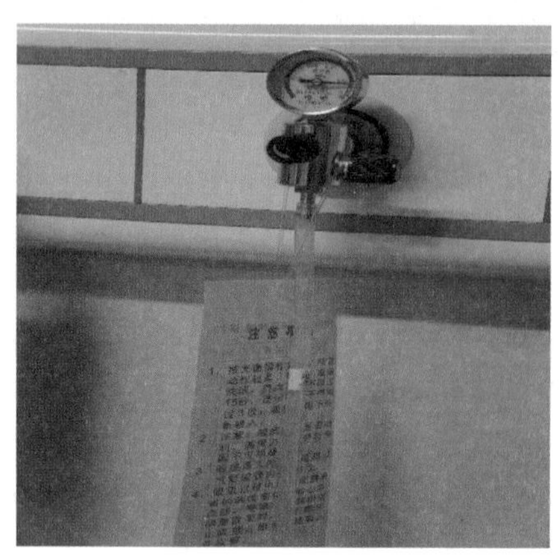

图 14 – 17　中心负压装置

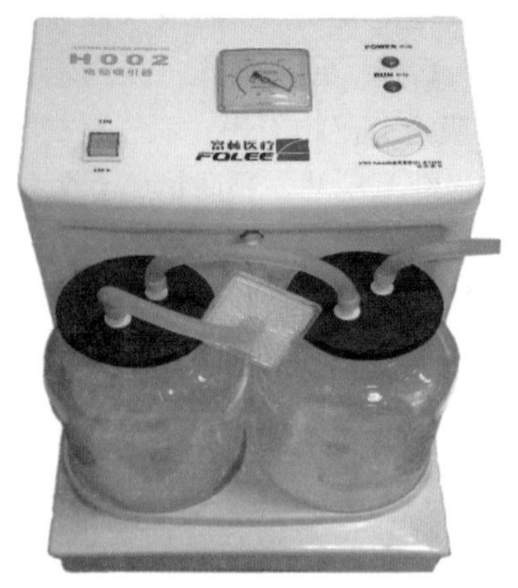

图 14 – 18　电动吸引器

【目的】

通过吸痰清除呼吸道分泌物，保持呼吸道通畅；促进呼吸功能，改善肺通气；预防并发症发生。

【评估】

（1）评估患者年龄、病情、意识、治疗情况，有无将呼吸道分泌物排出的能力，心理状态及合作程度，目前患者的血氧饱和度。

（2）向患者解释吸痰的目的、方法、注意事项及配合要点。

【计划】

1. 操作者准备　衣帽整洁，修剪指甲，洗手，戴口罩。

2. 用物准备

（1）治疗盘内备：有盖罐 2 只（试吸罐和冲洗罐，内盛无菌生理盐水）、一次性无菌吸痰管数根、无菌纱布、无菌血管钳或镊子、无菌手套、弯盘、消毒纱布、无菌手套。

（2）治疗盘外备：电动吸引器或中心负压吸引装置，听诊器。必要时备压舌板、张口器、舌钳、电插板等。

3. 患者准备　了解吸痰的目的、方法、注意事项及配合要点；体位舒适，情绪稳定。

4. 环境准备　室温适宜、光线充足、环境安静。

【实施】

1. 操作流程　操作流程及说明（表 14 –6）。

表 14 –6　电动吸引器吸痰法

操作流程	流程说明	要点
核对解释	• 携用物至患者床旁，核对医嘱、确认患者、取得合作	• 确认患者
检查调压	• 接通电源，打开开关，检查吸引器性能及管道连接，调节负压	• 一般成人 40.0 ~ 53.3kPa（300 ~ 400mmHg）儿童 <40.0kPa
体位安置	• 患者头偏向一侧，面向操作者检查患者口、鼻腔，取下活动义齿	• 口腔吸痰有困难，可由鼻腔吸引；昏迷患者可用压舌板或张口器打开口腔。

续表

操作流程	流程说明	要点
接管试吸	• 右手戴无菌手套连接吸痰管，试吸少量生理盐水，润滑导管前端，检查吸痰管通畅与否	• 右手取吸痰管与左手吸引器管相连接
抽吸痰液	• 在无负压状态下，右手持吸痰管插入口咽部（10～15cm），打开负压，先吸口咽部分泌物，再吸气管内分泌物。左右旋转，向上提管，吸净痰液	• 为气管切开患者吸痰，注意无菌操作，先吸气管切开处，再吸口（鼻）部
拔管消毒	• 右手将用过的吸痰管缠于手中，与吸引器管分离，将吸引管吸消毒液冲洗管道，以免分泌物堵塞吸痰导管，关闭吸引器，将吸引管头放消毒液瓶内	• 右手手套翻转包裹用过的吸痰管
观察整理	• 观察患者的面色、呼吸是否改善、痰液性状、量、口腔黏膜有无损伤。安置患者拭净脸部分泌物，体位舒适，用物整理	
洗手记录	• 洗手，记录吸痰时间，痰液性状、量，患者呼吸情况	

2. 注意事项

（1）吸痰前，检查电动吸引器性能是否良好，连接是否正确。

（2）每吸痰一次应更换一根吸痰管，以免引起感染。吸痰盘每天更换 1～2 次。

（3）吸痰动作轻柔，防止固定在一处或吸力过大损伤呼吸道黏膜。

（4）痰液黏稠时，可配合叩击，蒸气吸入、雾化吸入，提高效果。

（5）电动吸引器连续使用的时间不宜过久，贮液瓶内液体达 2/3 满时，应及时倾倒，以免液体过多吸入马达内损坏仪器。贮液瓶内应放少量消毒液，使吸出液不致黏附于瓶底，便于清洗消毒。

（6）每次吸痰时间 <15s，以免造成缺氧。

（7）如果患者在吸痰时，临床上有明显的血氧饱和度下降的问题，吸痰前提高氧浓度，可在吸痰前的 30～60s，向儿童和成人提供 100% 的氧。

（8）成人和儿童使用的吸痰管（直径）要小于他们使用的气管插管的直径的 50%，婴儿则要小于 70%。

【评价】

（1）患者愿意配合，患者及家属了解呼吸道疾病的预防保健知识。

（2）患者呼吸道分泌物能及时吸出，气道通畅、呼吸改善、纠正缺氧。

四、洗胃法

案例：

周女士，35 岁，农民，1h 前与丈夫争吵后服农药半瓶，5min 后被家人发现，患者腹痛、恶心、呕吐 1 次，呕吐物有大蒜味，逐渐神志不清，急诊入院。查体：体温 36.8℃，脉搏 60 次/min，血压 110/80mmHg，呼吸 30 次/min，昏迷状态，双侧瞳孔针尖样，对光反射弱，诊断为：急性有机磷农药中毒。遵医嘱为患者洗胃。

问题：

1. 护士应为患者选择哪种合适的洗胃溶液？
2. 在洗胃过程中，护士应重点观察那些方面的内容？
3. 洗胃过程中，如果洗出液呈血性，护士应如何处理？

洗胃(gastric lavage) 是将胃管插入患者胃内，反复注入和吸出一定量的溶液，以冲洗并排除胃内容物，减轻或避免吸收中毒的胃灌洗方法。

【目的】

1. 解毒　用于清除急性食物或药物中毒，胃内毒物或刺激物，减少毒物吸收，还可利用不同灌洗液进行中和解毒。服毒后 4 ~ 6h 内洗胃效果最佳。

2. 减轻幽门梗阻患者胃黏膜水肿

3. 手术或某些检查前的准备　如食管下段、胃部、十二指肠手术前。

【评估】

（1）评估患者年龄、病情、医疗诊断、意识状态、生命体征；口鼻黏膜有无破损，有无活动义齿；心理状态以及对洗胃的耐受能力、合作程度等。

（2）向患者及家属解释洗胃的目的、方法、注意事项及配合要点。

【计划】

1. 护士准备　衣帽整洁，修剪指甲，洗手，戴口罩。

2. 患者准备　取舒适体位，了解洗胃的注意事项及配合要点；取舒适体位。

3. 环境准备　安静、整洁、必要时围帘或屏风遮挡。

4. 用物准备　根据不同的洗胃方法进行用物准备。

（1）口服催吐法。

表 14 – 7　常见药物中毒的灌洗液和禁忌药物

毒物种类	洗胃溶液	禁忌药物
酸性物	镁乳、蛋清水、牛奶	
碱性物	5% 醋酸溶液、白醋、柠檬水、蛋清水、牛奶	
氰化物	3% 过氧化氢溶液后引吐，1 : 15000 ~ 1 : 20000 高锰酸钾洗胃	
敌敌畏	2% ~ 4% 碳酸氢钠溶液，0.9% 生理盐水、1 : 15000 ~ 1 : 20000 高锰酸钾洗胃	
1605、1059、4049（乐果）	2% ~ 4% 碳酸氢钠溶液洗胃	高锰酸钾
美曲膦酯（敌百虫）	1% 盐水或清水，1 : 15000 ~ 1 : 20000 高锰酸钾洗胃	碱性药物
DDT（灭害灵）、666	温开水或生理盐水洗胃，50% 硫酸镁导泻	油性泻药
巴比妥类（安眠药）	1 : 15000 ~ 1 : 20000 高锰酸钾洗胃，生理盐水或淡盐水洗胃，硫酸钠导泻	硫酸镁
灭鼠药（磷化锌）	1 : 15000 ~ 1 : 20000 高锰酸钾洗胃、0.5% 硫酸铜洗胃；口服 0.5% ~ 1% 硫酸铜溶液每次 10ml，每 5 ~ 10min 口服一次，连服数次，总量不超过 100ml，配合用压舌板刺激舌根催吐	鸡蛋、牛奶、脂肪及其他油类食物
发芽马铃薯、毒蕈	1% 活性炭悬浮液	
河豚、生物碱	1% ~ % 鞣酸	

注：①蛋清水可黏附于黏膜或创面上，从而起保护性作用，并可使患者减轻疼痛。②氧化剂能将化学性毒品氧化，改变其性能，从而减轻或去除其毒性。③1605、1059、4049（乐果）等禁用高锰酸钾洗胃，否则可氧化成毒性更强的物质。④美曲膦酯（敌百虫）遇碱性药物可分解出毒性更强的敌敌畏，其分解过程可随碱性的增强和温度的升高而加速。⑤巴比妥类药物采用硫酸钠导泻是利用其在肠道内形成的高渗透压，而阻止肠道水分和残存的巴比妥类药物的吸收，促其尽早排出体外。硫酸镁对中枢有抑制作用而硫酸钠没有，不会加重巴比妥类药物毒性。⑥磷化锌中毒口服硫酸铜，可使其成为无毒的磷化铜沉淀，阻止吸收，并促进其排出体外。磷化锌易溶于油类物质，如果中毒，忌用鸡蛋、牛奶、油类等食物，以免促使磷的溶解吸收。

①治疗盘内置：量杯、压舌板、水温计、防水围裙。

②洗胃溶液：按医嘱根据毒物性质准备拮抗性洗胃溶液（表 14－7）。一般用量为 10000－20000ml，将洗胃溶液温度调节到 25～38℃。

③水桶 2 只（1 只盛洗胃液，1 只盛污水）。

④必要时为患者准备洗漱用物（可取自患者处）。

（2）胃管洗胃法。

①治疗盘内：无菌洗胃包（内有胃管或使用一次性胃管、镊子、纱布）、橡胶围裙、治疗巾、检验标本容器或试管、量杯、水温计、压舌板、弯盘、棉签、50ml 注射器、听诊器、手电筒、液状石蜡、胶布，必要时备张口器、牙垫、舌钳放于治疗碗内、无菌手套。

②洗胃溶液：同口服催吐法，水桶 2 只（1 只盛洗胃液，1 只盛污水）。

③漏斗胃管洗胃法需另备漏斗胃管（图 14－19）。

④自动洗胃机洗胃法需准备自动洗胃机（图 14－20）。

【实施】

1. 操作流程及说明

（1）口服催吐法：适用于清醒并且合作的患者（表 14－8）。

表 14－8　口服催吐法

操作流程	流程说明	要点
核对解释	• 携用物至患者床旁，核对、解释、说明目的取得合作	• 此法用于服毒量少的清醒合作者
体位安置	• 患者取座位或半坐卧位，围好防水围裙，置污水桶于患者座位前	• 若有义齿应取下
口服催吐	• 指导患者每次饮约 300～500ml 灌洗液，用压舌板刺激舌根催吐至吐出的灌洗液澄清无味为止	• 操作中要注意患者一般情况，询问其感受，观察吐出物，注意有无出血等情况
整理记录	• 协助患者漱口、擦脸、整理床单位、取舒适卧位；清理用物、洗手，记录灌洗液名称、量，洗出液的量、颜色、气味，必要时留标本送检	

（2）漏斗胃管洗胃法：利用虹吸原理，将溶液灌入胃内，再吸引出来的方法（表 14－9）。

表 14－9　漏斗胃管洗胃法

操作流程	流程说明	要点
核对解释	• 携用物至患者床旁，核对、解释、说明目的取得合作	
卧位安置	• 患者取座位或半坐卧位中毒较重者取左侧卧位，若有义齿应取下昏迷患者去枕平卧位头偏向一侧，用张口器打开口腔，颌下铺治疗巾，口角置弯盘	
润滑插管	• 戴手套，测量长度（前额发际至剑突距离约 55～60cm），液状石蜡浸润纱布润滑胃管前端（插入长度的 1/3），左手用纱布托着胃管，右手用纱布裹胃管前端 5～6cm 处，从口腔插入（不合作者由鼻腔插入）	• 插管动作轻、稳、准，尽量减少对患者的刺激与不适
检查固定	• 挤压漏斗，抽出胃内容物后说明在胃内，用胶布固定	• 利用挤压橡胶球所形成的负压作用，抽出胃内容物，留取第一次标本送检

续表

操作流程	流程说明	要点
抽净胃内容物	• 置漏斗低于胃部水平位置，挤压橡胶球，抽尽胃内容物，必要时留标本送检	
灌液洗胃	• 举漏斗高过头部 30～50cm，将洗胃液缓慢倒入 300～500ml 于漏斗内，当漏斗内尚余少量溶液时，速将漏斗降低至胃部位置以下，并倒向污水桶内（利用虹吸原理）反复灌洗，直至洗出液澄清无味为止（图 14－19）	• 每次灌洗不得超过 500ml，否则易加速毒物吸收、致误吸或窒息等；如引流不畅可挤压橡胶球加压吸引；每次灌入量和洗出量应基本相等，否则致胃潴留
拔管整理	• 洗毕，反折胃管末端，纱布包裹迅速拔除；协助患者漱口、擦脸、整理床单位、取舒适卧位	
观察记录	• 清理用物、洗手，记录灌洗液名称、量，洗出液的量、颜色、气味、患者情况	

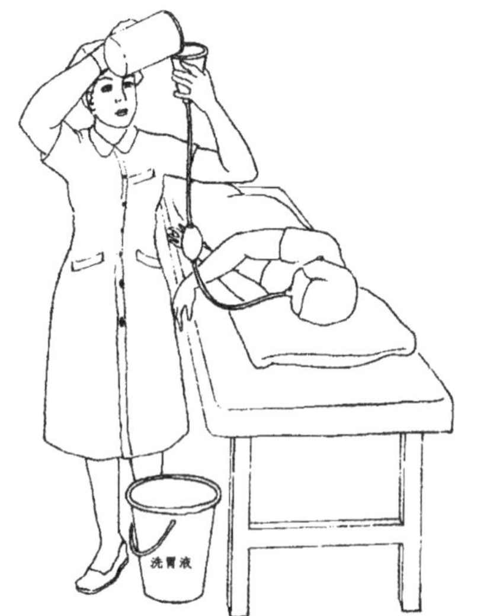

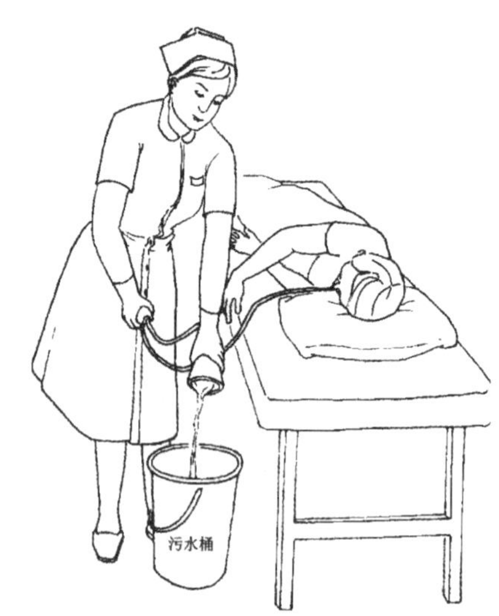

图 14－19　漏斗胃管洗胃法

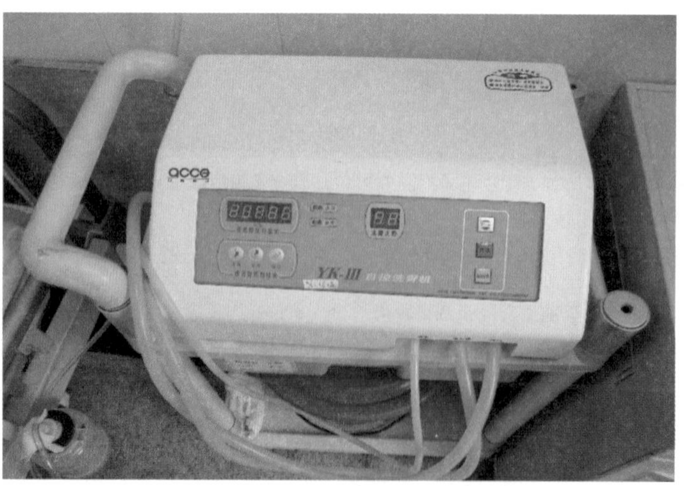

图 14－20　自动洗胃机

（3）自动洗胃机洗胃法：利用电磁泵作为动力源，通过自控电路的控制，使电磁阀自动转换动作，先从胃内抽出胃内容物，再使洗胃溶液对胃壁黏膜进行冲洗，同时将胃内污液通过胃管抽出，达到解毒、迅速排出毒物的目的。操作流程及流程说明见表（表14－10）。

表14－10　自动洗胃机洗胃法

操作流程	流程说明	要点
核对解释	• 携用物至患者床旁，核对、解释、说明目的取得合作	
检查连管	• 通电，打开开关，检查机器功能，调节参数连接各种管道，进液管接清水桶、出液管接污水桶（图14－20）	
插管洗胃	• 患者准备、插管同“漏斗胃管洗胃法”，将胃管末端与洗胃机胃管接口相连依次按键，先吸出胃内容物，再用洗胃液对胃壁黏膜进行反复冲洗，每次入量300－500ml直至洗出液澄清无味为止	• 密切观察患者病情、生命体征变化，洗胃液出入量的平衡，洗出液的颜色、气味
整理用物	• 洗胃完毕，反折胃管末端，保留一定时间，以备再次洗胃（有机磷中毒患者保留24h以上）；将洗胃机的胃管、进液管、出液管同时放入清水中，按清洗键清洗干净取出，排尽机器内的水，关机。整理用物归位	
观察记录	• 洗手，记录洗胃时间，洗胃次数，洗胃液量、颜色、气味	• 幽门梗阻患者洗胃，可在饭后4～6h或空腹进行。记录胃内潴留量，便于了解梗阻程度；胃内潴留量＝洗出量一灌入量

2. 注意事项

（1）首先了解患者中毒情况，如患者中毒的时间、途径、毒物性质、种类、量等，来院前是否已有呕吐。

（2）当中毒物质不明时，先抽胃内容物送检，洗胃溶液可选用温开水或生理盐水。待毒物性质明确后，再用对抗剂洗胃。

（3）适应证：非腐蚀性毒物中毒的患者可以洗胃，如有机磷、安眠药、重金属类、生物碱及食物中毒等。

（4）禁忌证：强腐蚀性毒物（如强酸、强碱）中毒，肝硬化伴食管胃底静脉曲张，胸主动脉瘤，近期内有上消化道出血及胃穿孔，胃癌等。患者吞服强酸、强碱等腐蚀性药物，禁忌洗胃，以免造成穿孔。可按医嘱给予药物或迅速给予物理性拮抗剂，如牛奶、豆浆、蛋清、米汤等以保护胃黏膜。上消化道溃疡、食道静脉曲张、胃癌等患者一般不洗胃，昏迷患者洗胃应谨慎。

（5）急性中毒患者，应紧急采用“口服催吐法”，必要时进行洗胃，以减少毒物的吸收。插管时，动作要轻、快，切勿损伤食管黏膜或误入气管。

（6）洗胃过程中应随时观察患者的面色、生命体征、意识等病情变化。洗胃并发症包括急性胃扩张、胃穿孔、大量低渗液洗胃致水中毒、水及电解质紊乱、酸碱平衡失调、昏迷患者误吸等。及时观察并做好相应的急救措施，并做好记录。

【评价】

（1）患者愿意配合，胃内容物得到最大程度的清除。

（2）患者中毒症状得以缓解或控制，康复信心增强。

（3）患者无误吸和急性胃扩张发生。

五、简易呼吸器的使用

是最简单的借助器械加压的人工呼吸装置，可通过人工或机械装置产生通气，对无呼吸患者进行强迫通气，对通气障碍的患者进行辅助呼吸。常用于各种原因所致的呼吸停止或呼吸衰竭的抢救及麻醉期间的呼吸管理。由呼吸囊、呼吸活瓣、面罩和衔接管组成，携带方便，操作简单（图 14－21）。

【目的】

维持和增加机体通气量。纠正威胁生命的低氧血症，改善换气功能，减轻呼吸肌做功。

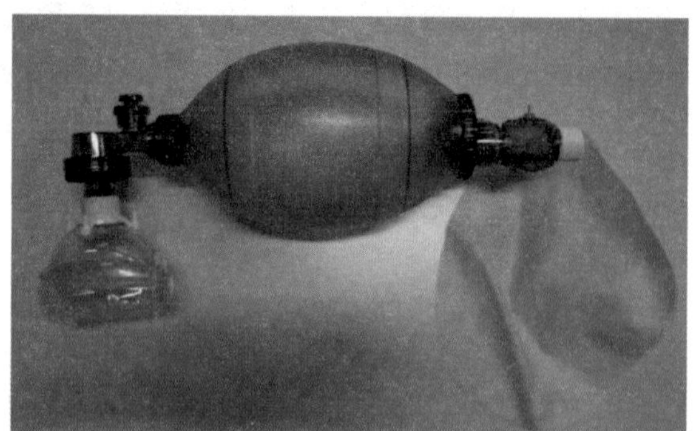

图 14－21　简易呼吸器

【评估】

（1）患者的年龄、病情、体重、体位、意识状态等。

（2）患者的呼吸状况（频率、节律、深度）呼吸道是否通畅，有无活动义齿等。

（3）患者的心理状况及配合程度。

【计划】

1. 操作者自身准备　衣帽整洁，修剪指甲，洗手，戴口罩。

2. 用物准备　简易呼吸器：由呼吸囊、呼吸活瓣、面罩及衔接管组成。

3. 患者准备

（1）了解简易呼吸器使用的目的、方法、注意事项及配合要点。

（2）患者取仰卧，去枕、头后仰，如有活动义齿应取下；解开领扣、领带及腰带；清除上呼吸道分泌物或呕吐物，保持呼吸道通畅。

4. 环境准备　室温适宜、光线充足、环境安静。

【实施】

1. 操作流程及流程说明见表（表 14－11）

表 14－11　简易呼吸器的使用方法

操作流程	流程说明	要点
核对解释	• 携用物至患者床旁，核对、解释、说明目的取得合作；协助患者仰卧在床上，去枕，取下活动义齿	
开放气道	• 解开患者衣领，清除患者上呼吸道的分泌物和呕吐物。使患者的头后仰，托起患者下顿，开放气道	
扣紧面罩	• 将面罩包严在患者的口鼻，避免漏气	• 采用 C－E 手法
挤压气囊	• 用手有规律的挤压气囊，频率保持在 16－20 次/min，使空气或氧气自吸气活瓣进入患者肺内，放松时，肺内气体从呼气活瓣排出	
观察记录	• 操作过程中注意观察患者的自主呼吸情况，如有，则应与其同步记录使用时间、效果及患者的反应	

2. 注意事项

（1）呼吸器要定时检查、测试、维修，以免活塞漏气导致患者得不到有效通气。

（2）简易呼吸器挤压程度，无氧源时挤压球囊 2/3，潮气量为 700～1000ml；有氧源时，将氧流量调至 8～10L/min，挤压球囊 1/2，潮气量为 400～600ml。

（3）做好患者心理护理，解除患者紧张情绪，使其主动配合。

（4）发现患者有自主呼吸，应按照患者呼吸动作加于辅助，以免影响患者自主呼吸。

（5）妥善保管呼吸球囊，不能压瘪后保存，以免影响弹性。

（6）使用后要定时清洗、消毒。方法是将活瓣、面罩、接头拆开，用肥皂水清洗干净，再用消毒液浸泡 30min，凉水冲净，晾干后装配好备用。

【评价】

（1）患者有自主呼吸，呼吸形态基本恢复。

（2）患者呼吸通畅。

目标检测

一、A 型题（以下每题下面有 A、B、C、D、E 五个答案，请从中选择一个最佳的答案）

1. 角膜反射消失见于（　　）。

A. 意识模糊　B. 昏睡　C. 嗜睡　D. 浅昏迷

E. 深昏迷

2. 对正常瞳孔的描述，下列不符的是（　　）。

A. 两侧瞳孔等大等圆　B. 在自然光线下其直径为 2 ~5mm

C. 对光反应灵敏　D. 在自然光线下其直径 >5mm

E. 调节反射两侧相等

3. 下列不属于深昏迷的临床表现的是（　　）。

A. 对外界刺激无反应　B. 压迫眶上神经可出现痛苦表情

C. 全身肌肉松弛　D. 呼吸不规则，血压下降

E. 大小便失禁

4. 当患者呕吐呈喷射状时，应考虑（　　）。

A. 食物中毒　B. 高位性肠梗阻　C. 颅内压增高　D. 低位性肠梗阻

E. 幽门梗阻

5. 当呕吐物中混有滞留在胃内时间较短的血液而且血液量较多时，其颜色应呈（　　）。

A. 鲜血色　B. 暗红色　C. 咖啡色　D. 黄绿色

E. 黑色

6. 患者，男性因触电致心跳、呼吸骤停，胸外心脏按压操作不正确的是（　　）。

A. 按压部位在胸骨中下 1/3 交界处　B. 双手相叠按压

C. 每次按压胸骨下陷 5 ~6cm　D. 每分钟 100 ~120 次

E. 与人工呼吸配合的比例为 2∶1

7. 在用氧气过程中，如调节氧流量时，应采取的方法是（　　）。

A. 拔出导管调节流量

B. 调节流量开关

C. 分离鼻导管与湿化瓶连接处，调节好流量再接上

D. 关总开关，再调流量

E. 调节总开关

8. 滞留在胃内时间较久的呕吐物是（　　）。

A. 酸味　B. 苦味　C. 腐臭味　D. 粪臭味

E. 烂苹果味

9. 美曲膦酯（敌百虫）中毒忌用洗胃溶液是（　　）。

A. 温开水　B. 高锰酸钾　C. 清水　D. 碳酸氢钠

E. 盐水

10. 电动吸引器吸痰每次插入导管吸引时间不超过（　　）。

A. 5s　　B. 10s　　C. 15s　　D. 20s

E. 25s

11. 昏迷患者眼睑不能闭合应（　　）。

A. 热敷眼部　　B. 按摩眼睑　　C. 滴眼药水　　D. 用消毒巾遮盖

E. 盖凡士林纱布

12. 以下不是观察内容的是（　　）。

A. 具体情况的观察　　B. 生命体征的观察　　C. 意识状态的观察　　D. 心理状态的观察

E. 瞳孔的观察

13. 对心脏骤停患者诊断最重要的依据是（　　）。

A. 心跳停止　　B. 呼吸停止

C. 意识丧失，大动脉搏动消失　　D. 脑死亡

E. 瞳孔散大

14. 有机磷农药乐果中毒时禁用高锰酸钾洗胃可（　　）。

A. 分解成毒性更强的物质　　B. 对黏膜或创面起保护作用

C. 分解成毒性更强的敌敌畏　　D. 氧化成毒性更强的物质

E. 减轻或去除其毒性

15. 请问给患者吸氧流量为2L/min，其吸氧浓度是（　　）。

A. 25%　　B. 29%　　C. 33%　　D. 37%

E. 41%

（16－18 共用题干）

患者因车祸伤入院，入院后神志不清、各种反射消失，单侧瞳孔散大、固定。手术回病房后，发现患者呼吸道分泌物增多，遵医嘱给予吸痰治疗。

16. 从患者的瞳孔情况可判断患者出现（　　）。

A. 车祸同时伴有机磷中毒

B. 颅内压增高

C. 散大瞳孔侧颅内病变所致小脑幕裂孔疝的发生

D. 颅脑损伤

E. 虹膜粘连

17. 吸痰管进行气管内吸痰的方法是（　　）。

A. 自上而下抽吸　　B. 自下而上反复抽吸

C. 上下移动导管进行抽吸　　D. 左右旋转自下向上提吸

E. 固定于一处抽吸

18. 吸痰的无菌用物应（　　）。

A. 每周更换1次　　B. 每日更换1～2次　　C. 每周更换2次　　D. 每两天更换1次

E. 每天更换4次

（19－21 共用题干）

患者女，因服毒昏迷不醒，被送入急诊室抢救，其家属不能说出毒物的名称及性质，观察患者双侧瞳孔缩小。

19. 根据患者瞳孔变化可初步判断患者可能为（　　）。

A. 碱性毒物中毒　　B. 酸性毒物中毒

C. 颠茄类中毒　　D. 有机磷、吗啡类中毒
E. 酒精中毒

20. 洗胃时胃管插入长度是（　　）。
A. 30～40cm　　B. 40～50cm　　C. 55～60cm　　D. 35～45cm
E. 65～70cm

21. 在不知毒物名称和性质情况下护士的正确处理方法是（　　）。
A. 请家属立即查清毒物名称后洗胃　　B. 抽出胃内容物送检，再用温水洗胃
C. 鼻饲牛奶或蛋清水，以保护胃黏膜　　D. 用生理盐水清洁灌肠，减少毒物吸收
E. 禁忌洗胃，待清醒后用催吐法排出毒物

（22－23 共用题干）
患者，男性，17 岁。学习游泳不慎误入深水去，溺水，经抢救出水，当即发现心跳、呼吸已停

22. 现场首先的处理是（　　）。
A. 送往医院　　B. 打电话 999
C. 立即呼救、控水，使呼吸道通畅　　D. 立即口对口人工呼吸
E. 立即胸外心脏按压

23. 下一步的处理是（　　）。
A. 送往医院　　B. 立即行基础生命支持技术
C. 打电话 120　　D. 寻找患者家人
E. 观察患者情况

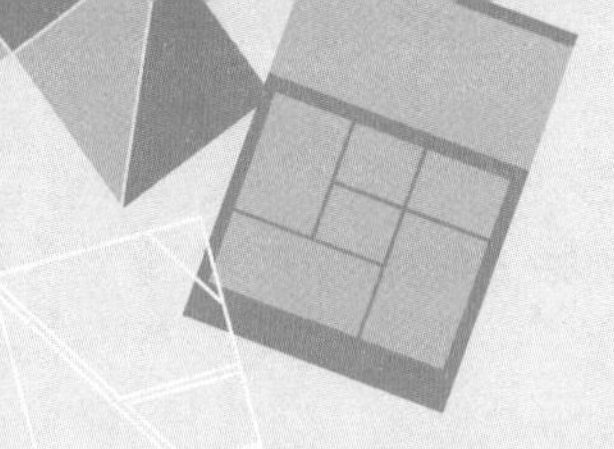

第十五章

临终患者护理技术

案例

患者，女，50岁，因上腹部不适到医院检查，诊断为“肝癌晚期”收治入院，进行放疗、化疗。两月后出现腹痛、呕吐，医生诊断为癌肿肠道转移引起的“肠梗阻”，行结肠切除术后1个月，患者精神差，CT结果显示：腹腔内多处癌肿转移，多处肠粘连，已无法手术。医生告知患者家属后，患者否认结果的准确性，家属以泪洗面。

问题

1. 针对患者及家属的反应，责任护士如何护理？
2. 护士对患者的护理应遵循什么原则？

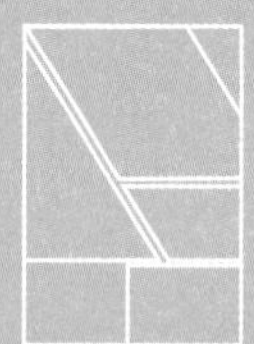

第一节　概述

人生都要经历从生到死的过程，而死亡是生命过程的最后阶段，也是生命的必然结果，是每个人都无法抗拒的命运。在人生的最后阶段，让患者舒适、宁静、坦荡地面对死亡，并尽可能减轻临终前身体和心理上的痛苦，提高临终生活的质量，是我们护士应尽的职责。因此要求护理人员在患者临终阶段，了解其身心两方面的反应，提供恰当、正确的护理，提高临终患者的生命质量；同时护士也需要对临终患者的家属给予疏导和安慰，使其保持良好的身心健康并早日从悲伤中得以解脱；在患者死亡之后给予及时、妥善的尸体护理，以维护其尊严。

一、濒死和死亡的概念

濒死（dying）即临终，是指患者在已接受治疗或姑息性治疗后，虽然意识清楚，但病情加速恶化，各种迹象显示生命即将终结。因此，濒死是生命活动的最后阶段。

死亡（death）是指心肺功能的停止。布拉克法律辞典将死亡定义为“生命的永息，生存的灭失，血液循环全部停止，同时呼吸及脉搏等身体重要生命活动的终止”。

二、死亡过程的分期

死亡不是骤然发生的，而是一个逐渐进展，由量变到质变的过程，一般可分为三期。

（一）濒死期

濒死期（Agonal stage）又称临终状态。是死亡过程的开始阶段，是生命活动的最后阶段。此期的主要特点是中枢神经系统脑干以上部位的功能丧失或深度抑制，机体各个系统的功能发生严重障碍而导致意识、心跳、血压、呼吸和代谢方面的紊乱。此时表现为意识模糊或丧失，各种反射减弱，肌张力减退或消失，心跳减弱，血压下降，呼吸微弱或出现潮式及间断呼吸。濒死期的持续时间可随患者机体的状况及死亡原因而异，年轻者及慢性病患者较年老体弱者和急性病患者濒死期长。猝死、严重的颅脑损伤等患者亦可不经此期而直接进入临床死亡期，此期生命处于可逆阶段，若得到及时有效的抢救治疗，生命可复苏。反之，则进入临床死亡期。

（二）临床死亡期

临床死亡期（Clinical death stage）又称躯体死亡或个体死亡。此期延髓处于极度抑制和功能丧失状态，其主要表现为心跳及呼吸完全停止，瞳孔散大，各种反射消失，但各种组织细胞仍有微弱而短暂的代谢活动。此期一般持续 5～6min，超过 5～6min 大脑将发生不可逆的变化。但在低温条件下，尤其是头部降温脑耗氧降低时，临床死亡期可延长达 1h 或更久。临床上对触电、溺水、大出血等致死患者，及时采取积极有效的急救措施，患者仍有复苏的可能，因为此期重要器官的代谢尚未停止。

（三）生物学死亡期

生物学死亡期（biological death stage）又称全脑死亡，是死亡过程的最后阶段。此期主要特点为整个中枢神经系统及机体各器官的代谢活动相继的停止，并出现不可逆变化，整个机体已无任何复苏的可能。随着生物学死亡期的进展，尸体将发生如下的变化。

1. 尸冷（algor mortis）　死亡后产热停止散热继续，尸体温度逐渐降低。它是最先发生的尸体现象。死亡后尸体的温度下降有一定的规律，一般死后 10h 内尸体温度下降速度约为每小时 1℃，10h 后为 0.5℃，大约 24h 左右，尸温与环境温度相同。

2. 尸斑（1ivormortis）　死亡后血液循环停止，由于地心重力的作用，血液向身体的最低部位坠积，该处皮肤呈现暗红色的斑块或条纹。一般死亡后 2～4h 开始出现，12h 后便发生永久性变色。若患者死亡时为侧卧，则应将其转为仰卧，并在头下垫枕头，以防脸部的颜色改变。

3. 尸僵（rigor mortis）　死后肌肉中 ATP 不断分解而又不能再合成，使肌肉收缩，关节固定，尸体变硬的现象。尸僵一般从咬肌、颈肌等小块肌肉开始，而后向下至躯干、上下肢发展。尸僵一般在死后 1～3h 开始出现，4～6h 扩展到全身，12～16h 发展至高峰，24h 后尸僵开始减弱，肌肉逐渐变软，称为尸僵缓解。

4. 尸体腐败（postmortem putrefaction）　死亡后机体组织的蛋白质、脂肪和碳水化合物因腐败细菌的作用而发生分解的过程。患者生前存在于口腔、呼吸道、消化道内的各种细菌，可在死亡后侵入血管和淋巴管，并在尸体内大量生长繁殖，体外细菌也可侵入人体繁殖，尸体成为腐败细菌生长繁殖的场所。尸体腐败常见的表现有尸臭、尸绿等。尸臭是肠道内有机物分解从口、鼻、肛门逸出的腐败气体。尸绿是尸体腐败时出现的色斑，一般在死亡后 24h 首先在右下腹出现，而后逐渐扩展至全腹，最后波及全身。

三、脑死亡的判断标准

传统死亡观把心跳和呼吸停止作为死亡的唯一标准。但随着医学科学的发展，传统的死亡标准受到了巨大的冲击。现代医学表明：心跳停止时，人的大脑、肾脏、肝脏并没有死亡，仍可依靠机器来延长生命，甚至痊愈。1967 年人类历史上第一例心脏移植手术在南非获得成功，一个衰亡的心脏可被另一个强壮健康的心脏替换，这就意味着心死不等于人死；再则心肺功能停止者可借助药物和机器来维持生命，只要大脑功能保持完整性，一切生命活动都有恢复的可能。因此，传统的死亡标准已被摒弃，医学界人士提出了新的且比较客观的标准，这就是脑死亡标准。

脑死亡（brain death）即全脑死亡，包括大脑，中脑、小脑、脑干的不可逆死亡。即以“脑功能不可逆性丧失”来作为新的死亡标准，并制定了世界上第一个脑死亡的诊断标准，指出不可逆的脑死亡是生命活动结束的象征。1968 年美国哈佛大学在世界第 22 次医学会上提出了脑死亡标准，即为：

1. 无感受性及反应性（unreceptivity and unresponsiticity）　对刺激完全无反应，即使剧痛刺激也不能引出反应。

2. 无运动、无呼吸（no movements or breathing）　观察 1h 后撤去人工呼吸机 3min 仍无自主呼吸。

3. 无反射（no reflexes）　瞳孔散大、固定，对光反射消失；无吞咽反射；无角膜反射；无咽反射和跟腱反射。

4. 脑电波平直（EEG flat）　上述标准 24h 内反复复查无改变，并应当排除体温过低（低于 32. 2℃）及刚服用过巴比妥类药物等中枢神经系统抑制剂的影响，可做出脑死亡的诊断。

四、临终护理的概念

临终护理（hospice care）　又称善终服务、安宁照顾等。一般是指有组织地向临终患者及其家属提供一种全面的照护，包括生理、心理、社会等方面，主要是为临终患者缓解痛苦，使生命得到尊重，症状得以控制，提高生存质量，家属的身心健康得到维护和增强，使患者在临终时能够无痛苦、安宁、舒适地走完人生的最后旅程。临终关怀不仅是一种服务，是一门以临终患者的生理、心理发展和为临终患者提供全面照护、减轻患者家属精神压力为研究对象的一门新兴学科。

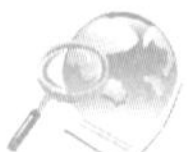

知识链接

世界上第一个现代化临终关怀组织创始于 20 世纪 60 年代，创始人为桑得斯博士（D. C. Saunders），1967 年桑得斯博士在英国东南方的希登汉创办了世界上第一个现代化、专业化的临终关怀机构－圣克里斯多弗临终关怀院，被誉为“点燃了世界临终关怀运动的灯塔”，对世界各国开展临终关怀运动和研究死亡医学产生了重大影响。后来，美国、法国等 70 多个国家和地区相继出现临终关怀服务。

1988 年 7 月我国天津医学院在美籍华人黄天中博士的资助下，成立了中国第一个临终关怀研究中心，同年 10 月上海诞生了中国第一家临终关怀医院——南汇护理院。1993 年成立了“中国心理卫生协会临终关怀专业委员会”，并于 1996 年正式创办“临终关怀杂志”。这些都标志着我国已跻身于世界临终关怀研究与实践的行列。此后，沈阳、北京、南京、河北、西安等省市都相继建立临终关怀机构。临终关怀把医学对人类所承担的人道主义精神体现得更加完美，它是一项利国利民的社会工程。

五、安乐死

安乐死（euthanasia）原意为“无痛苦的幸福死亡”或“快乐的死亡”。指患有不治之症的患者在垂危状态下，由于精神和躯体的极端痛苦，在患者和其亲友的要求下，经医生认可，用人道的方法使患者在无痛苦状态中结束生命过程。它包括两层含义：一是无痛苦的死亡；二是无痛致死术。其中，医务人员或其他人采取某种措施加速患者死亡，称为主动安乐死；中止维持患者生命的措施，任其自然死亡，称为被动安乐死。

对于安乐死的合法化问题，各国有着不同的态度。2001年4月1日，荷兰通过“安乐死法案”成为世界上第一个将安乐死合法化的国家。由于安乐死涉及人的价值观念、伦理道德、社会经济、哲学法律、医学等诸多方面，因此我国至今尚未为之立法。

第二节　临终患者及其家属的护理

一、临终患者的生理反应及护理

（一）临终患者的生理反应

1. 呼吸功能减退　由于呼吸中枢麻痹，呼吸肌的收缩作用减弱，分泌物在支气管中潴留等原因，患者常表现为呼吸困难，痰鸣音及鼾声呼吸，呼吸频率不规则，由深变浅，出现潮式呼吸、间断呼吸、点头样呼吸、鼻翼扇动、张口呼吸等，最终呼吸停止。

2. 循环功能减退　由于心肌收缩无力，出现循环衰竭的表现。常表现为心搏出量减少，心音低弱，皮肤苍白、湿冷、大量出汗，四肢发绀、斑点，脉搏由快到弱而不规则甚至触不到，血压降低或测不出，心尖冲动常为最后消失。

3. 消化系统功能紊乱　由于胃肠蠕动逐渐减弱，气体积聚于胃肠，常表现为呃逆、恶心、呕吐、腹胀、食欲不振、脱水、口干等。

4. 排泄功能紊乱　患者常表现为大小便失禁或便秘、尿潴留、粪便嵌塞等症状。

5. 肌肉张力丧失　患者常表现为吞咽困难，大小便失禁，肢体软弱无力，不能进行自主躯体活动，无法维持良好舒适的功能体位，脸部外观改变呈希氏面容，即面肌消瘦、面部呈铅灰色、眼眶凹陷、双眼半睁半滞、目光呆滞、下颌下垂、嘴微张。

6. 感知觉、意识及语言改变　患者常表现为视觉逐渐减退，由视觉模糊发展到只有光感，最后视力消失。眼睑干燥，分泌物增多。听觉常是人体最后消失的一个感觉。意识改变可表现为嗜睡、意识模糊、昏睡、昏迷等，有的患者表现为谵妄及定向障碍。

7. 疼痛　患者主诉全身不适或疼痛，表现为烦躁不安，血压及心率改变，呼吸变快或减慢，瞳孔放大，不寻常的姿势，疼痛面容，即五官扭曲、眉头紧锁、眼睛睁大或紧闭、双眼无神、咬牙。

8. 临近死亡的体征　皮肤苍白湿冷或有瘀血斑，口唇呈青紫色，血压降低，心音低而无力，脉搏快而弱，且极不规律，甚至测不到；呼吸表浅、困难、出现潮式呼吸或临死呼吸（双吸气、叹气、点头样呼吸等）；瞳孔散大，各种反射逐渐消失，肌张力减退、丧失。通常呼吸先停止，随后心跳停止。

（二）临终患者的症状控制及生理反应的护理

1. 改善呼吸功能

（1）保持室内空气新鲜，定时通风换气。

（2）神志清醒者，采用半坐卧位，扩大胸腔容量，减少回心血量，改善呼吸困难。

（3）保持呼吸道通畅：拍背协助排痰，应用雾化吸入，必要时使用吸引器吸出痰液。昏迷的患者，采用仰卧位头偏向一侧或侧卧位，防止呼吸道分泌物误入气管引起窒息或肺部并发症。

（4）根据呼吸困难程度给予氧气吸入，纠正缺氧状态，改善呼吸功能。

2. 促进血液循环

（1）观察体温、脉搏、呼吸、血压的变化，皮肤色泽和温度等。

（2）患者四肢冰冷不适时，可提高室温，加强保暖，必要时给予热水袋，水温低于50℃，防止发生烫伤。

3. 增进食欲，加强营养

（1）主动向患者解释恶心呕吐的原因，为患者创造良好的进食环境。

（2）给予流质或半流质饮食，便于患者吞咽；必要时可采取鼻饲或完全胃肠外营养。

（3）根据患者习惯调整饮食；注意食物的色、香、味，少量多餐，以减轻恶心，增进食欲；应给予高蛋白、高热量、易于消化的食物，并鼓励患者多吃新鲜的水果蔬菜。

（4）加强监测，观察患者电解质指标及营养状况。

4. 促进患者舒适

（1）维持良好、舒适的体位：定时翻身，更换体位，避免某一部位长期受压，促进血液循环。

（2）加强皮肤护理：大小便失禁者，注意保持会阴、肛门附近皮肤的清洁、干燥，必要时可留置导尿；大量出汗时，应及时擦洗干净，勤换衣裤；床单位应保持清洁、干燥、平整、无碎屑，以防发生压疮。

（3）重视口腔护理：晨起、餐后、睡前协助患者漱口，对不能经口进食者，给予口腔护理每日2次，保持口腔清洁；口唇干裂者可涂润滑油，有溃疡或真菌感染者酌情涂药；口唇干燥者可适量喂水，也可用湿棉签湿润口唇或用湿纱布覆盖口唇。

5. 减轻感、知觉改变的影响

（1）提供合适的环境：环境安静、空气新鲜、通风良好、有一定的保暖设施，适当的照明，避免临终患者视觉模糊产生恐惧心理，增加安全感。

（2）及时用湿纱布拭去眼部分泌物，如患者眼睑不能闭合，可涂金霉素、红霉素眼膏或覆盖凡士林纱布，以保护角膜，防止角膜干燥发生溃疡或结膜炎。

（3）听力常为最后消失的感觉，护理中应避免在患者周围窃窃私语，以免增加患者的焦虑。可采用触摸患者的非语言交流方式，配合柔软温和的语调、清晰的语言交谈，使临终者感到即使在生命的最后时刻也并不孤独。

6. 控制疼痛

（1）观察疼痛的性质、部位、程度及持续时间、发作规律。

（2）协助患者选择减轻疼痛方法。若患者选择药物止痛，注意观察用药后的反应，把握好用药的阶段，选择恰当的剂量和给药方式，达到控制疼痛的目的。WHO推荐三步阶梯疗法控制疼痛。

（3）某些非药物控制方法也能取得一定的镇痛效果，如松弛术、音乐疗法、外周神经阻断术、针灸疗法、生物反馈法等。

（4）护理人员采用同情、安慰、鼓励方法与患者交谈沟通，稳定患者情绪，并适当引导使其注意力转移也可减轻疼痛。

二、临终患者的心理变化及护理

（一）临终患者的心理反应

临终患者由于受到躯体疾病的折磨，对生存的渴求和对死亡的恐惧会产生一系列复杂的心理变化。美国精神病学家库布勒・罗斯博士（Dr. ElisabethKubler-Ross）在 1969 年的著作《On Death and Dying》一书中将患者从获知病情到临终时期的心理反应分为五个阶段，即否认期、愤怒期、协议期、忧郁期、接受期，被公认为是现代临终关怀中最权威最准确剖析临终患者心理特征的学说。

1. 否认期（denial）　患者还没有接受自己疾病严重性的思想准备，当得知自己病重将面临死亡时，其心理反应是“不，这不会是我，那不是真的!”以此极力地否认、拒绝接受事实，认为这可能是医生诊断错误，他们常常怀着侥幸的心理四处求医，希望是误诊。事实上这些反应是一种心理防卫机制，它可减少不良信息对患者的刺激，使患者躲开现实的压迫感，有较多的时间去调整自己面对死亡。此期是个体得知自己即将死亡后的第一个反应，对于这种心理应激的适应时间的长短是因人而异的，大部分患者都能很快度过，而有的患者直至死亡仍处于否认期。

2. 愤怒期（anger）　患者通过再三检查后已知病情和预后，否认无法再持续下去，但又不能理解，其表现为生气与激怒，产生“为什么是我，这不公平”的心理。怨恨、嫉妒、无助、痛苦等交织在一起的情绪使患者常迁怒于医护人员和家属，甚至无端的指责或辱骂他人；或对医院的制度、治疗等方面表示不满，心理充满嫉妒与怨恨，甚至拒绝治疗；常常怨天尤人，经常无缘无故地摔打东西以发泄内心的不满、苦闷与无奈。

3. 协议期（bargaining）　患者愤怒的心理消失，开始承认和接受临终的事实，不再怨天尤人。为了尽量延长生命，请求医生想尽办法治疗疾病并期望奇迹的出现，并且会做出许多承诺作为交换条件，出现“请让我好起来，我一定……”的心理。处于此期的患者对生命抱有希望，变得和善，努力配合治疗和护理，对自己过去所做的错事表示悔恨，要求宽容。协议期的心理反应实际上是一种延缓死亡的乞求，是人的生命本能和生存欲望的体现，是一种自然的心理发展过程。

4. 忧郁期（depression）　经历了前三个阶段后，尽管采取多方努力，但患者身体却更加虚弱，病情也日益恶化，患者前期的气愤或愤怒都会被一种巨大的失落感取代。“好吧，那就是我!”这时患者已充分认识到自己已接近死亡，心情极度伤感，郁郁寡欢，甚至是绝望。患者体验到一种准备后事的悲哀，希望自己和自己的好友、家人见面，希望他们时时刻刻陪伴在自己身边。但部分患者表现为对周围的一切采取冷漠的态度，不愿与人交流。

5. 接受期（acceptance）　经历一段忧郁后，患者会感到自己已经竭尽全力了，没有什么悲哀和痛苦，面临死亡已有准备。此期患者比较平静，喜欢独处，不再抱怨命运；极度疲劳衰弱，常处于嗜睡状态，表情淡漠。

上述 5 个发展阶段，因个体差异，并非绝对前后相随，而是时而重合、时而提前或推后。因此，在实际的护理工作中应掌握患者千变万化的心理活动，从而进行有效的护理。

（二）临终患者不同心理阶段的护理要点

1. 否认期　此期中，护理人员应具有真诚、忠实的态度，不要揭穿患者的防御机制，也不要刻意欺骗患者，要了解患者对自己病情的认知程度，理解患者的心情，耐心倾听患者的诉说，维持他们的适度希望，缓冲其心灵创痛，因势利导，循循善诱，使其逐步面对现实。且注意医护人员对患者病情的言语一致性。

2. 愤怒期　此期中，患者常需要有机会尽情地发泄或有人帮助他们充分地倾诉内心的愤恨和痛苦，护理人员千万不要把患者的攻击看作是针对某个人予以反击，应将患者的发怒看成是一种有益健康的正常行为，应当认真倾听患者的心理感受，给患者提供表达或发泄内心情感的适宜环境；允许患者以发怒、抱怨、不合作行为来宣泄内心的不快，对患者的不礼貌行为应忍让克制；同时做好患者家属的工作，给予其宽容、关爱、同情和理解等心理支持。

3. 协议期　此期患者尽量用合作和友好的态度来试图推迟或扭转死亡的命运，因此，护士应看到这种情绪对患者是有益的，应抓住时机，积极主动关心患者，使其配合用药，减轻痛苦，控制症状。同时还应尽可能地满足患者的需要，即使难以实现，也要做出积极努力的姿态。同时鼓励患者说出自己内心的感受，尊重患者的信仰，积极教育和引导以减轻患者的压力。

4. 忧郁期　对此期的患者，应当多给予同情照顾、允许其哀伤、痛苦和诉说他的哀情，并耐心倾听。同时还应鼓励与支持患者，增加和疾病做斗争的信心和勇气。创造舒适环境，鼓励患者保持自我形象和尊严。允许家属陪伴，让患者有更多时间和亲人待在一起，并尽量满足患者的合理要求，注意安全。

5. 接受期　此期护士应积极帮助患者了却未完成的心愿，继续给予关心支持，尊重患者，不要强迫与其交谈，延长护理时间，保持适度的陪伴和支持，让患者在平和、安详的心境中走完人生之旅。

三、临终患者家属的护理

家庭对临终患者生活是否舒适、安宁具有重要作用，同时患者的临终过程也是其家属心理应激的过程。临终患者常给家庭带来生理、心理、社会等压力，家属本人也经历着痛苦的感情折磨，也需要护理人员的安抚和关怀。因此，对临终患者家属给予心理支持，鼓励他们战胜心理危机，促进其心理的健康发展，是护士的职责之一。护理人员可用以下方式帮助他们，促进亲属的心理适应过程。

（一）满足家属照顾患者的需要

满足家属照顾患者的需要，尽可能让家属陪伴在患者身旁。适当为家属提供与患者单独相处的时间和环境。

（二）鼓励家属表达感情

护理人员要与家属积极沟通，建立良好的关系，取得家属的信任。与家属会谈时，提供安静、隐蔽的环境，耐心倾听，鼓励家属说出自己内心的感受、遇到的困难，积极解释临终患者的生理、心理变化产生的原因，减少家属疑虑，并劝说他们在患者面前控制悲伤地情绪。

（三）指导家属对患者的生活照料

可与家属共同讨论患者的身心状况变化，鼓励家属参与护理计划的制定和对患者生活的照料，耐心指导、解释、示范有关的护理技术，使家属在照料亲人的过程中获得心理慰藉，同时也减轻患者的孤独情绪。

（四）协助维持家庭的完整性

协助家属在医院环境中，安排日常的家庭活动，以增进患者的心理调适，保持家庭完整性，如共进晚餐、看电视、下棋等娱乐活动。

（五）满足家属生理、心理和社会方面的需求

护理人员要关心理解家属，调动患者的社会关系，如亲朋好友、单位领导、同事等关心家属，为家属分忧，帮助其解决实际困难，合理安排陪伴期间的生活。

（六）患者濒死时，尽量劝说家属离开现场

护理人员在患者濒临死亡时，应通知家属死亡已经临近，让家属在心理上有准备，这一缓冲时间通常可以减轻亲人突然逝去已成事实时家属的过度悲伤。尽量劝说家属离开现场，但过后可告知家属患者最后时刻的一些详细情况，使家属得到安慰。

（七）鼓励家属变得坚强

让死亡患者家属中的“坚强者”用自己的实际经历给其他家属以鼓励，使其悲伤情绪得以平衡和宣泄。

第三节　尸体护理

尸体护理（postmonemcare）是对患者实施完整临终关怀的最后步骤，是整体护理的具体表现，也是临终关怀的重要内容之一。

做好尸体护理不仅是对死者的尊重，而且是对死者家属心灵上的安慰，这体现了人道主义精神和高尚的护士职业道德。尸体护理应在确认患者死亡，医生开具死亡诊断书后立即进行，既可以防止尸体僵硬，也可以避免对其他患者产生不良的影响。护理人员应以唯物主义死亡观和严肃认真的态度尽心尽力地做好尸体护理工作，尊重患者的遗愿，满足家属的合理要求等。

【目的】

（1）维持良好的尸体外观，易于识别。

（2）使家属得到安慰，减轻哀痛。

【评估】

（1）环境是否安静、肃静，有无屏风遮挡。

（2）根据尸体情况准备用物。

（3）患者诊断、治疗、抢救过程、死亡原因及时间，尸体清洁程度、有无伤口、引流管等，死者家属对死亡的态度。

【计划】

1. 护士准备　衣帽整齐，修剪指甲，洗手，戴口罩、手套，熟悉尸体护理操作程序，严肃认真。

2. 用物准备　治疗车上层：衣裤1套、血管钳1把、不脱脂棉球适量、剪刀1把、尸体识别卡3张（表15-1）、梳子1把、尸单1张、大单1张、松节油适量、绷带适量。毛巾，治疗车下层：弯盘、脸盆、生活垃圾桶和医用垃圾桶。另备：平车；有伤口者准备敷料，必要时准备隔离衣、屏风等。

3. 环境准备　请其他人员回避，用屏风遮挡，安静、肃穆。

表15-1　尸体识别卡

姓名________ 住院号________ 年龄________ 性别________
病房________ 床号________ 籍贯________ 死亡诊断________
住址________________
死亡时间________年________月________日________时________分
护士签名________
________医院

【实施】

1. 操作步骤（表 15－2）

表 15－2　尸体护理操作流程

操作流程	流程说明	要点
操作准备	• 填写尸体识别卡 3 张 • 备齐用物至床旁，屏风遮挡 • 劝慰家属暂时离开病房	• 维护死者隐私，避免影响他人情绪
料理尸体	• 撤去治疗用物如输液器、氧气管、导尿管等 • 放平尸体，双臂放于身体两侧，头下垫枕头撤去被褥，留下一大单或被套遮盖尸体 • 洗脸，有义齿者代为装上，协助闭合口、眼眼睑不能闭合者，可按摩、热湿敷眼周或在上眼睑下垫少许棉花；嘴不能闭合者，轻柔下颌或用绷带托住下颌 • 脱去衣裤，依次擦洗上肢、胸、腹、背、臀、下肢及会阴部；并用松节油清除胶布痕迹；有伤口者更换敷料；有引流管者先拔出引流管，再用盐水棉球洗净伤口，最后用胶布拉拢伤口并包扎；若有植入身体的导管，应在距离皮肤 3cm 处剪断、扎紧，再用胶布把导管的残端固定在皮肤上用止血钳将不脱脂棉花塞入口、鼻、耳、阴道、肛门等孔道 • 穿上衣裤、梳理头发，将第一张尸体识别卡系于腕部，撤去大单或被套	• 若家属不在，尽快通知来院 • 防止面部瘀血变色 • 装上义齿可避免脸型改变维持尸体外观以安慰家属 • 防止体液外溢 • 避免认错尸体
包裹尸体	• 将尸单斜放在平车上，移尸体于尸体单上，先将尸单两端遮盖尸体的头和脚，再将尸单左右两边整齐包好，再用绷带将胸、腰、踝部固定，将第二张尸体识别卡别在尸体胸部的尸单上（图 15－1）	
尸体运送	• 将尸体盖上大单送至太平间，安置于停尸屉内，将第三张尸体识别卡挂在停尸屉外	
终末处理	• 取回大单，与床上用物一并消毒按终末消毒原则处理床单位、用物及病室清洗、消毒双手 • 填写死亡通知单，完成各项记录，将死亡时间填写在当日体温单 40～42℃之间相应时间栏内，注销各种卡片，按出院手续办理结账	• 避免院内交叉感染
整理病例	• 清点患者遗物交给家属，若家属不在，需两人核对登记，交护士长保管	

2. 注意事项

（1）必须由医生开出死亡通知，应得到了家属许可后方可进行尸体护理。

（2）及时进行尸体护理，防止尸体僵硬；同时注意遮挡，避免惊扰其他患者。态度严肃认真，尊重死者，满足家属合理要求。

（3）认真填写尸体识别卡，避免认错。

（4）患有传染病的死者，其尸体应严格按隔离消毒常规进行护理，防止传染病的传播。

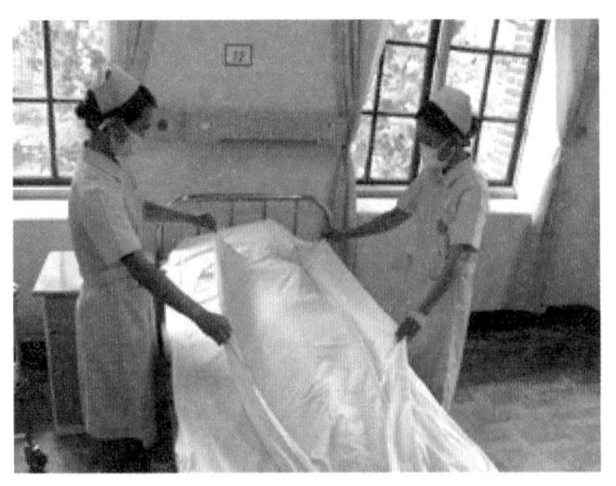
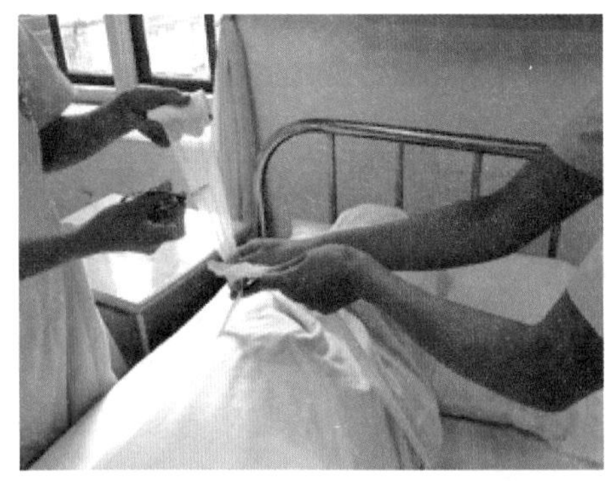
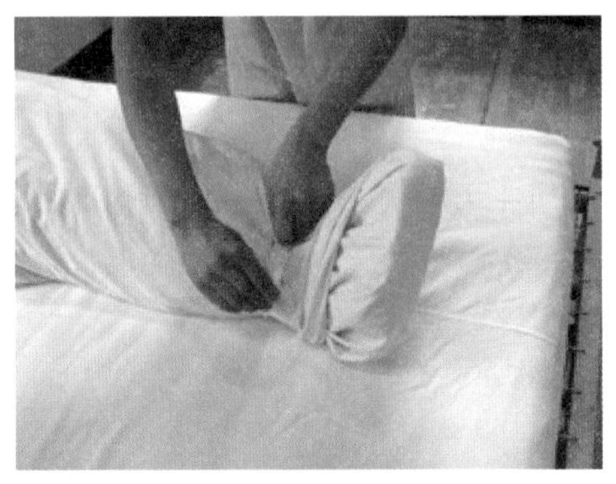
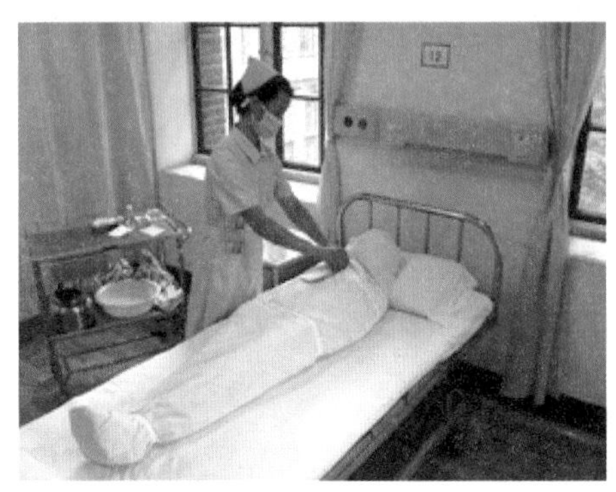

图 15－1　包裹尸单

【评价】

（1）操作者态度真诚、严肃。

（2）尸体整洁、表情安详、位置良好、易于辨认。

目标检测

一、A 型题（以下每题下面有 A. B. C. D. E 五个答案，请从中选择一个最佳的答案）

1. 对濒死期循环衰竭临床表现的描述，错误的是（　　）。

A. 皮肤苍白　B. 心音低而无力　C. 四肢冰冷　D. 脉搏呈洪脉

E. 血压下降

2. 目前医学界逐渐开始以（　　）作为死亡的判断标准。

A. 呼吸停止　B. 心跳停止　C. 各种反射消失　D. 脑死亡

E. 瞳孔散大，对光反射消失

3. 临终患者最早出现的心理反应期是（　　）。

A. 否认期　B. 愤怒期　C. 协议期　D. 忧郁期

E. 接受期

4. 临床上进行尸体护理的依据是（　　）。

A. 呼吸停止　B. 各种反射消失

C. 心跳停止　D. 意识丧失

E. 医生做出死亡诊断后

5. 尸体护理的操作方法中错误的是（　　）。

A. 填好尸体识别卡　B. 撤去治疗用物

C. 脱衣擦净胶布与药液痕迹
D. 放平尸体，去枕仰卧
E. 用未脱脂棉花填塞身体孔道

6. 对死者家属的护理不包括（　　）。
A. 说明患者的病情及抢救过程
B. 对患者遗物的整理与移交
C. 态度真诚，表情同情、理解
D. 有条件者，做好对死者家属的随访
E. 尸体护理时，请家属在旁以便安慰

7. 大脑出现不可逆变化的阶段是（　　）。
A. 濒死期　B. 临床死亡期　C. 生物学死亡期　D. 临终状态
E. 以上都不对

8. 临终患者最后消失的感知觉是（　　）。
A. 味觉　B. 嗅觉　C. 视觉　D. 听觉
E. 触觉

9. 患者赵某，男，50 岁，患尿毒症，目前神志不清，肌张力消失，心音低钝，脉搏细弱，血压下降，呼吸呈间歇呼吸，请问患者属于哪一期（　　）。
A. 濒死期
B. 临床死亡期
C. 生理学死亡期
D. 生物学死亡期
E. 脑死亡期

10. 患者王某，男，54 岁，患肺癌广泛转移，病情日趋恶化，患者心情不好，对医务人员工作不满，常对其陪伴亲属发脾气。你认为该患者的心理反应处于的阶段是（　　）。
A. 忧郁期　B. 愤怒期　C. 协议期　D. 否认期
E. 接受期

11. 某患者晚期癌症，处于临终状态，感到恐惧和绝望，当其发怒时，护士应（　　）。
A. 理解忍让，陪伴保护患者
B. 指导用药，减轻患者痛苦
C. 同情照顾，满足患者的一切需要
D. 热情鼓励，帮助患者树立信心
E. 说服教育，使患者理智面对病情

（12－13 题共用题干）患者女性，67 岁。胰腺癌晚期，自感不久于人世，常常一人呆坐，泪流满面，十分悲哀。

12. 你认为该患者的心理反应处于的阶段是（　　）。
A. 忧郁期　B. 愤怒　C. 协议期　D. 否认期
E. 接受期

13. 对该患者相应的护理措施为（　　）。
A. 维持患者希望
B. 鼓励患者增强信心
C. 指导患者更好配合
D. 尽量不让患者流露失落情绪
E. 安慰患者并允许家属陪伴

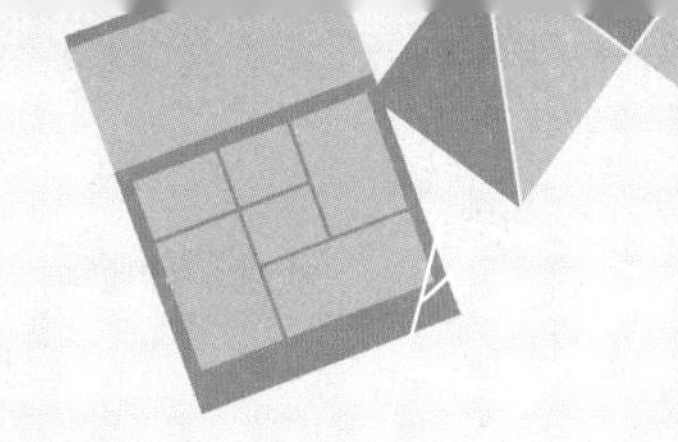

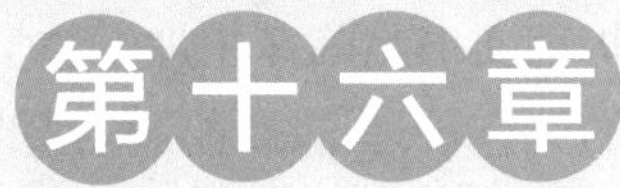

第十六章 病案管理与护理文书书写

案例

小汪与小曾同一年毕业，成为某市人民医院的外科护士，共同的兴趣爱好使两人成了无话不谈的好朋友。但一次意外事件，让两人的关系发生了质的变化，两人的境遇也有了很大的不同。一天，小曾上治疗班很忙，于是便叫好朋友小汪为她把医嘱上的字给签了。虽然在学校的时候老师就强调过不能替他人签名，但好朋友的要求确实又不好意思拒绝，于是小汪便在医嘱单上签上了自己的名字。不巧的是，小曾在给一个患者使用化疗药物时，误把静脉注射当成了肌肉注射，导致患者臀部肌肉注射周围发黑、坏死，患者投诉到了市卫生局。医院在处理的时候，吓坏了的小曾不敢也不愿说出实情，小汪虽百般解释不关她的事，但医嘱单上确实签的就是自己的名字。最后，小汪被辞退，两人形同陌路。

问题

同学们以后是否也会像小汪一样，碍于同事、朋友情面而不讲原则，出现代签名字、随意执行医生口头医嘱类似的事件，一旦在出现意外、涉及医疗纠纷的时候，却又找不出有力的证据来保护自己？

第一节 概述

病案管理主要有狭义、广义之分，狭义指对病案物理性质的管理，即对病案资料的回收、整理、装订、编号、归档等工作程序。广义则指卫生信息管理，即不仅是对病案物理性质的机械性管理，而且还对病案记录的内容进行深加工，提炼出信息，对病案资料质量进行监控，向使用人员提供信息服务。

护理文书是护理人员在护理活动过程中形成的文字、符号、图表等资料的总称，是医院重要的档案资料之一，是护理人员临床实践的原始记录，对医疗、护理、教学、科研、执法等方面都至关重要。特别是在发生医疗纠纷时，是法律上的证明文件，所以规范护理文书书写并妥善保管，保证其原始性、正确性、完整性，是保护护患合法权益的重要证据。

一、护理文书书写的意义

（一）提供信息

护理文书是对患者的病情变化、治疗、护理的全过程记录。通过阅读记录资料，便于医护人员全面、及时地了解患者病情，以维持诊疗、护理工作的连续性、完整性。

（二）提供教学和科研资料

护理文书是临床护理、教学、科研的第一手资料。特殊病例还是个案教学分析与讨论的良好素材；完整的医疗护理记录也是科研的重要资料，对回顾性研究具有重要的参考价值；同时，它为流行病学研究、传染病管理、预防医学等方面提供了统计学方面的原始资料，是卫生管理机构制定施政方针的重要依据。

（三）提供评估依据

各项护理文书书写，在一定程度上可以反映出一个医院的护理服务质量、医院护理管理水平、学术及技术水平。它既是医院护理管理重要的信息资料，又是医院进行等级评定以及对医护人员进行考核的参考资料。

（四）提供法律依据

护理文书是具有法律效应的文件，在法律上可作为医疗纠纷、人身伤害、保险索赔、犯罪刑事案件及遗嘱查验的证明，只有对患者住院期间的病情、治疗、护理工作做到及时、准确、完整的记录，才能明辨是非，维护护患双方合法权益。

二、护理文书书写基本原则

不论是纸质病历还是电子病历的书写，都应遵循下列原则。

（一）及时

医疗与护理记录必须及时，不得拖延或提早，更不能漏记、错记，以保证记录的“实时性”。因抢救患者未能及时书写记录的，当班医生与护士应在抢救结束后6h内据实补记。

（二）准确

应用医学术语记录，记录的时间、内容必须真实无误，尤其对患者的主诉和行为进行详细、真实、客观的描述，不应是护理人员的主观解释和有偏见的记录。记录者必须是执行者。记录的时间应为实际给药、治疗、护理的时间，而不是事先安排的时间。不得使用非正式简体字或自造字。除专用名词外，不可中英文夹杂叙述，采用法定的计量单位。

（三）完整

眉栏、页码须首先填写完整。各项记录，按要求逐项填写，避免遗漏。记录应连续，不留空行，若有空行时，用斜线划去。各项记录后签全名，不得盖印章，不得由他人代签。实习护生和见习护士的记录必须有带教的注册护士签名，以示负责。

（四）简要

记录内容应重点突出，简明扼要，表述准确，语句通顺。避免笼统、含糊不清或过多修饰性语言，以方便医护人员快速获取所需信息。

（五）清晰

医疗与护理文书均应按要求使用红墨水、蓝黑墨水钢笔或中性笔进行书写。字迹清楚，字体端正，保持整洁。当书写过程中出现错误时，用同色笔在错误处划双横线，就近书写正确内容；若上级修改或书写完毕后发现错误，用红笔划双横线，在红线上方修改，注明修改时间并签全名，确保原来的内容清晰可辨。不得采取涂改、剪贴等方法掩饰原来的痕迹。

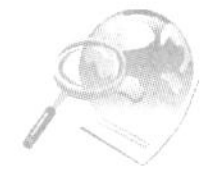

知识链接

电子病历的主要优势

1. 节省时间 电子病历系统有规范化的模板，让医务人员从重复、繁杂的文书书写工作中解脱了出来，避免了每天把大量的时间都花在手工书写病历与各种记录单上、忽略与患者的沟通、无法全力关注患者的诊疗、护理，从而存在潜在的医疗与法律纠纷。

2. 提高病历质量 通过电子病历系统的模板严谨、规范、完整、权威，避免了潦草、涂改等文书书写中常见的问题，提高了病历审核合格率，也提高了医院的综合竞争能力。

3. 提高举证能力 纸质病历在书写的过程中可能存在字迹不清、内容模糊、意思模糊不清、转抄容易出现错误，也容易出现缺页、漏项、涂改等问题。一旦出现法律纠纷，医院与医务人员将处于被动与不利的局面。电子病历也是具有法律效应的文书，克服了纸质病历的上述缺陷，为举证倒置提供有力的法律证据，以维护医院、医护人员的合法权益。

4. 为科研、教学提供资料 纸质病历在医学统计、科研方面的典型病例不易筛选，而电子病历可以运用系统快速检索出所需的各种病历，为临床科研、教学提供第一手的资料。

三、护理文书的管理要求

（一）防止丢失

各种护理文书按规定放置，记录或使用后必须归放原处。护士站是盗窃病历的重点目标，应加锁保管。

（二）保持整洁与完整

必须保持护理文书的清洁、整齐、完整，防止污染、破损、拆散。

（三）阅读人员受限

除涉及对患者实施医疗活动的医务人员和医疗服务质量监控人员外，任何机构和个人（包括患者及家属）不得随意翻阅医疗与护理文书，不得擅自将护理文书带出病区。

（四）保管部门及年限

（1）病历：体温单、医嘱单、危重护理记录单、手术护理记录等作为病历的一部分随病历放置，患者出院后送病案室保存，住院病历保存不少于 30 年，特殊情况永久保存。门诊病历交由患者保存。

（2）其他：病室交班报告保存 1 年，医嘱本保存 2 年，由病区保管。

（3）已被转抄过的各种执行单，除饮食单作为结算收费依据外，其余的保存至下次总查对医嘱后销毁。

（五）病案复印

（1）复印的权利主体：患者本人或其代理人、死亡患者近亲属或其代理人、保险机构、办理案件需要的公安、司法机关，有权复印患者的病历。

（2）需提交法定的证件、文件：申请人提出申请后，提交相关证明材料，如患者及代理人有效身份证明、关系证明，保险机构应提供保险合同复印件、办理人员的身份证明等。

（3）复印内容：只能复印患者的客观资料，如体温单、医嘱单、化验单、病理报告、医学影像检查资料、特殊检查（治疗）同意书、手术同意书、手术及麻醉记录单、护理记录、出院记录等。不能复印病历主观资料，如病程记录、疑难病历讨论记录、死亡病历讨论记录等。

（4）专人传递：复印病历时，医院应指定专人负责携带病历，不得直接交由申请人员携带、复印。

（5）盖章证明：病历复印完毕，经申请人核对无误后，由医疗机构加盖证明印记。

（六）病历封存与启封

发生医疗事故纠纷时，应在医患双方同时在场的情况下封存或启封病历。主观、客观的病历资料均可以封存，封存的病历资料可以是原件，也可以是复印件。封存的病历由医疗机构保管。

四、病案排列顺序

（一）住院期间病案排列顺序

1. 体温单（按时间先后倒排）
2. 医嘱单（含长期医嘱单、临时医嘱单，按时间先后倒排）
3. 入院记录
4. 病史及体格检查
5. 病程记录（手术、分娩记录单等）
6. 会诊记录
7. 各种检验和检查报告
8. 护理记录单
9. 住院病案首页
10. 入院证

（二）出院（死亡）病案排列顺序

1. 病案首页
2. 入院证
3. 出院（死亡）记录
4. 入院记录
5. 病史及体格检查
6. 病程记录（手术、分娩记录单等）
7. 化验报告单
8. 各种护理记录单
9. 医嘱单（按日期顺排）
10. 体温单（按日期顺排）
11. 其他

第二节　护理文书的书写

一、体温单

体温单主要用于记录患者的生命体征、出入量和其他情况（如出入院、手术、分娩、转科、死亡时间、体重、药物过敏等），故在患者住院期间排在病历最前面，方便查阅，为医疗护理提供患者最基本的信息。各省市对体温单书写、绘制的具体规定不完全一致，但大体原则相同（图 16－1）。

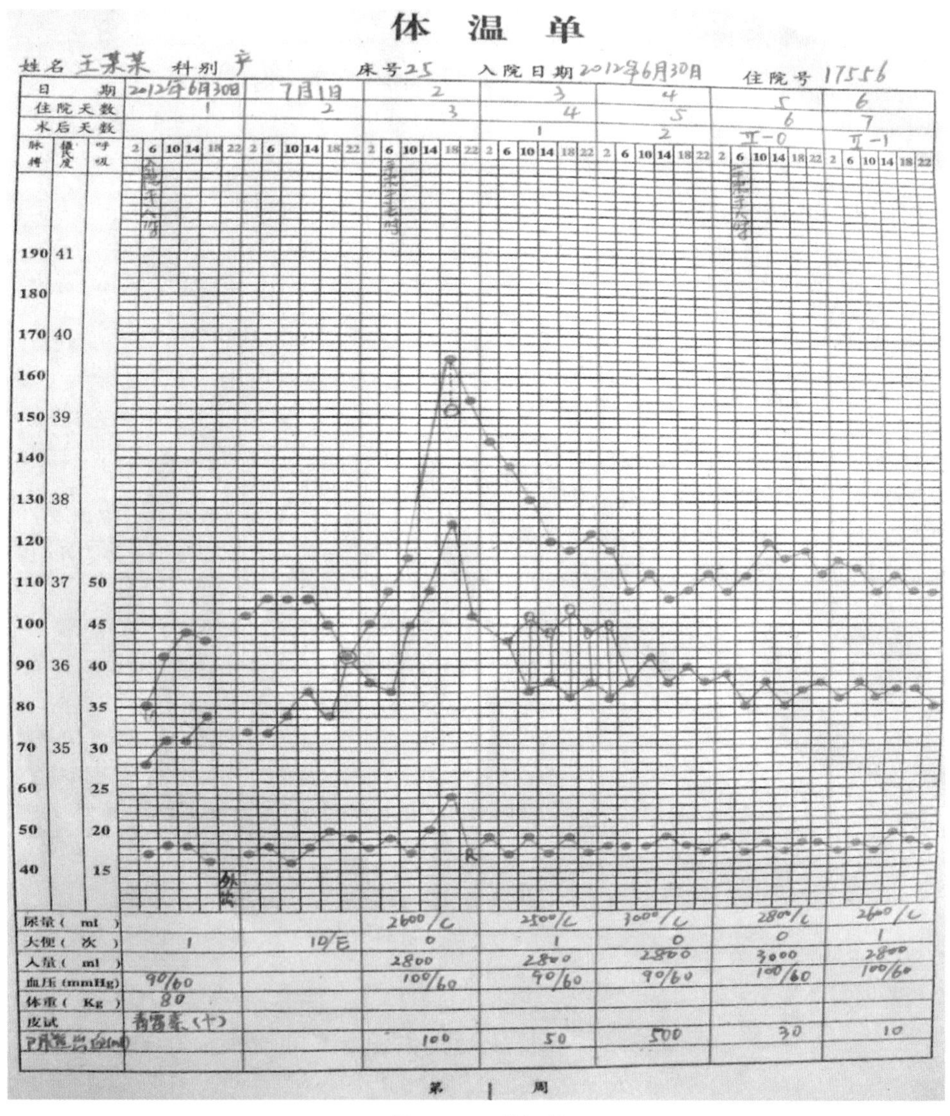

图 16－1　体温单

（为教学需要设计的体温表，非临床患者的真实病情与生命体征）

（一）眉栏

（1）内容：包括患者姓名、科别、病室、床号、住院号、入院日期、住院天数、手术天数等项目。

（2）填写要求：用蓝黑墨水钢笔（中性笔）填写。

（3）日期栏：每页第一天填写年、月、日，其余六天只写日，如在六天中更换年度或者月份时则要填写年、月、日或月、日；体温单换页时均应有年、月、日。

（4）住院日数栏：入院当天为第一天开始填写，连续至出院。

（5）术后日数栏：以手术（分娩）次日为第一天，依次填写至15d为止。若在15d内有2次手术，则停写第一次手术日数，在第2次手术当天以Ⅱ-0（0/2）表示，手术次日写Ⅱ-1（1/2），依次类推，最多填写至15d（部分省市二次手术是将第一次手术日作为分母，第二次手术日作为分子进行填写）。

（二）40～42℃横线之间

1. 填写内容　入院、手术、分娩、转入、出院、死亡时间。

2. 填写要求

（1）用红笔在相应时间格内纵向顶格填写。

（2）入院、手术、分娩、转入、出院、死亡等项目后用中文书写时间。

（3）时间采用24h制，精确到分，需与医生的病历记录相一致。

（4）手术不写具体手术名称。

（5）转入时间由转入病区填写。

（三）体温、脉搏、呼吸曲线的绘制（表16-1）

表16-1　体温、脉搏、呼吸曲线的绘制

项目	表示方法	绘制方法
体温	• 蓝笔或专用体温笔蓝端绘制（降温除外） • 腋温用蓝“×”、口温用蓝“•”、肛温以蓝圈内点“⊙”表示	• 将测得的温度数，绘制于相应表格内，相邻温度用直线相连；若相邻两次在同一水平的，则不连线 • 物理（药物）降温：半小时后重测体温，测量的体温以红圈“○”表示，绘制在降温前温度的同一纵格内，并以红虚线与降温前的温度相连，下次测得的温度用直线与降温前温度相连 • 体温不升：体温低于35℃者，在34～35℃区间用蓝笔写“不升” • 与病情不符或相邻两次差距过大：重复测量无误后，在体温符号上方用蓝笔画“v”表示，代表核实（verified） • 拒测、外出、请假：用蓝黑墨水钢笔（中性笔）在呼吸10-15次纵格内填写“外出”“请假”“拒测”等字样（有些省市写在体温40℃～42℃之间或34℃线以下纵格内），其前后体温即使未在同一水平的也不相连
脉搏	• 红笔或专用体温笔红端绘制 • 脉率用红“•”、心率以红“○”表示	• 将测得的脉率（心率），绘制于体温单相应格内，相邻脉率（心率）以直线相连 • 脉搏短绌：在同一时间内分别在相应格内画出脉率与心率，脉率与心率之间用红笔画线填满 • 脉搏与体温重叠：先画体温符号“•”，然后在外画红圈“○”，若相邻两次体温与脉搏均重叠，中间用红色直线相连 • 拒测、外出、请假：不画脉搏次数，与前后脉搏不相连
呼吸	• 蓝笔或专用体温笔蓝端绘制 • 用“•”表示	• 将测得的呼吸，绘制于相应表格内，相邻呼吸用直线相连；若相邻两次在同一水平的，则不连线 • 呼吸与脉搏重叠：先画呼吸符号•，然后在外画红圈“○” • 使用呼吸机者：用R表示，相邻呼吸与R直线相连 • 呼吸少于10次：在呼吸线10处写实际次数，并与相邻呼吸相连 • 拒测、外出、请假：不画呼吸次数，与前后呼吸不相连 • 部分省市呼吸用阿拉伯数字、蓝黑墨水钢笔（中性笔）填写在呼吸栏内，不写计量单位，相邻两次呼吸上下错开记录

（四）底栏

（1）内容：包括大便次数、尿量、血压、体重、出入量、药物过敏等。

（2）填写要求：除药物过敏试验外，其余各项以蓝黑墨水钢笔（中性笔）填写在各栏内，计量单位已经注明，只需填写数字。

（3）大便次数：以次为单位。记录前一日至当天同一时间的24h的大便次数，均于当日下午测量体温时询问。大便符号：未解大便用“0”表示，大便失禁以“※”表示；人工肛门以“☆”表示；灌肠以“E”表示，灌肠后排便次数以E作为分母、排便次数作为分子表示，例如，“9/E”代表灌肠后排便9次，“1 $\frac{7}{E}$”表示自行排便一次，灌肠后排便7次。

（4）尿量：以ml为单位。总结后记录在前一日尿量栏内，导尿后以符号“C”表示，如“2600/C”代表导尿患者引出尿液2600ml。

（5）入量：以ml为单位。如输液、引入量等，总结后记录在前一日出入量栏内。

（6）体重：以kg为单位。新入患者测量后记录在体重栏内，住院期间每周测量体重一次，并记录；平车送入、危重、卧床等不能测量的患者，在体重栏内注明“平车”“卧床”字样。

（7）血压：以mmHg为单位。新入患者应记录血压，住院患者根据医嘱、病情记录，每周至少一次。7岁以下患儿可不测血压。

（8）药物过敏：有药物过敏时蓝黑墨水钢笔（中性笔）填写药物名称、括号，括号内以红墨水钢笔（中性笔）写“+”醒目标识，每次添加体温单均应转抄。

（9）空白项：为机动项目，可填写其他如呕吐、血浆引流、出血量等出入量，以ml为单位，注明项目总结后记录在前一日栏内。

（10）页码：以阿拉伯数字填写。

二、医嘱单

医嘱是指医师在医疗活动中下达的医学指令，是医生根据患者病情需要拟定的各种治疗、检查、用药、护理措施等具体方案，由医务人员共同执行。

（一）与医嘱相关的表格

1. 医嘱记录单　是医生开写医嘱所用。包括长期医嘱单和临时医嘱单，是护士执行医嘱的依据。

（1）医嘱单应有患者姓名、科室、床号、病历号等一般项目。

（2）长期医嘱单应有医嘱起始日期、时间、医嘱内容、停止日期及时间、医师签名、执行时间和执行护士签名。

（3）临时医嘱单应有医嘱开具日期、时间、医师签名、医嘱内容、执行时间和执行护士签名（表16－4）。

2. 各种执行单　将医嘱转抄于相应的执行单上，如服药单、注射单、治疗单、输液单、饮食单等，便于相应的护理人员对患者实施治疗和护理。

（二）医嘱的种类

1. 长期医嘱　指有效时间在24h以上，要求护士定期执行的医嘱，医生注明停止时间后失效。如果患者转科、手术、出院或死亡，其医嘱则自动停止。

2. 临时医嘱　指有效时间在24h以内，要求护士立刻（st）执行或在短时间内执行的医嘱，一般仅执行一次。部分医嘱需要在限定时间内执行，如会诊、手术、检查等。另外，出院、转科、死亡等也列入临时医嘱。

3. 备用医嘱

（1）长期备用医嘱（prn）：指有效时间在24h以上，必要时执行，由医生下达停止医嘱后失效。

（2）临时备用医嘱（sos）：指有效时间在12h以内，必要时执行一次，过期未执行自动失效。

（三）医嘱的处理方法（表16－2）

表16－2　医嘱的处理方法

种类	处理方法	举例
长期医嘱	• 由医生书写（或计算机录入）在长期医嘱单上，签名 • 护士将医嘱分别转抄在各长期治疗单上，核对无误后于医嘱单上签全名。可多次执行，每次执行后在治疗单注明具体的执行时间并签全名 • 由医生停止医嘱：在相应医嘱后写上日期、时间、签名。护士在相应长期治疗单上的项目用红墨水钢笔（中性笔）注销，并注明停止时间、签全名	护理常规、护理级别、饮食种类、体位、隔离种类、持续…留置……病危（重）、Bid、q2h 等等，如缩宫素 20u im Bid
长期备用医嘱	• 由医生书写（或计算机录入）在长期医嘱单上，签全名 • 护士将医嘱内容转抄在长期治疗单上，核对无误后签全名。可多次执行，每执行一次，应在临时医嘱单上记录执行时间并签全名，以供下一班参考，每两次执行的间隔时间不少于医嘱规定的时间 • 由医生停止医嘱：在医嘱后写上停止日期、时间并签名。护士在相应长期治疗单上的项目用红墨水钢笔（中性笔）注销，并注明停止时间、签全名	医嘱内容后有 prn 标识，如缩宫素 20uim q12h prn
临时医嘱	• 由医生书写（或计算机录入）在临时医嘱单上，签名 • 护士将医嘱分别转抄在临时治疗单上，只执行一次，执行后写上执行时间，并签全名 • 开出的医嘱不需要时，医生用红墨水钢笔（中性笔）写上“取消”并签全名	转科、出院、会诊、死亡、检查、拟定手术、医嘱内容有 st 标识、临时治疗措施等等，如缩宫素 20u im
临时备用医嘱	• 由医生书写（或计算机录入）在临时医嘱单上，签全名 • 必要时执行一次，护士执行后写上时间并签名。>12h 自动失效，护士用红墨水钢笔（中性笔）写“未用” • 开出的医嘱在未失效期限内不需要时，医生用红墨水钢笔（中性笔）写上“取消”并签全名	医嘱内容后有 sos 标识，如缩宫素 20u im sos

（四）注意事项

（1）医嘱内容以蓝黑墨水钢笔（中性笔）书写；不管纸质还是电子医嘱，必须由具备执业资格的医生签名后才有效。

（2）合理安排医嘱的执行顺序。先急后缓；先执行临时医嘱，再执行长期医嘱。

（3）护士不得盲目执行医嘱，对有疑问的医嘱必须核对清楚后方能执行。

（4）医嘱的内容应规范、清楚、准确，每项医嘱只包含一个内容，时间具体到分钟，采用24h制记录。

（5）护士一般不执行医师的口头医嘱。在抢救危重患者或手术中必须下达口头医嘱时，护士应向医生复诵两遍，双方确认无误后再执行。抢救（手术）结束后，医师即刻据实补记医嘱，执行护士注明执行时间并签名。

（6）长期医嘱单的执行时间和护士签名，为接收、处理该医嘱的开始时间与护士签名；而临时医嘱单上的执行时间和签名，为实际执行该医嘱的时间、签名（表16－3）。

表 16－3　长期医嘱单

姓名：周某某　　科室：妇产科　　病室：八　　床号：18　　住院号：125889

开始					停止			
日期	时间	医嘱	签名		日期	时间	签名	
			医生	护士			医生	护士
6.25	7：00	产科护理常规	李玉	杨阳				
		一级护理						
		禁食						
		观察阴道流血						
		测血压 q12h						
6.25	7：00	留置导尿管	李玉	杨阳				
		术后医嘱						
6.25	9：00	剖宫产术后护理常规	李玉	秦飞				
		一级护理			6.25	15：00	王朗	秦飞
		禁食			6.25	15：00	王朗	秦飞
		持续心电监护			6.25	16：00	王朗	秦飞
		0.9% NS 100 ml 头孢呋辛 3.0g　　ivgtt bid						
		5% GS 500 ml ivgtt qd						
6.25	16：00	缩宫素 20uim q12h prn	王朗	秦飞				

（7）凡已写在医嘱单上而又不需执行的医嘱，不得贴盖、涂改。长期医嘱由医生在停止栏内注明时间并签名即可；临时医嘱由医生在该项医嘱后用红墨水钢笔（中性笔）写取消，签全名（表 16－4）。

表 16－4　临时医嘱单

姓名：周山山　　科室：妇产科　　病室：八　　床号：18　　住院号：125889

日期	时间	医生签名	医嘱		日期	时间	护士签名
6.25	7：00	李玉	血常规		6.25	7：05	王婷婷
			凝血常规		6.25	7：05	王婷婷
			大便常规		6.25	7：40	杨阳
			小便常规		6.25	7：00	杨阳
			血型		6.25	7：05	王婷婷
			胎心监护		6.25	7：10	王婷婷
			地塞米松 10 mg　ivst		6.25	7：00	杨阳
			5% GS　500ml	ivgtt	6.25	7：05	杨阳
			Vic　3.0g				
			止血敏　3.0g				
			止血芳酸　0.3g				
6.25	7：00	李玉	青霉素皮试（＋）		6.25	7：25	杨阳
6.25	7：05	李玉	拟定 8am 在持续硬膜外麻醉下行剖宫产术		6.25	7：10	王婷婷
			备皮		6.25	7：30	王婷婷
6.25	7：05	李玉	床旁 B 超取消　李玉				
6.25	7：25	李玉	头孢呋辛皮试（－）		6.25	7：45	杨阳
6.25	22：00	王博	哌替啶 100mg　imsos		6.26	2：30	李小路
6.25	23：00	王博	缩宫素 20uim		6.25	23：00	李小路

（8）凡需下一班执行的临时医嘱要交班，并在护士交班记录上注明。

（9）严格执行医嘱查对制度，医嘱应班班小查对，每天总查对，每周大查对。由两人查对无误后注明查对时间并签名。

（五）重整医嘱处理方法

当长期医嘱单超过三页或医嘱项目调整较多时，需对医嘱进行重整。方法：在原医嘱最后一行下面划一红横线，于横线正中用红墨水钢笔（中性笔）写“重整医嘱”，再把红线以上的有效长期医嘱，按原来的日期、时间排列顺序抄录。抄录完毕两人核对无误后，填写重整者姓名、日期。

（六）术后（产后、转科）医嘱处理方法

当患者手术、分娩或转科时，在原医嘱最后一行下面划一红横线，于横线正中用红墨水钢笔（中性笔）写“术后（产后、转科）医嘱”，以示前面医嘱全部作废，原执行单上的医嘱也应注销，由医生重新开写新的医嘱。

三、病室交班报告

病室交班报告是护士的工作日志，可以了解病室人员的全天工作动态，详细了解重点患者的病情、生命体征及治疗效果等情况，使护理工作准确无误地连续进行。病室交班报告由值班护士完成，各医院可根据具体情况自行设计表格。

（一）书写顺序

1. 填写眉栏项目　病室、交班日期、患者总数、出院、转出、死亡、入院、转入、手术、分娩、危重患者数等。

2. 根据下列顺序，按床号先后书写报告

（1）先写离开病室（出院、转出、死亡）的患者。

（2）然后写新入病区的患者（入院、转入）。

（3）最后写病区内本班次重点护理的患者，如手术、分娩、危重及有特殊治疗、异常情况的患者。

（二）书写要求

（1）在全面了解患者病情的基础上书写，不得随意编造。

（2）白班用蓝黑墨水钢笔（中性笔）、夜间用红墨水钢笔（中性笔）书写，签全名。

（3）字迹端正、清楚、不得随意涂改或采取刮、粘贴。

（4）使用医学术语，内容全面、客观、真实、简明扼要、重点突出。

（5）对新入、转入、手术、分娩、危重患者，按规定在诊断栏目下，用红笔醒目注明“新”“转入”“手术”“分娩”，危重患者标以特殊符号“*”。

（6）采用24h制记录。

（三）交班内容（表16-5）

（1）出院、转出、死亡患者：出院患者写明诊断、病情结果、离开病室的时间；转出者注明转往何处；死亡者应简要记录病情变化、抢救过程及死亡时间。

（2）新入院及转入患者：报告入院原因、时间、主诉、诊断、入院时的生命体征、给予的治疗护理措施以及治疗效果、心理状态等等。

表 16－5　病房交班报告

床号 姓名 诊断 ＼ 病情	总数 36　出院 2　转出 1 死亡 0　转入 0　入院 1 手术 0　分娩 1　病危 0	总数 36　出院 0　转出 0 死亡 0　转入 0　入院 0 手术 0　分娩 0　病危 0	总数 36　出院 0　转出 0 死亡 0　转入 0　入院 0 手术 1　分娩 0　病危 0
2 床　王丽丽	盆腔炎治愈于 8：00 出院。		
8 床　李加	足月孕顺产后于 8：00 出院。		
15 床　邓未	因肺结核于 11：00 转感染科。		
3 床　张田 足月孕待产“新” “手术”	入院于 9：00，因停经 40 周，要求剖宫产入院。T36℃、P78 次/min、R18 次/min、BP100/65mmHg，未扪及宫缩，胎心 130 ~ 158 次/min。入院后完善相关检查，限期手术，注意观察胎心、胎动及宫缩情况。	孕妇无宫缩，胎心 128 ~ 150 次/min，T36.9℃ P82 次/min、R18 次/min、BP100/65mmHg。请注意观察胎心、胎动及宫缩情况。	孕妇 T36.4℃、P82 次/min、R18 次/min、BP100/65mmHg。于 6：50 分自然破膜，羊水中度粪染，胎心 130 次/min，无宫缩，汇报医生。遵医嘱立即术前准备，于 7：20 送入手术室，未回病房。
8 床　陆瑶 “分娩”	产妇于 15：02 在会阴侧切下顺产一活女婴，产时出血约 150ml。产房观察 2h 后回病房休息，宫底脐下二横指，轮廓清晰，产后小便已解，T36.6℃、P86 次/min、R18 次/min、BP95/65mmHg。注意观察子宫收缩、阴道流血情况。	产妇宫底脐下二横指，轮廓清晰，阴道流血约月经量，产后自解小便通畅。T36.8℃、P90 次/min、R18 次/min、BP100/65mmHg。诉切口疼痛，但能忍受。	产妇夜间入睡较好，宫底脐下二横指，轮廓清晰，阴道流血约月经量，产后自解小便通畅。T36.2℃、P84 次/min、R18 次/min、BP100/65mmHg，诉切口疼痛缓解。
	签名：蒋云	签名：汪小梅	签名：徐倩

（3）手术患者：报告实施手术时间、麻醉方式、手术名称、手术经过、术中输液输血情况、回病室时间、生命体征、伤口敷料情况、排尿、引流情况、回病房后给予的治疗护理措施、心理状态等，全麻患者还应交代麻醉清醒时间。

（4）分娩患者：产前重点报告胎次、宫口扩张、胎先露、胎心、宫缩及破膜等情况；产后报告分娩时间、会阴切口、宫底高度、恶露、排尿、心理状态等。

（5）危重患者：报告生命体征、神志、瞳孔、病情动态、心理状态、给予的抢救措施及效果、下一班需要重点观察和注意的问题。

（6）病情突然变化的患者：报告详细的生命体征、神志、瞳孔及病情变化、已经采取的治疗护理措施、效果、下一班需要继续观察和处理的事项等。

（7）预检查、预手术患者：报告准备情况、用药情况、患者的心理状态、需注意的事项等。

（8）老人、小儿和生活不能自理的患者：报告生活护理情况（如皮肤护理、口腔护理）、饮食护理、有无并发症的发生、下一班需注意的问题等。

四、危重患者护理记录单

（一）适用对象

危重患者护理记录是指根据医嘱和病情，对危重患者住院期间实施整体护理过程的客观记录。凡病情危重、抢救、大手术、特殊手术、特殊治疗或需要密切观察病情时均应书写危重患者护理记录单，以便动态、连续反映患者病情，观察治疗、抢救、护理效果，各医院可根据具体情况自行设计表格（图 16－2

危重患者护理记录单）。

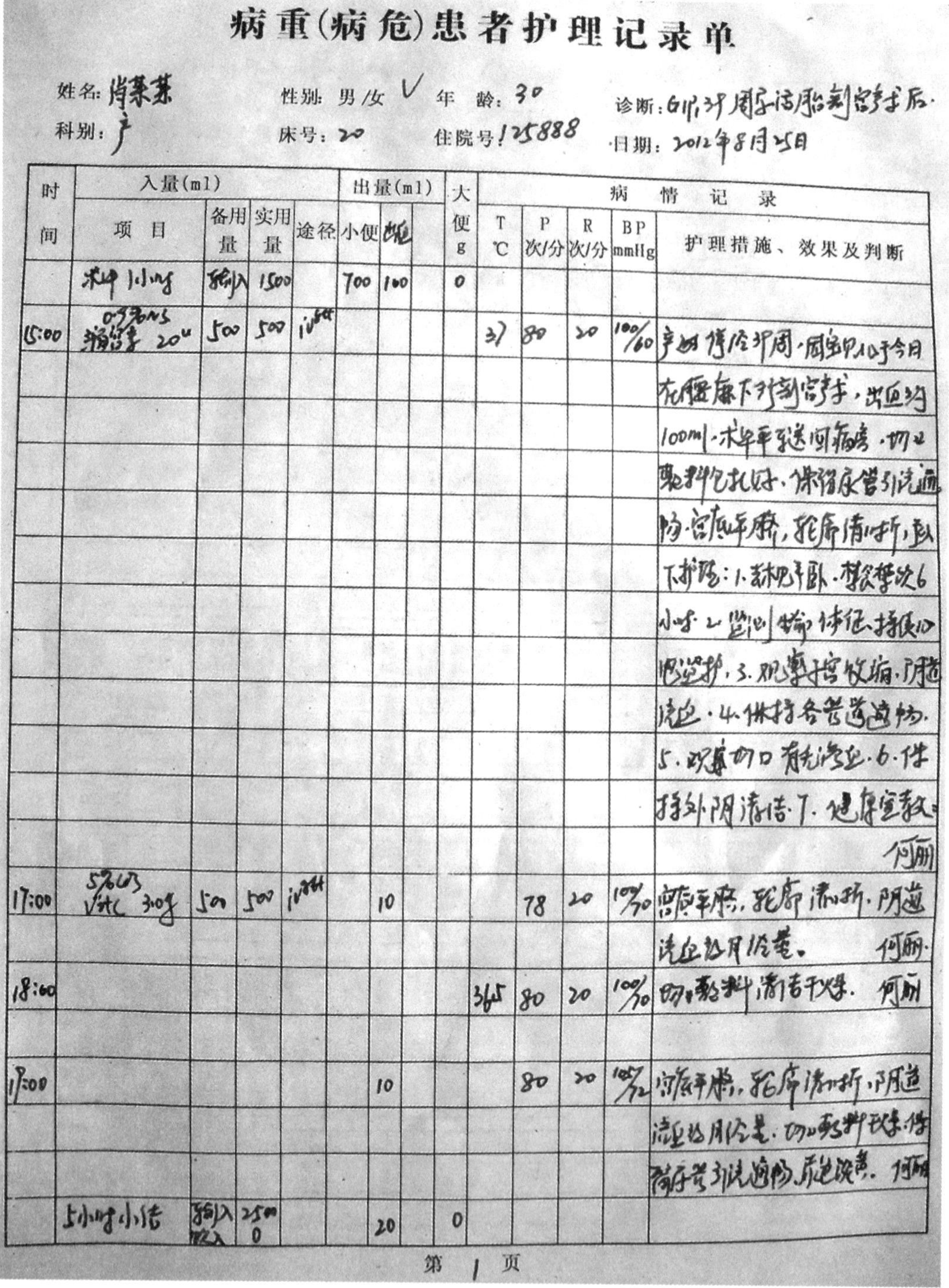

病重（病危）患者护理记录单

姓名：肖某某　　性别：男/女√　　年龄：30　　诊断：G1P1 39周孕活胎剖宫产术后

科别：产　　床号：20　　住院号：125888　　日期：2012年8月25日

时间	入量(ml) 项目	备用量	实用量	途径	出量(ml) 小便	出血		大便 g	T ℃	P 次/分	R 次/分	BP mmHg	病情记录 护理措施、效果及判断
	术中小计	输入	1500		700	100		0					
15:00	0.9%NS 缩宫素 20u	500	500	ivgtt					37	80	20	100/60	产妇停经39周，因宫口10小时于今日在硬膜外下行剖宫产术，出血约100ml，术毕平车送回病房，切口敷料包扎好，保留尿管引流通畅，宫底平脐，轮廓清晰，已交代护理：1.去枕平卧，禁食禁饮6小时 2.监测生命体征，接收心电监护 3.观察子宫收缩，阴道流血 4.保持各管道通畅 5.观察切口有无渗血 6.保持外阴清洁 7.健康宣教。何丽
17:00	5%GS VitC 3.0g	500	500	ivgtt		10				78	20	100/70	宫底平脐，轮廓清晰，阴道流血约月经量。何丽
18:00									36.5	80	20	100/70	切口敷料清洁干燥。何丽
19:00						10				80	20	105/72	宫底平脐，轮廓清晰，阴道流血约月经量，切口敷料干燥，保留尿管引流通畅，尿色淡黄。何丽
	上4小时小结	输入 / 输入	2500 / 0			20		0					

第 1 页

图 16－2　危重患者护理记录单

（二）记录内容

（1）完整填写患者姓名、科别、床号、住院号、记录日期与时间、护士签名等。

（2）记录患者主诉、生命体征、意识、病情变化、各种仪器监测指标、管道情况（是否通畅、引流颜色、量、性状等）、出入量、病情动态、执行医嘱情况、治疗措施、护理效果等。

（三）记录方法与要求

（1）用蓝黑墨水钢笔（中性笔）书写，采用24h制记录。

（2）在严密观察、全面了解病情的基础上进行记录，不得随意编造。

（3）根据医嘱及患者的病情确定记录的间隔时间，当有病情变化或抢救时，随时记录。不得提前与延后记录，记录的时间应准确到分钟。

（4）记录出入量时，记录栏只填写数字，计量单位写在标题栏内。除填写量外，还应将颜色、性状填写于病情栏内，最后将24h总量填于体温单的相应栏内。

（5）记录应体现专科护理特点。如产后患者重点记录宫底高度、恶露情况、会阴切口情况、乳汁分泌情况等。

（6）危重患者护理记录单应有12h小结和24h总结。白班和下夜班分别将患者的出入量、病情、治疗、护理等做一次小结和总结。总结完毕后，用红笔画一横线，下一班接着红线下书写。不足12h或24h时，按实际时间进行小结或总结。

（7）使用医学术语记录，尽可能使用描述性语言，避免使用如生命体征正常、呼吸平稳等主观判断性语言。

（8）护士记录时应及时与医生沟通患者病情，避免医护记录不一致留下纠纷隐患。

（9）记录应连续，不得缺页、空行、不得代签他人姓名。

（10）停止危重患者护理记录应有病情说明。

五、手术护理记录单

手术护理记录单是患者在手术过程中，巡回护士对患者术中情况和所用敷料、器械的记录，应在手术结束后立即完成，是病例记录中准许复印的有法律意义的护理原始资料，各医院可根据具体情况自行设计表格（图16－3）。

（一）记录内容

一般包括患者姓名、住院号、术前诊断、手术名称、药物过敏史、患者入室（出室）时间、术中所用器械名称及数量、术中护理情况、清点核对情况、巡回与器械护士签名等等。

（二）填写方法与要求

（1）一般采用圆珠笔填写，用复写的方式一式两份，原件随病历，复写件留在手术室保管，以备查阅。

（2）填写内容应完整、清楚、不漏项、无涂改、无刮痕。

（3）手术所用的无菌包灭菌指示卡、其他植入物（如人工瓣膜、人工关节等）条形码，经查验后粘贴于记录单的背面或专用粘贴栏内，以作为检验手术用品是否灭菌合格的依据。

（4）由器械、巡回护士在手术开始前、关闭体腔前后、皮肤缝合后均应共同清点器械、敷料数目，用阿拉伯数字表示，确认无误后由巡回与器械护士签全名，名字应清晰可辨。记录单中未使用的空白项目用右上至左下画一斜线表示。

（5）清点时如发现敷料、器械与术前数目不一致，护士应及时要求手术医生共同查找，若医生拒绝应汇报上级医生进行处理。护士做好详尽的记录，并让手术医生签名认可，以明确责任。术中追加敷料与器械，必须及时记录并注明具体数量，清点时应加上追加的数量，防止将器械、敷料遗留于患者体内。

手术清点记录单

姓名 彭某 性别：男/女√ 年龄 28 岁 科别 产 床号 26 体重 80 kg 住院号 125772

血型 O型Rh(+) 手术间号 4 温度 24℃ 湿度 55% 无菌包监测 合格 手术前诊断 先兆子痫

手术名称 剖宫产术 麻醉方式 腰麻 麻醉医师 王某 手术医师 李某、陈某

手术日期 2012年9月20日，入室时间 20:30 手术开始时间 21:20 手术结束时间 22:20

护理情况

术前：神志：清醒√/嗜睡/昏睡/昏迷，静脉输液：有√/无，深静脉穿刺：有/无√，插胃管：有/无√，
导尿：有/无√，皮肤情况：正常√/破损，药物过敏史 无。

术中：体位 平卧，出血量 100 ml，输液量 1500 ml，输异体血(全血、红悬、血浆、血小板) / ml / u，输自体血 / ml，尿量 200 ml，于 21:25 取下一活 女 婴。
止血带：有/无√，压力 / mmHg。充气时间 /，放松时间 /，再次充气时间 /，放松时间 /。

术毕：皮肤情况 无压伤，意识情况：清醒√/未清醒，离室血压 120/80 mmHg，心率：80 次/分，
呼吸(机控、自主√) 18 次/分。术后送回：ICU/病房√/PACU。
引流管：有/无√。名称：血浆引流管/脑室引流管/T型管/胸腔引流管/膀胱造瘘管/胃管/尿管√。
引流液：腹水 / ml，胸水 / ml、胆汁 / ml、脓液 / ml。
标本：有/无√ 数量 / 件，标本处理情况：送检、冰冻，标本处理者签名 /。

术中特殊护理记录：/

器械名称	术前清点	关前核对	关后核对	皮肤缝合后核对	器械名称	术前清点	关前核对	关后核对	皮肤缝合后核对	器械名称	术前清点	关前核对	关后核对	皮肤缝合后核对
手术刀片	2	2	2	2	肠钳	/	/	/	/	腹腔拉钩	1	1	1	1
刀柄	2	2	2	2	巾钳	1	1	1	1	电刀头	/	/	/	/
解剖镊	1	1	1	1	平镊	1	1	1	1	头皮吸收器	1	1	1	1
手术剪	3	3	3	3	卵圆钳	7	7	7	7					
蚊氏钳	/	/	/	/	直血管钳	/	/	/	/					
弯血管钳	8	8	8	8	胃钳	/	/	/	/					
阿里斯	4	4	4	4	小药杯	1	1	1	1					
针持	3	3	3	3	压肠板	1	1	1	1					
直角钳	/	/	/	/	吸引器头	2	2	2	2					
可可钳	/	/	/	/	皮肤拉钩	2	2	2	2					

敷料名称	术前清点	关前核对	关后核对	皮肤缝合后核对	敷料名称	术前清点	关前核对	关后核对	皮肤缝合后核对	敷料名称	术前清点	关前核对	关后核对	皮肤缝合后核对
纱垫	11	11	11	11	缝针	/	/	/	/	小纱条	5	5	5	5
小纱布	3	3	3	3	一次性空针	1	1	1	1					
医用慕丝线	/	/	/	/	带子	/	/	/	/					
带针线	2	2	2	2	绷带	/	/	/	/					

责任人	术前清点	关前核对	关后核对	皮肤缝合后核对
器械护士（签名）	王某	王某	王某	王某
巡回护士（签名）	夏某	夏某	夏某	夏某

图16-3 手术清点记录单

(6) 术中如有交接班，器械护士和巡回护士要共同交接手术进展及该台手术所用器械、敷料清点情况，并由巡回护士如实记录。

(7) 若术中患者有病情变化，应及时将用药、抢救过程、病情变化情况做好记录，体现在记录单上。抢救过程较复杂时，也可另附危重患者护理记录单进行记录。

(8) 手术清点记录单应在患者手术结束后及时完成归入病历，随患者一起送回病房（监护室），与护士进行交接，交接记录准确、完整，交接双方签名。

(9) 无器械护士参加的手术，由主刀医生与巡回护士共同清点，确认无误后双方签全名。

目标检测

一、A 型题（以下每题下面有 A、B、C、D、E 五个备选答案，请从中选择一个最佳的答案）

1. 在抢救患者的过程中，医生的口头医嘱（　　）。
A. 坚决不执行　B. 向医生复诵后立即执行
C. 书写在医嘱本上才执行　D. 向医生复诵两遍，双方确认无误后执行
E. 需第三人确认后执行

2. 抢救患者结束后，各种记录应在（　　）内据实补齐。
A. 6h　B. 8h　C. 24h　D. 10h
E. 2h

3. 物理降温后测量的体温绘制符号是（　　）。
A. 红虚线红点　B. 蓝虚线红点　C. 蓝虚线蓝点　D. 红虚线红圈
E. 红虚线蓝点

4. 下面医嘱应最先处理的是（　　）。
A. prn　B. st　C. qd　D. sos
E. bid

5. 属于临时备用医嘱的是（　　）。
A. VitC 0. 1g tid　B. 安定 50mg po sos
C. 哌替啶 100mg im q6h pm　D. 地塞米松 10mg iv st
E. 外科护理常规

6. 属于长期备用医嘱的是（　　）。
A. 胎心监护 Qd　B. 安定 50mg po sos
C. 哌替啶 100mg im q6h pm　D. 心脏彩超 st
E. 消化道隔离

7. 病室交班报告，首先应交代的是（　　）。
A. 新入院患者　B. 出院患者
C. 病情突然变化的患者　D. 手术患者
E. 危重患者

8. 住院病历排列首页的是（　　）。
A. 医嘱单　B. 病程纪录　C. 体温单　D. 住院病历封面
E. 出院记录

9. 患者出入院时间应写在体温单的（　　）。
A. 35℃　B. 36 ~ 38℃　C. 35 ~ 38℃　D. 38 ~ 40℃
E. 40 ~ 42℃

10. 下列不属于长期医嘱的是（　　）。
A. 一级护理　B. 阿托品 0. 5mgim
C. 低蛋白饮食　D. 青霉素 80 万 Uim bid
E. 持续低流量吸氧

11. 下列不应记录在体温单 40 ~ 42℃之间的项目是（　　）。

A. 分娩　　B. 死亡　　C. 转科　　D. 转床
E. 入院

12. 执行长期备用医嘱，不正确的是（　　）。
A. 内容书写于长期医嘱内　　B. 在临时医嘱栏内记录执行时间
C. 每次执行需了解上次执行时间　　D. 超过 12h 自动作废
E. 两次执行间隔时间不少于医嘱规定的时间

二、B 型题（以下每题提供有 A、B、C、D、E 五个备选答案，请选择一个最佳答案，有的可多次被选）

A. 蓝点　　B. 红圈　　C. 蓝叉　　D. 红点
E. 绿点

13. 心率的绘制符号为（　　）。
14. 腋温的绘制符号为（　　）。
15. 口温的绘制符号为（　　）。

A. 6h　　B. 12h　　C. 24h　　D. 36h
E. 48h

16. 临时备用医嘱的有效期为（　　）以内。
17. 长期医嘱的有效期为（　　）以上。
18. 临时医嘱的有效期为（　　）以内。

参考答案

第一章　医院和住院环境

1. A　2. B　3. C　4. C　5. C　6. E　7. A　8. B　9. B　10. B　11. C　12. C　13. D　14. D　15. E　16. B

第二章　医院感染的预防与控制

1. D　2. B　3. B　4. E　5. C　6. C　7. C　8. B　9. D　10. B　11. E　12. B　13. E　14. C　15. B　16. D　17. E　18. D　19. B　20. C　21. D

第三章　入院和出院护理

1. C　2. A　3. B　4. A　5. E　6. D　7. D　8. B　9. E　10. E　11. C　12. B　13. A　14. B　15. B　16. D　17. B　18. E　19. B　20. A　21. A　22. C　23. E　24. A　25. D

第四章　舒适和安全护理

1. E　2. A　3. E　4. B　5. D　6. E　7. D　8. C　9. B　10. E　11. C　12. A

第五章　清洁护理技术

1. C　2. B　3. B　4. C　5. D　6. E　7. D　8. D　9. C　10. C　11. A　12. D　13. C　14. B　15. D　16. C　17. C　18. E　19. D　20. C　21. E　22. A　23. B　24. D　25. D　26. A　27. C　28. E　29. C　30. D　31. E　32. C　33. B　34. C　35. D　36. D　37. C　38. D

第六章　生命体征的观察与护理

1. D　2. B　3. A　4. B　5. C　6. D　7. A　8. B　9. A　10. C　11. B　12. E　13. D　14. E　15. C　16. B　17. C　18. D　19. E　20. B　21. B　22. A　23. E

第七章　饮食护理技术

1. B　2. C　3. C　4. C　5. D　6. A　7. E

第八章　排泄护理技术

1. D　2. A　3. C　4. C　5. B　6. A　7. A　8. E　9. A　10. B　11. B　12. A　13. D　14. A　15. E　16. B　17. A　18. D　19. A　20. A　21. C　22. E　23. E　24. E　25. B　26. C　27. B　28. C　29. E

第九章　给药技术

1. B　2. E　3. E　4. D　5. C　6. D　7. E　8. D　9. D　10. D　11. E　12. B　13. E　14. C　15. A　16. A　17. A　18. C　19. D

第十章　静脉输液和输血技术

1. C　2. A　3. C　4. C　5. C　6. D　7. C　8. A　9. B　10. C　11. B　12. C　13. A　14. D　15. E　16. E　17. E　18. B　19. C　20. D

第十一章　护士职业防护

1. C　2. A　3. D　4. C　5. A　6. C　7. D　8. A　9. A　10. E　11. C　12. C　13. D

第十二章　冷热疗技术

1. B　2. E　3. A　4. E　5. C　6. E　7. C　8. B　9. B　10. E

第十三章　标本采集技术

1. C　2. D　3. C　4. B　5. A　6. D　7. D　8. D　9. C　10. C　11. C　12. E　13. A　14. E　15. D　16. C　17. B　18. D　19. A　20. E　21. C　22. B

第十四章　危重患者的病情观察和抢救技术

1. E　2. D　3. B　4. C　5. A　6. E　7. C　8. A　9. D　10. C　11. A　12. A　13. C　14. D　15. B　16. C　17. D　18. B　19. D　20. C　21. B　22. C　23. B

第十五章　临终患者的护理技术

1. D　2. D　3. A　4. E　5. D　6. E　7. C　8. D　9. A　10. B　11. A　12. A　13. E

第十六章　病案管理与护理文书书写

1. D　2. A　3. D　4. B　5. B　6. C　7. B　8. C　9. E　10. B　11. D　12. D　13. B　14. C　15. A　16. B　17. C　18. C

参考文献

[1] 李小寒，等．基础护理学［M］．4 版．北京：人民卫生出版社，2006.

[2] 段良芳．护理学基础［M］．北京出版社，2011.

[3] 李小萍．护理学基础［M］．2 版．北京：人民卫生出版社，2009.

[4] 殷磊．护理学基础［M］．3 版．北京：人民卫生出版社，2003.

[5] 崔炎．护理学基础［M］．1 版．北京：人民卫生出版社，2001.

[6] 徐小兰．护理学基础［M］．1 版．北京：高等教育出版社，2004.

[7] 李晓松．护理学基础［M］．2 版．北京：人民卫生出版社，2008.

[8] 章小幸．基础护理［M］．1 版．北京：高等教育出版社，2010.

[9] 吴姣鱼．护理学基础［M］．北京：科学出版社，2010.

[10] 敬钟泉．心肺脑复苏新进展［M］．北京：人民卫生出版社，2009.

[11] 王平．护士执业资格考试护考急救包［M］．北京：人民军医出版社，2011.